T^{le} ST2S

Nouveau Programme

Biologie & Physiopathologie Humaines

Sous la coordination de Caroline Bonnefoy
Inspectrice générale de l'éducation, du sport et de la recherche
Groupe disciplinaire STVST

Élodie Ayel
Professeure certifiée de Biochimie
Génie biologique, académie de Versailles

Alix Delaguillaumie
Professeure agrégée de Biochimie
Génie biologique, académie de Versailles

Mélanie Donio
Professeure certifiée de Biochimie
Génie biologique, académie de Rouen

Anne-Laure Lissandre
Professeure certifiée de Biochimie
Génie biologique, académie de Rouen

Sophie Rousset
Professeure certifiée de Biochimie
Génie biologique, académie de Versailles

DELAGRAVE

Suivez-nous
https://twitter.com/Ed_Delagrave

Sommaire

Toutes les activités expérimentales du programme 2019

Découvrez les ressources numériques intégrées

voir page 6

PARTIE 6

Milieu intérieur et homéostasie

- Qu'appelle-t-on milieu intérieur, quel est son rôle et pourquoi doit-il être maintenu constant ?
- Quel est le rôle du rein dans la régulation du milieu intérieur ?
- Comment les xénobiotiques peuvent-ils déséquilibrer le milieu intérieur ?

CHAPITRE 6.1 Le milieu intérieur et sa régulation 12

Découvrir les notions
1. Milieu intérieur et compartiments liquidiens 13
2. Le rein dans le maintien de l'homéostasie 15
3. Les xénobiotiques 18

Retenir l'essentiel 20
Tester ses connaissances 22
Mobiliser ses connaissances
1. Déséquilibre du milieu intérieur et œdème 24
2. Insuffisance rénale 25

CHAPITRE 6.2 La régulation de la glycémie 27

Découvrir les notions
1. La glycémie, une grandeur régulée 28
2. Les organes capables de libérer ou stocker du glucose 29
3. Contrôle hormonal de la glycémie 31

Retenir l'essentiel 34
Tester ses connaissances 36
Mobiliser ses connaissances
1. Expérience historique du foie lavé 38
2. Influence du stress sur la régulation de la glycémie 40

CHAPITRE 6.3 Les diabètes sucrés : dysfonctionnement de la régulation de la glycémie 41

Découvrir les notions
1. Diagnostiquer un diabète 42
2. Lien entre hyperglycémie, glycosurie, polyurie et polydipsie 44
3. Étiologie du diabète de type 1 (DT1) 45
4. Étiologie du diabète de type 2 (DT2) 46
5. Les diabètes et leurs conséquences 47
6. Traitements et prévention 49

Retenir l'essentiel 50
Tester ses connaissances 52
Mobiliser ses connaissances
1. Le diabète du bébé 54
2. Diabète et contrôle de la glycémie 54

RÉINVESTIR LES FONDAMENTAUX 55

PARTIE 7

Système immunitaire et défense de l'organisme

- Comment le système immunitaire distingue-t-il le soi et le non-soi ?
- Comment l'organisme se défend-il contre le non-soi ?
- Quelle prévention et quels traitements peut-on envisager contre les maladies infectieuses ?

CHAPITRE 7.1 Les maladies infectieuses 60

Découvrir les notions
1. Qu'est-ce qu'un microbe ? 61
2. Les différentes catégories d'agents pathogènes 62

3. Structure et mode de reproduction des bactéries et virus 64
  4. L'antibiothérapie 66
  5. La résistance aux antibiotiques 68

Retenir l'essentiel 70

Tester ses connaissances 74

Mobiliser ses connaissances
  1. Les gastro-entérites 76
  2. Vers de nouveaux traitements : la phagothérapie 78

CHAPITRE 7.2 Acteurs de l'immunité 79

Découvrir les notions
  1. Notion de soi et de non soi 80
  2. Les transfusions sanguines 81
  3. Les marqueurs majeurs d'histocompatibilité 82
  4. Les molécules de l'immunité : les anticorps 83
  5. Les cellules de l'immunité 84
  6. Les organes lymphoïdes 86

Retenir l'essentiel 88

Tester ses connaissances 90

Mobiliser ses connaissances
  1. Les maladies auto-immunes 92

CHAPITRE 7.3 La grippe 93

Découvrir les notions
  1. La grippe, une infection virale saisonnière 94
  2. Les premières étapes de l'infection 96
  3. Production et rôle des anticorps dans la réponse immunitaire 98
  4. Activation et rôle des lymphocytes T8 100
  5. Coopération cellulaire 102
  6. Vaccination 104

Retenir l'essentiel 106

Tester ses connaissances 110

Mobiliser ses connaissances
  1. La polyarthrite rhumatoïde, une maladie inflammatoire 112
  2. Le tétanos 114
  3. Immunité anti-tumorale 115
  4. Le VIH et le Sida 116

RÉINVESTIR LES FONDAMENTAUX 119

PARTIE 8 — Appareil reproducteur et transmission de la vie

> Comment sont produits les gamètes mâles et femelles ?
> Comment les cycles sexuels sont-ils régulés ?
> Quels sont les moyens utilisés pour la maîtrise de la reproduction ?
> Comment se déroule la grossesse et comment suivre le développement du fœtus ?

CHAPITRE 8.1 Anatomie et physiologie des appareils reproducteurs 124

Découvrir les notions
  1. Anatomie des appareils reproducteurs 125
  2. La production des gamètes : la méiose 126
  3. Histologie du testicule et spermatogenèse 128
  4. L'ovogenèse 130
  5. La folliculogenèse 131

Retenir l'essentiel 132

Tester ses connaissances 136

Mobiliser ses connaissances
  1. La trisomie 21 138
  2. La cryptorchidie 139
  3. Les effets du distilbène® 140

CHAPITRE 8.2 La grossesse : des gamètes au fœtus — 141

Découvrir les notions
1. La fécondation et la nidation — 142
2. L'échographie et les stades de développement — 143
3. Le placenta et les échanges transplacentaires — 144
4. Le sérodiagnostic dans le suivi de grossesse — 146
5. Le diagnostic prénatal — 148

Retenir l'essentiel — 150
Tester ses connaissances — 152
Mobiliser ses connaissances
1. La grossesse extra-utérine — 154
2. La fécondation *in vitro* — 155
3. Le suivi de grossesse — 156
4. Les comportements à risque pendant une grossesse — 158

CHAPITRE 8.3 Régulation de la fonction reproductrice — 159

Découvrir les notions
1. La testostérone — 160
2. Le complexe hypothalamo-hypophysaire — 161
3. Contrôle hypophysaire de l'activité testiculaire — 162
4. Cycles menstruels chez la femme — 164
5. Contrôle hormonal des cycles menstruels chez la femme — 166

Retenir l'essentiel — 168
Tester ses connaissances — 170
Mobiliser ses connaissances
1. Étude de patients souffrant d'un déficit génétique en LH — 172
2. Le don d'ovocytes — 173
3. La ménopause — 175
4. Effets d'un déficit en récepteur des gonadotrophines LH ou FSH — 176

CHAPITRE 8.4 Infertilité et aide médicale à la procréation — 177

Découvrir les notions
1. Infertilité d'origine féminine — 178
2. Hypofertilité d'origine masculine — 180
3. Les différentes méthodes contraceptives — 182
4. Interruption de grossesse — 184

Retenir l'essentiel — 186
Tester ses connaissances — 188
Mobiliser ses connaissances
1. Étude d'un cas d'infertilité — 190
2. Mode d'action comparée des pilules du lendemain — 191

RÉINVESTIR LES FONDAMENTAUX — 192

PARTIE 9

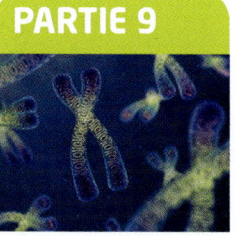

Gène et transmission de l'information génétique

› Comment s'explique la transmission des caractères génétiques de parents à enfant ?
› Comment s'expriment les caractères génétiques ?
› Comment leurs modifications entraînent-elles des pathologies ?

CHAPITRE 9.1 L'information génétique et son expression — 196

Découvrir les notions
1. Structure et ultrastructure du chromosome — 197
2. Un intermédiaire entre ADN et protéine — 199
3. De l'ADN à l'ARN messager : la transcription — 201
4. Le code génétique — 203
5. De l'ARN messager à la protéine : la traduction — 204
6. Les mutations ponctuelles — 206

| Retenir l'essentiel | 208 |
| Tester ses connaissances | 210 |

Mobiliser ses connaissances
1. La maladie de Rendu-Osler 212
2. La synthèse de l'insuline 213
3. La β-thalassémie 214

CHAPITRE 9.2 Hérédité humaine 215

Découvrir les notions
1. Le vocabulaire de l'hérédité, exemple du système ABO des groupes sanguins .. 216
2. Syndrome d'Ellis-Van Creveld 218
3. Maladie de Hunter 219

Retenir l'essentiel 220
Tester ses connaissances 222

Mobiliser ses connaissances
1. Comparaison de maladies génétiques 224
2. Transmissions de différentes maladies génétiques 225
3. Le syndrome de Waardenburg 227
4. Le daltonisme 228
5. La mucoviscidose 228
6. Sensibilité au PTC 229
7. La drépanocytose 230

CHAPITRE 9.3 Le cancer, une conséquence de mutations génétiques 231

Découvrir les notions
1. Présentation du cycle cellulaire 232
2. Processus tumoral, tumeurs bénigne et maligne 234
3. Cancérogénèse et prévention 236
4. Étude d'un lymphome 238
5. Analyse d'un méningiome 240
6. Cancer de la prostate 241

Retenir l'essentiel 242
Tester ses connaissances 244

Mobiliser ses connaissances
1. Cancer du col de l'utérus 246

RÉINVESTIR LES FONDAMENTAUX 248

S'ENTRAÎNER POUR LE BAC 251
1 sujet pour réussir la nouvelle épreuve du Bac

Outils et fiches ressources

Fiches méthodes
- Analyser un graphique 256
- Exploiter une expérience 256
- Analyser un cas clinique 257
- Analyser un arbre généalogique 258

Fiches techniques
- La radiographie et la scanographie 259
- L'imagerie par résonnance magnétique 260
- L'échographie 261
- La scintigraphie 262
- La fibroscopie 263

Corrigé des Tester ses connaissances 264
Lexique 269

Découvrez les ressources numériques intégrées

En accès gratuit pour tous !

Tout au long du manuel, des **liens** ou des **codes à flasher** vous donnent accès aux ressources numériques.

31 VIDÉOS variées et attractives pour animer votre classe et capter l'attention de vos élèves.

VIDÉO
Les causes de l'insulinorésistance

→ lienmini.fr/10448-03

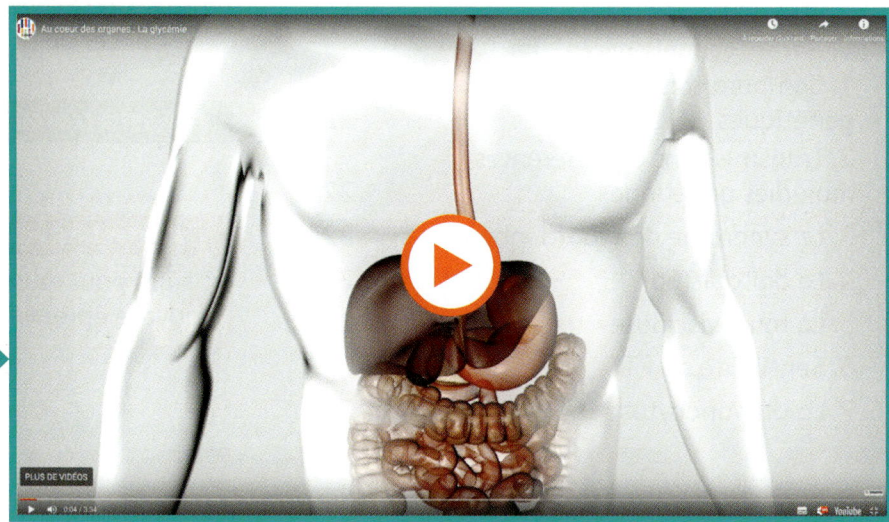

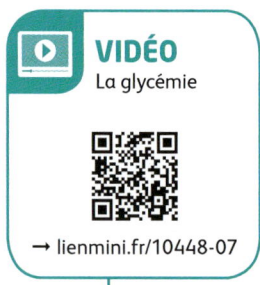

VIDÉO
La glycémie

→ lienmini.fr/10448-07

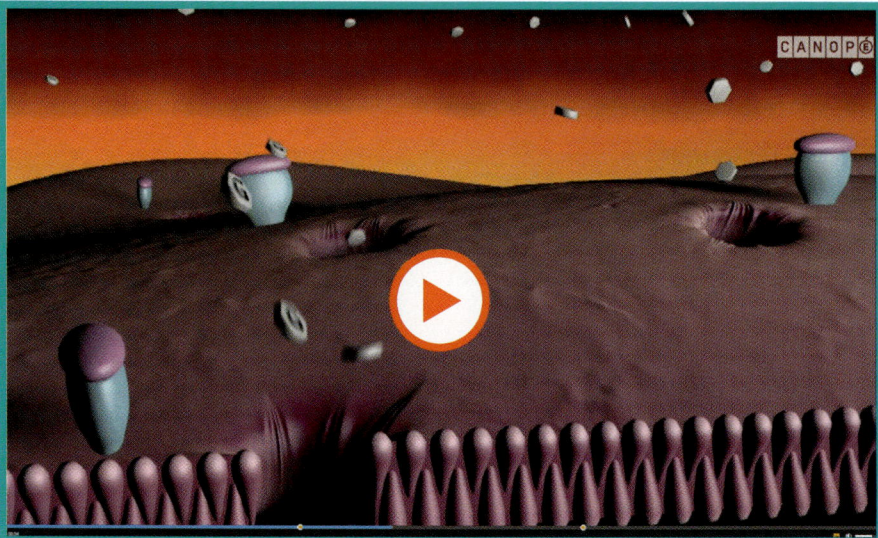

9 SITES pour diversifier les sources d'information, s'exercer, pratiquer des activités expérimentales.

WEB — Les complications du diabète
→ lienmini.fr/10448-04

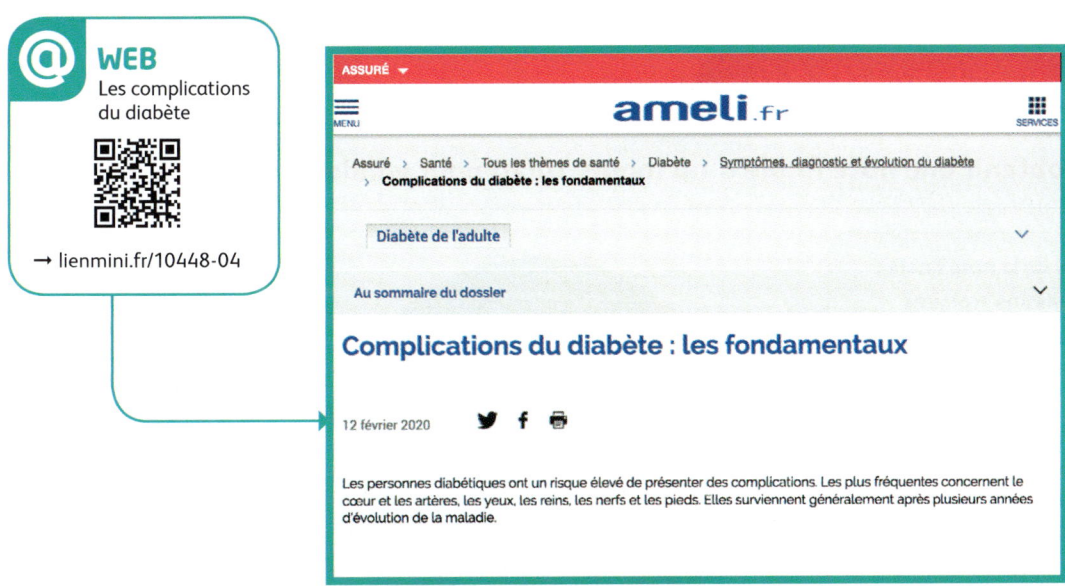

Plus de 30 EXERCICES SUPPLÉMENTAIRES pour tester ses connaissances.

+ DE TESTS EN LIGNE
→ lienmini.fr/10448-33

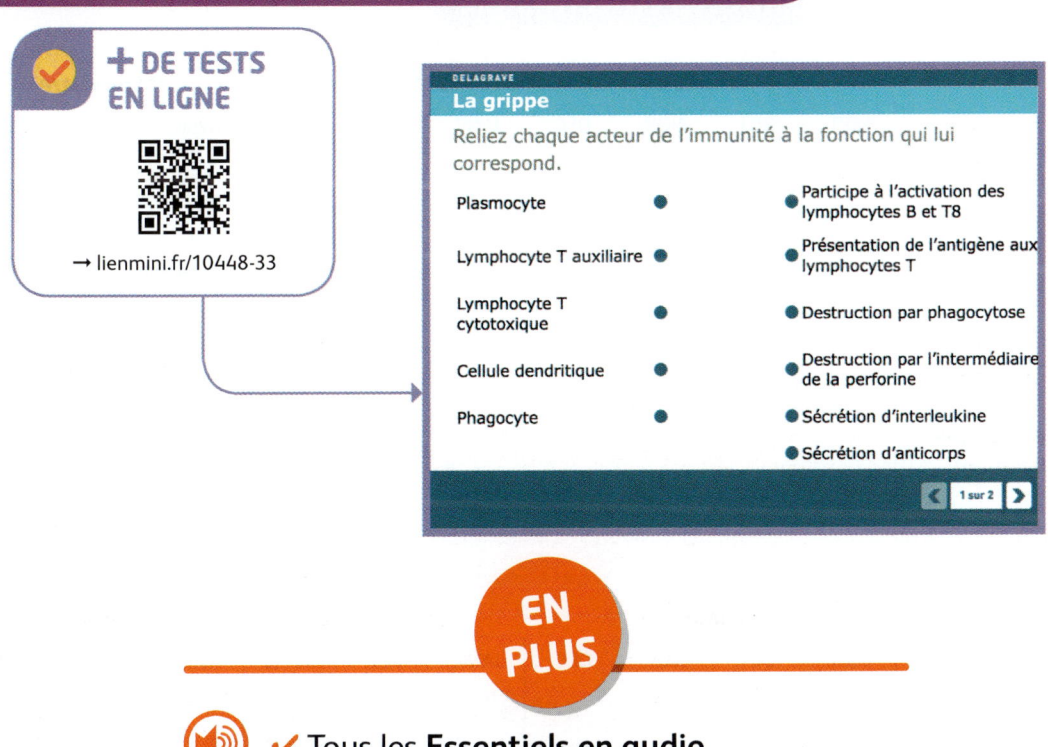

EN PLUS

✔ Tous les **Essentiels en audio**

✔ Tout au long de l'ouvrage, des **activités expérimentales** (site ou vidéo)

Les épreuves du Baccalauréat technologique

Répartition de la note finale

Il faut obtenir une note finale d'au moins 10/20 pour valider le Baccalauréat.

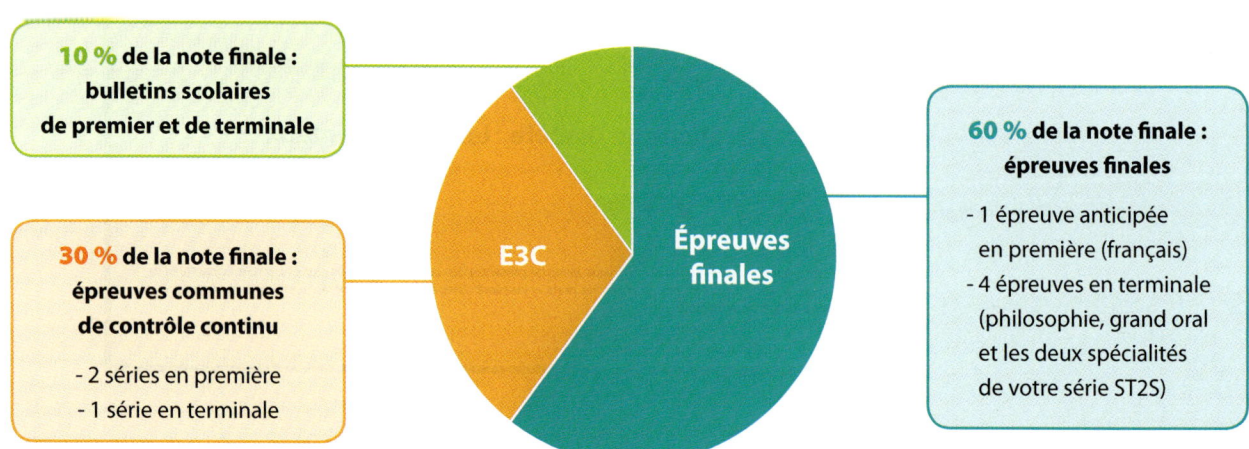

- **10 %** de la note finale : bulletins scolaires de premier et de terminale
- **30 %** de la note finale : épreuves communes de contrôle continu
  - 2 séries en première
  - 1 série en terminale
- **60 %** de la note finale : épreuves finales
  - 1 épreuve anticipée en première (français)
  - 4 épreuves en terminale (philosophie, grand oral et les deux spécialités de votre série ST2S)

Calendrier des épreuves en Terminale

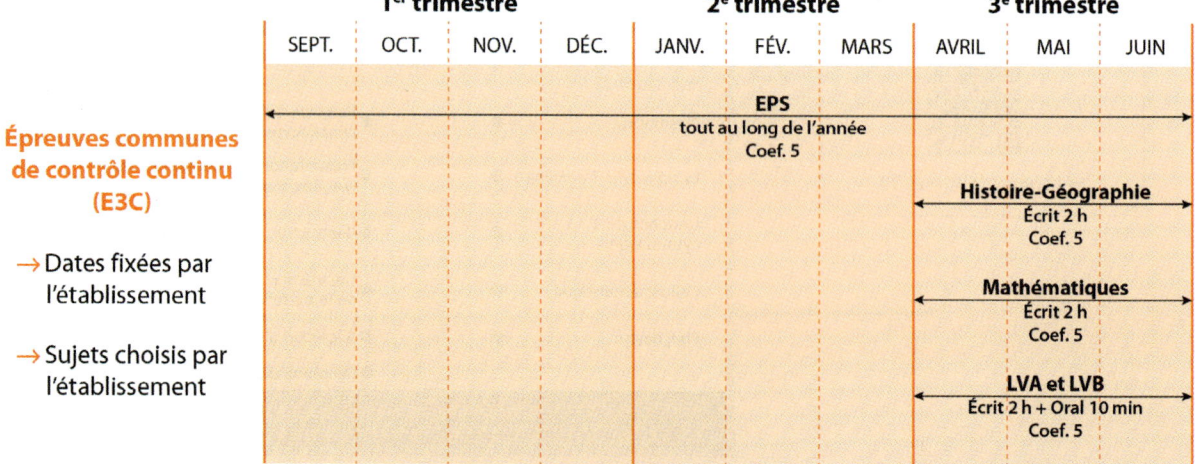

Épreuves communes de contrôle continu (E3C)
→ Dates fixées par l'établissement
→ Sujets choisis par l'établissement

- EPS — tout au long de l'année — Coef. 5
- Histoire-Géographie — Écrit 2 h — Coef. 5
- Mathématiques — Écrit 2 h — Coef. 5
- LVA et LVB — Écrit 2 h + Oral 10 min — Coef. 5

Épreuves finales
→ Dates nationales
→ Sujets nationaux

- Chimie-BPH — Spécialité 1 — Coef. 16 (mars)
- STSS — Spécialité 2 — Coef. 16 (mars)
- Philosophie — Écrit 4 h — Coef. 4 (juin)
- Grand oral — Oral 20 min — Coef. 14 (juin)

 ## L'épreuve finale de spécialité Chimie, BPH

Épreuve écrite **Durée : 4 heures** **Cœfficient : 16**

1re partie : Chimie

- **2 exercices indépendants** portant sur le **programme de la classe de Terminale**.
- **Durée indicative :** 1 heure
- **Notation :** 20 points
- **Coefficient :** 3

2e partie : BPH

- Le sujet porte sur au moins 2 chapitres des **programmes de Première et de Terminale** ; il comprend plusieurs **questions liées ou indépendantes** pouvant s'appuyer sur des documents.
- **Durée indicative :** 3 heures
- **Notation :** 20 points
- **Coefficient :** 13

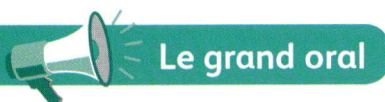 ## Le grand oral

Épreuve orale **Durée : 20 minutes** **Cœfficient : 14**

L'exposé
Sans notes et **debout**.

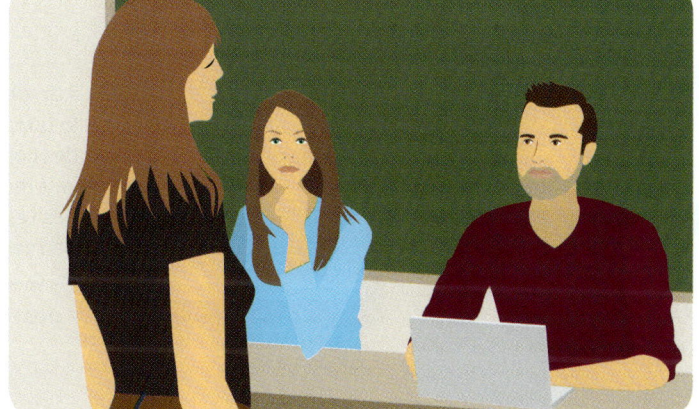

Le choix du sujet
Le candidat présente au jury **deux questions** préparées pendant l'année. Le jury choisit **l'une des deux questions**.

Le jury
2 professeurs : l'un enseigne l'une des **spécialités** de l'élève.

Le déroulement de l'épreuve

❶ Le candidat **prépare** son intervention.

❷ Le candidat **présente** la question puis **y répond**.

❸ **Échange** et **argumentation** avec le jury.

❹ **Échange** sur le **projet d'orientation** du candidat.

   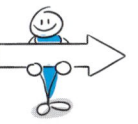

| 20 minutes | 5 minutes | 10 minutes | 5 minutes |

Mode d'emploi

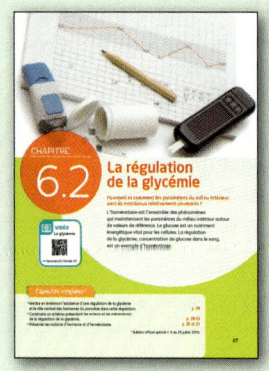

◀ Ouvertures

Mobiliser la réflexion de l'élève à travers :
– une **introduction** qui permet de présenter les principales notions abordées dans le chapitre ;
– les **capacités exigibles** du programme.

Découvrir les notions ▶

Introduites par des contextes issus de la vie courante ou des cas cliniques, les **activités de découverte** permettent d'acquérir les notions essentielles en classe ou à la maison, à travers des consignes guidantes. Des **rubriques** « Bon à savoir » explicitent ou complètent les notions importantes présentées dans ces activités.

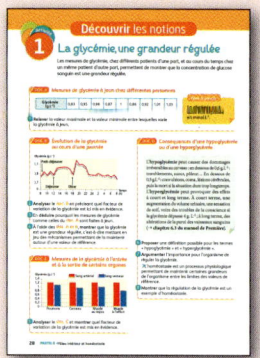

▶ Retenir l'essentiel

Les « Retenir l'essentiel » proposent les **notions et concepts essentiels** qui doivent être retenus en fin de chapitre. De nombreux schémas et tableaux facilitent leur **mémorisation**.

+ des synthèses audio à écouter

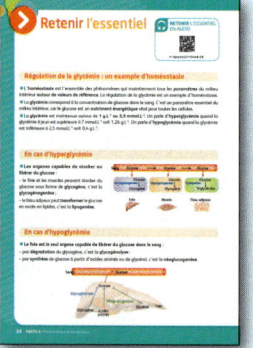

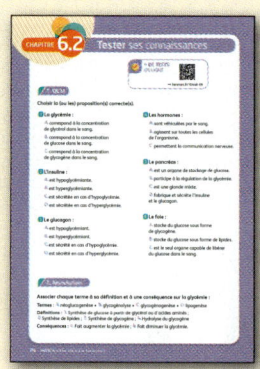

◀ Tester ses connaissances

Afin de tester la bonne compréhension des concepts et leur mémorisation, des tests d'auto-évaluation permettent de vérifier les acquis de l'élève.

+ des tests en ligne

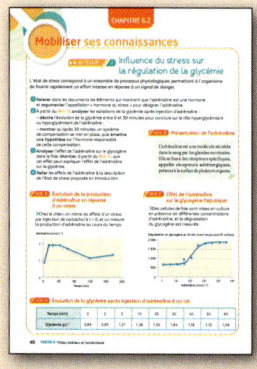

◀ Mobiliser ses connaissances

Ces activités guidées mobilisent la compréhension et l'analyse de ressources de natures très variées : textes, tableaux, illustrations…, et renforcent ainsi la solidité des acquis, en développant la capacité de l'élève à les mobiliser avec pertinence.

Réinvestir les fondamentaux S'entraîner pour le Bac

Des activités de synthèse permettent de **réinvestir les fondamentaux** et de **s'entraîner pour le Bac** à travers des activités plus complexes, reprenant les acquis de plusieurs chapitres. Fortement contextualisées, elles exigent l'analyse de nombreux documents.

+ Outils et ressources

– Les **fiches** permettent une appropriation des outils méthodologiques.
– Les **corrigés** de tous les exercices des « Tester ses connaissances » permettent de s'assurer de la compréhension des notions.

PARTIE 6

Milieu intérieur et homéostasie

> Qu'appelle-t-on milieu intérieur, quel est son rôle
> et pourquoi doit-il être maintenu constant ?
> Quel est le rôle du rein dans la régulation du milieu intérieur ?
> Comment les xénobiotiques peuvent-ils déséquilibrer
> le milieu intérieur ?

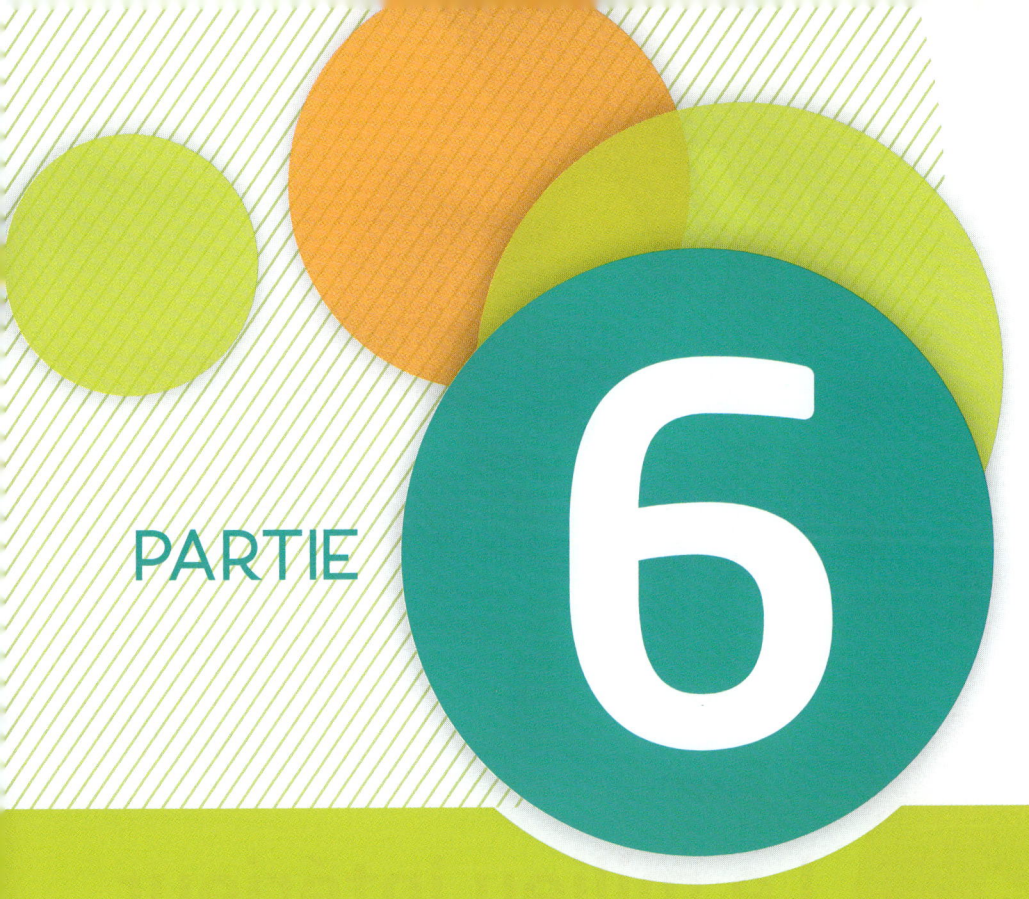

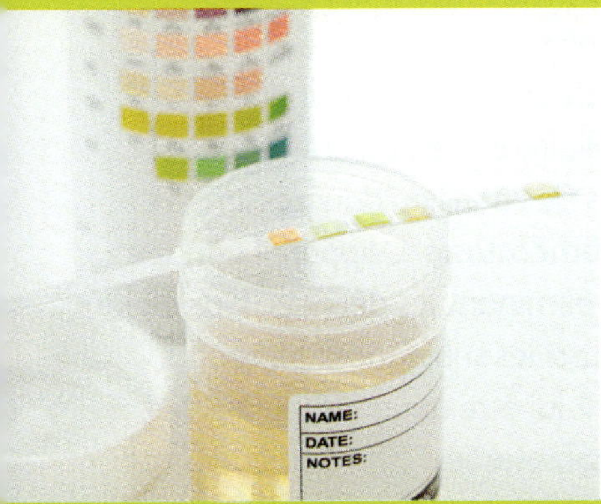

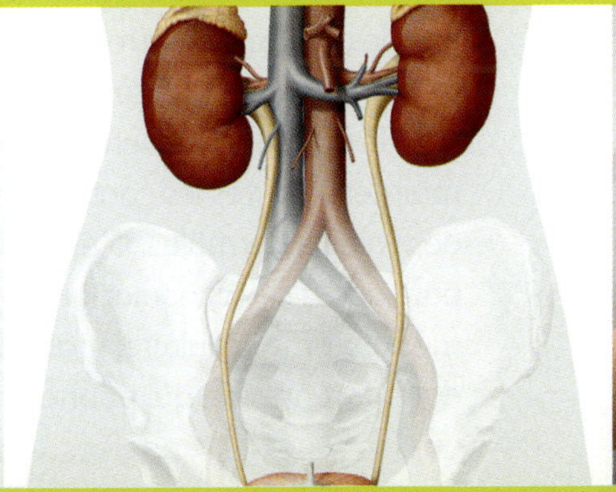

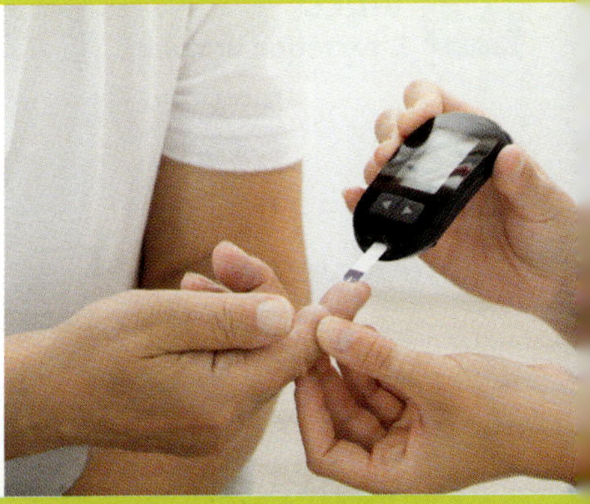

CHAPITRE **6.1** Le milieu intérieur et sa régulation 12

CHAPITRE **6.2** La régulation de la glycémie 27

CHAPITRE **6.3** Les diabètes sucrés : dysfonctionnement
de la régulation de la glycémie 41

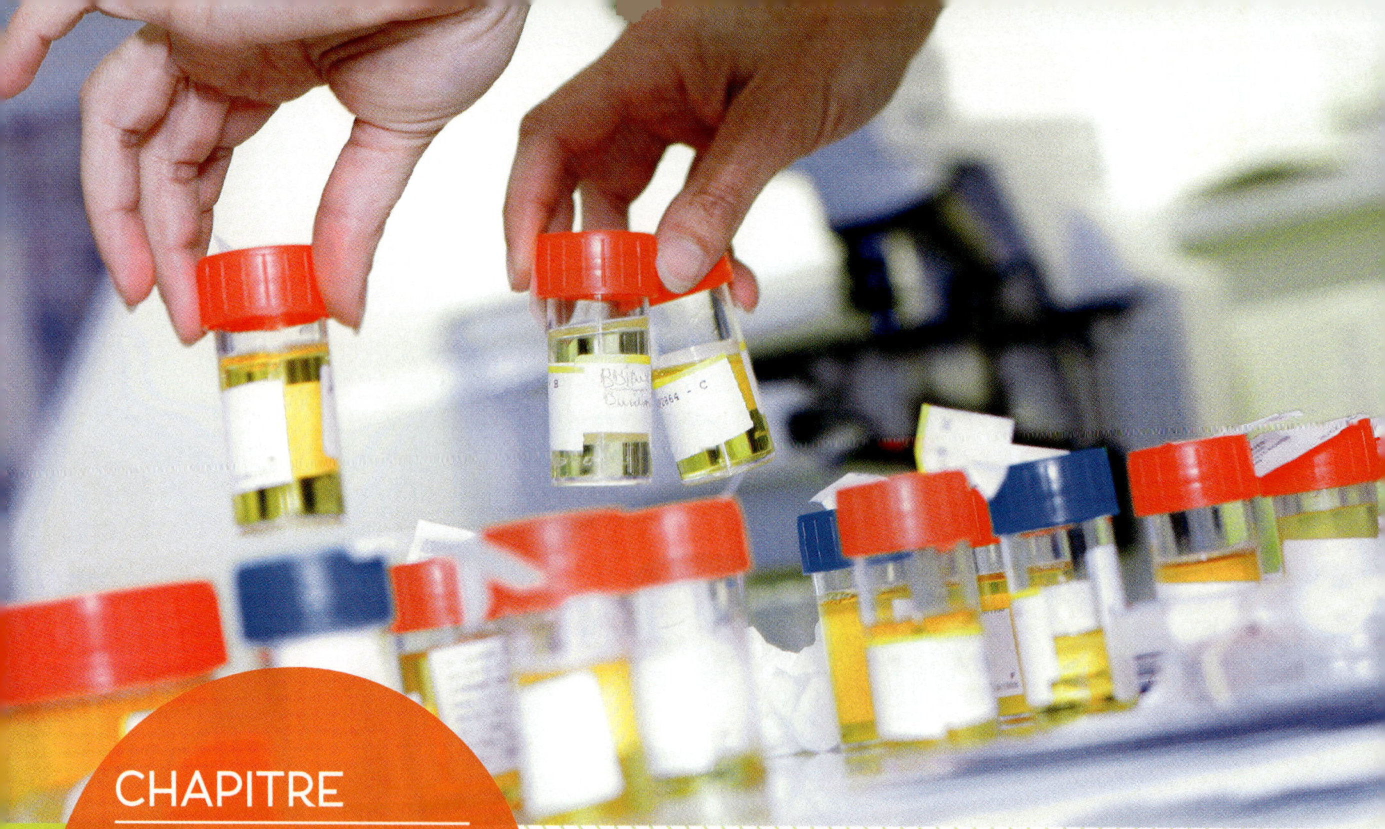

CHAPITRE 6.1

Le milieu intérieur et sa régulation

Comment l'équilibre du milieu intérieur est-il maintenu ?
Comment les xénobiotiques peuvent-il perturber l'équilibre du milieu intérieur ?

Le milieu intérieur correspond à l'ensemble des liquides extracellulaires de l'organisme. C'est l'intermédiaire pour tous les échanges entre les cellules de l'organisme et le milieu extérieur, source de nutriments et de dioxygène. Pour le bon fonctionnement cellulaire, il est essentiel de maintenir toutes les constantes de ce milieu dans les limites des valeurs normales. C'est l'homéostasie. L'appareil urinaire participe à cette régulation en éliminant les déchets issus du métabolisme cellulaire, mais aussi les substances présentes dans l'organisme qui pourraient lui être toxiques (pesticides, antibiotiques…), appelées xénobiotiques.

VIDÉO
L'excrétion urinaire

→ lienmini.fr/10448-65

Capacités exigibles*

- Distinguer les différents compartiments liquidiens — p. 13-14
- Repérer l'existence d'échanges entre les différents compartiments et le milieu extérieur — p. 13-14
- Identifier les principaux éléments de l'appareil urinaire. Localiser les néphrons au niveau du rein — p. 15-16
- Comparer la composition du plasma, de l'urine primitive et de l'urine définitive ; en déduire les fonctions du néphron — p. 17
- Citer des exemples de xénobiotiques — p. 18-19
- Repérer les conséquences de l'action d'un xénobiotique dans l'organisme — p. 18-19
- Décrire le devenir d'un xénobiotique (absorption, distribution, métabolisme, stockage, élimination) — p. 18-19

*Bulletin officiel spécial n° 8 du 25 juillet 2019.

Découvrir les notions

Activité 1

Milieu intérieur et compartiments liquidiens

Contexte : Léa a une ampoule au talon. Elle s'interroge sur le liquide incolore contenu dans l'ampoule et découvre qu'il s'agit de liquide interstitiel. Elle se renseigne donc sur ce liquide et découvre que l'eau du corps est répartie en trois compartiments : le liquide intracellulaire, le plasma, qui est la partie liquide du sang, et le liquide interstitiel dans lequel baignent les cellules (une partie de ce liquide circule dans des vaisseaux appelés vaisseaux lymphatiques, il est alors qualifié de lymphe).

DOC. A — Volumes des compartiments liquidiens du corps humain

Le volume de différents compartiments peut être mesuré à l'aide de marqueurs particuliers. Chaque marqueur se répartit dans un ou plusieurs compartiments selon ses propriétés.
L'injection d'une quantité connue de marqueur puis la mesure de la concentration finale de marqueur permettent alors de calculer le volume du compartiment dans lequel il est dilué (la concentration d'une molécule est égale à sa quantité totale divisée par le volume du milieu).
Le bleu evans est le marqueur utilisé pour mesurer le volume du plasma, le mannitol est utilisé pour mesurer le volume des liquides extracellulaires. Le tableau ci-dessous montre les résultats obtenus chez un individu de 70 kg.

Molécule injectée	Quantité injectée	Concentration mesurée
Bleu evans	100 mg	40 mg.L^{-1}
Mannitol	100 mg	6,7 mg.L^{-1}

1. **Calculer** dans quel volume du plasma se sont répartis les 100 mg de bleu evans pour que sa concentration atteigne 40 mg.L^{-1}.
2. **Calculer** dans quel volume de liquide extracellulaire se sont répartis les 100 mg de mannitol pour atteindre une concentration de 6,7 mg.L^{-1}.
3. À l'aide du texte d'introduction, **indiquer** à quoi correspondent les volumes extracellulaires. En **déduire** le volume de liquide interstitiel chez l'individu A.
4. L'individu A a un volume total d'eau dans le corps de 41 L ; **déduire** des questions précédentes le volume de liquide intracellulaire chez cet individu.
5. **Calculer** le pourcentage représenté par le volume de chaque compartiment liquidien par rapport au volume d'eau total dans le corps.

DOC. B — Formation du liquide interstitiel

6. À l'aide du *doc. B*, **recopier** et **compléter** le texte ci-dessous avec les termes *filtré, réabsorbé, artériel, veineux, capillaires lymphatiques*, et les lettres E et F avec les pourcentages adéquats.

Le liquide interstitiel se forme à partir du plasma au niveau des capillaires. Le plasma est [A] du côté [B] des capillaires, et [C] du côté [D]. [E] % du liquide est réabsorbé. Les [F] % restants rejoignent les [G].

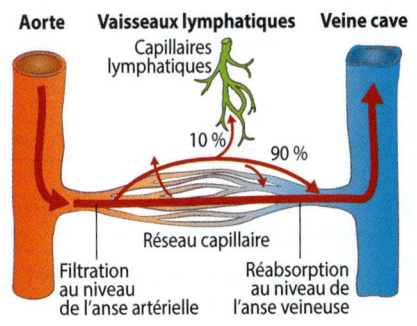

CHAPITRE 6.1 • Le milieu intérieur et sa régulation

DOC. C — La circulation lymphatique

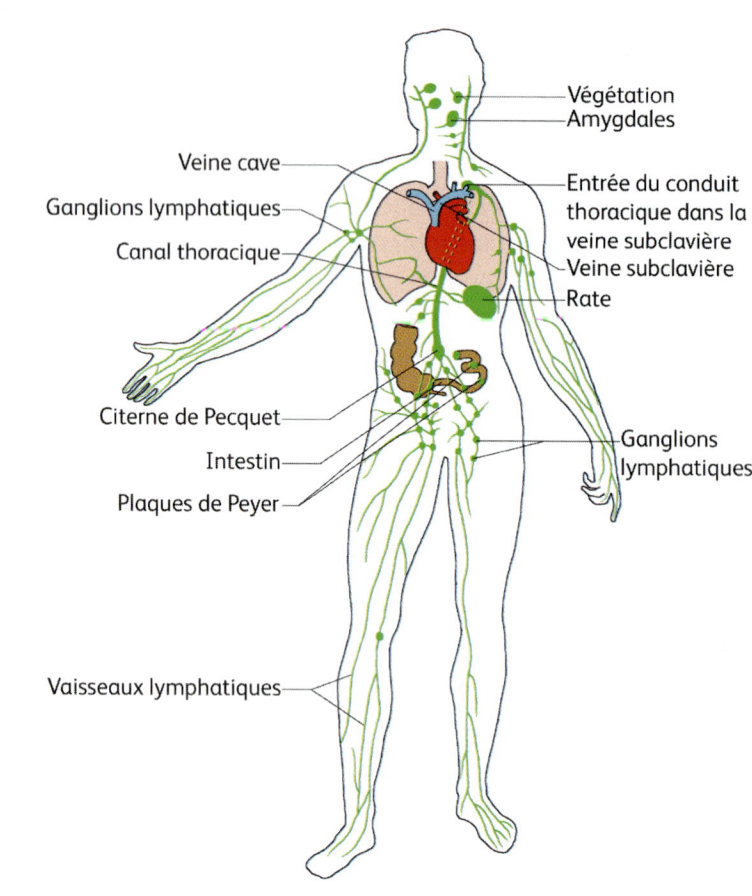

7 Le liquide qui circule dans les vaisseaux lymphatiques rejoint la circulation sanguine. À l'aide des connaissances et du doc. C, **retrouver** à quel niveau se fait cette jonction.

8 La circulation lymphatique permet l'absorption intestinale de certains nutriments. **Rappeler** lesquels (→ **Manuel de Première, chapitre 3.5**).

DOC. D — Les échanges entre les différents compartiments liquidiens

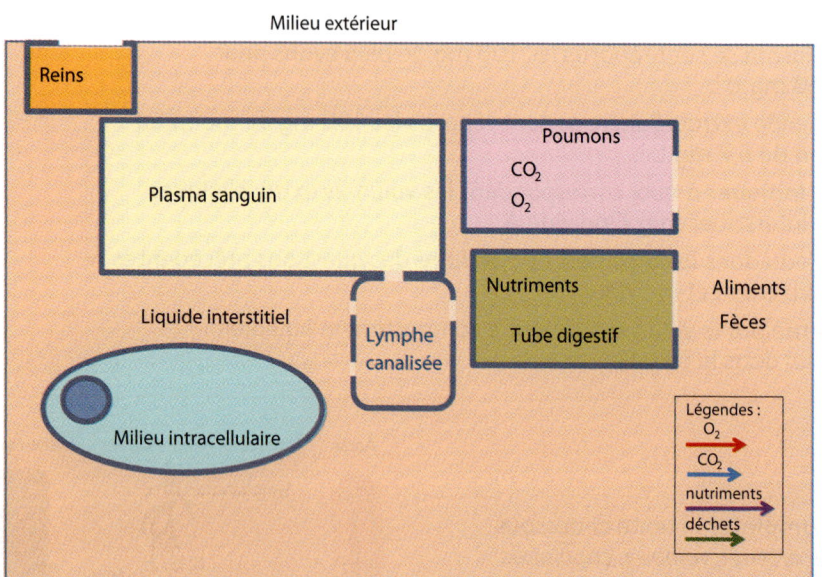

> Les cellules du corps humain ne sont pas en contact direct avec le milieu extérieur. Elles puisent donc les éléments dont elles ont besoin dans le liquide interstitiel et y rejettent leurs déchets. Le liquide interstitiel est donc le milieu de vie des cellules. Il est qualifié de milieu intérieur. Les liquides circulants, plasma et lymphe, permettent les échanges entre le liquide interstitiel et l'extérieur.

9 À partir des connaissances de Première, **recopier et compléter** le doc. D en ajoutant les flèches représentant les échanges.

10 À l'aide d'une recherche Internet et des connaissances, **donner** un exemple de nutriment et un exemple de déchet.

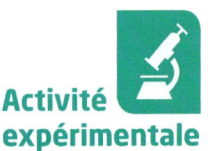

Activité 2 — Le rein dans le maintien de l'homéostasie

Activité expérimentale

Contexte : Mme J. fait régulièrement des crises de goutte. Son médecin lui a conseillé de boire beaucoup d'eau lors de ces crises. La goutte est une maladie chronique fréquente due à une <u>augmentation de la quantité d'acide urique circulant</u>. Sans traitement, celui-ci peut se déposer au niveau des articulations, la peau ou les reins et peut entraîner des destructions articulaires invalidantes ou une insuffisance rénale pouvant être mortelle. Normalement, l'acide urique, déchet produit par l'organisme, est éliminé par le rein. Comment le rein parvient-il à éliminer les déchets produits par l'organisme ?

1 **Donner** le terme correspondant à l'expression soulignée dans le texte ci-dessus.

DOC. A — L'appareil urinaire

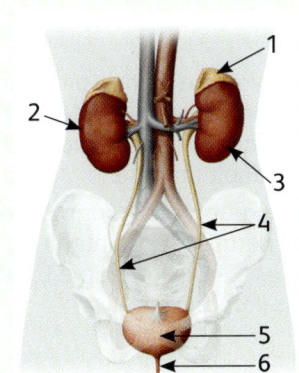

L'appareil urinaire est composé de deux reins en forme de haricot. Souvent le rein gauche est légèrement plus haut que le rein droit. Les reins sont coiffés d'une petite glande appelée glande surrénale impliquée dans la sécrétion de diverses hormones comme l'adrénaline.

Les reins sont reliés à la vessie par un tuyau appelé uretère. De cette vessie, repart l'urètre qui se termine par le méat urinaire. Chez l'homme, l'urètre traverse le pénis et permet d'acheminer non seulement l'urine mais aussi le sperme.

2 À l'aide d'un écorché, **localiser** les reins dans l'organisme.
Annoter le schéma du **doc. A** représentant les organes de l'appareil urinaire.

DOC. B — La structure du rein

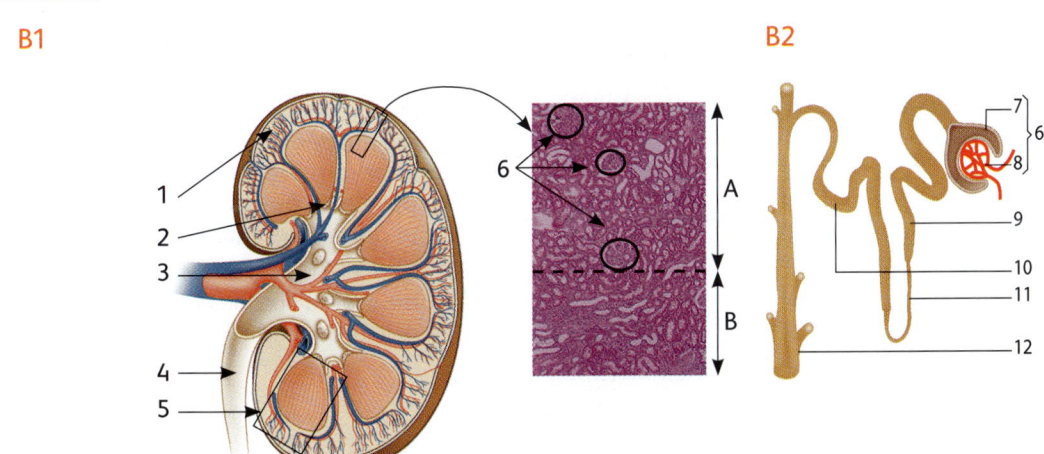

B1   B2

CHAPITRE 6.1 • Le milieu intérieur et sa régulation

> En observant une coupe longitudinale, on remarque que le rein est constitué de trois zones :
– une zone externe plus claire : le **cortex** ;
– une zone intermédiaire ou **médulla** formée d'une dizaine de **lobes**. Chaque lobe renferme une **pyramide de Malpighi** dont le sommet est appelé **calice** ;
– une partie centrale blanche : le **bassinet**, qui résulte de la fusion des différents calices.
Le bassinet stocke l'urine puis l'évacue en dehors du rein par un conduit : l'**uretère**.

Une observation microscopique permet de mettre en évidence la présence au niveau du cortex de structures sphériques appelées **corpuscule de Malpighi**, absents dans la médulla.

3 À l'aide de la description ci-dessus, **retrouver** le nom des éléments 1 à 6 du **doc. B1** représentant la coupe longitudinale du rein, ainsi que les zones A et B.

> Les corpuscules de Malpighi font partie d'une structure qui constitue l'unité fonctionnelle du rein : le néphron. Chaque rein en renferme plus d'un million. Chacun se compose de plusieurs parties : au niveau de la zone corticale, le corpuscule de Malpighi renferme un amas de vaisseaux sanguins : le **glomérule** entouré par la **capsule de Bowman**. Celle-ci se prolonge par le **tube contourné proximal (TCP)** puis par l'**anse de Henlé**, plus fine, qui s'enfonce au niveau des pyramides. Un élargissement donne naissance au **tube contourné distal (TCD)** qui repasse dans le cortex pour rejoindre le **tube collecteur**.

4 À l'aide des informations ci-dessus, **annoter** le **doc. B2** schématisant un néphron.

DOC. C Mesure du débit urinaire

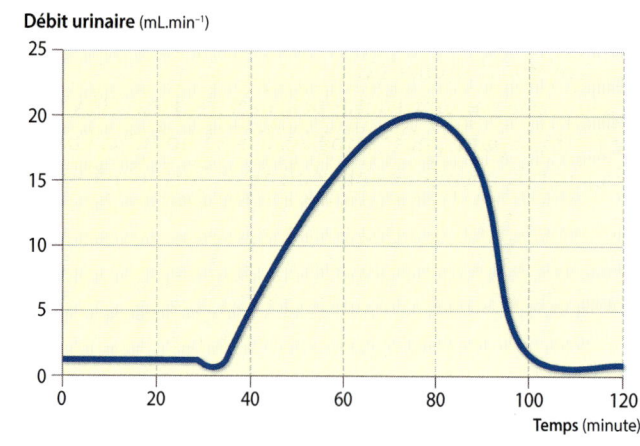

> On mesure le volume d'urine produite suite à l'ingestion d'un volume de 1,2 L d'eau. Le graphique du **doc. C** montre les mesures de débit urinaire.

5 **Analyser** ce graphique pour **montrer** que le rein permet de maintenir la volémie, c'est-à-dire le volume total d'eau dans l'organisme.

DOC. D Composition des liquides

	Concentration (g/L)		
	Plasma	Urine primitive	Urine définitive
Eau	900	900	900
Cl⁻	3,6	3.6	5 à 15
Na⁺	3,25	3.25	4,50
Protéines	72	0	0
Acides aminés	0,3	0,3	15
Lipides	5	0	0
Glucose	1	1	0
Urée	0,3	0,3	30
Acide urique	0,2	0,2	0,8
ammoniaque	0	0	0,5

> Le **doc. D** montre la composition des liquides présents au niveau du néphron :
– le **plasma** présent dans l'artériole afférente qui pénètre dans le glomérule ;
– l'**urine primitive** présente au niveau de la capsule de Bowman ;
– l'**urine définitive**, liquide présent dans le tube collecteur.

6 **Comparer** la composition du plasma et de l'urine primitive.

DOC. E — Expérience

La paroi du glomérule peut être comparée à la fine membrane que l'on trouve dans l'œuf.
- Casser un œuf. Repérer l'extrémité la plus large de l'œuf où se trouve une bulle d'air. À l'aide d'un scalpel, réaliser un trou dans la coquille en prenant garde de ne pas abîmer la fine membrane sous la coquille.
- Placer l'œuf dans un récipient rempli d'eau de manière à ce que l'œuf effleure la surface de l'eau.
- Remplir l'œuf avec une solution A contenant de l'albumine (une protéine), du glucose et du chlorure de sodium (sel).
- Laisser pendant 30 minutes environ.
- À la fin de l'incubation, retirer l'œuf et répartir le liquide se trouvant dans le récipient dans trois tubes à essai :
– dans le 1er, ajouter quelques gouttes de réactif du biuret ;
– dans le 2e, ajouter quelques gouttes de nitrate d'argent ;
– dans le 3e, ajouter quelques gouttes de liqueur de Fehling et faire chauffer à 80 °C pendant quelques minutes.

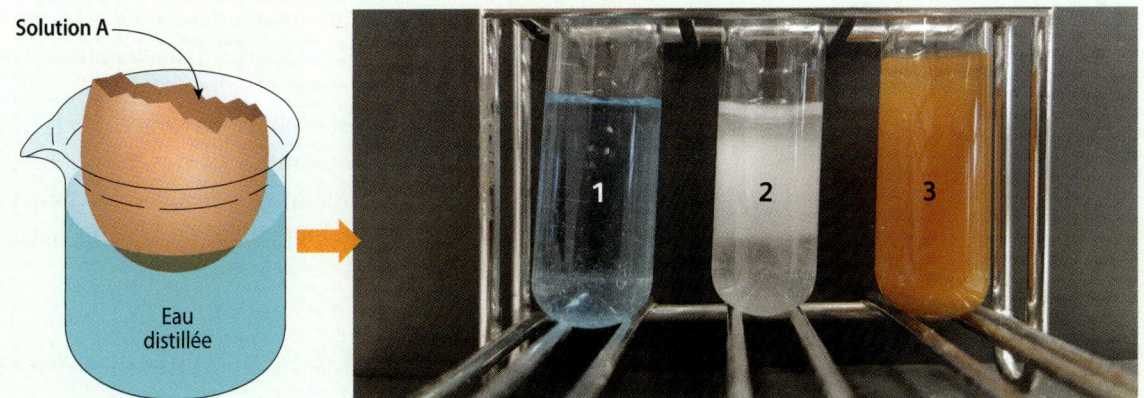

Molécule recherchée					
Protéine		Chlorure		Glucose	
Biuret		Nitrate d'argent		Liqueur de Fehling	
Test négatif	Test positif	Test négatif	Test positif	Test négatif	Test positif
Bleu	Violet	Incolore	Précipité blanc	Bleu	Rouge orangé

7 **Analyser** l'expérience du **doc. E** pour **expliquer** les différences de composition entre le plasma et l'urine primitive.

8 Cette première étape dans la production de l'urine est appelée filtration glomérulaire. À l'aide du tableau suivant, **justifier** l'utilisation de ce terme.

Molécule	Diamètre de la molécule en nm
Albumine	3,55
Glucose	0,32
Chlorure	0,1

9 Des phénomènes de réabsorption ou de sécrétion peuvent se produire dans les tubes contournés et l'anse de Henlé. Par exemple, le glucose est réabsorbé alors que l'urée est sécrétée. **Comparer** la composition de l'urine primitive et l'urine définitive pour ces deux molécules pour **expliquer** ces notions de réabsorption et de sécrétion.

10 À l'aide des informations collectées dans cette activité, **montrer** que le rein participe à la régulation de la composition du milieu intérieur.

11 **Justifier** l'intérêt de boire beaucoup d'eau lors d'une crise de goutte.

Activité 3 — Les xénobiotiques

Les xénobiotiques sont des molécules chimiques pouvant pénétrer à l'intérieur d'un organisme et qui peuvent être toxiques, y compris en faibles voire très faibles concentrations. Ce sont des substances qui ne sont pas produites par l'organisme lui-même, mais proviennent de l'environnement extérieur.

1 **Décomposer** le terme « xénobiotique » à l'aide des rabats pour **justifier** la définition présentée.

DOC. A — Le saturnisme

Le saturnisme est une intoxication par le plomb. Le plomb n'a aucun rôle connu dans l'organisme et présente des effets toxiques même à faible dose. Le plomb pénètre dans l'organisme par voies digestive ou respiratoire, par la peau ou les muqueuses. Les sources de plomb sont multiples : il a longtemps été utilisé dans les tuyaux du réseau d'eau et dans les peintures, dans l'essence. Son utilisation est strictement interdite aujourd'hui en France, mais on en retrouve toujours dans l'air atmosphérique. Une partie du plomb absorbé peut être excrétée mais la majorité est stockée dans l'organisme : au niveau des os (90 %), des reins, du foie et du cerveau. Selon l'âge et la durée d'exposition, une intoxication par le plomb peut provoquer des troubles réversibles (anémie, troubles digestifs), mais aussi irréversibles (retard mental et/ou psychomoteur…).
L'intoxication est d'autant plus grave chez la femme enceinte car le plomb peut traverser la barrière placentaire, intoxiquer le fœtus et entraîner des troubles de développement du système nerveux.

2 **Relever** dans le **doc. A** les sources possibles d'intoxication au plomb et les voies d'entrée possibles dans l'organisme.
3 **Expliquer** comment le plomb peut atteindre les cellules de l'organisme en **précisant** le nom des liquides dans lesquels il peut se répartir avant de pénétrer dans une cellule.
4 **Préciser** le devenir du plomb dans l'organisme et les conséquences de l'intoxication au plomb.
5 **Chercher** le sens du terme tératogène. **Justifier** l'utilisation de ce terme pour définir les effets du plomb.

DOC. B — Les effets du chlordécone

Le chlordécone est un insecticide employé aux Antilles de 1973 à 1993 pour lutter contre le charançon du bananier. Il est toujours présent dans les sols, où il peut rester jusqu'à 600 à 700 ans et se retrouve dans certaines denrées d'origine végétale ou animale, ainsi que dans certaines sources d'eau potable. Une équipe de scientifiques s'est intéressée aux effets de cette molécule sur la fertilité. Ils ont injecté du chlordécone (CD) à des souris au cours de la gestation et mesuré la production de spermatozoïdes chez les descendants de ces souris (1re puis 3e génération). Les résultats sont présentés dans le **doc. A**. La 1re génération a été en contact *in utero* avec le CD alors que la 3e génération n'a jamais été en contact direct avec cette molécule.

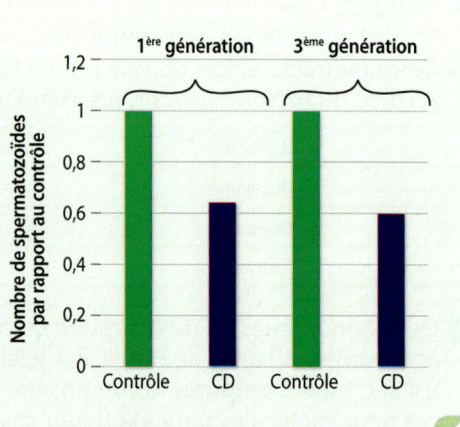

6 **Analyser** le graphique du **doc. A** pour **montrer** que les effets de cette molécule peuvent être transmis aux descendants.

DOC. C — Intoxication au paracétamol

Le paracétamol (N-acétyl-para-aminophénol APAP) est utilisé pour ses propriétés **analgésiques** et **antipyrétique**s depuis les années 1950. Pendant longtemps, son utilisation a été considérée comme sans danger mais les cas d'**hépatotoxicité** sévère sont plus fréquents chaque année, de sorte que le paracétamol représente actuellement la première cause d'insuffisance hépato-cellulaire aiguë observée en Europe. Des campagnes d'informations sont développées pour prévenir et sensibiliser la population.

7 **Définir** les termes en gras dans le doc. C.

DOC. D — Métabolisme du doliprane dans l'organisme

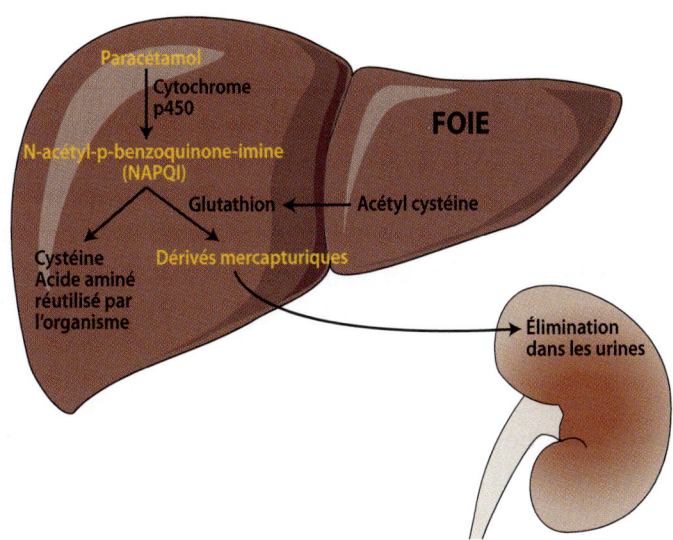

Bon à savoir

La NAPQI est une molécule qui peut s'associer à des protéines hépatiques et provoquer des lésions hépatiques sévères.

8 Le schéma du doc. D montre comment le paracétamol est métabolisé dans l'organisme. **Citer** les organes impliqués dans son élimination.

9 En cas de surdosage de paracétamol, le stock d'acétyl cystéine est vite épuisé. **Indiquer** quelle sera la conséquence sur les réactions d'élimination en précisant quelle molécule va s'accumuler dans le foie.

10 **Justifier** les atteintes hépatiques dues au doliprane.

11 En cas de surdosage, de la N-acétyl cystéine est prescrite aux patients. À l'aide du doc. D, **justifier** ce traitement.

> **Questions de synthèse**
>
> **Compléter** le texte suivant en utilisant les termes : *cancer, cutanée, digestive, éliminés, hépatotoxicité, métabolisés, neurotoxicité, reprotoxicité, respiratoire, stockés, tératogène.*
>
> Les xénobiotiques pénètrent dans l'organisme par voies **[A]**, **[B]** ou **[C]**. Dans l'organisme, ils peuvent être **[D]** en particulier par le foie, ou **[E]** par les reins. Ils peuvent aussi être **[F]** dans certains organes, entraînant des troubles plus ou moins graves et réversibles selon les organes : **[G]** quand ils s'accumulent dans le foie, **[H]** quand le système nerveux est concerné, **[I]** quand la fertilité est perturbée… Ils peuvent avoir des effets mutagènes entraînant l'apparition de **[J]**. Lors de la grossesse, ces molécules peuvent entraîner des malformations chez le fœtus de par leur action **[K]**.

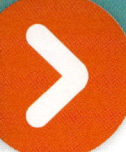 # Retenir l'essentiel

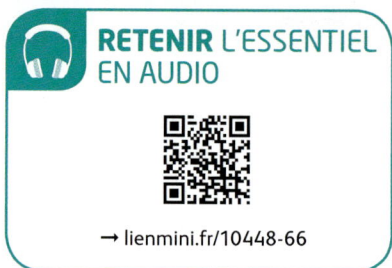

Le milieu intérieur

■ Au sens large, le milieu intérieur correspond à l'ensemble des **liquides extracellulaires** de l'organisme. Il est constitué de trois liquides de compositions très proches :
– le **plasma** : fraction liquide du sang circulant dans les vaisseaux sanguins ;
– la **lymphe** : liquide circulant dans des vaisseaux lymphatiques ;
– le **liquide interstitiel** : liquide non circulant situé dans la matrice des tissus où baignent les cellules.

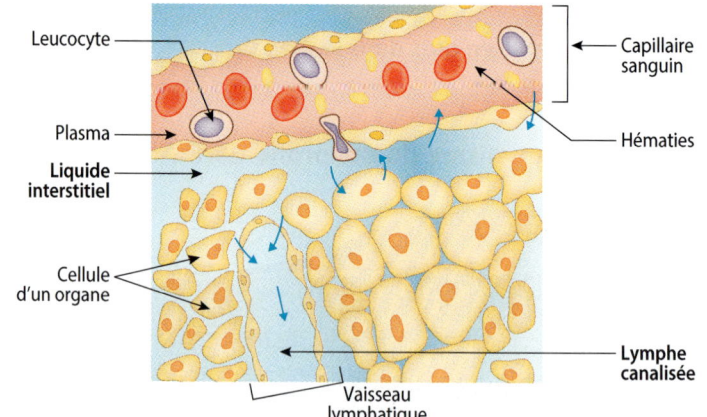

Au sens strict, le milieu intérieur correspond au liquide interstitiel uniquement.

■ Ces liquides permettent les **échanges** (nutriments, déchets, hormones…) entre le milieu extérieur et les cellules.

■ Malgré des variations dues aux échanges, la composition du milieu intérieur est maintenue constante grâce à des organes qui **apportent les nutriments** (poumons/intestin), qui éliminent les molécules en excès et les déchets (poumons/reins), ou qui **stockent** les molécules en excès (tissus adipeux/foie). Cette régulation des constantes de l'organisme constitue l'**homéostasie**.

L'appareil urinaire

■ L'appareil urinaire intervient dans le maintien de l'homéostasie en éliminant les déchets produits par les cellules et en maintenant l'équilibre hydrominéral du plasma. Il est composé :
– des deux **reins** qui produisent l'urine = **diurèse** ;
– des **voies urinaires** = uretères, vessie et urètre qui stockent et transportent l'urine hors du corps.

■ Dans la partie inférieure de la vessie se trouve un sphincter, un muscle en forme d'anneau, qui permet de contrôler la **miction** (= action d'uriner).

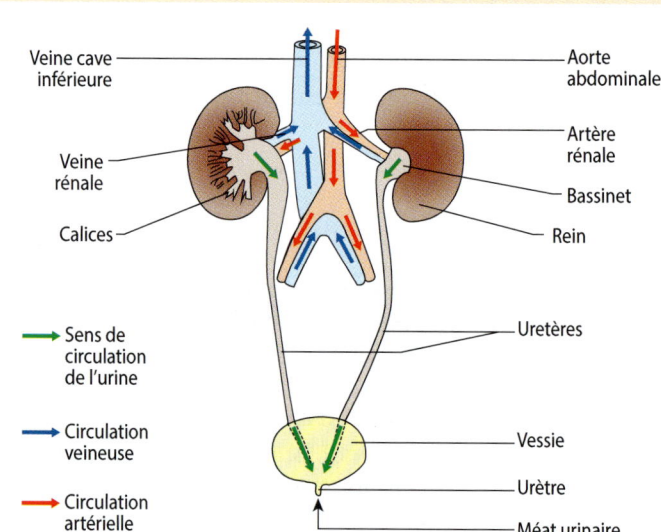

Le néphron et la production d'urine

■ L'unité fonctionnelle du rein est le **néphron**. Cette structure microscopique située dans le rein est formée d'une partie sphérique : le corpuscule de Malpighi et de petits tubes.

■ L'urine est fabriquée au niveau du néphron par trois mécanismes d'échanges différents :
– **la filtration** : elle correspond au passage des petites molécules (eau, glucose, Na^+, urée…) du sang vers la capsule de Bowman au niveau du glomérule. On obtient alors l'urine primitive ;
– **la réabsorption** : elle se fait au niveau de l'anse de Henlé et correspond au retour de certaines molécules ayant été filtrées (eau, glucose…) vers le sang ;
– **la sécrétion** : elle se fait au niveau des tubules rénaux et correspond au passage de certaines molécules (urée, acide urique, H^+, CO_3^-) du sang vers l'urine pour permettre leur élimination.

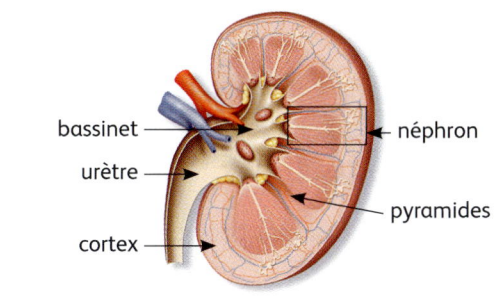

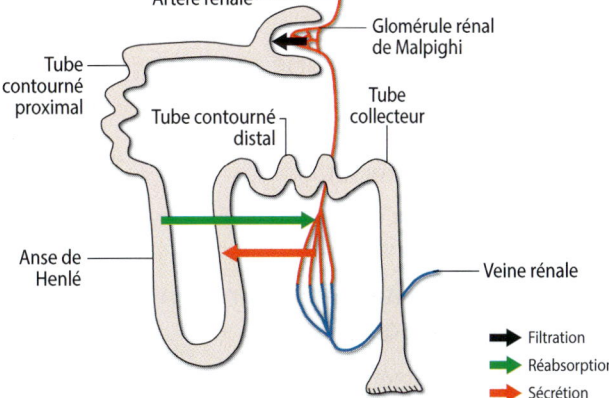

Les xénobiotiques

■ Les xénobiotiques sont des molécules présentes dans l'organisme, mais non fabriquées par celui-ci, et pouvant présenter une toxicité.

■ **Selon les effets sur l'organisme**, ces molécules peuvent être qualifiées de cancérigènes, de perturbateurs endocriniens ou reprotoxiques quand elles entraînent des problèmes de fertilité, tératogènes si elles favorisent les malformations sur le fœtus. D'autres présentent une toxicité spécifique sur le foie, le système nerveux, les os…

■ **Les sources de xénobiotiques sont très variées** : l'eau (plastiques, sels de métaux lourds), l'air (amiante), les sols (engrais, glyphosate…), les aliments (sulfites), les médicaments (ex : antibiotiques)…

■ Ces molécules pénètrent dans le corps par inhalation (**voie respiratoire**), par ingestion (**voie digestive**) ou à travers la peau ou les muqueuses (**voie cutanéo-muqueuse**).

■ Dans l'organisme, ils sont **distribués par voie sanguine** et peuvent ainsi atteindre tous les organes. Ils peuvent être alors stockés et concentrés dans certains organes, métabolisés et rendus inoffensifs en particulier par le foie ou éliminés par les reins.

Racines à retenir

néphr(o) • -urie • ur(o) • xén(o)

Notions à retenir

diurèse • filtration • milieu intérieur • néphron • plasma

▶ Voir lexique p. 269

CHAPITRE 6.1 — Tester ses connaissances

1. QCM

Choisir la (ou les) proposition(s) correcte(s).

1 Le milieu intérieur est constitué de :
- A. lymphe.
- B. plasma.
- C. cytosol (liquide intracellulaire).
- D. urine.
- E. liquide interstitiel.
- F. liquide de dialyse.

2 Le milieu intérieur a une composition chimique qui :
- A. est constante.
- B. est variable.
- C. est maintenue constante malgré des échanges avec le milieu extérieur.

3 Le trajet de l'urine dans l'organisme est :
- A. rein-vessie-urètre-uretère.
- B. rein-urètre-vessie-uretère.
- C. vessie-urètre-uretère-rein.
- D. rein-uretère-vessie-urètre.

4 L'urine est fabriquée à partir du sang par :
- A. absorption.
- B. filtration.
- C. réabsorption.
- D. sécrétion.
- E. miction.

5 Le rein permet :
- A. l'élimination des déchets du métabolisme cellulaire.
- B. l'élimination des micro-organismes pathogènes.
- C. le maintien de l'équilibre hydrominéral du sang.
- D. l'élimination des xénobiotiques.

6 Les produits suivants sont des xénobiotiques :
- A. médiator® (médicament).
- B. amiante.
- C. glyphosate (herbicide).
- D. globules rouges.
- E. testostérone (hormone).
- F. microplastiques.

2. Vrai ou faux

1 Une variation de la composition chimique du milieu intérieur est le signe d'un dysfonctionnement de l'organisme.
2 La majorité de l'eau du corps se trouve dans le liquide intracellulaire.
3 L'appareil urinaire est situé dans la cavité thoracique.
4 Les voies urinaires servent au stockage et à l'évacuation de l'urine.
5 Le néphron est l'unité fonctionnelle du rein.
6 Un xénobiotique est toujours une molécule toxique produite par des êtres vivants.
7 La filtration glomérulaire laisse passer les grosses molécules du sang vers l'urine primitive.

3. Les compartiments liquidiens du corps

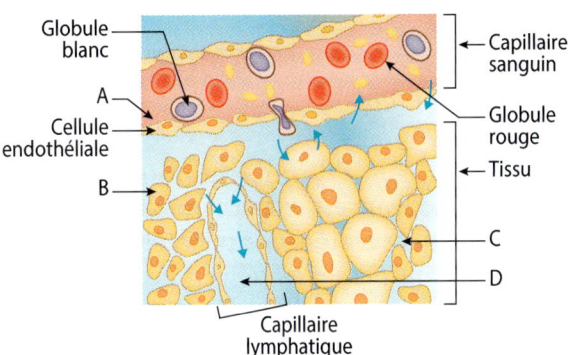

1. **Nommer** les différents compartiments liquidiens désignés par les lettres A, B, C et D sur le schéma.
2. Après avoir **défini** le milieu intérieur, **préciser** quel(s) compartiment(s) liquidien(s) le constitue(nt) au sens strict d'une part, et au sens large d'autre part.
3. **Indiquer** le sens des échanges de nutriments entre les différents compartiments liquidiens.
4. **Indiquer** le sens des échanges de déchets cellulaires entre les différents compartiments liquidiens.

4. Comparaison des appareils urinaires féminin et masculin

1. **Annoter** les schémas du **doc. A**.
2. **Identifier** les structures A, B et C repérées sur le **doc. B**.

> Que ce soit chez l'homme ou la femme, la fabrication de l'urine se fait de manière identique au niveau de structures schématisées sur le **doc. B**.

3. **Relever** la différence entre l'appareil urinaire féminin et masculin.
4. Parmi ces trois éléments fléchés, **indiquer** lequel fabrique l'urine primitive et lequel collecte l'urine définitive.

DOC. A Anatomie comparée

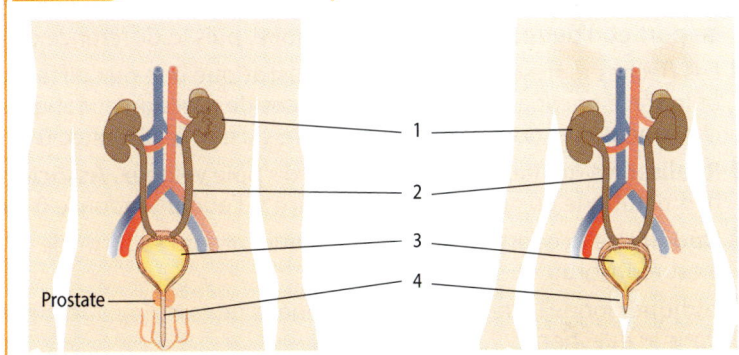

DOC. B Schéma de l'unité fonctionnelle du néphron

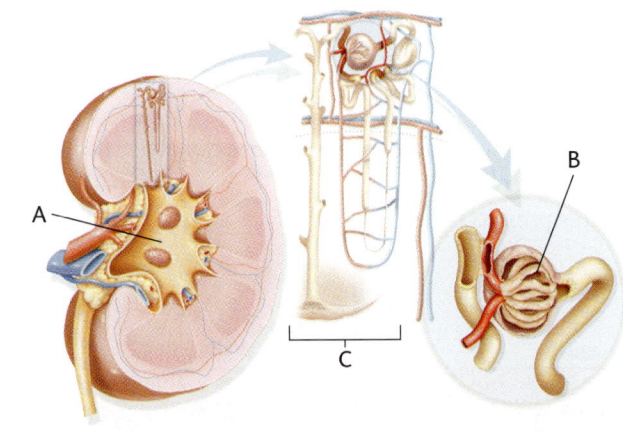

Mobiliser ses connaissances

★★ ACTIVITÉ 1 — Déséquilibre du milieu intérieur et œdème

Contexte : L'œdème est une accumulation anormale de liquide interstitiel dans les tissus. Ce liquide fait partie du milieu intérieur. Émilie, élève infirmière, a constaté lors d'un stage que l'œdème est un signe clinique qui peut orienter vers des pathologies très différentes. Elle a actuellement un patient présentant des œdèmes. Il souffre d'une maladie cœliaque. C'est une pathologie digestive provoquant une malabsorption des nutriments.

1 Rappeler à quoi correspond le milieu intérieur.

L'analyse biochimique du patient révèle une anomalie de la concentration plasmatique en protéines qui est de 33 g.L^{-1} alors que les valeurs de référence varient entre 60 et 80 g.L^{-1}.

2 Construire le terme médical correspondant à cette anomalie.

3 À partir des informations contenues dans le contexte et des connaissances de première, **proposer une explication** possible à cette anomalie.

4 Au niveau du pôle artériel, **calculer**, à partir du **doc. A**, la différence de pression hydrostatique de part et d'autre de la paroi du capillaire, puis la différence de pression oncotique.

5 Les flèches représentent la force hydrostatique due aux différences de pression hydrostatique et la force oncotique due aux différences de pression oncotique. **Préciser** à quelle flèche correspond chacune de ces deux forces. En **déduire** si l'eau a tendance à sortir ou à rester dans le capillaire.

6 Réaliser les mêmes calculs au niveau du pôle veineux. **Associer** les deux flèches aux forces hydrostatique ou oncotique. En **déduire** si l'eau a tendance à sortir ou à rester dans le capillaire.

7 Déduire de la question précédente à quel niveau se forme le liquide interstitiel et à quel niveau il est réabsorbé.

8 Indiquer laquelle des forces mentionnées dans le **doc. A** est modifiée par l'anomalie mentionnée dans la question 2.

9 Montrer que cette modification peut expliquer l'accumulation de liquide interstitiel dans les tissus observée chez ce patient.

DOC. A — Formation et réabsorption du liquide

Le liquide interstitiel se forme à partir du plasma sanguin et est en partie réabsorbé. La filtration et la réabsorption font intervenir deux forces qui s'opposent :
– **la pression hydrostatique** : c'est une force exercée par un liquide sur les parois d'un vaisseau. Cette force tend à faire passer l'eau au travers de la paroi.
– **la pression oncotique** : c'est la force dépendante de la concentration en protéines qui attire l'eau par le phénomène d'osmose (→ **chapitre 3.5 du manuel de Première**).
Le schéma suivant indique les valeurs des différentes pressions en kPa.

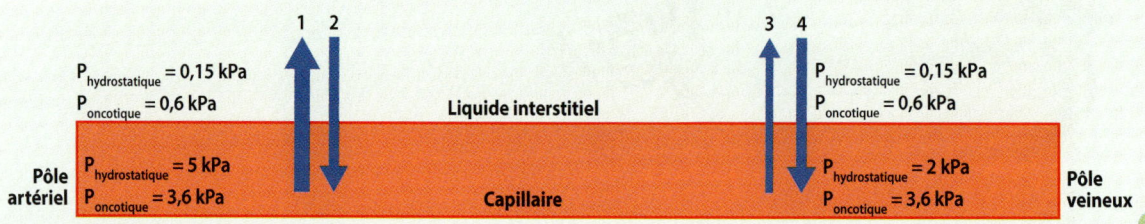

CHAPITRE 6.1

Mobiliser ses connaissances

★★★ ACTIVITÉ 2 — Insuffisance rénale

D'après l'Inserm, l'insuffisance rénale résulte de l'évolution lente de maladies qui conduisent à la destruction des reins. Elle concerne plus de 82 000 personnes en France et nécessite le recours à la dialyse ou à la transplantation. Dans 50 % des cas, les maladies rénales chroniques qui conduisent à l'insuffisance rénale sont la conséquence d'un diabète ou d'une hypertension artérielle. Dans le cas d'un diabète, l'hyperglycémie conduit peu à peu à une détérioration des petits vaisseaux des glomérules provoquant à terme un dysfonctionnement des reins. L'atteinte des reins liée au diabète peut être repérée par une hyperprotéinurie.

1. **Proposer** une définition des termes soulignés.
2. **Rappeler** les rôles du rein et en déduire une conséquence possible de l'insuffisance rénale sur le fonctionnement de l'organisme.
3. **Localiser** le glomérule sur le schéma de néphron du **doc. A** en indiquant à quel repère il correspond.
4. Trois phénomènes interviennent dans la formation de l'urine : la filtration, la sécrétion et la réabsorption. **Indiquer** à quelle flèche du **doc. A** correspond chacun de ces mécanismes.
5. **Relever** dans l'introduction la zone du néphron détériorée par le diabète et **déduire** du **doc. A** lequel des trois mécanismes cités à la question 4 est altéré dans le cas de l'insuffisance rénale causée par un diabète.
6. **Rappeler** comment fonctionne ce mécanisme et **montrer** que son altération peut expliquer l'hyperprotéinurie.

DOC. A — Schéma du néphron

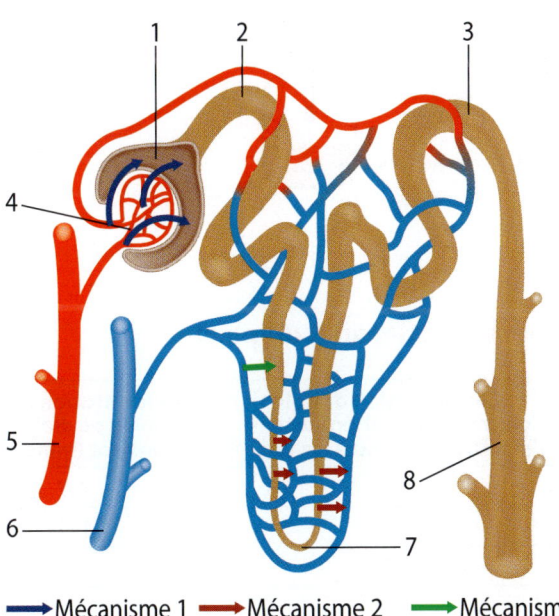

→ Mécanisme 1   → Mécanisme 2   → Mécanisme 3

CHAPITRE 6.1

Mobiliser ses connaissances

> L'insuffisance rénale peut nécessiter le recours régulier à des hémodialyses. Cette opération se fait à l'aide d'un appareil appelé hémodialyseur dont le fonctionnement est schématisé dans le **doc. B**. Ce dispositif permet des échanges de molécules entre le plasma du malade et le liquide de dialyse. Le **doc. C** présente quant à lui les concentrations de différentes molécules dans le plasma et dans le liquide utilisé dans l'hémodialyseur.

7 **Relever** dans le **doc. C** les anomalies présentes dans le plasma du patient.

> Les échanges au sein de l'hémodialyseur se font par diffusion. La diffusion est le passage spontané d'une molécule entre deux compartiments. Le passage se fait du compartiment où la concentration de la molécule est la plus élevée vers celui où la concentration est la plus basse.

8 **Comparer** la concentration de chaque molécule dans le plasma du patient et dans le liquide de dialyse. En **déduire** le sens des échanges entre plasma et liquide de dialyse pour chaque molécule.

9 À l'aide de la question précédente, **montrer** que l'hémodialyseur permet de corriger les anomalies relevées dans le sang du patient.

DOC. B — Principe de l'hémodialyseur

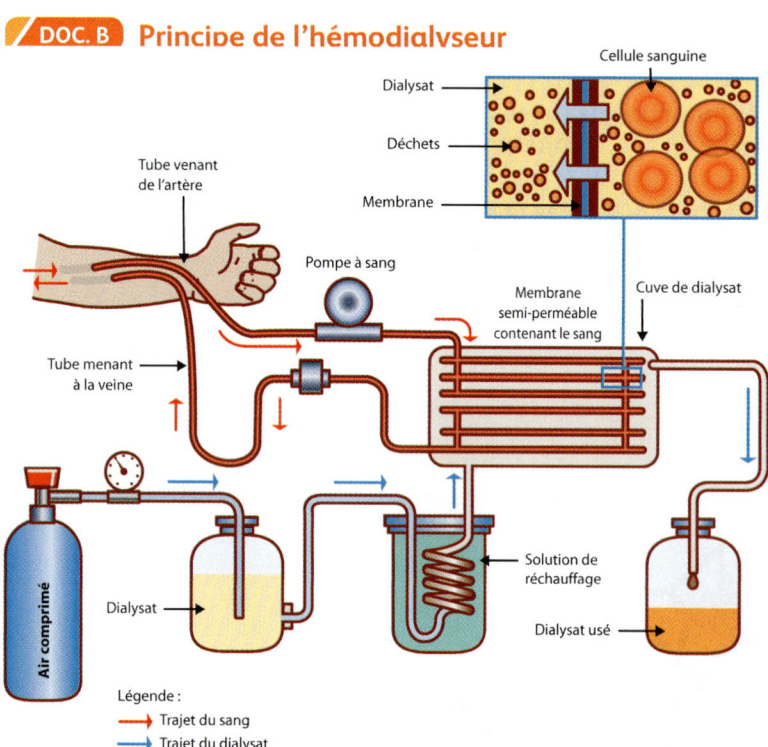

DOC. C — Concentrations de différents constituants du plasma

Constituants	Concentration normale dans le plasma (mmol.L^{-1})	Concentration dans le plasma d'un patient atteint d'insuffisance rénale (mmol.L^{-1})	Concentration dans le liquide de dialyse ou dialysat (mmol.L^{-1})
Na$^+$	144	141	147
Cl$^-$	144	141	147
Glucose	5	5	5
Urée (déchet)	7	73	0

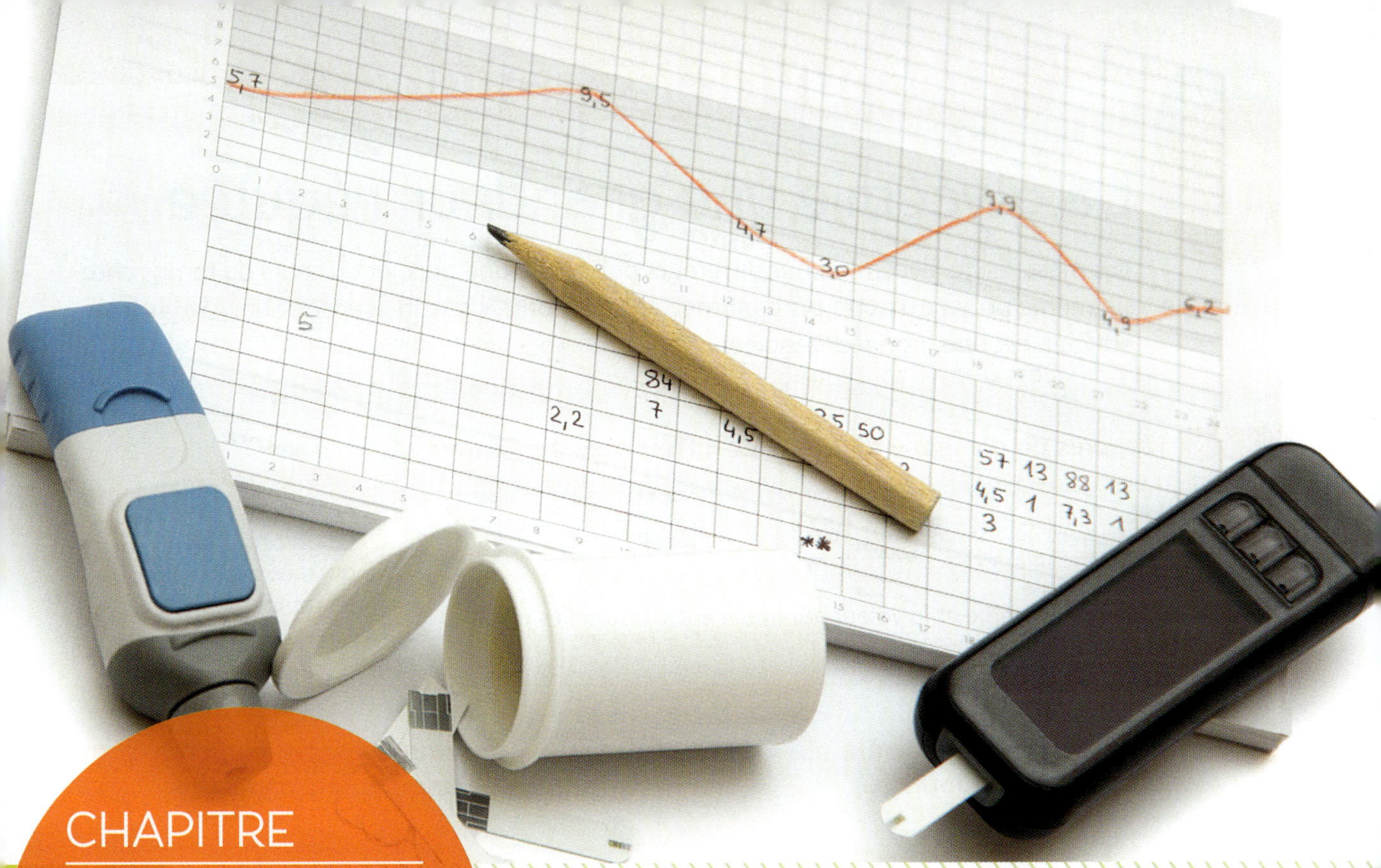

CHAPITRE 6.2

La régulation de la glycémie

Pourquoi et comment les paramètres du milieu intérieur sont-ils maintenus relativement constants ?

L'homéostasie est l'ensemble des phénomènes qui maintiennent les paramètres du milieu intérieur autour de valeurs de référence. Le glucose est un nutriment énergétique vital pour les cellules. La régulation de la glycémie, concentration de glucose dans le sang, est un exemple d'homéostasie.

VIDÉO
La glycémie
→ lienmini.fr/10448-07

Capacités exigibles*

- Mettre en évidence l'existence d'une régulation de la glycémie et le rôle central des hormones du pancréas dans cette régulation. **p. 28**
- Construire un schéma présentant les acteurs et les mécanismes de la régulation de la glycémie. **p. 29-33**
- Présenter les notions d'hormone et d'homéostasie. **p. 28 et 31**

* Bulletin officiel spécial n° 8 du 25 juillet 2019.

Activité 1 — Découvrir les notions

La glycémie, une grandeur régulée

Les mesures de glycémie, chez différents patients d'une part, et au cours du temps chez un même patient d'autre part, permettent de montrer que la concentration de glucose sanguin est une grandeur régulée.

DOC. A — Mesures de glycémie à jeun chez différentes personnes

Glycémie ($g.L^{-1}$)	0,83	0,95	0,98	0,87	1	0,86	0,92	1,01	1,03

Bon à savoir
La **glycémie** peut aussi être exprimée en $mmol.L^{-1}$.

1 **Relever** la valeur maximale et la valeur minimale entre lesquelles varie la glycémie à jeun.

DOC. B — Évolution de la glycémie au cours d'une journée

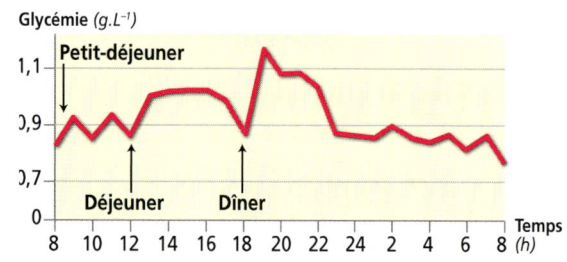

2 **Analyser** le doc. B en précisant quel facteur de variation de la glycémie est ici mis en évidence.

3 En **déduire** pourquoi les mesures de glycémie comme celles du doc. A sont faites à jeun.

4 À l'aide des doc. A et B, **montrer** que la glycémie est une grandeur régulée, c'est-à-dire mettant en jeu des mécanismes permettant de la maintenir autour d'une valeur de référence.

DOC. C — Mesures de la glycémie à l'entrée et à la sortie de certains organes

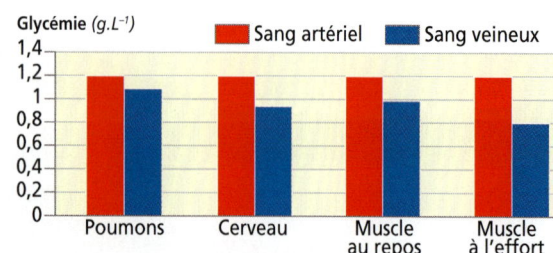

5 **Analyser** le doc. C et **montrer** quel facteur de variation de la glycémie est mis en évidence.

DOC. D — Conséquences d'une hypoglycémie ou d'une hyperglycémie

L'**hypoglycémie** peut causer des dommages irréversibles au cerveau : en dessous de $0,6\ g.L^{-1}$: tremblements, sueur, pâleur… En dessous de $0,5\ g.L^{-1}$: convulsions, coma, lésions cérébrales, puis la mort si la situation dure trop longtemps. L'**hyperglycémie** peut provoquer des effets à court et long terme. À court terme, une augmentation du volume urinaire, une sensation de soif, voire des troubles de la conscience si la glycémie dépasse $4\ g.L^{-1}$; à long terme, des altérations de la paroi des vaisseaux sanguins (→ **chapitre 6.3 du manuel de Première**).

6 **Proposer** une définition possible pour les termes « hypoglycémie » et « hyperglycémie ».

7 **Argumenter** l'importance pour l'organisme de réguler la glycémie.

> L'homéostasie est un processus physiologique permettant de maintenir certaines grandeurs de l'organisme entre les limites des valeurs de référence.

8 **Montrer** que la régulation de la glycémie est un exemple d'homéostasie.

Activité 2 : Les organes capables de libérer ou stocker du glucose

Le glucose utilisé par les cellules comme source d'énergie est issu de la digestion des glucides. L'apport de glucose et son utilisation ne coïncident pas, il doit donc exister des formes de stockage du glucose dans l'organisme.

DOC. A — Mesures de glycémie à l'entrée et à la sortie du foie

Glycémie (g.L^{-1})	À jeun	30 min après un repas	60 min après un repas
Veine porte	0,1	2,85	1,05
Veine sus-hépatique	0,95	1,20	1,10

1 **Rappeler** d'où vient le sang contenu dans la veine porte et d'où vient le sang contenu dans la veine sus-hépatique (→ **manuel de Première**).

2 À l'aide du **doc. A**, **comparer** la glycémie dans la veine porte et dans la veine sus-hépatique chez une personne à jeun. **Conclure** en indiquant ce qui se passe dans le foie.

3 **Comparer** ensuite la glycémie dans la veine porte et dans la veine sus-hépatique après un repas. **Conclure** en indiquant ce qui se passe dans le foie.

DOC. B — Dosage du glycogène hépatique avant et après un repas

Glycogène en g/kg de foie		
Au cours d'un jeûne de 12 h		Après un repas riche en glucides
Après 1 h de jeûne	Au bout de 12 h de jeûne	
80	60	84

4 **Décrire**, à partir du **doc. B**, l'évolution de la teneur en glycogène dans le foie en période de jeûne, puis après un repas riche en glucides.

5 **Relier** ces résultats à ceux du **doc. A** pour **expliquer** comment le foie intervient dans la régulation de la glycémie dans chaque cas.

> **Bon à savoir**
>
> **Le glycogène** est un polymère de glucose, donc une molécule formée de nombreuses molécules de glucose reliées les unes aux autres (→ **chapitre 3.2**). Ce terme signifie « qui génère du glucose ».

> La synthèse du glycogène est appelée glycogénogenèse ; la dégradation du glycogène, glycogénolyse.

6 À l'aide de l'ensemble des questions, **recopier** et **compléter** le texte ci-dessous en remplaçant les lettres A à F par les termes suivants : *libère*, *stocke*, *hyperglycémie*, *hypoglycémie*, *glycogénogenèse* et *glycogénolyse*.
– Après un repas, pour éviter une (**A**), le foie (**B**) le glucose qui lui arrive par la veine porte hépatique sous forme de glycogène : c'est la (**C**).
– En période de jeûne, pour éviter une (**D**) et fournir du glucose aux organes, le foie dégrade du glycogène et (**E**) du glucose dans la veine sus-hépatique : c'est la (**F**).

DOC. C Répartition de la radioactivité après ingestion de glucose radioactif

	Foie	Muscles striés squelettiques	Tissu adipeux	Sang et lymphe
Radioactivité en % de la radioactivité ingérée	55	18	11	5

› Un animal ingère une solution de glucose radioactif. Cette radioactivité, qui permet de localiser le glucose dans l'organisme, est ensuite mesurée dans différents tissus et organes.

7 À partir du **doc. C**, **identifier** les organes capables de stocker du glucose. Ces données confirment-elles les conclusions précédentes ?

DOC. D Différentes formes de stockage du glucose

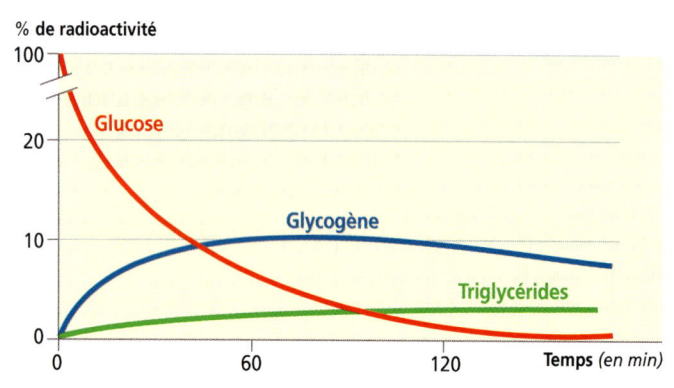

› Pour déterminer sous quelle forme le glucose est stocké, on injecte à des souris du glucose contenant du ^{14}C radioactif, puis on étudie au cours du temps la radioactivité dans différentes molécules afin de suivre le devenir du glucose.

8 **Analyser** les résultats présentés dans le **doc. D** pour conclure sur les molécules qui peuvent être fabriquées en cas d'excès de glucose dans le sang.

DOC. E Voies de stockage du glucose

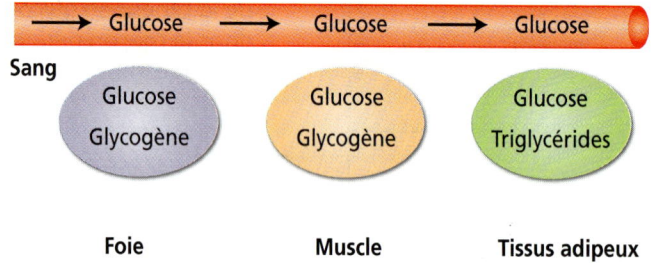

9 **Recopier et compléter** le **doc. E** en indiquant par des flèches le sens des échanges de glucose entre sang et tissus et le sens des réactions dans les trois organes.

10 **Conclure** en indiquant quelle sera la conséquence de ces échanges sur la glycémie.

DOC. F Voies de libération du glucose

Donnée 1 : Le foie est le seul organe capable de libérer du glucose dans le sang. Il peut produire du glucose selon deux processus :
– la glycogénolyse, qui correspond à la dégradation du glycogène ;
– la néoglucogenèse, qui correspond à la synthèse de glucose à partir de molécules comme le glycérol ou les acides aminés.
Donnée 2 : La lipolyse est la dégradation des triglycérides dans le tissu adipeux. Elle libère du glycérol et des acides gras. Le glycérol libéré peut rejoindre le foie *via* la circulation sanguine.

11 À l'aide du **doc. F**, **construire** un schéma analogue à celui de la question 9 présentant les échanges de glucose entre le sang et les tissus en cas d'hypoglycémie, et la conséquence de ces échanges sur la glycémie.

Activité 3 — Contrôle hormonal de la glycémie

Les activités précédentes ont montré que le glucose peut être stocké ou libéré selon les besoins de l'organisme. Comment sont contrôlés le stockage et la libération de glucose ?

Activité expérimentale

DOC. A — Expériences d'ablation du pancréas

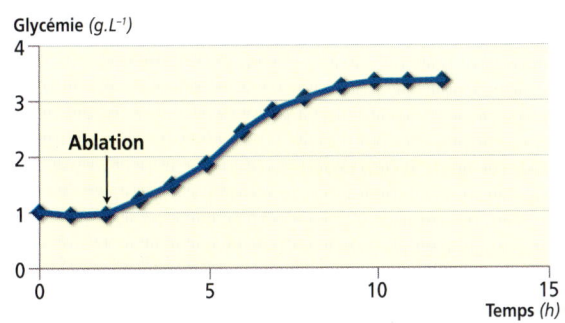

> En 1889, Von Mehring et Minkowski réalisent des expériences d'ablation totale du pancréas chez le chien. Les résultats d'une telle expérience sont présentés dans le doc. A.

1. **Analyser** les résultats de cette expérience et conclure sur le rôle du pancréas dans la régulation de la glycémie.

> Le pancréas ne fait pas partie des organes capables de stocker du glucose.

2. **Émettre une hypothèse** sur la manière dont le pancréas intervient dans la régulation de la glycémie.

DOC. B — Découverte du rôle de l'insuline dans la régulation de la glycémie

- En 1921, Banting, Best, Collip et Mac Leod montrent que des extraits de pancréas injectés à des chiens entraînent une baisse de leur glycémie.
- En 1922, la même équipe soigne des personnes atteintes d'une forte hyperglycémie en leur injectant des extraits de pancréas. Ils donnent le nom d'insuline à leurs extraits purifiés de pancréas.

3. **Argumenter** par quelle voie (nerveuse ou hormonale) le pancréas régule la glycémie et préciser le rôle (hypoglycémiant ou hyperglycémiant) de l'insuline.

Le saviez-vous ?
Le terme **insuline** est dérivé du terme latin « *insula* », qui signifie île.

DOC. C — Structures du pancréas produisant l'insuline

C1 Observation microscopique du pancréas après marquage en rouge de l'insuline

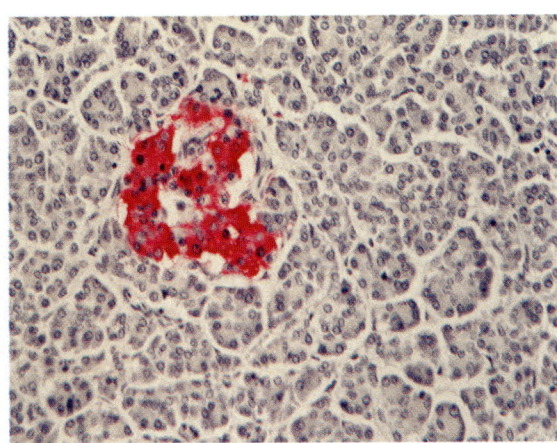

C2 Schéma de l'histologie du pancréas

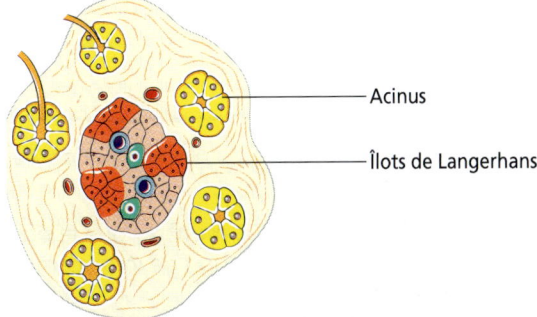

4. À partir du **doc. C**, **identifier** les structures du pancréas qui sécrètent l'insuline.
5. **Repérer** des acini et des îlots de Langerhans sur des lames de préparations microscopiques.

DOC. D — Action de l'insuline et du glucagon sur la glycémie

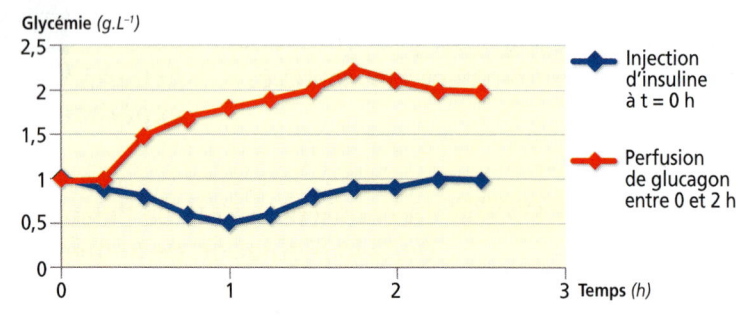

> Le pancréas produit deux hormones : l'insuline et le glucagon. Le **doc. D** présente des mesures de glycémie obtenues chez deux individus après injection d'insuline ou de glucagon.

6 **Analyser** le **doc. D** et **conclure** sur le rôle de chacune des deux hormones sur la glycémie.

DOC. E — Suivi de la glycémie, de l'insulinémie et de la glucagonémie après ingestion d'une solution de glucose

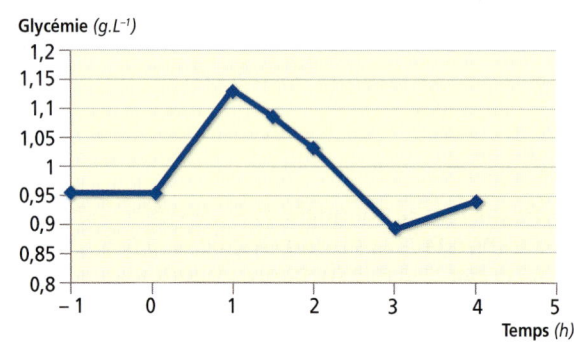
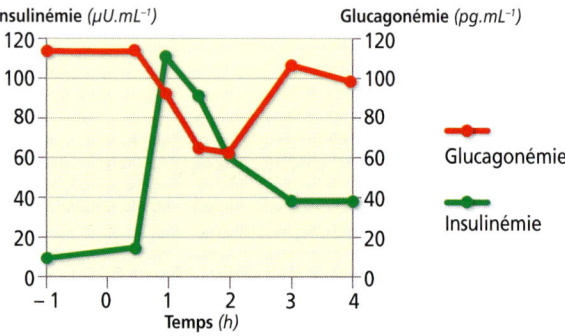

> Des personnes à jeun depuis 12 heures boivent une solution de glucose au temps 0, puis un dosage du glucose sanguin ainsi que de l'insuline et du glucagon sont réalisés.

7 **Proposer** une définition des termes « insulinémie » et « glucagonémie ».

8 À partir du **doc. E**, **décrire** l'effet d'une augmentation de la glycémie sur la production d'insuline et sur la production de glucagon, et **conclure** sur le stimulus déclenchant la sécrétion de chaque hormone.

DOC. F — Boucle de régulation

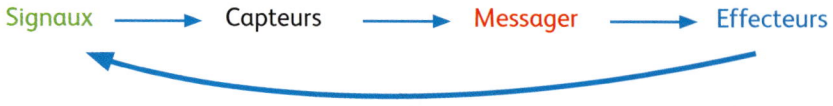

Réponse adaptée

Bon à savoir

Une **boucle de régulation** est un système dans lequel la modification d'un paramètre entraîne une réponse qui permet de ramener ce paramètre à une valeur de référence.

9 À partir des **doc. D, E et F**, **montrer** que le pancréas est impliqué dans une boucle de régulation de la glycémie faisant intervenir l'insuline et le glucagon :
– **envisager** le cas d'une hyperglycémie : **préciser** quelle hormone est produite et quelle est l'action de cette hormone.
– **faire de même** pour l'hypoglycémie afin de **montrer** que dans chaque cas, l'hormone modifie la glycémie pour la ramener aux valeurs de référence.

DOC. G — Effets des hormones pancréatiques sur le foie

G1 Effet du glucagon

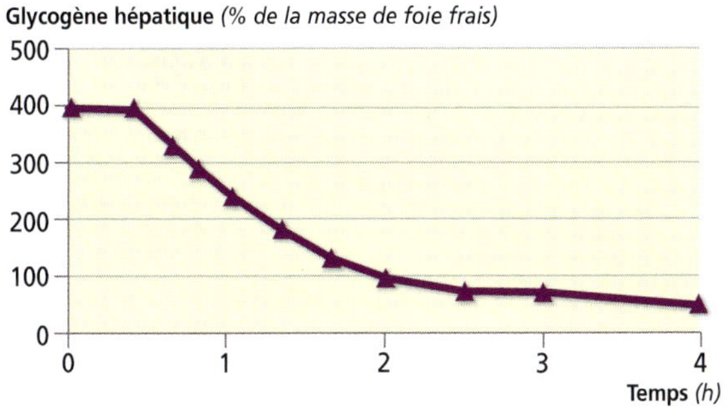

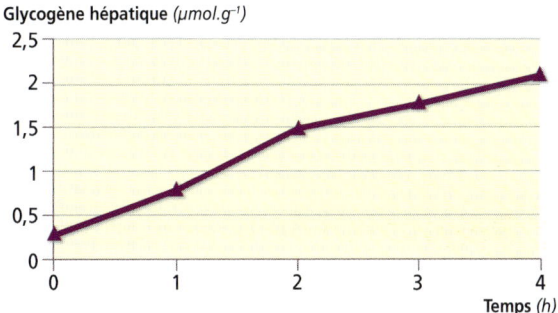

G2 Effet de l'insuline

› Un chien à jeun est perfusé avec une solution de glucagon pendant 4 heures et le glycogène est dosé sur des biopsies de foie (**doc. G1**). Sur un autre chien pancréatectomisé, des injections d'insuline sont réalisées et le glycogène est dosé sur des biopsies de foie (**doc. G2**).

10 **Analyser** le **doc. G**, et en **déduire** quelle hormone stimule la glycogénogenèse et quelle hormone stimule la glycogénolyse.

11 **Associer** ces résultats aux effets de chacune des deux hormones sur la glycémie.

Bon à savoir

Une biopsie est un prélèvement d'un fragment de tissu ou d'organe vivant.

DOC. H — Effets de l'insuline sur les myocytes et les adipocytes

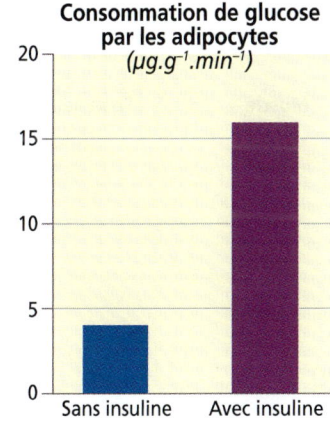

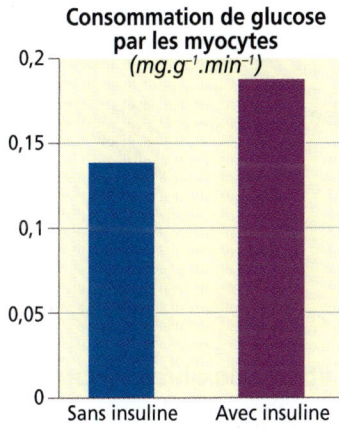

› Des cellules musculaires (myocytes) et des cellules adipeuses (adipocytes) sont cultivées *in vitro* en présence et en absence d'insuline. La consommation de glucose par les cellules est mesurée.

12 **Analyser** le **doc. H** en précisant quelles informations supplémentaires il apporte sur la façon dont l'insuline contrôle la glycémie.

› Question de synthèse

À partir de l'ensemble des réponses, **réaliser** deux schémas bilans de la boucle de régulation de la glycémie : un schéma en situation de jeûne et un schéma en situation postprandiale.

Chaque schéma fera apparaître les éléments suivants : stimulus déclenchant, organe à l'origine de la sécrétion d'hormone, hormone sécrétée, organes cibles de l'hormone, effet de l'hormone sur les organes et conséquences sur l'organisme.

Bon à savoir

« **Postprandial** » signifie après un repas.

Retenir l'essentiel

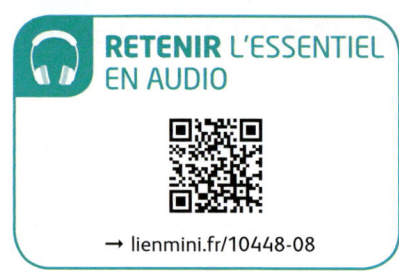

RETENIR L'ESSENTIEL EN AUDIO

→ lienmini.fr/10448-08

Régulation de la glycémie : un exemple d'homéostasie

■ L'**homéostasie** est l'ensemble des phénomènes qui maintiennent tous les **paramètres** du milieu intérieur **autour de valeurs de référence**. La régulation de la glycémie est un exemple d'homéostasie.

■ La **glycémie** correspond à la concentration de glucose dans le sang. C'est un paramètre essentiel du milieu intérieur, car le glucose est un **nutriment énergétique** vital pour toutes les cellules.

■ La **glycémie** est maintenue autour de **1 g.L^{-1} ou 5,5 mmol.L^{-1}**. On parle d'**hyperglycémie** quand la glycémie à jeun est supérieure à 7 mmol.L^{-1} soit 1,26 g.L^{-1}. On parle d'**hypoglycémie** quand la glycémie est inférieure à 2,5 mmol.L^{-1} soit 0,4 g.L^{-1}.

En cas d'hyperglycémie

■ **Les organes capables de stocker ou libérer du glucose :**

– le foie et les muscles peuvent stocker du glucose sous forme de **glycogène**, c'est la **glycogénogenèse** ;

– le tissu adipeux peut **transformer** le glucose en excès en lipides, c'est la **lipogenèse**.

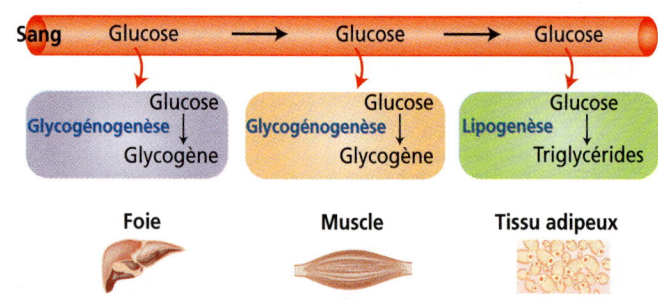

En cas d'hypoglycémie

■ **Le foie est le seul organe capable de libérer du glucose dans le sang :**

– par **dégradation** du glycogène, c'est la **glycogénolyse** ;

– par **synthèse** de glucose à partir d'acides aminés ou de glycérol, c'est la **néoglucogenèse**.

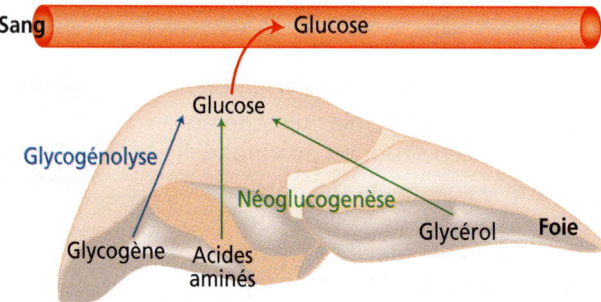

Régulation hormonale de la glycémie

■ Une **hormone** est une molécule fabriquée par une **glande endocrine** et libérée en réponse à un stimulus. Elle est **transportée par le sang** et agit spécifiquement sur des **cellules cibles** *via* un **récepteur**.

■ La glycémie est contrôlée par deux hormones : **l'insuline et le glucagon**. Elles sont fabriquées par la partie endocrine du pancréas : **les îlots de Langerhans**.

	INSULINE	**GLUCAGON**
LIEU DE PRODUCTION	Cellules β des îlots de Langerhans	Cellules α des îlots de Langerhans
STIMULUS DÉCLENCHEUR	Hyperglycémie	Hypoglycémie
CELLULES CIBLES	Hépatocytes, myocytes, adipocytes	Hépatocytes principalement
EFFETS SUR LES ORGANES CIBLES	Stimulation de la glycogénogenèse et de la lipogenèse ; inhibition de la lipolyse ; stimulation de la consommation de glucose comme source d'énergie	Stimulation de la glycogénolyse et de la néoglucogenèse
EFFETS SUR LA GLYCÉMIE	**Hypoglycémiant**	**Hyperglycémiant**

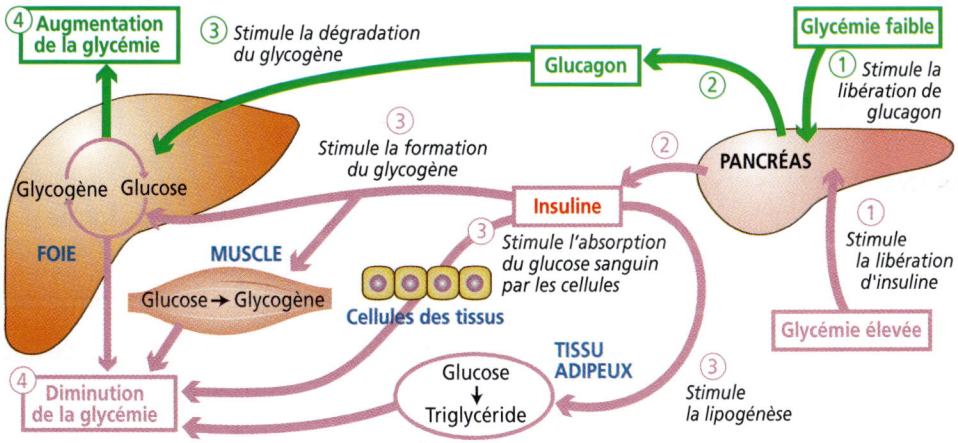

Racines à retenir

glyc(o) • glycogén(o) • insulin(o)

Notions à retenir

cellule cible • glande endocrine • glucagon • glycogénogenèse • glycogénolyse • homéostasie • hormone • hyperglycémie et hypoglycémie • insuline • lipogenèse • néoglucogenèse • organe de commande • organe effecteur • récepteur • régulation de la glycémie

▶ Voir lexique p. 269

CHAPITRE 6.2 — Tester ses connaissances

+ DE TESTS EN LIGNE
→ lienmini.fr/10448-09

1. QCM

Choisir la (ou les) proposition(s) correcte(s).

1 La glycémie :
A. correspond à la concentration de glycérol dans le sang.
B. correspond à la concentration de glucose dans le sang.
C. correspond à la concentration de glycogène dans le sang.

2 L'insuline :
A. est hypoglycémiante.
B. est hyperglycémiante.
C. est sécrétée en cas d'hypoglycémie.
D. est sécrétée en cas d'hyperglycémie.

3 Le glucagon :
A. est hypoglycémiant.
B. est hyperglycémiant.
C. est sécrété en cas d'hypoglycémie.
D. est sécrété en cas d'hyperglycémie.

4 Les hormones :
A. sont véhiculées par le sang.
B. agissent sur toutes les cellules de l'organisme.
C. permettent la communication nerveuse.

5 Le pancréas :
A. est un organe de stockage de glucose.
B. participe à la régulation de la glycémie.
C. est une glande mixte.
D. fabrique et sécrète l'insuline et le glucagon.

6 Le foie :
A. stocke du glucose sous forme de glycogène.
B. stocke du glucose sous forme de lipides.
C. est le seul organe capable de libérer du glucose dans le sang.

2. Association

Associer chaque terme à sa définition et à une conséquence sur la glycémie :

Termes : A. néoglucogenèse • B. glycogénolyse • C. glycogénogenèse • D. lipogenèse

Définitions : 1. Synthèse de glucose à partir de glycérol ou d'acides aminés ; **2.** Synthèse de lipides ; **3.** Synthèse de glycogène ; **4.** Hydrolyse du glycogène

Conséquences : a. Fait augmenter la glycémie ; **b.** Fait diminuer la glycémie.

3. Histologie du pancréas

DOC. A Observation microscopique d'une coupe de pancréas

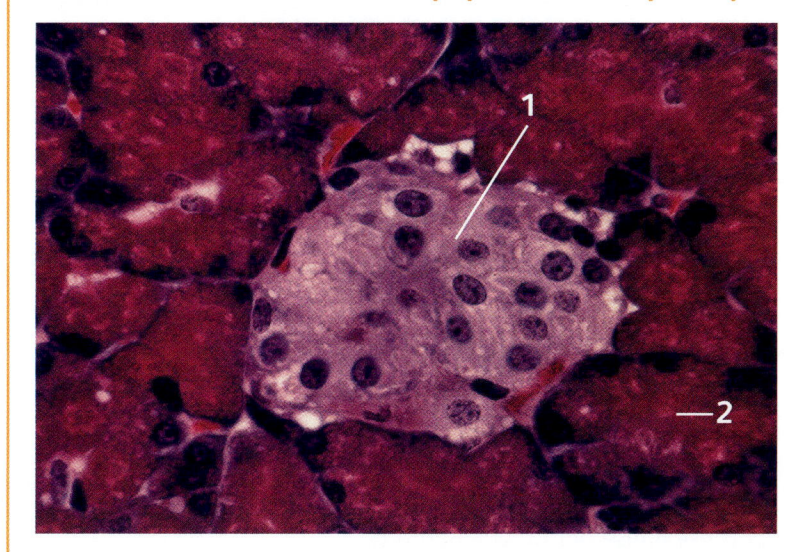

1 **Annoter** le **doc. A**.

2 Parmi les structures fléchées sur le **doc. A**, **indiquer** lesquelles participent à la régulation de la glycémie et **nommer** les hormones produites.

4. Régulation de la glycémie au cours d'un exercice physique

> Le glucose est utilisé par les cellules comme source d'énergie.
> On s'intéresse ici aux conséquences d'un exercice physique sur la glycémie.

1 **Proposer** une définition de « glycémie », « insulinémie » et « glucagonémie ».

2 À l'aide du **doc. A**, **décrire** l'évolution de la glycémie au cours de l'exercice physique puis **expliquer** cette évolution à partir de l'introduction.

3 À l'aide des **doc. A et B**, **décrire** l'évolution de l'insulinémie et de la glucagonémie au cours de l'exercice physique. **Montrer** que les variations de la glycémie peuvent expliquer ces variations.

4 Compte tenu des variations de l'insulinémie et de la glucagonémie observées, **prédire** comment la glycémie évoluera juste après l'arrêt de l'exercice physique.

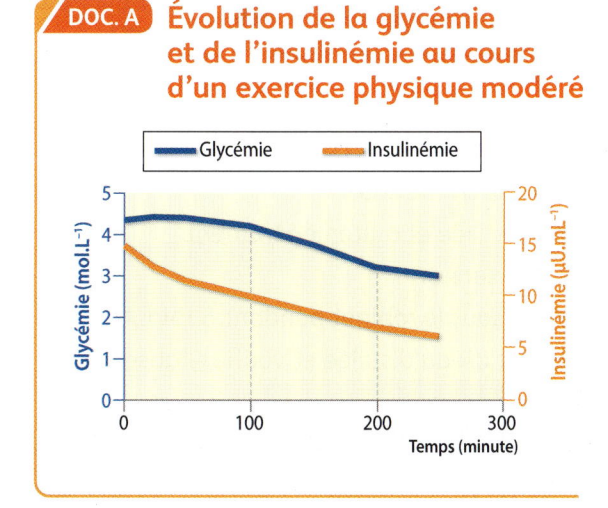

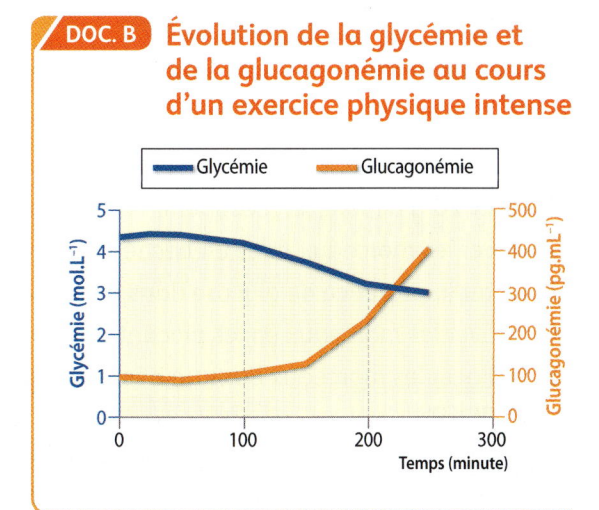

DOC. A Évolution de la glycémie et de l'insulinémie au cours d'un exercice physique modéré

DOC. B Évolution de la glycémie et de la glucagonémie au cours d'un exercice physique intense

CHAPITRE 6.2

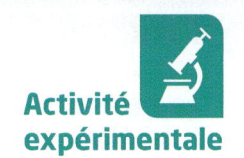

Mobiliser ses connaissances

Activité expérimentale

★★ ACTIVITÉ 1 — Expérience historique du foie lavé

Contexte historique : En 1855, à la suite de mesures de la quantité de glucose à l'entrée et à la sortie de différents organes, le biologiste Claude Bernard émet l'hypothèse que certains organes sont capables de produire du glucose. Pour vérifier son hypothèse, il réalise des expériences sur le foie : il élimine tout le glucose présent dans le foie en y faisant entrer de l'eau par la veine porte. Après un repos de 24 heures, il recherche de nouveau la présence de glucose.

VIDÉO
Claude Bernard et le rôle du foie
→ lienmini.fr/10448-10

1. **Expliquer** l'objectif du lavage de l'étape 4.
2. **Présenter** les résultats obtenus à l'issue de l'étape 7 et **montrer** que ces résultats confirment l'hypothèse émise par Claude Bernard.

DOC. A — Protocole de l'expérience de foie lavé

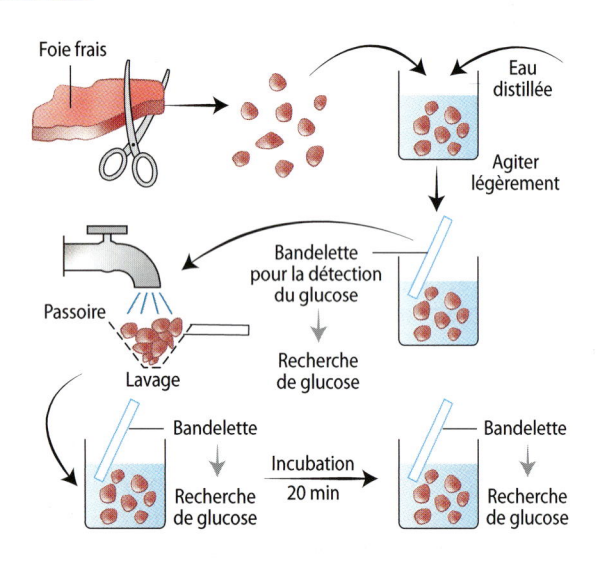

DOC. B — Test de recherche du glucose

B1 Notice de lecture

Absence de glucose | Présence de glucose

B2 Résultats obtenus

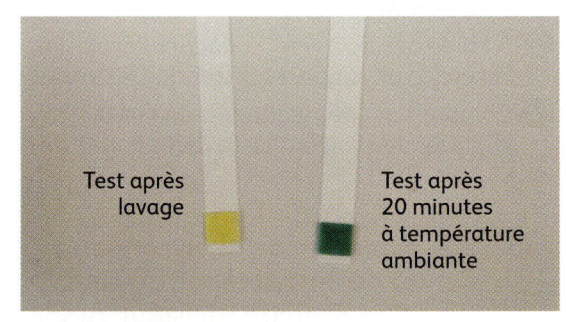

Test après lavage | Test après 20 minutes à température ambiante

Matériel nécessaire : Foie, bandelettes test glucose, bécher, passoire, ciseaux.

1. Peser 20 g de foie, le découper en morceaux d'environ 2 cm de côté.
2. Placer les morceaux dans un bécher, recouvrir d'eau distillée et agiter légèrement.
3. Tester la présence de glucose dans l'eau avec les bandelettes.
4. Relaver les morceaux en les plaçant dans une passoire sous le robinet pendant 5 minutes.
5. Replacer les morceaux dans un bécher propre, recouvrir d'eau distillée et vérifier l'absence de glucose.
6. Laisser l'ensemble à la température ambiante pendant 20 minutes environ.
7. Rechercher à nouveau la présence de glucose dans l'eau.

PARTIE 6 • Milieu intérieur et homéostasie

3. **Expliquer**, à l'aide du doc. C, le rôle du tube contenant seulement de l'eau et de l'eau iodée.
4. **Observer** le résultat obtenu dans chacun des tubes et conclure à l'aide du doc. D.
5. **Rappeler** la nature du glycogène.
6. À partir de l'expérience du doc. C, **proposer** une explication aux résultats de l'expérience du doc. A.
7. **Décrire** le doc. E et **montrer** que cette observation confirme les résultats de l'expérience précédente.
8. **Décrire** l'aspect qu'aurait la cellule du doc. E après lavage du foie et incubation de 24 heures comme dans l'expérience de Claude Bernard.

DOC. C Protocole de recherche de glycogène dans le foie

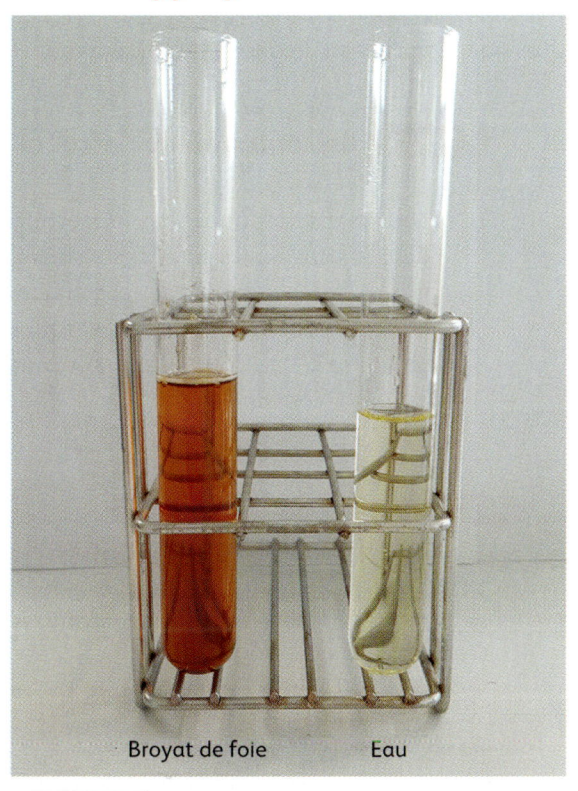

1. Réduire l'échantillon de foie en purée en le découpant finement avec des ciseaux.
2. Ajouter un peu d'eau et écraser autant que possible les fragments de foie.
3. Filtrer le broyat et verser le filtrat dans un tube.
4. Verser le même volume d'eau dans un autre tube.
5. Ajouter quelques gouttes d'eau iodée dans chacun des tubes et mélanger.

Broyat de foie   Eau

DOC. D Coloration obtenue avec de l'eau iodée en présence de différents glucides

Nom du glucide	Amidon	Glycogène
Coloration obtenue	Bleu nuit	Brun

DOC. E Observation microscopique de cellules de foie après coloration du glycogène en bleu

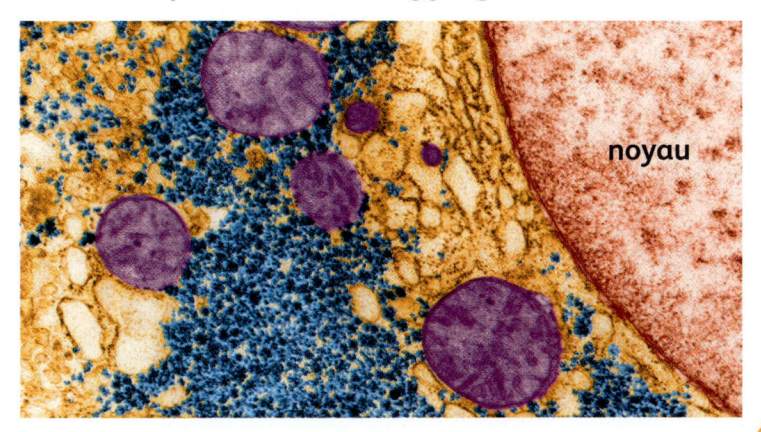

noyau

CHAPITRE 6.2 • La régulation de la glycémie

Mobiliser ses connaissances

CHAPITRE 6.2

★★ ACTIVITÉ 2 — Influence du stress sur la régulation de la glycémie

L'état de stress correspond à un ensemble de processus physiologiques permettant à l'organisme de fournir rapidement un effort intense en réponse à un signal de danger.

1. **Relever** dans les documents les éléments qui montrent que l'adrénaline est une hormone et **argumenter** l'appellation « hormone du stress » pour désigner l'adrénaline.
2. À partir du **doc. D**, **analyser** les variations de la glycémie après injection d'adrénaline :
   – **décrire** l'évolution de la glycémie entre 0 et 30 minutes pour conclure sur le rôle hyperglycémiant ou hypoglycémiant de l'adrénaline ;
   – **montrer** qu'après 30 minutes, un système de compensation se met en place, puis **émettre une hypothèse** sur l'hormone responsable de cette compensation.
3. **Analyser** l'effet de l'adrénaline sur le glycogène dans le foie. **Montrer**, à partir du **doc. C**, que cet effet peut expliquer l'effet de l'adrénaline sur la glycémie.
4. **Relier** les effets de l'adrénaline à la description de l'état de stress proposée en introduction.

DOC. A — Présentation de l'adrénaline

L'adrénaline est une molécule sécrétée dans le sang par les glandes surrénales. Elle se fixe à des récepteurs spécifiques, appelés récepteurs adrénergiques, présents à la surface de plusieurs organes.

DOC. B — Évolution de la production d'adrénaline en réponse à un stress

> Chez le chien, on mime les effets d'un stress par injection de carbachol à t = 0, et on mesure la production d'adrénaline au cours du temps.

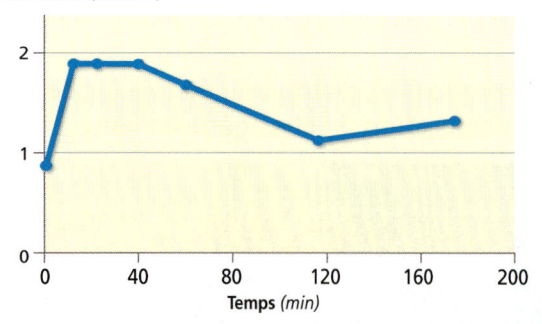

DOC. C — Effet de l'adrénaline sur le glycogène hépatique

> Des cellules de foie sont mises en culture en présence de différentes concentrations d'adrénaline, et la dégradation du glycogène est mesurée.

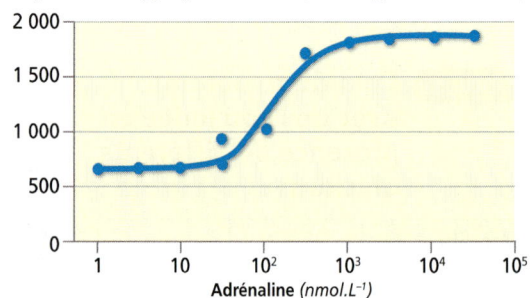

DOC. D — Évolution de la glycémie après injection d'adrénaline à un rat

Temps (min)	0	2	5	10	20	30	40	50	60
Glycémie g.L^{-1}	0,89	0,95	1,21	1,28	1,55	1,64	1,18	1,15	1,09

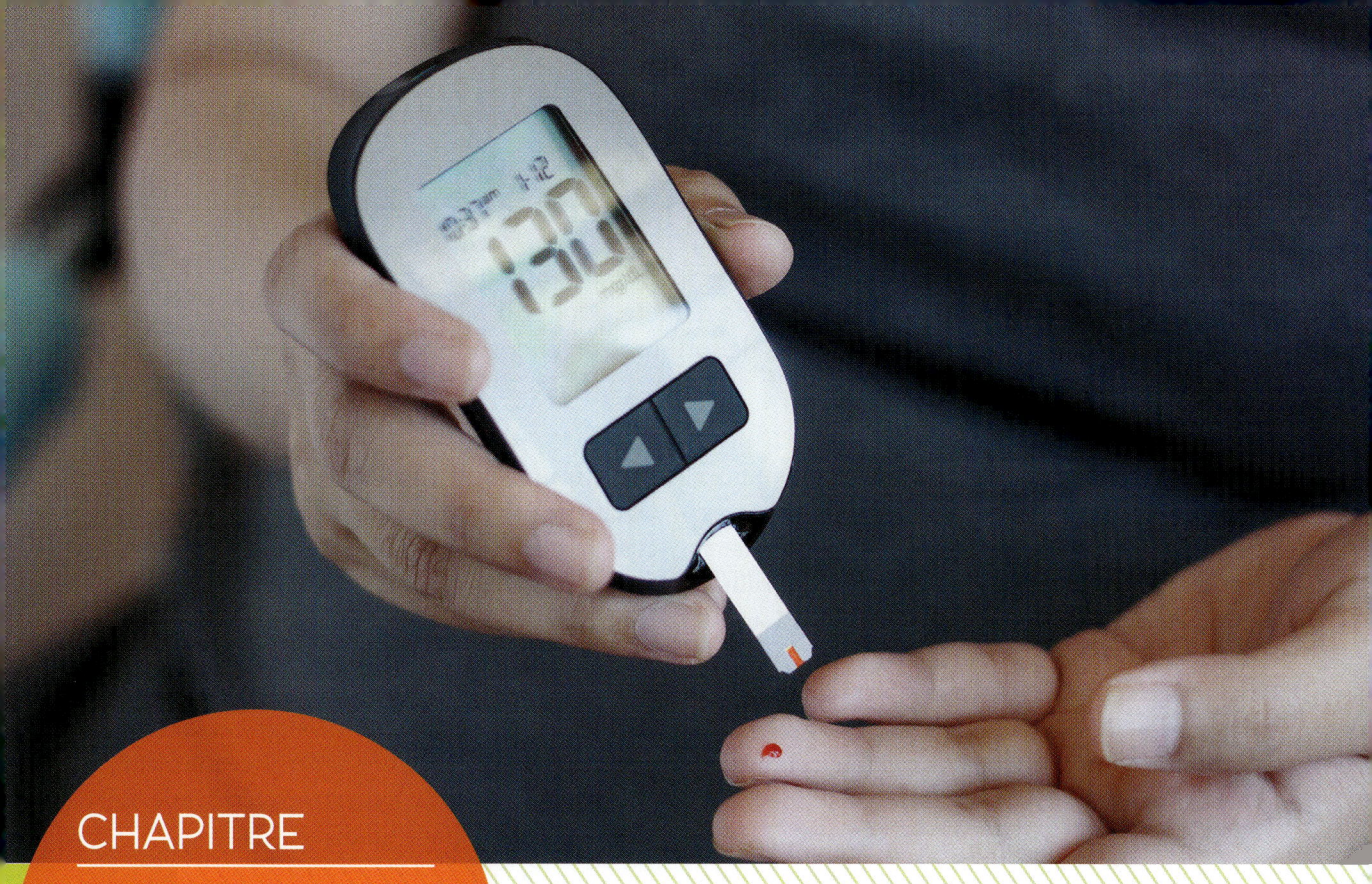

CHAPITRE 6.3
Les diabètes sucrés : dysfonctionnement de la régulation de la glycémie

VIDÉO
Extrait du film *Sugarland*
→ lienmini.fr/10448-01

Quelles sont les caractéristiques des diabètes sucrés ?

Les diabètes sucrés sont des dysfonctionnements de la régulation de la glycémie provoquant une hyperglycémie. En France, plus de 3 millions de personnes sont traitées pour un diabète sucré : 92 % pour un diabète de type 2 et 8 % pour un diabète de type 1.

Capacités exigibles*

- Comparer les signes cliniques et paracliniques des deux types de diabète.   p. 42-43
- Relier hyperglycémie, glycosurie, polyurie et polydipsie.   p. 44
- Expliquer l'origine de l'hyperglycémie pour chaque type de diabète.   p. 45-46
- Identifier les facteurs de risque, faire le lien avec les démarches de prévention.   p. 42
- Citer les principales conséquences pathologiques des diabètes.   p. 47-48
- Relier les principaux traitements à l'étiologie ou aux facteurs de risque.   p. 49

* Bulletin officiel spécial n° 8 du 25 juillet 2019.

Découvrir les notions

Activité 1 : Diagnostiquer un diabète

Activité expérimentale

Audrey, élève infirmière en 2e année, souhaite comprendre ce qui caractérise les deux types de diabète. Pour cela, elle étudie deux cas cliniques observés lors de son stage en endocrinologie.

DOC. A — Étude de cas cliniques

Cas clinique n° 1 : Tom, 10 ans, arrive aux urgences accompagné de sa mère pour nausées et vomissements depuis deux jours. L'infirmière remarque, en parlant avec Tom, son haleine fruitée. À l'interrogatoire, la maman explique que Tom est très fatigué depuis plusieurs semaines et que, plus récemment, il urine beaucoup et boit énormément. La glycémie à jeun s'élève à 2,5 g.L^{-1} et la bandelette urinaire révèle une glycosurie et une **cétonurie**. Après examens complémentaires, le médecin diagnostique un diabète de type 1.

Cas clinique n° 2 : M. C. 50 ans, SDF, est pris en charge par le Samu social. M. C présente un état d'ébriété ainsi que des blessures aux jambes et aux pieds. Il est transporté aux urgences. L'infirmière constate que les plaies du pied ont un aspect caractéristique des plaies diabétiques. L'auscultation révèle une hypertension artérielle (17-10) et un surpoids (1 m 70, 84 kg). Les examens paracliniques montrent une **hyperglycémie** à jeun, une **glycosurie** et une **hypertriglycéridémie**. Le médecin diagnostique un diabète de type 2.

1. **Décomposer** puis **définir** les termes en gras du **doc. A**.
2. Dans le cas n° 1, Tom « urine beaucoup » et « boit énormément » : **rechercher** les termes médicaux qui correspondent à ces expressions.
3. **Justifier** le surpoids de M. C. en calculant son IMC (→ **chapitre 3.2**).
4. **Relever** les signes cliniques et paracliniques de Tom.

> **Le saviez-vous ?**
> **L'haleine fruitée**, caractéristique chez les patients diabétiques, est liée à la production de corps cétoniques.

DOC. B — Dosage du glucose dans le sang

> Afin de poser son diagnostic, le médecin de Tom et de M. C a demandé un dosage de la glycémie pour ses deux patients.

La glycémie exprime la teneur en glucose dans le sang. Les valeurs normales à jeun se situent entre 0,70 g.L^{-1} et 1,10 g.L^{-1}. Presque toutes les techniques actuelles reposent sur l'utilisation d'une enzyme, la glucose oxydase, couplée à une réaction colorimétrique.

> **Bon à savoir**
> **Un spectrophotomètre** est un appareil qui mesure l'absorbance d'une solution colorée, pour une longueur d'onde donnée.

B1 Principe du dosage du glucose avec la glucose oxydase (GOD)

En présence de glucose oxydase, le glucose ($C_6H_{12}O_6$) est oxydé par le dioxygène dissous en acide gluconique avec formation de peroxyde d'hydrogène H_2O_2.
L'équation chimique de cette réaction est la suivante :

$$C_6H_{12}O_6 + H_2O + O_2 \rightarrow C_6H_{12}O_7 + H_2O_2$$

En présence d'une seconde enzyme, la peroxydase, le peroxyde d'hydrogène donne un composé coloré. L'intensité de la coloration est proportionnelle à la concentration en glucose. La détermination de la glycémie s'effectue alors indirectement par mesure de la coloration par spectrophotométrie.

5. À l'aide du **doc. B1**, **réaliser** un schéma du principe du dosage du glucose avec la glucose oxydase.

B2 Protocole du dosage du glucose à la glucose oxydase

1. Réaliser la réaction enzymatique. Pour cela : préparer une série de 7 tubes dont la composition est indiquée dans le tableau suivant :

Tube 0	Tube 1	Tube2	Tube 3	Tube 4	Tube 5	Tube 6	Tube 7
2 mL de glucose oxydase							
2mL d'eau distillée	2mL de glucose à 0,5 g.L^{-1}	2mL de glucose à 1 g.L^{-1}	2mL de glucose à 2 g.L^{-1}	2mL de glucose à 3 g.L^{-1}	2mL de glucose à 4 g.L^{-1}	2mL de la solution préparée à partir du prélèvement sanguin de Tom	2mL de la solution préparée à partir du prélèvement sanguin de M. C
	Incuber à 37 °C pendant 30 minutes						

2. Effectuer le suivi colorimétrique :
– régler la mesure d'absorbance à 540 nm (rouge) ;
– utiliser la solution 0 pour effectuer le blanc du colorimètre ;
– mesurer l'absorbance des solutions (tubes 1 à 5) ;
– mesurer l'absorbance des solutions à tester (tubes 6 et 7).

6 Indiquer l'intérêt de la solution 0.

B3 Exemples de résultats obtenus

Concentration en glucose (en g/L)	Absorbance
0	0
0,5	0,5
1	0,82
2	1,63
3	2,48
4	3,28

> Les résultats d'absorbance donnent une valeur de 3,20 pour Tom et de 2,02 pour M. C.

7 À l'aide du **doc. B3** ou des résultats obtenus lors de la manipulation, **tracer** la courbe indiquant l'absorbance en fonction de la concentration en glucose.

8 À l'aide de la courbe tracée, **déterminer** les concentrations en glucose dans le sang de Tom et de M. C.

DOC. C Résultats d'analyses

Analyses sanguines	Tom	M. C.
Glycémie à jeun (1re mesure)	3,91 g.L^{-1}	2,5 g.L^{-1}
Glycémie à jeun (2e mesure)	3,1 g.L^{-1}	2 g.L^{-1}
Taux d'hémoglobine glyquée	8,2 %	6,3 %

> Un diabète est avéré si la valeur de la glycémie à jeun est supérieure à 1,26 g.L^{-1} à deux reprises (ou supérieure ou égale à 2 g.L^{-1} à n'importe quel moment de la journée).

9 Analyser les résultats du **doc. B** et **proposer** un intérêt au dosage de l'hémoglobine glyquée.

Bon à savoir

Le glucose peut se fixer sur l'hémoglobine, on parle alors d'hémoglobine glyquée. Le taux d'hémoglobine glyquée témoigne de la glycémie moyenne des 3 mois précédant la mesure. Il est d'environ 5 % chez les individus sains.

Question de synthèse

À l'aide des réponses aux questions précédentes, **conclure** en comparant sous forme d'un tableau les signes cliniques et paracliniques du diabète de type 1 et du diabète de type 2.

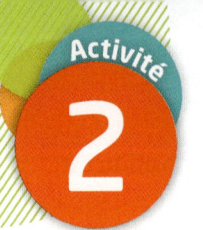

Activité 2 — Lien entre hyperglycémie, glycosurie, polyurie et polydipsie

Le rein filtre le sang et ne laisse passer dans l'urine que les petites molécules comme le glucose : c'est le glucose filtré. Dans les conditions normales, tout le glucose filtré retourne dans le sang, on dit qu'il est réabsorbé au niveau du rein après avoir été filtré. Les substances qui ne sont pas réabsorbées sont excrétées dans l'urine.

DOC. A — Schéma simplifié d'une partie du néphron

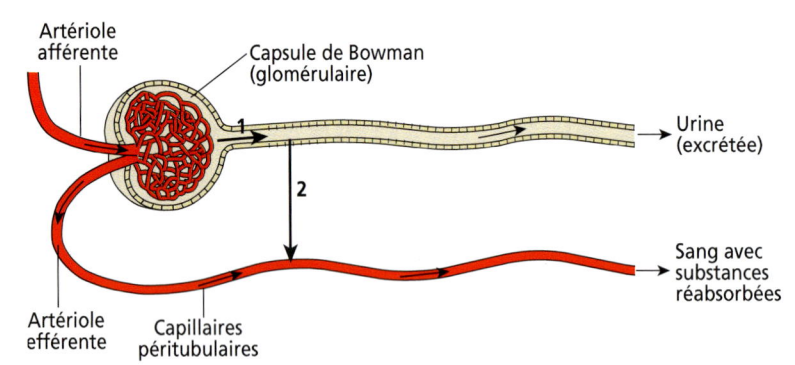

Légendes : Artériole afférente, Capsule de Bowman (glomérulaire), Urine (excrétée), Sang avec substances réabsorbées, Artériole efférente, Capillaires péritubulaires.

1 À l'aide du chapitre 6.1, **rappeler** ce qu'est un néphron ainsi que le mécanisme réalisé au niveau de la capsule de Bowman.

2 Les flèches 1 et 2 indiquent le trajet du glucose dans les conditions normales. À l'aide du texte d'introduction, **préciser** pour chacune de ces flèches s'il s'agit du glucose filtré ou du glucose réabsorbé.

DOC. B — Débit d'excrétion du glucose en fonction de la glycémie

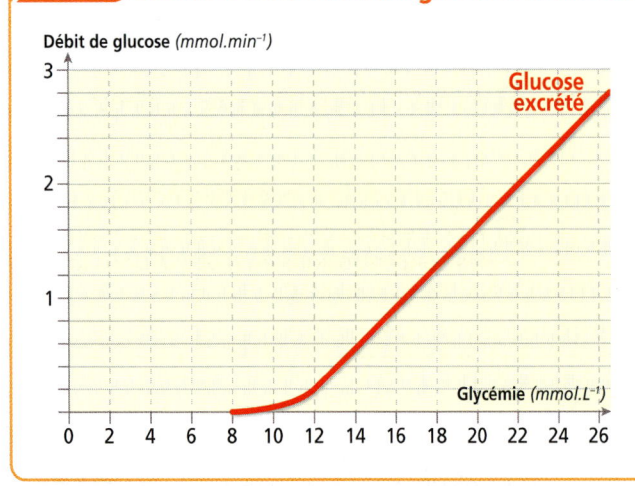

Graphique : Débit de glucose (mmol.min^{-1}) en fonction de la Glycémie (mmol.L^{-1}). Courbe « Glucose excrété ».

▸ Afin de comprendre les conditions d'apparition d'une glycosurie, le débit de filtration du glucose au niveau des reins a été mesuré en fonction de la glycémie. Les résultats sont présentés dans le graphique du **doc B**.

3 **Relever** sur le **doc. B** la valeur limite de la glycémie à partir de laquelle du glucose est excrété dans l'urine.

4 À jeun, une glycémie normale est d'environ 5 mmol.L^{-1}. **Comparer** cette valeur à celle trouvée à la question précédente.

5 **Conclure** sur les conditions d'apparition d'une glycosurie.

DOC. C — Signes cliniques

« Le diabète se manifeste par quatre symptômes : forte envie d'uriner (polyurie), soif excessive (polydipsie), perte de poids et fatigue », explique Étienne Larger, diabétologue à l'Hôtel-Dieu, à Paris. En effet, les reins sont débordés par la glycémie trop élevée : pour éviter une trop forte concentration en glucose dans les urines, l'organisme doit utiliser plus d'eau… Et pour remplacer ce plus grand volume d'eau perdu, le malade doit boire. »

Coll., « Diabète, des thérapies d'avenir », *Science&Santé*, n° 12, jan.-fév. 2013.

6 À l'aide du **doc. C**, **expliquer** sous forme d'un schéma le lien entre l'hyperglycémie, la glycosurie, la polyurie et la polydipsie.

Activité 3 — Étiologie du diabète de type 1 (DT1)

L'étiologie est l'étude des causes d'une maladie. Afin d'étudier les causes du diabète de type 1, l'insulinémie a été mesurée chez deux individus après ingestion de glucose. Le sujet 1 est atteint de diabète de type 1. Les résultats sont présentés dans le **doc. A**.

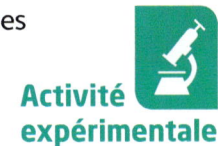

Activité expérimentale

DOC. A — Mesure de l'insulinémie après ingestion d'une solution glucosée

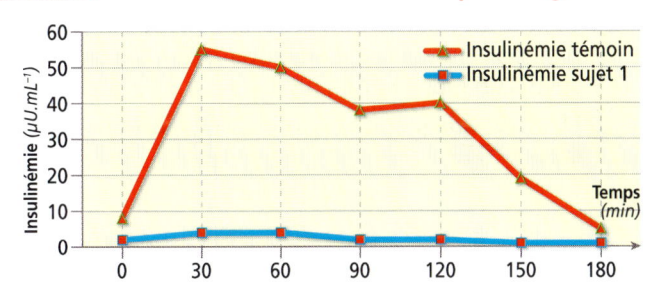

Courbe : Insulinémie ($\mu U.mL^{-1}$) en fonction du Temps (min).
- Insulinémie témoin (rouge)
- Insulinémie sujet 1 (bleu)

1 **Décomposer** le terme « insulinémie » et **proposer** une définition.

2 **Analyser** les résultats du **doc. A** puis **expliquer** quelles seront les conséquences sur la régulation de la glycémie de ces deux individus.

DOC. B — Étude histologique d'un pancréas sain et d'un pancréas d'un individu atteint de diabète de type 1 (DT1)

Pancréas	Masse totale du pancréas (g)	Masse des îlots de Langerhans (mg)	Masse des cellules β (mg)	Masse des cellules α (mg)
Non diabétique	85	1 400	850	230
Diabète de type 1	40	400	0	200

> Les résultats de l'étude comparative d'un pancréas d'individu sain et d'un pancréas de patient atteint du diabète de type 1 sont présentés dans le **doc. B**.

3 À l'aide des essentiels du chapitre 6.2, **rappeler** le rôle des cellules β.

4 **Analyser** le **doc. B** et faire le lien avec les résultats du **doc. A** pour **montrer** l'origine du diabète de type 1.

DOC. C — Observation microscopique des îlots de Langerhans

C1 Coupe de pancréas d'un individu sain — Îlot de Langerhans

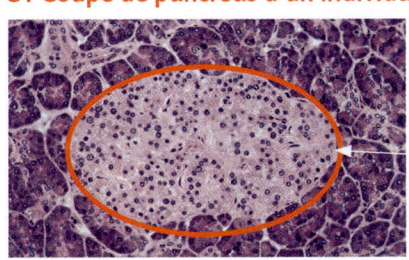

C2 Coupe de pancréas d'un individu atteint de DT1 — Lymphocytes auto-réactifs contre les cellules β

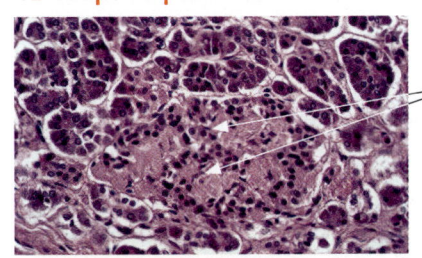

5 **Comparer** la structure des îlots de Langerhans du **doc. C** puis **conclure** sur les causes du diabète de type 1.

Bon à savoir

Les **lymphocytes autoréactifs** produisent des anticorps qui entraînent la destruction des propres cellules du patient. On parle de **maladie auto-immune**.

CHAPITRE 6.3 • Les diabètes sucrés : dysfonctionnement de la régulation de la glycémie

Activité 4 — Étiologie du diabète de type 2 (DT2)

L'insulinémie a été mesurée chez deux individus après ingestion de glucose.
Le sujet 2 est atteint de diabète de type 2. Les résultats sont présentés dans le **doc. A**.

DOC. A — Mesure de l'insulinémie après test d'hyperglycémie

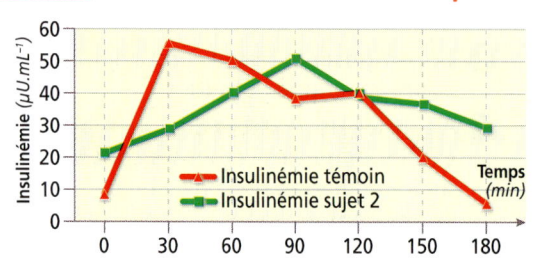

Insulinémie ($\mu U.mL^{-1}$) en fonction du Temps (min)
— Insulinémie témoin
— Insulinémie sujet 2

1 **Comparer** dans le **doc. A** l'évolution de l'insulinémie d'un patient atteint d'un diabète de type 2 avec celle d'un individu non atteint.

2 **Montrer** que le manque d'insuline n'est pas en cause dans le DT2.

DOC. B — Évolution de la quantité d'insuline fixée sur les hépatocytes de souris

Insuline fixée (10^{-12} mol.mg de protéine^{-1}) en fonction du Temps (min)
— Non diabétique
— Diabétique

> Le diabète de la souris est semblable au DT2 humain. Des cellules de foie (hépatocytes) de souris diabétique et non diabétique ont été incubées en présence d'insuline radioactive. La quantité d'insuline fixée sur les récepteurs membranaires des hépatocytes a été mesurée, les résultats sont présentés dans le **doc. B**.

3 **Retrouver** le lien entre les hépatocytes, l'insuline et la glycémie (→ **chapitre 6.2**).

4 **Comparer** dans le **doc. B** la quantité d'insuline fixée sur les hépatocytes de souris diabétiques et non diabétiques.

5 **Proposer** une hypothèse pour expliquer l'hyperglycémie malgré la présence d'insuline dans le sang.

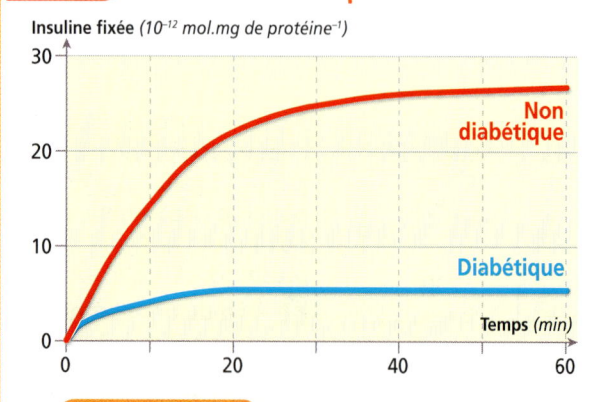

Bon à savoir

Comme toute hormone, l'insuline agit sur des cellules qui possèdent à leur surface des **récepteurs spécifiques** de l'insuline, on parle alors de cellules-cibles.

DOC. C — Effet de l'insulinémie sur le stockage musculaire du glucose

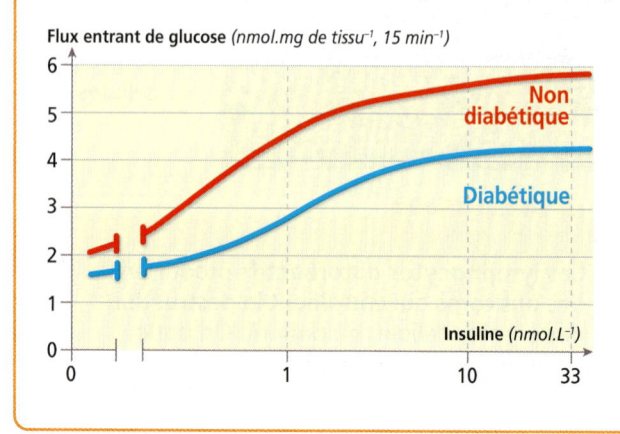

Flux entrant de glucose (nmol.mg de tissu^{-1}, 15 min^{-1}) en fonction de Insuline (nmol.L^{-1})
— Non diabétique
— Diabétique

> La quantité de glucose entrant dans les cellules musculaires en fonction de l'insulinémie a été mesurée chez des souris diabétiques et non diabétiques.

6 **Retrouver** le lien entre les cellules musculaires et l'insuline (→ **chapitre 6.2**).

7 **Comparer** la quantité de glucose entrant dans les cellules musculaires des souris diabétiques et non diabétiques.

8 **Proposer** une explication à l'hyperglycémie observée chez les individus atteints de diabète de type 2.

Activité 5 — Les diabètes et leurs conséquences

L'hyperglycémie prolongée est la cause principale des complications du diabète qui peuvent apparaître à long terme. Une des causes de cette hyperglycémie chez les diabétiques de type 2 est l'insulinorésistance des cellules-cible de l'insuline.

DOC. A — Insulinorésistance

Chez les patients atteints de diabète de type 2, l'hyperglycémie va stimuler les cellules ß du pancréas qui vont produire davantage d'insuline jusqu'à ce qu'elles ne puissent plus répondre ou finissent par s'épuiser. La production d'insuline devient alors insuffisante conduisant à une accumulation de glucose dans le sang. Ce phénomène est accentué par le fait que les cellules cibles de l'insuline deviennent progressivement résistantes : on parle d'insulinorésistance. Dans les cellules du foie, du muscle et du tissu adipeux, l'insuline ne parvient plus à générer un signal efficace pour assurer l'entrée du glucose dans celles-ci. Le glucose étant le principal « carburant » des cellules, il en résulte des dysfonctionnements. Il a récemment été montré que les cellules adipeuses des patients obèses produisent des molécules inflammatoires qui favorisent la résistance à l'insuline.

« Diabète de type 2 (DNID) », *www.inserm.fr*, 2014.

1 À l'aide du **doc. A**, **proposer** une définition de l'insulinorésistance puis **identifier** la ou les cause(s) de l'insulinorésistance.

2 **Repérer** en quoi l'excès de lipides favorise l'insulinorésistance.

VIDÉO — Les causes de l'insulinorésistance
→ lienmini.fr/10448-03

DOC. B — Principaux organes touchés par les diabètes sucrés et complications associées

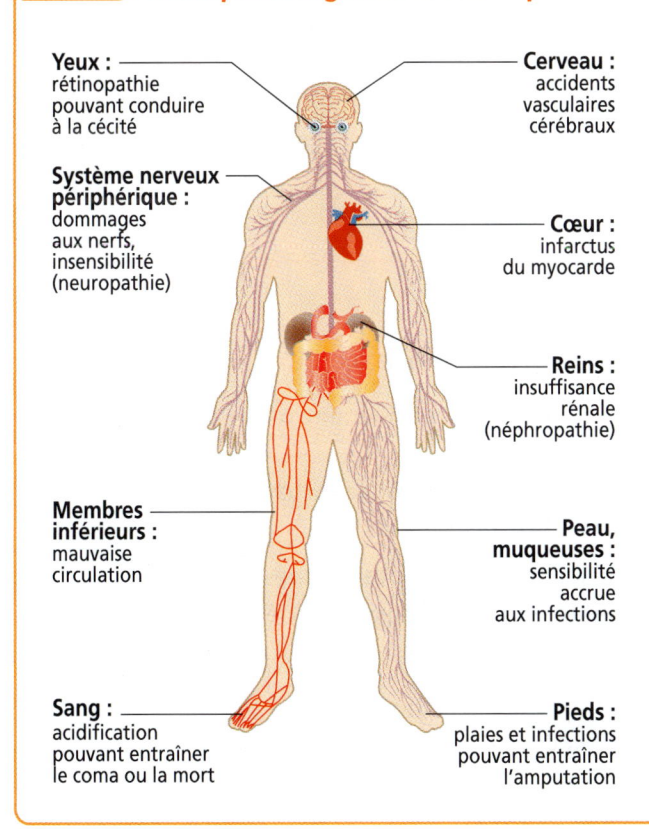

- **Yeux :** rétinopathie pouvant conduire à la cécité
- **Système nerveux périphérique :** dommages aux nerfs, insensibilité (neuropathie)
- **Membres inférieurs :** mauvaise circulation
- **Sang :** acidification pouvant entraîner le coma ou la mort
- **Cerveau :** accidents vasculaires cérébraux
- **Cœur :** infarctus du myocarde
- **Reins :** insuffisance rénale (néphropathie)
- **Peau, muqueuses :** sensibilité accrue aux infections
- **Pieds :** plaies et infections pouvant entraîner l'amputation

Bon à savoir — Les deux types de diabètes ont les mêmes conséquences à long terme sur la santé.

› Les complications qui peuvent survenir après plusieurs années de déséquilibre glycémique, et ce quel que soit le type de diabète, concernent principalement les artères et les micro-vaisseaux d'organes qui sont lésés par la concentration excessive et permanente de glucose dans le sang.

3 À partir du **doc. B**, **identifier** les complications liées à une atteinte des gros vaisseaux.

› Ces complications sont qualifiées de macroangiopathies.

4 **Justifier** ce terme en le décomposant.

› La coronaropathie est une des conséquences possibles du diabète. Elle se caractérise par une atteinte des artères coronaires due à l'athérosclérose.

5 **Rappeler** le rôle des artères coronaires.

CHAPITRE 6.3 • Les diabètes sucrés : dysfonctionnement de la régulation de la glycémie

DOC. C — Athérosclérose d'une artère coronaire

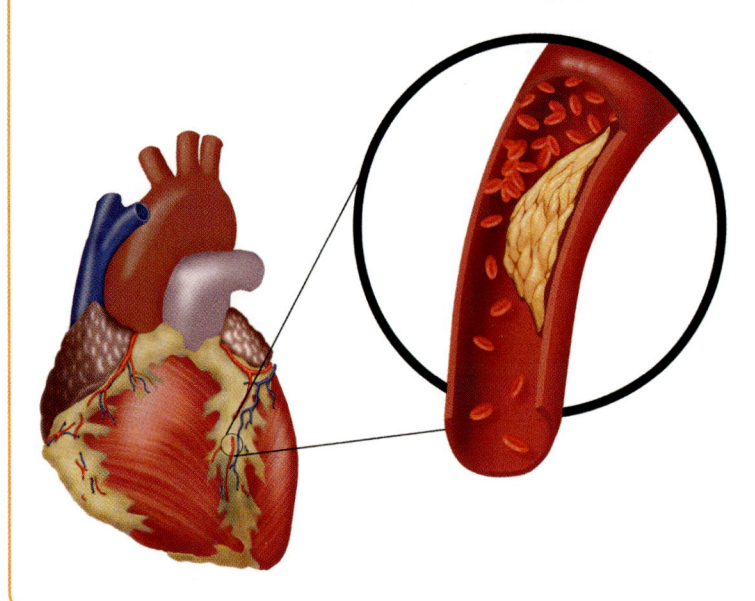

6 À l'aide du **doc. C** et du chapitre 4.3 du manuel de Première, **rappeler** les différentes étapes du processus pathologique de l'athérosclérose.

› L'obstruction d'une de ces artères peut entraîner un infarctus du myocarde.

7 Retrouver le terme médical correspondant à l'obstruction d'une artère.

@ **WEB** Les complications du diabète
→ lienmini.fr/10448-04

DOC. D — Cliché d'imagerie d'une artère coronaire

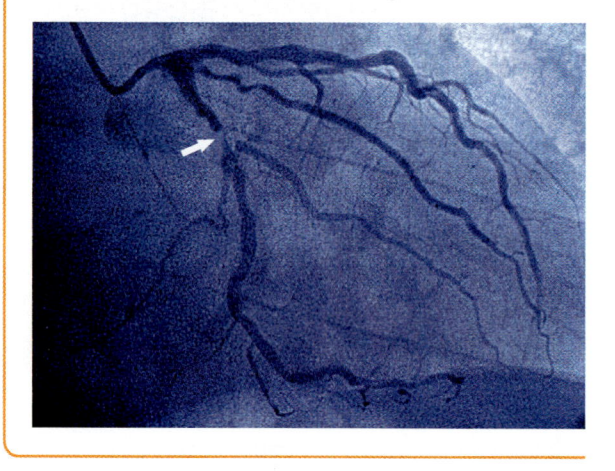

DOC. E — Étapes de la pose d'un stent

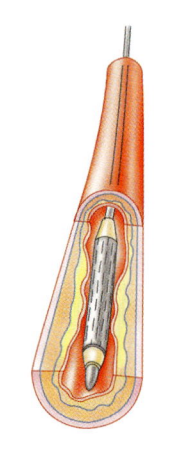

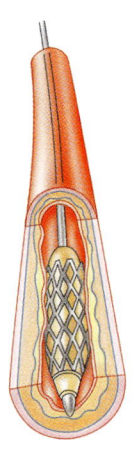

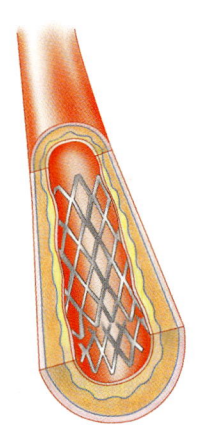

› Le **doc. D** est un cliché d'imagerie d'une artère coronaire obstruée.

8 Nommer et expliquer le principe de la technique utilisée pour obtenir le **doc. D**.

› L'angioplastie est la technique chirurgicale fréquemment utilisée pour traiter une artère obstruée.

9 À l'aide du **doc. E**, **expliquer** le principe de l'angioplastie.

10 Sachant que l'hyperglycémie prolongée provoque des lésions de la paroi des artères, **expliquer** en quoi le diabète peut entraîner un infarctus du myocarde.

› Le diabète peut entraîner des conséquences sur le fonctionnement d'autres organes.

11 Décomposer les termes « rétinopathie » et « néphropathie » puis **proposer** une définition.

› Ces atteintes sont qualifiées de microangiopathies.

12 Décomposer ce terme et **indiquer** quel est le type de vaisseaux touché.

13 À l'aide du **doc. B**, **identifier**, dans le cas clinique n° 2 du **doc. A p. 42**, le signe clinique qui correspond à une complication liée au diabète.

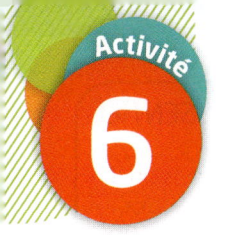

Activité 6 — Traitements et prévention

Différents traitements sont disponibles pour la prise en charge des patients diabétiques.

DOC. A — Traitement du diabète de type 1 : l'insulinothérapie

Le traitement du diabète de type 1 nécessite des injections d'insuline. Ce traitement présente trois particularités :
– l'insuline ne peut pas être prise par la bouche, car elle est détruite par la digestion. Il faut donc l'injecter sous la peau ;
– le traitement doit actuellement être poursuivi toute la vie, sans interruption ;
– le traitement est effectué par le patient lui-même ou par ses parents.
Le stylo à insuline permet de faire l'injection d'insuline plus simplement qu'avec une seringue.
Une pompe à insuline est un dispositif électronique de la taille d'un téléphone portable. Elle peut être portée à la ceinture ou dans la poche et remplace les injections en délivrant des doses d'insuline 24h/24 pour réguler au mieux la glycémie.

A1 Stylo à insuline

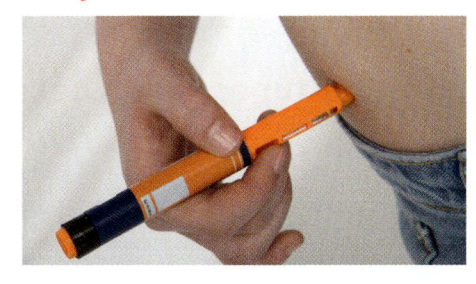

A2 Pompe à insuline

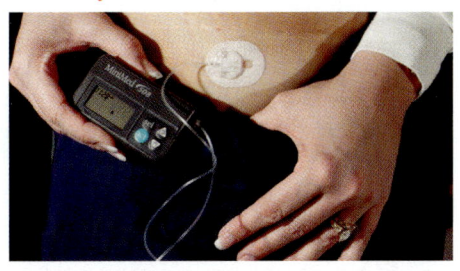

1. **Indiquer** à l'aide du doc. A sur quoi repose le traitement du diabète de type 1.
2. **Proposer** une explication au fait qu'il s'agisse d'un traitement à vie.

> Le centre européen d'étude du diabète (CEED) travaille sur le projet ORAIL (ORal Administration of InsuLine) de mise au point d'un système d'administration orale d'insuline. Celui-ci repose sur l'utilisation de nanoparticules qui protègent l'insuline lors de son trajet dans l'appareil digestif.

3. **Identifier** comment la contrainte liée à la prise d'insuline par voie orale est contournée dans ce projet.
4. **Expliquer** l'avantage de cette approche par rapport à l'injection d'insuline.

DOC. B — Traitement du diabète de type 2

Le traitement de référence du diabète de type 2 est la modification des habitudes de vie : perte de poids, activité physique régulière et alimentation équilibrée peuvent être suffisantes pour contrôler la glycémie. En seconde intention, des antidiabétiques oraux aident à contrôler la glycémie.
Il existe plusieurs classes thérapeutiques fondées sur des mécanismes d'action différents, administrés seuls ou associés entre eux. Les biguanides (dont la metformine) favorisent l'action de l'insuline. Les sulfamides hypoglycémiants et les glinides stimulent la production d'insuline au niveau du pancréas. Les inhibiteurs des alpha-glucosidases retardent l'absorption des glucides après les repas.

« Diabète de type 2 (DNID) », *www.inserm.fr*, 2014.

5. **Relever** dans le doc. B les conseils hygiéno-diététiques que doivent suivre les patients atteints du DT2.
6. À l'aide du doc. B, **relever** les différents traitements médicamenteux et leurs modes d'action.

Retenir l'essentiel

RETENIR L'ESSENTIEL EN AUDIO
→ lienmini.fr/10448-05

■ Les diabètes sont liés à un défaut de régulation de la glycémie. Les individus diabétiques ont une **hyperglycémie chronique**, supérieure à 1,26 g.L^{-1} en l'absence de traitement.

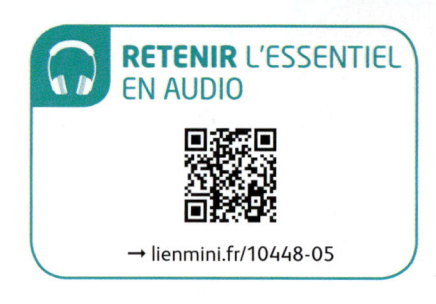

Deux types de diabètes sucrés

	DIABÈTE DE TYPE 1	DIABÈTE DE TYPE 2
FRÉQUENCE (EN % DE L'ENSEMBLE DES DIABÈTES)	5 à 10 %	90 à 95 %
SIGNES CLINIQUES	Polyurie / polydipsie / polyphagie	
SIGNES PARACLINIQUES	Hyperglycémie / glycosurie	
ÂGE DE SURVENUE DE LA MALADIE*	Avant 30 ans	Entre 40 et 60 ans
CORPULENCE DES PATIENTS	Normale voire amaigrissement	Élevée (surpoids/obésité)

* L'âge moyen de survenue de la maladie est de plus en plus précoce pour les deux types de diabètes.

Des causes différentes

■ Le **diabète de type 1** est une maladie auto-immune : les individus atteints ne sécrètent pas ou peu d'insuline car les cellules ß de leurs îlots de Langerhans ont été détruites par leur propre système immunitaire.

■ Dans le **diabète de type 2**, l'hyperglycémie résulte de deux anomalies interdépendantes :
– la diminution de la sensibilité des récepteurs à insuline ; on parle alors d'**insulinorésistance**.
– la diminution de la capacité des cellules ß à sécréter l'insuline ; on parle alors d'**insulinopénie**.

Diabète de type 1

Cellules ß des îlots de Langerhans détruites
Glucose alimentaire
Cellules cibles de l'insuline
Récepteur à insuline
Muscle
Foie
Tissu adipeux
Peu d'insuline produite
Moins de glucose stocké et utilisé
Hyperglycémie

Diabète de type 2

Glucose alimentaire
Îlots de Langerhans intacts
Diabète commençant
Diabète aggravé (Insulinopénie)
Insulino-résistance
● Insuline produite
Hyperglycémie

Conséquences de l'hyperglycémie sur l'organisme

■ L'hyperglycémie a des conséquences néfastes sur l'organisme à long terme :
– les vaisseaux sanguins se détériorent progressivement,
– des angiopathies apparaissent.

■ En fonction du diamètre des vaisseaux touchés, on distingue les **microangiopathies**, qui concernent les petits vaisseaux, et les **macroangiopathies**, qui touchent les gros vaisseaux.

	MICROANGIOPATHIES			MACROANGIOPATHIES	
ORGANES TOUCHÉS	La rétine	Les reins	Les nerfs	Le cœur	Les membres inférieurs
CONSÉQUENCES À LONG TERME	Œdème et hémorragies qui peuvent entraîner la cécité	Insuffisance rénale	Perte de sensibilité	Infarctus du myocarde : obstruction d'une artère irriguant le cœur	Inflammation des artères (artérite) des membres inférieurs

Traitements

■ Pour le **diabète de type 1** :
– insulinothérapie, c'est-à-dire injections d'insuline en sous-cutanées ou, pour éviter les injections pluriquotidiennes, utilisation d'une pompe à insuline ;
– greffe de pancréas ou d'îlots de Langerhans dans certains cas.

■ Pour le **diabète de type 2** :
– mesures hygiéno-diététiques (activité physique régulière, alimentation équilibrée) ;
– médicaments hypoglycémiants et/ou stimulant la sécrétion d'insuline ;
– injections d'insuline parfois nécessaires dans le cas d'un DT2 sévère.

Prévention

■ Quel que soit le type de diabète des **mesures hygiéno-diététiques** doivent être prises.
– **Une alimentation équilibrée** permet de maintenir une glycémie relativement stable tout au long de la journée. Il est recommandé de faire 3 repas par jour à des heures régulières, d'éviter les excès de matières grasses et de sucres.
– **Une activité physique régulière** (20 à 30 minutes, au moins trois à cinq fois par semaine).

Racines à retenir

(-)émie • glyc(o) • insulin(o) • ur(o)

Notions à retenir

glycosurie • hyperglycémie • insulinorésistance • maladie auto-immune • mesures hygiéno-diététiques • polydipsie • polyurie

▸ Voir lexique p. 269

CHAPITRE 6.3 — Tester ses connaissances

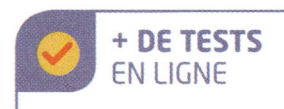

+ DE TESTS EN LIGNE
→ lienmini.fr/10448-06

1. QCM

Choisir la (ou les) proposition(s) correcte(s).

1 Au niveau cellulaire, le diabète de type 1 est associé à :

A. une destruction auto-immune des cellules α des îlots de Langerhans.

B. une destruction auto-immune des cellules β des îlots de Langerhans.

C. une suractivité des acini pancréatiques.

2 Au niveau moléculaire, le diabète de type 1 est associé à :

A. une faible sécrétion d'insuline.

B. une sécrétion trop importante d'insuline.

C. une faible sécrétion de glucagon.

D. une sécrétion trop importante de glucagon.

3 Le diabète de type 2 est :

A. précoce.

B. tardif (après 40 ans).

C. lié à une mauvaise alimentation.

4 Le diabète de type 2 est associé à :

A. une résistance à l'insuline des cellules cibles de cette hormone.

B. une résistance au glucagon des cellules cibles de cette hormone.

C. une absence d'îlots de Langerhans dans le pancréas.

D. une résistance des cellules β du pancréas.

2. Vrai ou faux ?

A. Les complications liées au diabète peuvent toucher les gros et les petits vaisseaux.

B. Le diabète de type 1 se développe dans la majeure partie des cas à la suite d'une obésité.

C. Les diabètes ont pour seule origine une alimentation déséquilibrée.

D. Le diabète de type 2 peut se développer suite à une réaction auto-immune.

3. Rédaction

Rédiger une phrase scientifiquement correcte avec les termes suivants :
cellules β • insuline • diabète de type 1 • production • auto-immune • hyperglycémie.

4. Comparaison DT1-DT2

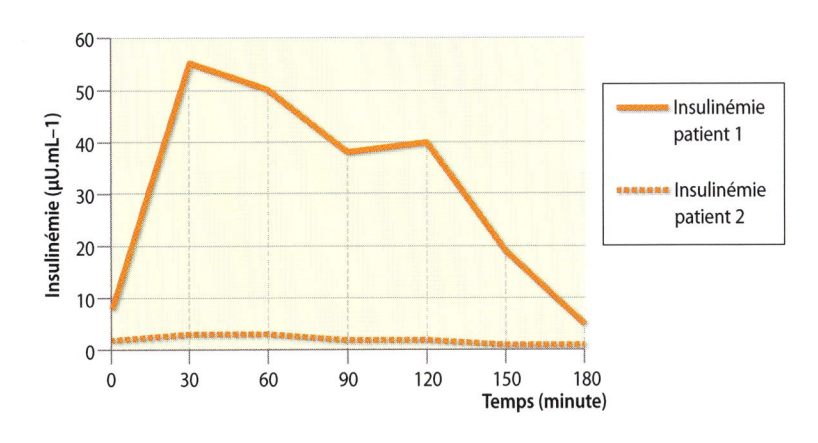

[Graphique : Insulinémie (μU.mL⁻¹) en fonction du temps (minute), de 0 à 180 min. Insulinémie patient 1 : monte rapidement à ~55 à 30 min, puis redescend progressivement à ~5 à 180 min. Insulinémie patient 2 : reste proche de 0 tout au long.]

> Le graphique suivant présente l'insulinémie de deux patients atteints de diabète après ingestion de glucose.

1 **Proposer** une définition de l'insulinémie.

2 **Analyser** les courbes pour en déduire quel est le patient atteint de diabète de type 1 et celui atteint de diabète de type 2.

3 **Rappeler** les conséquences d'une hypoinsulinémie sur la régulation de la glycémie.

5. Obésité et DT2

DOC. A — Relation entre l'IMC et le risque de DT2

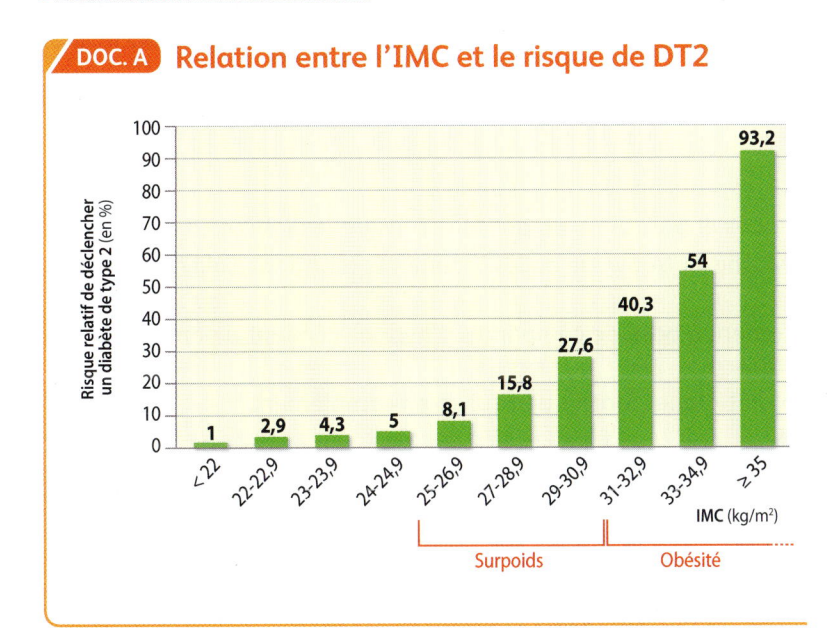

[Diagramme en barres : Risque relatif de déclencher un diabète de type 2 (en %) en fonction de l'IMC (kg/m²)]

IMC (kg/m²)	Risque relatif (%)
<22	1
22-22,9	2,9
23-23,9	4,3
24-24,9	5
25-26,9	8,1
27-28,9	15,8
29-30,9	27,6
31-32,9	40,3
33-34,9	54
≥ 35	93,2

Surpoids : 25-30,9 — Obésité : ≥ 31

> Max, 50 ans, 1 m 80 pour 110 kg, décide de consulter son généraliste. En effet, depuis plusieurs mois, il se sent <u>très fatigué</u>, <u>urine beaucoup</u> et a <u>souvent soif</u>. Son médecin suspecte un diabète de type 2 et demande des examens complémentaires qui révèlent une hyperglycémie.

1 **Proposer** un terme médical pour chacune des expressions soulignées dans le texte.

2 **Calculer** l'IMC de Max puis, à l'aide du **doc. A**, **expliquer** le lien entre l'IMC et le risque d'apparition d'un diabète de type 2.

> Le médecin de Max lui prescrit un traitement à base de Metformine.

3 À l'aide du **doc. B**, **expliquer** en quoi la Metformine est un médicament antidiabétique.

DOC. B — Effets de la Metformine

	Sujets non-diabétiques (valeurs de référence)	Sujets diabétiques (type 2)	Sujets diabétiques traités par la Metformine
Glycémie à jeun (mmol/L)	5,6	15,5	10,8

Mobiliser ses connaissances

ACTIVITÉ 1 — Le diabète du bébé

DOC. A Cas clinique

En juin 1999, Mathis, âgé de trois mois, est hospitalisé. Ses parents décrivent un nourrisson **assoiffé** et déshydraté, qui **urine très souvent** depuis une semaine. Quand il arrive à l'hôpital, **la concentration en glucose dans son sang** est à dix grammes par litre et il présente une glycosurie élevée. Ces anomalies ont une cause : le pancréas de Mathis ne sécrète pas correctement l'insuline. Après 48 heures d'administration d'insuline, ses paramètres sanguins sont normalisés. Mathis récupère lentement, s'alimente normalement, mais on lui installe une pompe externe qui délivre de l'insuline par voie sous-cutanée. Il souffre d'un diabète dit néonatal, alors encore inconnu.

En 2004, une équipe de chercheurs a trouvé qu'un nombre important de cas de diabète néonatal est dû à une mutation d'un gène codant une protéine de la membrane impliquée dans la libération d'insuline. Mathis est porteur de cette mutation. Cette découverte entraîne un changement de traitement : l'abandon des injections d'insuline pour prendre des comprimés d'un autre médicament – un sulfamide hypoglycémiant – qui agit sur la protéine membranaire déficiente. Ce traitement se révèle efficace ; la glycémie de Mathis est normalisée.

M. Polack et P. Froguel, « Le diabète du bébé », *www.pourlascience.fr*, 2008.

1. **Trouver** le terme correspondant aux expressions en gras dans le **doc. A**.
2. **Relever** puis **classer** les signes cliniques et paracliniques qui caractérisent le diabète.
3. **Identifier** la cause du diabète de Mathis et trouver le ou les arguments montrant qu'il ne s'agit pas d'un diabète de type 1.
4. **Expliquer** en quoi le nouveau traitement à base de comprimés d'hypoglycémiant a permis d'améliorer la qualité de vie de Mathis.
5. **Rappeler** quelles mesures hygiéno-diététiques Mathis doit suivre en complément de son traitement médicamenteux.

ACTIVITÉ 2 — Diabète et contrôle de la glycémie

> Le taux sanguin d'hémoglobine glyquée, HbA1C, permet d'évaluer la glycémie moyenne des 3 mois précédents la mesure. Au-delà d'une valeur de 7 %, un diabète est diagnostiqué.

DOC. A Une molécule d'hémoglobine glyquée

Glucose

1. L'hémoglobine étant une protéine, **expliquer** pourquoi la présence de glucose dans la structure de l'hémoglobine est anormale.
2. **Expliquer** en quoi le dosage de l'hémoglobine glyquée est un paramètre intéressant en diabétologie.
3. Le contrôle de la glycémie est essentiel chez les diabétiques. **Argumenter** cette affirmation en citant des pathologies liées au diabète.

PARTIE 6
Réinvestir les fondamentaux

Dr X, endocrinologue à l'hôpital de l'Hôtel-Dieu à Paris, prend en charge deux patients pour une première consultation. Leur médecin traitant les a adressés à ce spécialiste suite à des analyses sanguines inquiétantes. Nora, âgée de 9 ans, pèse 27 kg pour 1 m 33. C'est une enfant très active qui pratique de l'athlétisme et du badminton. Lors de l'entretien, le médecin apprend que Nora mange normalement mais boit beaucoup. Elle se lève plusieurs fois par nuit pour se rendre aux toilettes. Jean, âgé de 51 ans, mesure 1 m 78 et pèse 91 kg. Sa tension artérielle est de 14/9. Son activité professionnelle ne lui permet plus d'exercer d'activité physique depuis plusieurs années. Il participe souvent à des réunions ou à des déjeuners d'affaires. Le père de Jean, diabétique, est traité depuis plusieurs années. Jean a déjà essayé d'adopter une alimentation plus équilibrée mais sans réel effet. Suite à cette première visite, le médecin diagnostique un diabète de type I pour Nora et un diabète de type II pour Jean. Il met en place une insulinothérapie pour Nora, et un traitement à base de metformine pour Jean.

1 Les analyses sanguines réalisées chez les deux patients sont présentées dans le **doc. A**. **Analyser** ce document et **utiliser** le vocabulaire approprié pour **décrire** les anomalies chez les deux patients.

2 **Relever**, dans les deux cas cliniques et le **doc. A**, les arguments indiquant que Nora souffre d'un diabète de type I, alors que Jean souffre d'un diabète de type II.

Des expériences réalisées chez plusieurs espèces de souris permettent de comprendre les différences entre les deux types de diabète. Les souris NOD présentent de manière spontanée un diabète de type I. Les souris db/db sont des modèles de souris transgéniques présentant un diabète de type II. Différents paramètres ont été mesurés chez les trois lots de souris et sont présentés dans le doc B.

3 **Analyser** les résultats présentés dans le **doc. B1**. **Montrer** que ces modèles de souris sont conformes à ce qui se produit chez l'Homme.

4 **Nommer** l'organe à l'origine de la synthèse de l'insuline et **faire le lien** entre les résultats du **doc. B2** et ceux du **doc. B1**.

Des injections d'insuline sont pratiquées chez ces trois lots de souris, comme présenté dans le **doc. C**.

5 **Analyser** les résultats obtenus pour les souris du lot témoin pour en **déduire** l'action de l'insuline dans l'organisme.

6 **Analyser** les résultats obtenus avec les souris NOD et db/db pour **déterminer** l'efficacité de l'insuline sur les deux lots de souris.

Des cellules pancréatiques ou musculaires ont été prélevées puis mises en culture en présence de metformine. On a pu alors quantifier différents paramètres pour chaque type de cellules.

7 **Analyser** les résultats présentés dans le **doc. D** pour en **déduire** le mode d'action de la metformine.

8 Les termes d'insulino-résistance et d'insulinodépendance sont couramment utilisés pour décrire les deux types de diabète. À l'aide des documents analysés, **expliquer** ces deux termes et **justifier** leur emploi pour désigner ces pathologies.

9 **Justifier** le choix thérapeutique du médecin pour chacun des deux patients.

Les **néphropathies** sont des complications possibles du diabète. Elles sont dans un premier temps **asymptomatiques** mais, non prises en charge, elles peuvent entraîner une atteinte rénale irréversible qui peut nécessiter une dialyse. Il est donc important de les dépister très précocement. La présence dans l'urine d'une protéine, l'albumine, est le signe d'une atteinte glomérulaire du néphron, élément du rein où se forme l'urine.

10 **Proposer** une définition des termes en gras et **donner** le terme correspondant à l'expression soulignée.

11 Le **doc. E** est un schéma de l'appareil urinaire et du néphron. **Annoter** les **doc. E1 et E2**.

Le **doc. F** montre la composition des liquides au niveau des compartiments A, B et C présentés sur le **doc. E2**.

12 **Nommer** les liquides présents dans ces 3 compartiments, puis **comparer** leur composition.

13 L'élaboration de l'urine met en jeu des processus de filtration et d'absorption. **Indiquer** à quel niveau du néphron ont lieu ces phénomènes.

14 Le glomérule peut être assimilé à une membrane semi perméable présentant des pores. **Analyser** l'expérience présentée dans le **doc. G** afin d'**expliquer** les différences de composition en protéines et en glucose entre les liquides A et B.

15 **Expliquer** en quoi la présence d'albumine dans l'urine permet de révéler une atteinte au niveau du néphron.

16 L'un des symptômes du diabète est la glycosurie. **Décomposer** ce terme pour en **proposer** une définition.

17 **Analyser** le **doc. H** pour **montrer** que la réabsorption rénale du glucose dépend de la glycémie.

18 **Rappeler** la valeur de la glycémie normale et **expliquer** la glycosurie chez les patients diabétiques.

Réinvestir ses fondamentaux **55**

DOC. A Analyses sanguines des patients

	Nora	Jean	Valeur moyenne de référence
Glycémie (g.L^{-1})	1,52	1,65	1
Insulinémie à jeun (pmol.L^{-1})	11	65	70

DOC. B Paramètres mesurés chez les souris

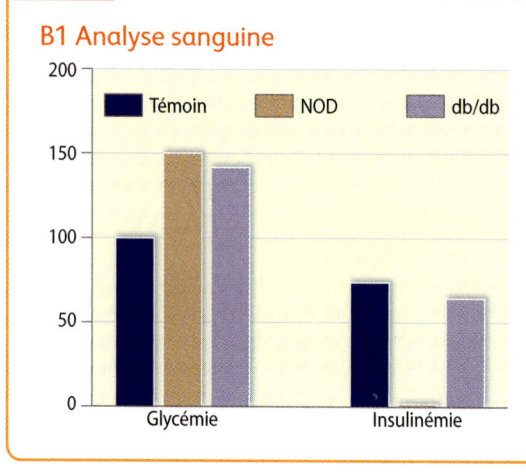

B1 Analyse sanguine

Témoin — NOD — db/db

Glycémie : Témoin ≈ 100 ; NOD ≈ 150 ; db/db ≈ 142
Insulinémie : Témoin ≈ 72 ; NOD ≈ 0 ; db/db ≈ 62

B2 Mesure des paramètres pancréatiques

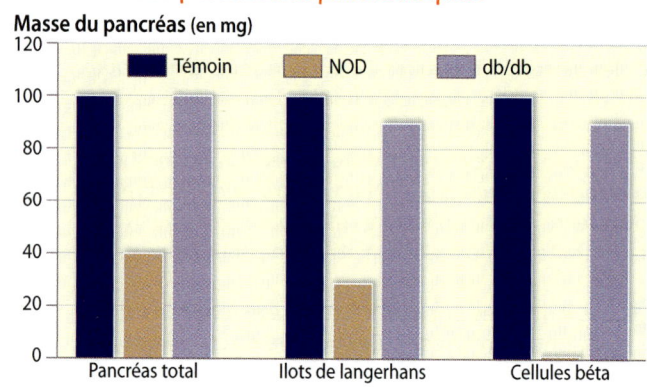

Masse du pancréas (en mg)

Témoin — NOD — db/db

Pancréas total : Témoin ≈ 100 ; NOD ≈ 40 ; db/db ≈ 100
Îlots de Langerhans : Témoin ≈ 100 ; NOD ≈ 28 ; db/db ≈ 90
Cellules béta : Témoin ≈ 100 ; NOD ≈ 0 ; db/db ≈ 90

DOC. C Évolution de la glycémie après injection d'insuline

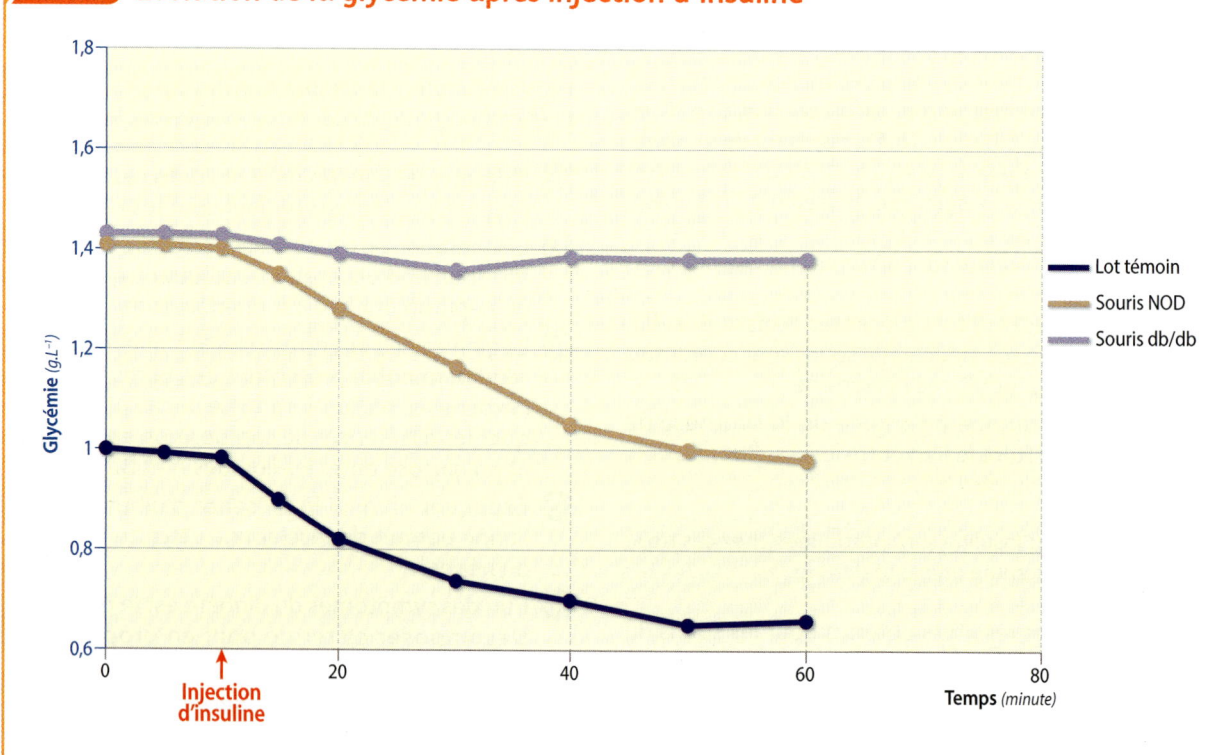

Glycémie (g.L^{-1}) en fonction du Temps (minute)

Injection d'insuline à t ≈ 10 min

- Lot témoin
- Souris NOD
- Souris db/db

DOC. D — Traitement à la metformine

Graphique en barres (% basal), Témoin vs Metformine :
- Production d'insuline (Cellules pancréatiques) : Témoin ≈ 100, Metformine ≈ 100
- Récepteur à l'insuline (Cellules musculaires) : Témoin ≈ 100, Metformine ≈ 145
- Utilisation du glucose par le muscle (Cellules musculaires) : Témoin ≈ 100, Metformine ≈ 135

DOC. E — Schéma de l'appareil urinaire

E1 L'appareil urinaire

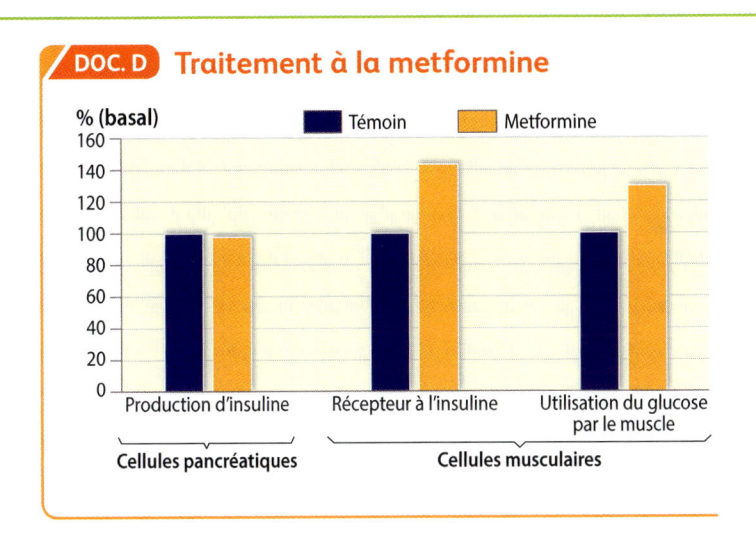

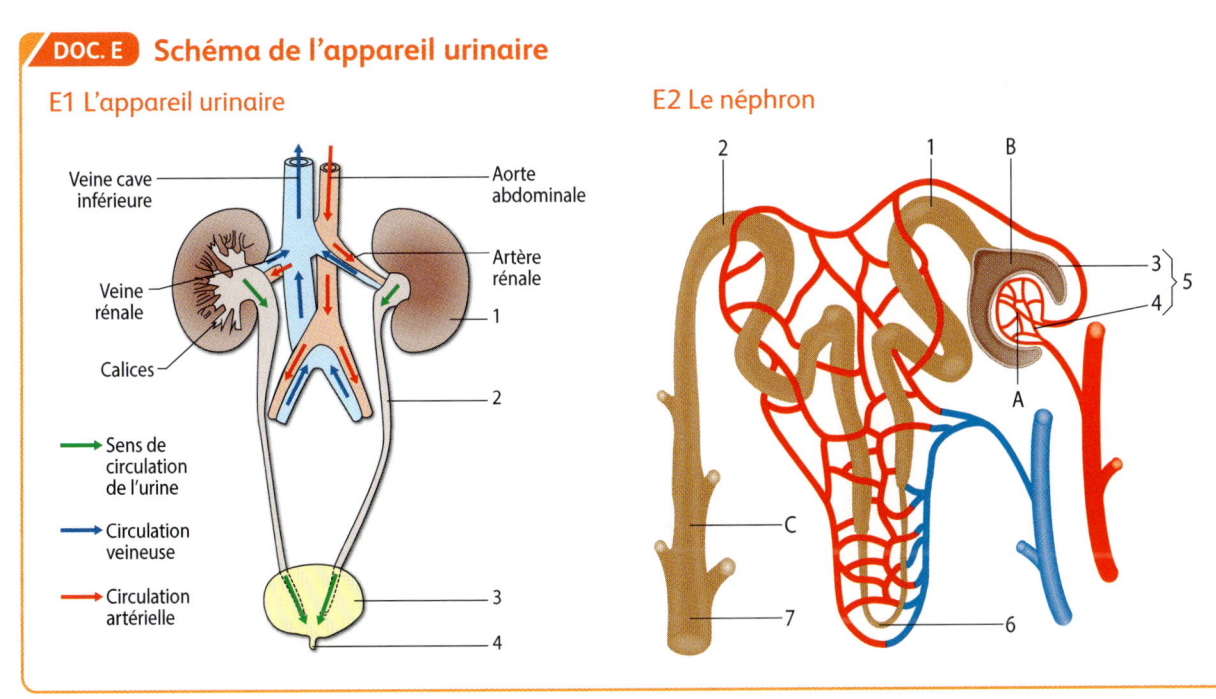

Légendes : Veine cave inférieure, Aorte abdominale, Veine rénale, Artère rénale, Calices, 1, 2, 3, 4.
- Sens de circulation de l'urine
- Circulation veineuse
- Circulation artérielle

E2 Le néphron

Légendes : 1, 2, 3, 4, 5, 6, 7, A, B, C.

DOC. F — Composition des liquides dans les compartiments A, B et C

Constituants	Concentration en g.L^{-1}		
	A	B	C
Sodium	3,2	3,2	3,8
Glucose	1	1	0
Protéines	80	0	0
Lipides	5	0	0
Urée	0,3	0,3	20
Acide urique	0,03	0,03	0,6

Réinvestir les fondamentaux

DOC. G — Expérience de dialyse

Deux compartiments sont séparés par une membrane semi perméable qui présente des pores de diamètre variable. Au début de l'expérience, le compartiment de gauche est rempli avec une solution contenant des protéines et du glucose, alors que le compartiment de droite est rempli avec de l'eau distillée. On analyse la composition des solutions de part et d'autre de la membrane au bout de 20 minutes.

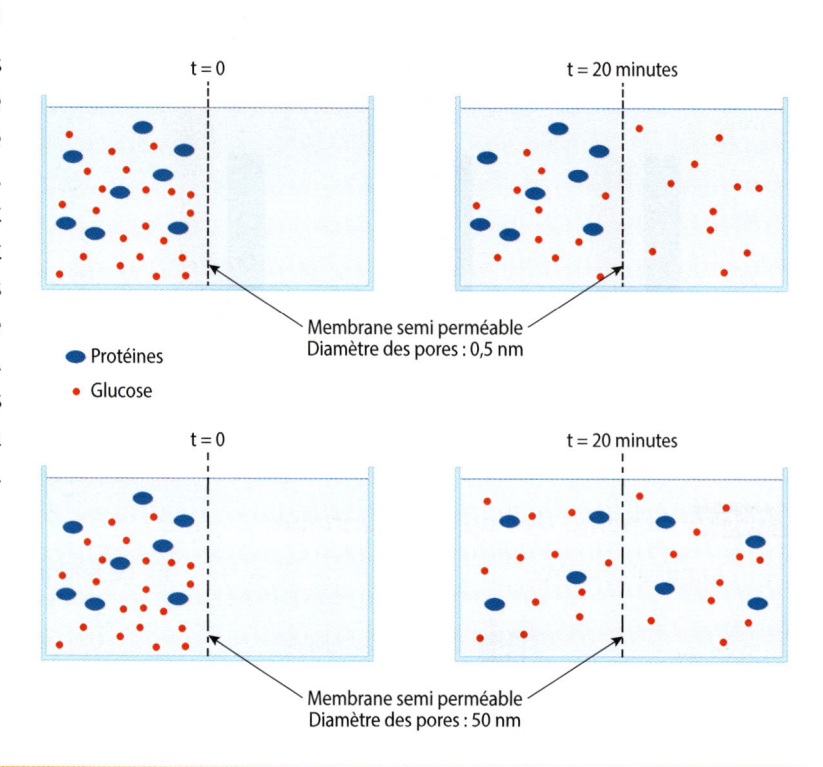

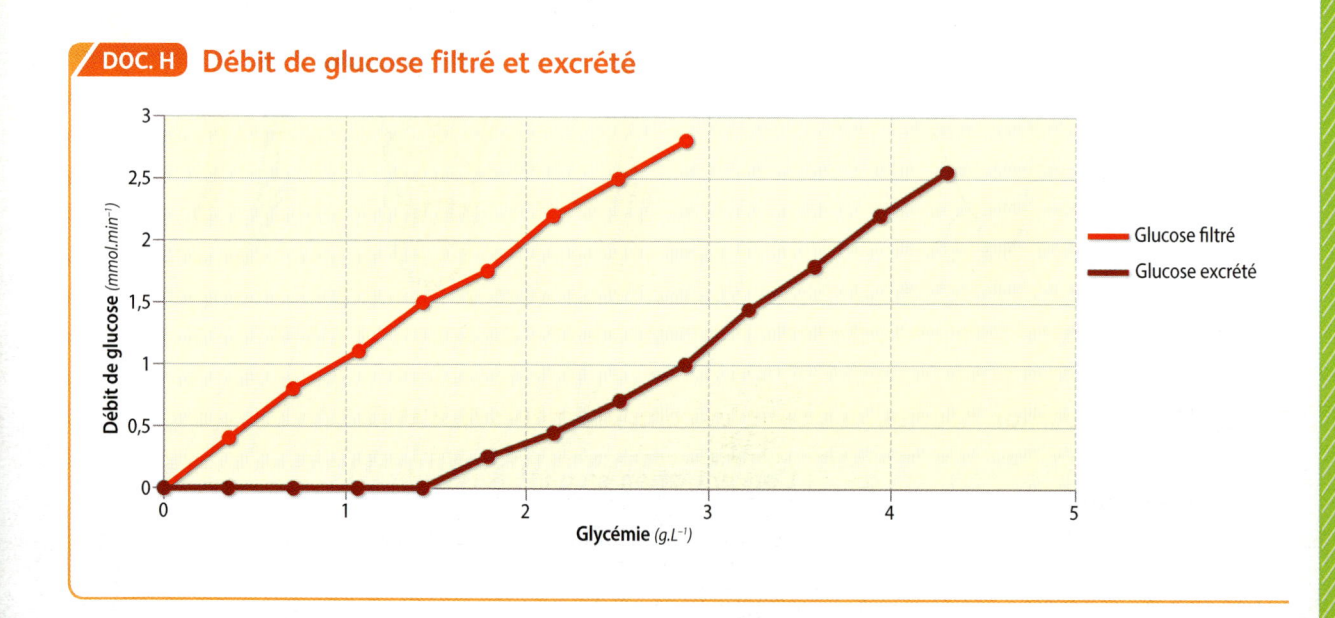

- Protéines
- Glucose

Membrane semi perméable
Diamètre des pores : 0,5 nm

Membrane semi perméable
Diamètre des pores : 50 nm

DOC. H — Débit de glucose filtré et excrété

— Glucose filtré
— Glucose excrété

Axe des ordonnées : Débit de glucose ($mmol.min^{-1}$)
Axe des abscisses : Glycémie ($g.L^{-1}$)

PARTIE 7

Système immunitaire et défense de l'organisme

> Comment le système immunitaire distingue-t-il le soi et le non-soi ?
> Comment l'organisme se défend-il contre le non-soi ?
> Quelle prévention et quels traitements peut-on envisager contre les maladies infectieuses ?

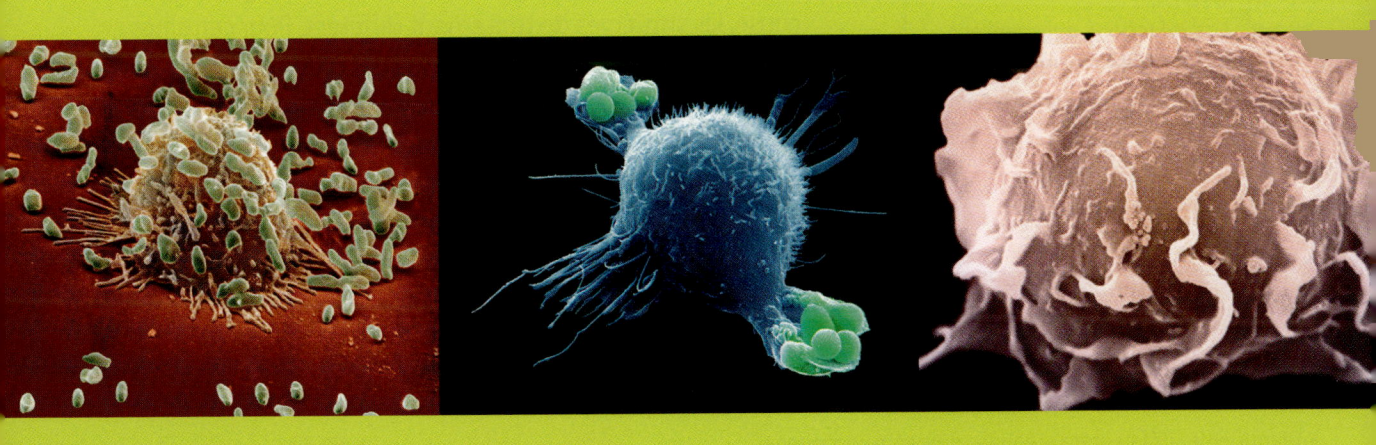

CHAPITRE 7.1 Les maladies infectieuses 60

CHAPITRE 7.2 Les acteurs de l'immunité 79

CHAPITRE 7.3 La grippe 93

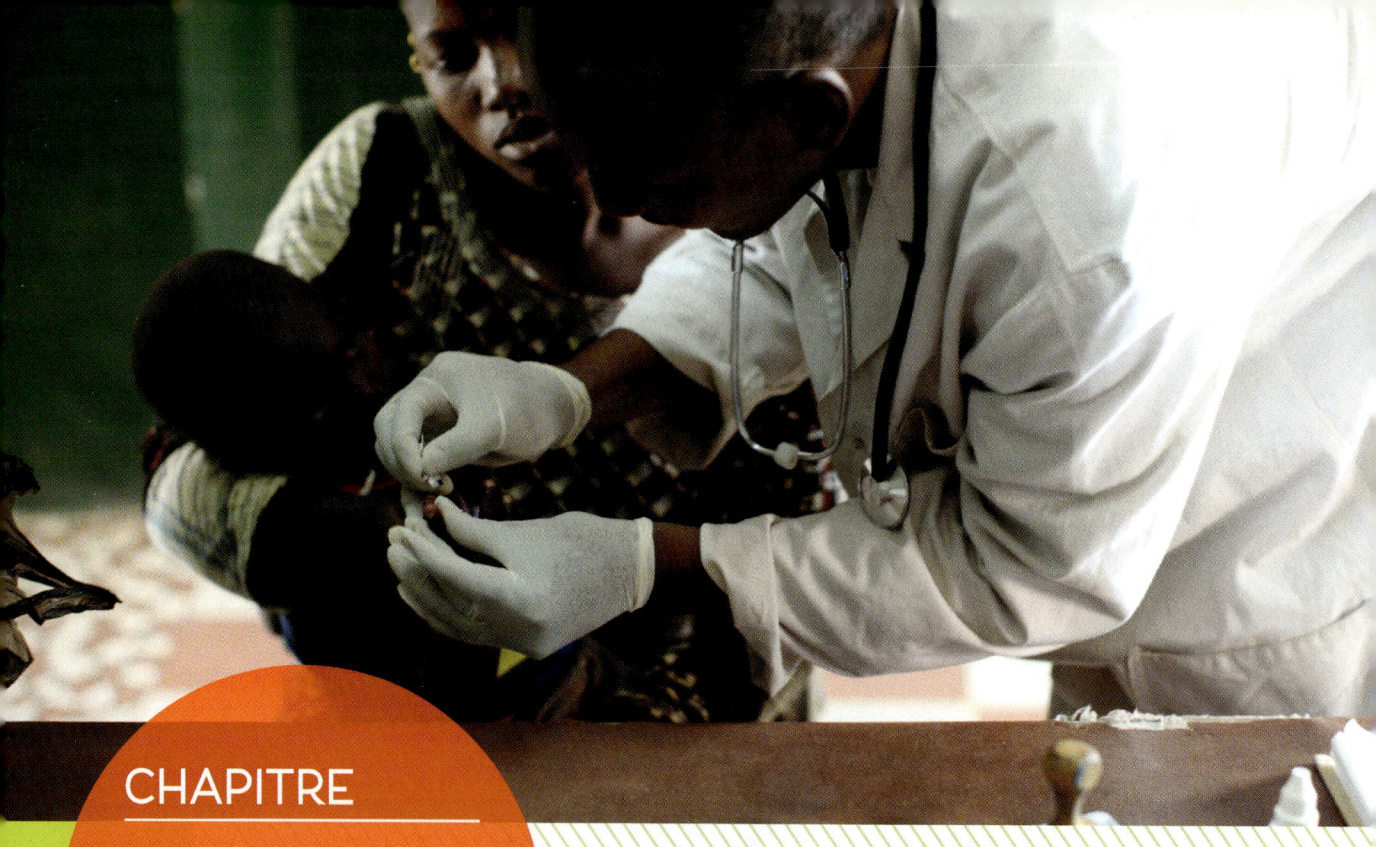

CHAPITRE 7.1

Les maladies infectieuses

Quelle est l'origine des maladies infectieuses ? Existe-t-il des moyens de les traiter ?

Les maladies infectieuses regroupent toutes les pathologies provoquées par la transmission d'un agent pathogène dont il existe différentes catégories. Selon le micro-organisme en cause, les stratégies de traitement diffèrent. Pour certaines pathologies, la recherche a permis de limiter considérablement le nombre de cas voire l'éradication complète grâce à la mise au point de vaccins, d'antibiotiques… Mais aujourd'hui encore, selon l'OMS, 30 % des décès dans le monde seraient dus à une maladie infectieuse. De plus, on assiste à une augmentation de la résistance aux antibiotiques et de nouveaux virus émergent toujours.

VIDÉO
Les infections augmentent, la mortalité diminue

→ lienmini.fr/10448-58

Capacités exigibles*

• Identifier les différentes catégories d'agents pathogènes.	p. 61-63
• Comparer la structure des bactéries et des virus et caractériser leur mode de reproduction respectif.	p. 64-65
• Repérer les étapes d'un cycle viral.	p. 65
• Lire et interpréter un antibiogramme.	p. 67
• Repérer les principales cibles cellulaires des antibiotiques.	p. 66
• Distinguer résistance naturelle et résistance acquise par mutation ou transfert de gènes.	p. 68
• Faire le lien entre l'utilisation des antibiotiques et la sélection de souches résistantes.	p. 66-67
• En déduire l'intérêt des campagnes de prévention.	p. 66-67

* Bulletin officiel spécial n° 8 du 25 juillet 2019.

Activité 1

Découvrir les notions

Qu'est-ce qu'un microbe ?

Contexte : Le terme microbe est très souvent utilisé : « Je suis malade, j'ai dû attraper un microbe », « Ne touche pas, c'est plein de microbes », « Plein de microbes traînent dans l'air en ce moment »… Mais que signifie réellement le terme microbe ?

1. **Regarder** la vidéo et **proposer** une définition du terme microbe.
2. À l'aide de la vidéo, **lister** les principales catégories de microbes.
3. Tous les microbes ne sont pas pathogènes. **Proposer** des exemples de micro-organismes ayant un intérêt.

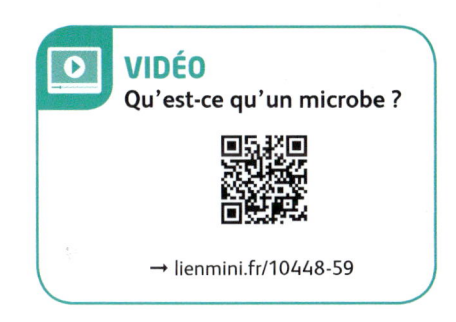

VIDÉO
Qu'est-ce qu'un microbe ?
→ lienmini.fr/10448-59

DOC. A — Photographie de microbes

A1 Protozoaire amibe responsable d'infection du foie au microscope optique (× 16)

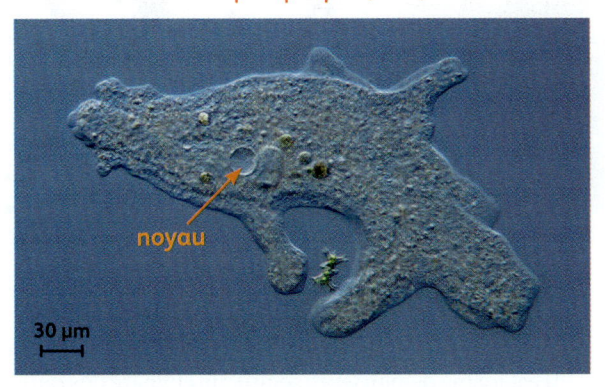

noyau
30 µm

A2 Adénovirus responsable de rhume, gastro-entérite… au microscope électronique (× 100 000)

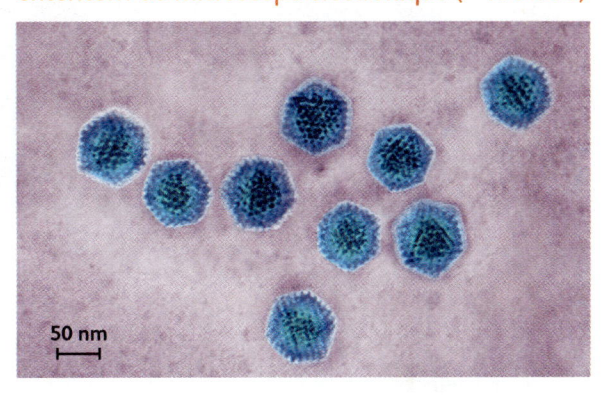

50 nm

A3 Levure *Saccharomyces cerevisiae* utilisée pour la fabrication du pain au microscope optique (× 1 200)

noyau
50 µm

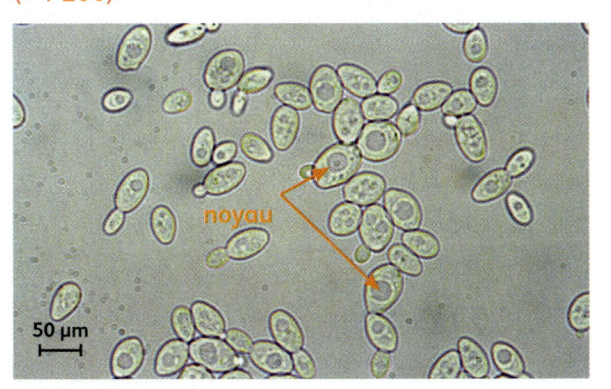

A4 Bactérie *Escherichia coli* responsable d'infections urinaires au microscope électronique (× 32 000)

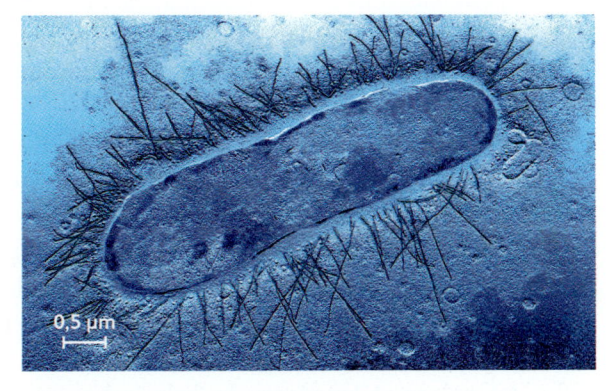

0,5 µm

4. Les images du **doc. A** représentent différents types de microbes. À l'aide de l'échelle, **estimer** la taille de chaque microbe présenté. Les **classer** du plus petit au plus grand.
5. Les levures et les amibes font partie des organismes **eucaryotes**, alors que les bactéries sont des cellules **procaryotes**. À l'aide des images, **proposer** une définition des termes « eucaryotes » et « procaryotes ».

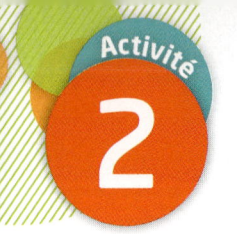

Activité 2 — Les différentes catégories d'agents pathogènes

Contexte : Sarah est étudiante en BTS Analyses de Biologie Médicale. Elle effectue son stage au sein d'un laboratoire de parasitologie. Elle procède à l'observation de prélèvements de différents patients et doit rendre son diagnostic.

DOC. A — Images obtenues par microscopie optique à partir de prélèvement de patients

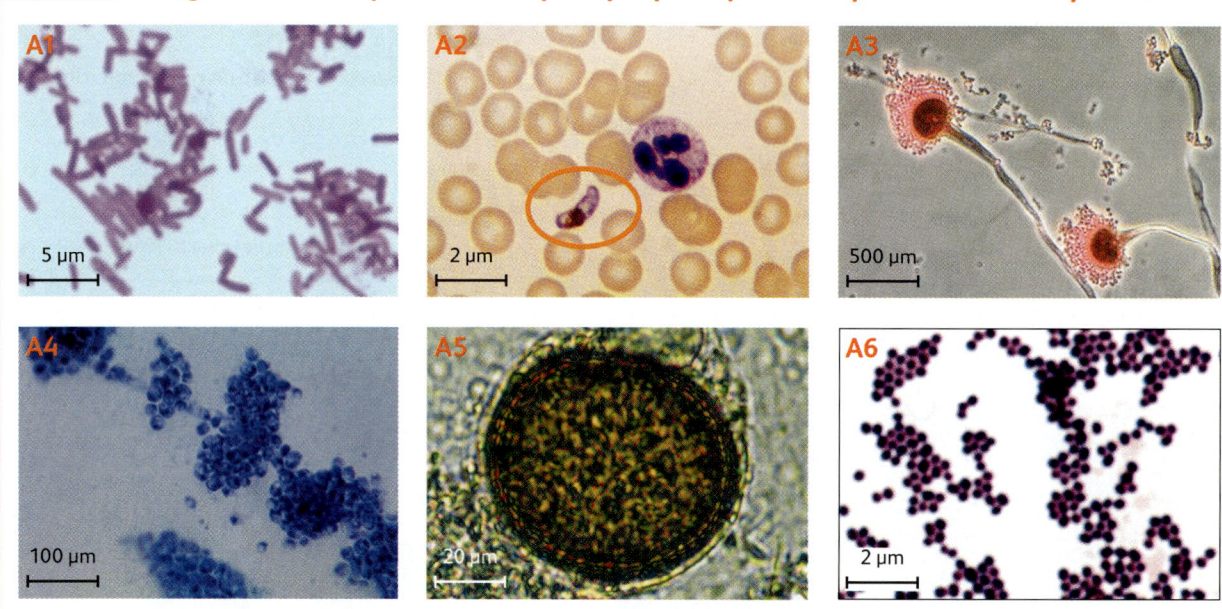

A1 — 5 µm
A2 — 2 µm
A3 — 500 µm
A4 — 100 µm
A5 — 20 µm
A6 — 2 µm

DOC. B — Les agents infectieux

- **Les bactéries** sont des micro-organismes unicellulaires de 0,5 à 5 µm. On distingue :
  – les bacilles en forme de petits bâtonnets allongés (ex. : les entérobactéries comme les <u>salmonelles</u>, responsables d'infections alimentaires) ;
  – les coques de forme sphérique (ex. : les <u>streptocoques</u> à l'origine de certaines angines, les pneumocoques responsables de la pneumonie…).
- **Les parasites** sont des agents infectieux vivant aux dépens d'un hôte. Ils sont classés en plusieurs catégories selon leur structure :
  – les unicellulaires = protozoaires (ex : <u>Plasmodium falciparum</u> infecte les globules rouges et est responsable du paludisme, *Toxoplasma gondii* responsable de la toxoplasmose…) ;
  – les endoparasites comme les helminthes (ex : le <u>Taenia</u> ou ver solitaire qui vit dans le tube digestif. Il est formé de plusieurs segments et libère des œufs de 50 à 60 µm que l'on retrouve facilement dans les selles) ;
  – les ectoparasites comme les poux, les acariens, les tiques ou les morpions qui vivent à la surface de leur hôte.
- **Les champignons** peuvent quant à eux exister sous deux formes :
  – unicellulaire = levure (ex. : <u>Candida albicans</u> responsable de différentes mycoses au niveau de la peau et des muqueuses. Au microscope, ces levures apparaissent sous forme de sphères de 5 à 50 µm pouvant développer des filaments caractéristiques) ;
  – pluricellulaire ou moisissures : les cellules forment alors des filaments se terminant par une tête renflée portant les spores (ex. : <u>Aspergillus fumigatus</u> responsable d'aspergillose pulmonaire).

1 Associer chaque agent pathogène du **doc. A** à un nom souligné dans le **doc. B**.

DOC. C — Symptômes des patients

Signes cliniques et paracliniques	Nature du prélèvement
1. Maux de ventre, vomissement	Selles
2. Maux de ventre, **asthénie**, trouble de l'appétit	Selles
3. **Dyspnée**	Expectoration
4. **Adénomégalie**, trouble du sommeil, **hépatomégalie**	Sang
5. Brûlures et démangeaisons vulvaires et vaginales	Sécrétions vaginales
6. **Pharyngalgie**, fièvre	Au niveau de la gorge

2 **Proposer** une définition des termes en gras dans le tableau.

3 **Associer** chaque agent du doc. A à un patient présenté dans le doc. C. À l'aide du doc. B, **conclure** sur la pathologie dont souffre chaque patient.

DOC. D — Un agent infectieux particulier : le virus

Les virus constituent une autre catégorie de microbes pouvant être responsable de pathologies. Il ne s'agit pas de cellules, comme les autres agents infectieux, mais de particules infectieuses dont la structure se limite à une enveloppe renfermant quelques protéines et protégeant le matériel génétique composé d'ARN ou d'ADN. Les virus ne sont pas capables de se multiplier par leurs propres moyens. Ils doivent obligatoirement pénétrer dans une cellule animale, végétale ou bactérienne et utiliser la machinerie de cette cellule pour produire de nouvelles particules virales. Les virus sont à l'origine de viroses diverses et variées allant d'un simple rhume à la maladie à virus Ebola en passant par la grippe, la varicelle, le Covid-19… Le diagnostic d'une maladie virale ne peut pas se faire en observant un prélèvement au microscope optique car leur taille est de l'ordre du nanomètre.

4 Contrairement aux autres agents infectieux, les virus ne sont pas considérés comme des êtres vivants. À partir du doc. D, **expliquer** pourquoi.

DOC. E — Les maladies à prions

Les maladies à prions sont des maladies rares qui touchent le système nerveux central. Le prion est un agent pathogène particulier car composé seulement d'une protéine qui présente une conformation anormale. Il n'a pas de matériel génétique et n'est pas reconnu par le système immunitaire. Cette protéine anormale PrP^{Sc} s'accumule dans le système nerveux central entraînant sa dégénérescence à l'origine d'une encéphalite spongiforme (ES). Parmi les ES les plus connues, on peut citer la maladie de la vache folle ou la maladie de Creutzfeldt Jacob chez l'Homme.

5 **Relever** dans le doc. E la particularité des prions par rapport aux autres agents infectieux.

Questions de synthèse

À l'aide des activités 1 et 2, **construire** un tableau reprenant les différents types d'agents pathogènes en donnant des exemples, et en précisant leur taille et leur structure (unicellulaire ou pluricellulaire, eucaryote, procaryote ou non cellulaire).

Activité 3 : Structure et mode de reproduction des bactéries et virus

DOC. A — La structure des virus

Les virus ont une structure très simple : une ou plusieurs molécules d'acides nucléiques portant les gènes nécessaires à la reproduction du virus, associées à des protéines. L'ensemble est entouré d'une couche de protéines appelée capside. Chez certains virus, une enveloppe externe formée de phospholipides et traversée de protéines peut compléter la structure. Les schémas ci-dessous représentent le virus de la grippe (A), le papillomavirus (B) et le VIH (C).

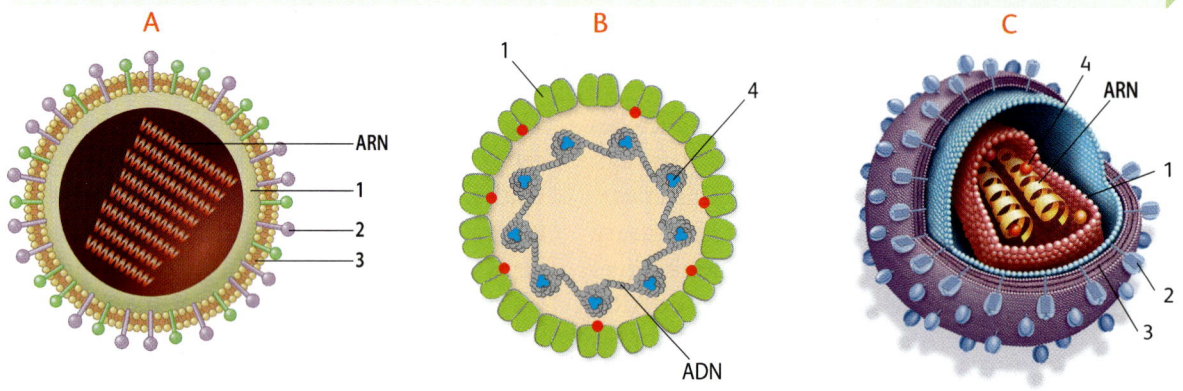

1. Identifier les constituants des particules virales repérés par les numéros 1 à 4.

2. Comparer la nature du matériel génétique des trois virus présentés.

DOC. B — Structure d'une bactérie

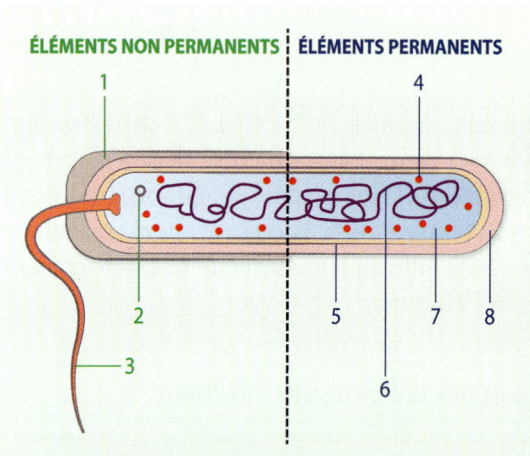

La cellule bactérienne est délimitée par une **membrane plasmique** et renferme du **cytoplasme**. Son matériel génétique est composé d'ADN qui se présente sous forme d'un **chromosome** unique circulaire. À la périphérie, la **paroi** donne à la bactérie sa forme et la protège contre l'éclatement. Contrairement aux cellules eucaryotes les bactéries sont dépourvues d'organites tels que mitochondrie ou appareil de Golgi. Elles possèdent cependant toutes des **ribosomes** qui leur permettent de synthétiser les protéines dont elles ont besoin pour se développer. Certaines bactéries ont la possibilité de se déplacer grâce à la présence d'un ou de plusieurs **flagelles** ancrés dans la paroi. D'autres bactéries sont dotées, en plus de la paroi, d'une **capsule** qui leur permet de résister à la phagocytose (mécanismes de défense qui permet aux globules blancs d'ingérer puis de digérer des éléments étrangers). En plus du chromosome circulaire, beaucoup de bactéries renferment également des petits fragments d'ADN circulaires appelés **plasmides**. Ces plasmides qui contiennent quelques gènes, comme des gènes de résistance aux antibiotiques, peuvent s'échanger entre bactéries.

3. À partir du texte, **annoter** le schéma du doc. B.

DOC. C — Mode de reproduction du virus de la grippe (C1) et d'une bactérie (C2)

C1

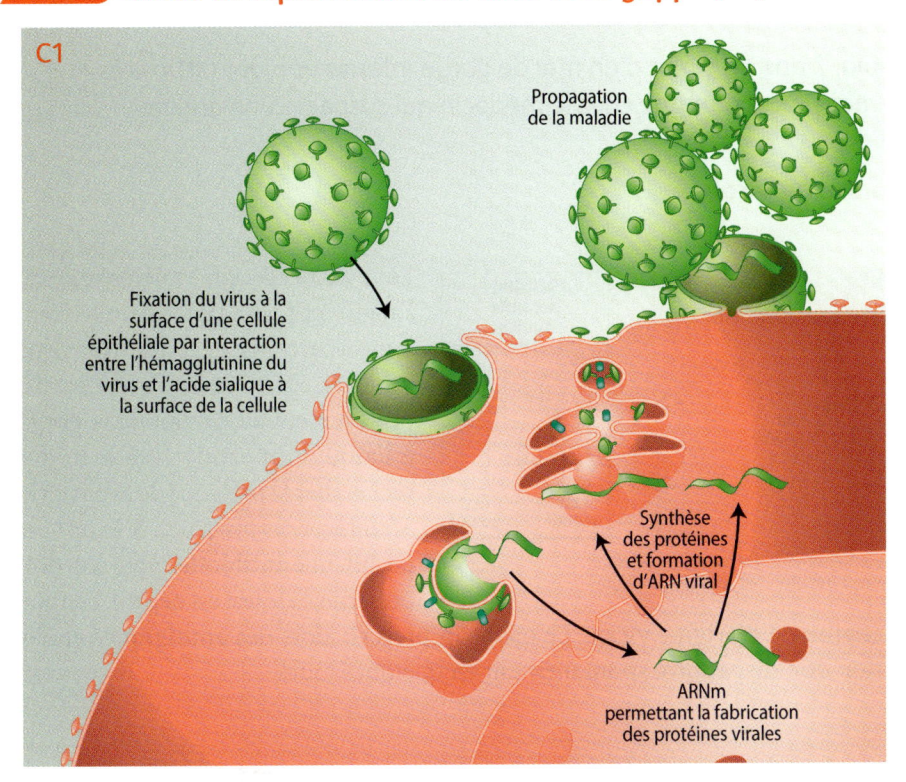

Propagation de la maladie

Fixation du virus à la surface d'une cellule épithéliale par interaction entre l'hémagglutinine du virus et l'acide sialique à la surface de la cellule

Synthèse des protéines et formation d'ARN viral

ARNm permettant la fabrication des protéines virales

C2

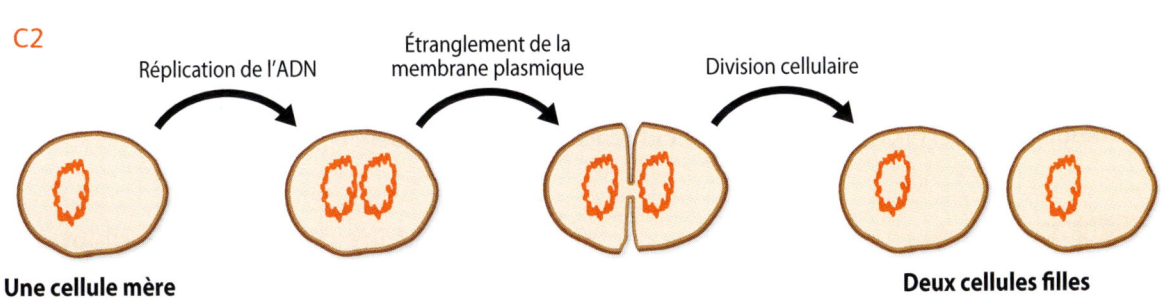

Réplication de l'ADN → Étranglement de la membrane plasmique → Division cellulaire

Une cellule mère   **Deux cellules filles**

4 À l'aide du **doc. C**, **attribuer** chacune des propositions ci-dessous à une bactérie et/ou à un virus :
A. A besoin d'une cellule hôte pour se multiplier.
B. Donne naissance à deux cellules ou particules par division cellulaire.
C. Donne naissance à un nombre important de cellules ou de particules.
D. Se divise seul(e).
E. Nécessite une étape de réplication de son matériel génétique pour se reproduire.
F. Son matériel génétique pénètre dans le noyau d'une cellule eucaryote.

Questions de synthèse

Compléter le texte ci-dessous à l'aide des termes suivants : *matériel génétique* ; *organites* ; *protéines* ; *ribosomes* ; *bactéries* ; *virus (2)* ; *cellule hôte* ; *reproduire*.

Les bactéries et les virus présentent des points communs ; ils renferment tous les deux du **(1)** mais sont dépourvus **(2)**. Toutefois, la structure des **(3)** est plus complexe et leur permet ainsi de se **(4)** seules car la machinerie nécessaire est présente. Elles renferment par exemple des **(5)** qui leur permettent de produire des **(6)**. Au contraire, les **(7)** ont obligatoirement besoin d'infecter une **(8)** pour permettre l'expression de leur matériel génétique et produire de nouveaux **(9)**.

CHAPITRE 7.1 • Les maladies infectieuses

Activité 4 — L'antibiothérapie

Contexte : Énola, 7 ans, se plaint d'un mal de gorge intense et a des difficultés à déglutir. Sa mère l'accompagne chez le médecin qui suspecte une angine.

DOC. A — Angine bactérienne ou virale ?

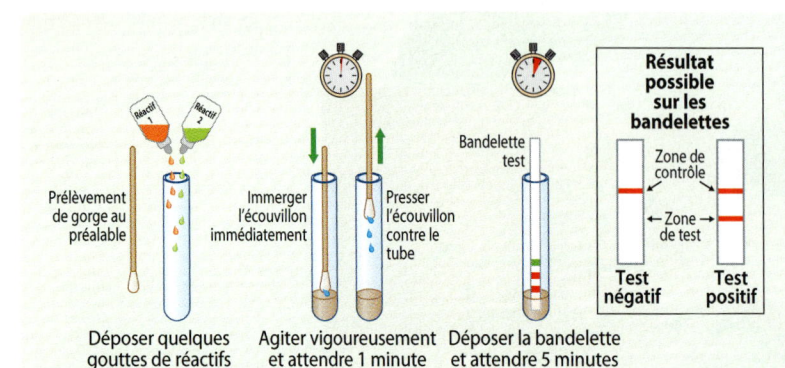

Pour vérifier l'origine microbienne de l'angine et ainsi adapter le traitement, le médecin réalise un test de diagnostic rapide. Ce test consiste à réaliser un prélèvement au niveau de la gorge à l'aide d'un écouvillon afin d'y rechercher la présence de la bactérie *Streptococcus pyogenes*. Si le test est positif, une **antibiothérapie** doit être prescrite. Si le test est négatif, comme c'est le cas pour Énola, l'angine est d'origine virale. Le médecin prescrit alors des **antalgiques** et des **antipyrétiques** et l'infection doit disparaître spontanément en quelques jours.

Étapes : Prélèvement de gorge au préalable — Déposer quelques gouttes de réactifs — Immerger l'écouvillon immédiatement — Presser l'écouvillon contre le tube — Agiter vigoureusement et attendre 1 minute — Déposer la bandelette et attendre 5 minutes.

Résultat possible sur les bandelettes : Zone de contrôle, Zone de test — Test négatif / Test positif.

1. À l'aide des ressources de terminologie médicale, **définir** les termes en gras dans le doc. A.
2. **Repérer** quels micro-organismes peuvent être en cause dans le cas d'une angine.
3. À l'aide du doc B, **expliquer** pourquoi le médecin ne prescrit pas d'antibiotiques à Énola.
4. **En déduire** sur quel micro-organismes sont efficaces les antibiotiques.

DOC. B — Culture de virus

Des virus sont cultivés en présence de cellules avec ou sans ajout d'antibiotiques. On mesure alors la quantité de virus infectant les cellules. Les résultats sont présentés dans les graphiques ci-dessous.

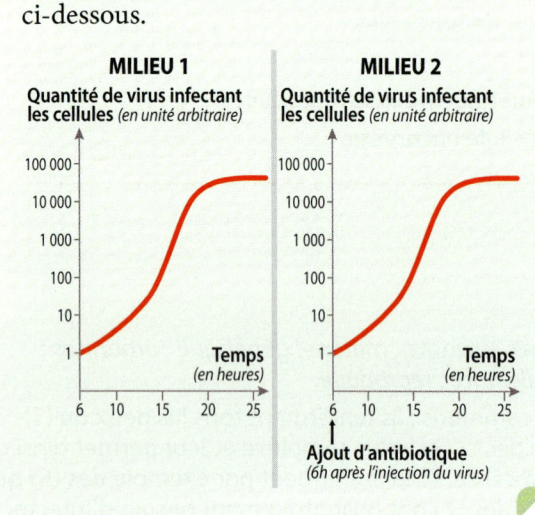

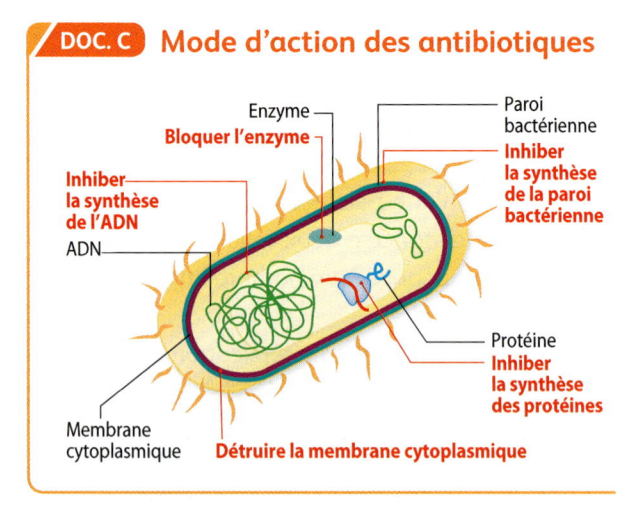

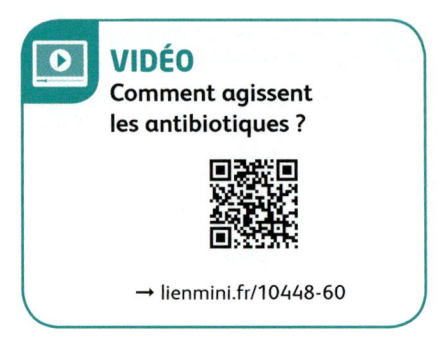

MILIEU 1 — Quantité de virus infectant les cellules (en unité arbitraire) en fonction du Temps (en heures).

MILIEU 2 — Quantité de virus infectant les cellules (en unité arbitraire) en fonction du Temps (en heures). Ajout d'antibiotique (6h après l'injection du virus).

DOC. C — Mode d'action des antibiotiques

Légendes : Enzyme — Bloquer l'enzyme — Paroi bactérienne — Inhiber la synthèse de la paroi bactérienne — Inhiber la synthèse de l'ADN — ADN — Protéine — Inhiber la synthèse des protéines — Membrane cytoplasmique — Détruire la membrane cytoplasmique.

VIDÉO — Comment agissent les antibiotiques ?
→ lienmini.fr/10448-60

5 À partir de la vidéo et du **doc. C**, **lister** les modes d'actions des antibiotiques.
6 À partir de la vidéo, **expliquer** la différence entre un antibiotique à large spectre et un antibiotique ciblé.
7 Un antibiotique peut être bactériostatique ou bactéricide. **Rechercher** la définition de ces deux termes.

DOC. D — Technique de l'antibiogramme

> Après 5 jours, Énola ne voit pas d'amélioration. Le médecin pense qu'il s'agit d'une surinfection bactérienne, c'est-à-dire une infection secondaire qui intervient chez un patient déjà affaibli par une première infection. Le médecin réalise un nouveau prélèvement au niveau de la gorge qu'il envoie dans un laboratoire d'analyses médicales pour effectuer un antibiogramme.

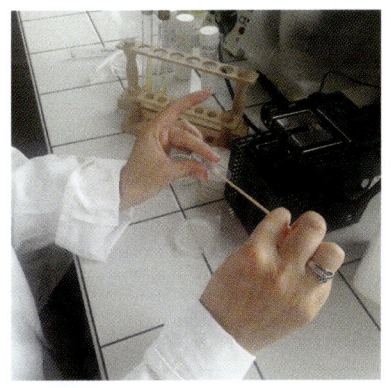

Prélèvement de la suspension bactérienne

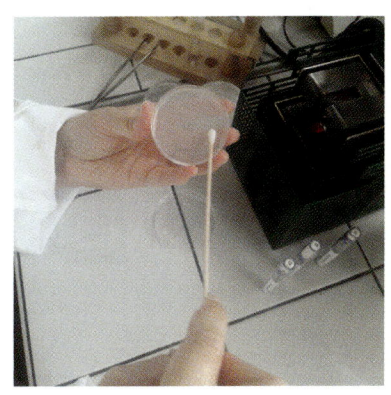

Ensemencement d'une gélose nutritive avec la souche

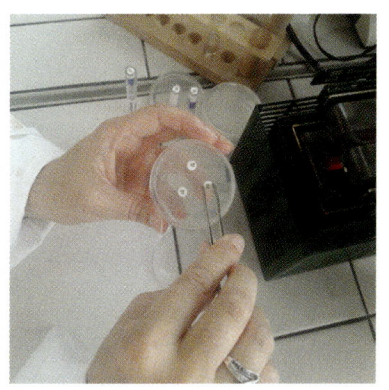

Dépôt des disques imprégnés de l'antibiotique à tester
Mise en culture des géloses pendant 24 heures

8 À l'aide du **doc. D**, **décrire** la méthode de l'antibiogramme.

DOC. E — Résultat de l'antibiogramme d'Énola

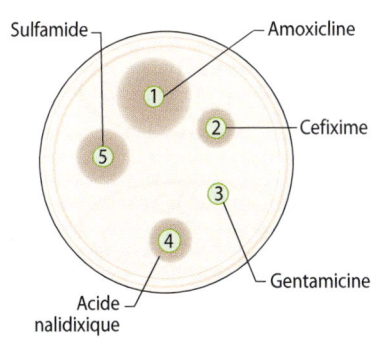

	Nom	D (en mm)	d (en mm)	$d_{mesuré}$ (en mm)
1	Amoxiciline	23	16	24
2	Céfixime	25	22	12
3	Gentamicine	18	16	3
4	Acide nalidixique	20	15	14
5	Sulfamide	17	12	16

> L'interprétation d'un antibiogramme se fait en mesurant la taille des diamètres de la zone d'inhibition autour de chaque antibiotique. Chaque diamètre mesuré ($d_{mesuré}$) est ensuite comparé à des diamètres de référence (D et d), spécifique à chaque antibiotique.
d et D représentent les doses minimale et maximale d'antibiotique qu'un malade peut recevoir sans danger et qui fait effet sur la souche bactérienne :
– Si $d_{mesuré}$ est supérieur ou égal à D : la bactérie est dite sensible à l'antibiotique.
– Si $d_{mesuré}$ est inférieur à d : la bactérie est dite résistante à l'antibiotique.
– Si $d_{mesuré}$ est supérieur ou égal à d et inférieur à D : la bactérie est dite intermédiaire.

9 À l'aide du **doc. E**, **interpréter** les résultats de l'antibiogramme réalisé chez Énola.
10 En **déduire** le ou les antibiotiques que le médecin pourra lui prescrire.
11 **Montrer** l'intérêt de l'antibiogramme.

Activité 5 — La résistance aux antibiotiques

Depuis quelques décennies, un phénomène de résistance des bactéries aux antibiotiques s'est mis en place et devient un réel problème de santé publique. On estime que l'antibiorésistance est responsable de 700 000 décès dans le monde. Plusieurs bactéries sont devenues « multirésistantes », c'est-à-dire résistantes à plusieurs antibiotiques, et font l'objet d'une surveillance accrue.

1. À partir des vidéos, **proposer** une définition de l'antibiorésistance.
2. **Expliquer** quel était l'objectif de la campagne publicitaire « Les antibiotiques, c'est pas automatique ».
3. **Donner** des exemples de thérapies ou d'interventions qui ne pourraient plus être réalisées si la résistance aux antibiotiques s'aggravait.

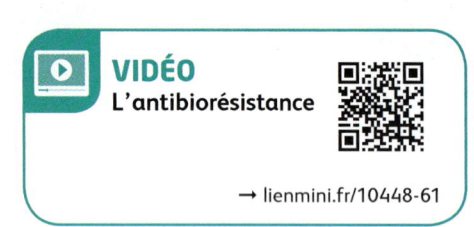

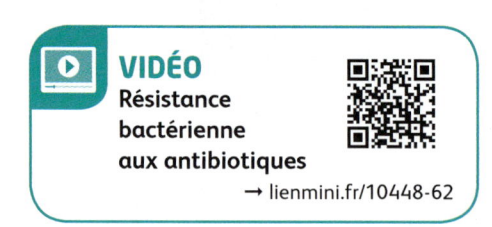

VIDÉO L'antibiorésistance → lienmini.fr/10448-61

VIDÉO Résistance bactérienne aux antibiotiques → lienmini.fr/10448-62

DOC. A Acquisition de la résistance

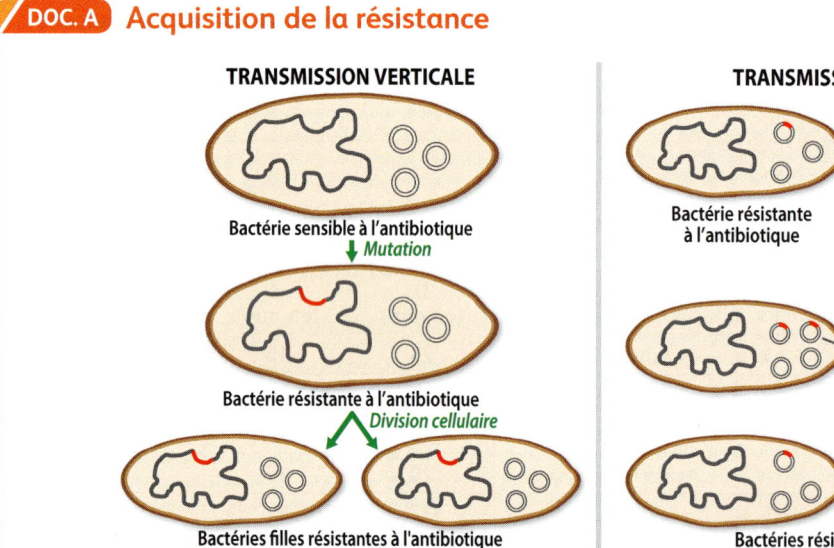

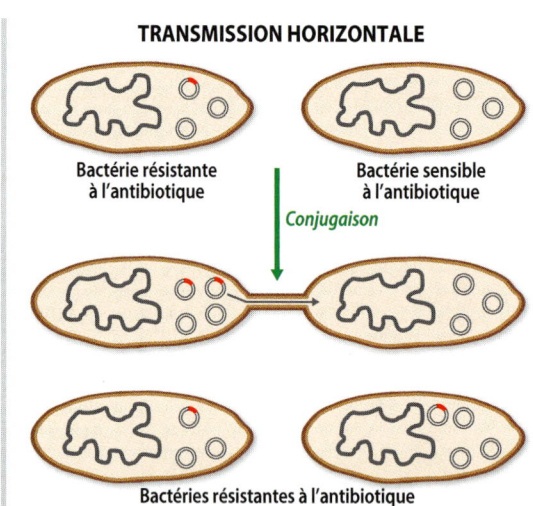

TRANSMISSION VERTICALE
Bactérie sensible à l'antibiotique ↓ *Mutation*
Bactérie résistante à l'antibiotique ↓ *Division cellulaire*
Bactéries filles résistantes à l'antibiotique

TRANSMISSION HORIZONTALE
Bactérie résistante à l'antibiotique — Bactérie sensible à l'antibiotique ↓ *Conjugaison*
Bactéries résistantes à l'antibiotique

4. À l'aide du doc. A et des vidéos, **expliquer** comment une bactérie peut devenir résistante à un antibiotique.
5. **Expliquer** la phrase : « Les antibiotiques, mal utilisés, jouent le rôle de sélecteur » en **précisant** quelles bactéries sont sélectionnées.
6. **Citer** deux causes à l'origine du développement de la résistance voire de la multirésistance aux antibiotiques.
7. En période hivernale, de nombreuses personnes ont recours à l'automédication à base d'antibiotiques pour traiter un rhume ou la grippe. **Expliquer** pourquoi, le plus souvent, il est inutile d'avoir recours aux antibiotiques dans le cas de ces infections ORL.
8. **Proposer** un moyen pour limiter l'antibiorésistance.

> **Bon à savoir**
> La grippe et la plupart des rhino-pharyngites, des angines et des bronchites sont d'origine virale.

DOC. B — Les mécanismes de résistance

> Pour résister aux antibiotiques, les bactéries mettent en œuvre différentes stratégies comme l'illustre le schéma du **doc. B**.

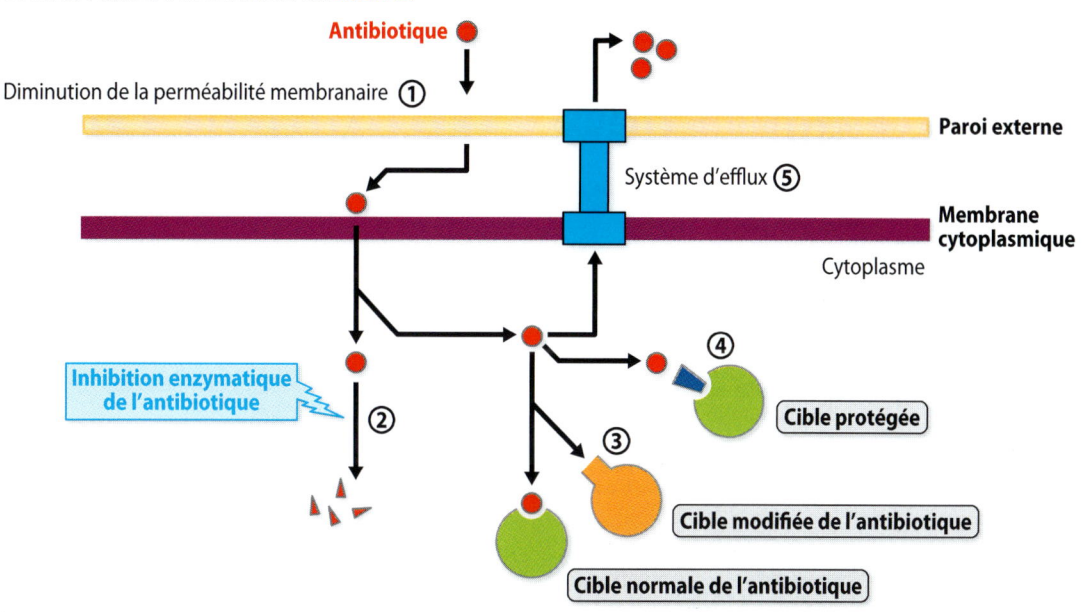

- Antibiotique
- Diminution de la perméabilité membranaire ①
- Paroi externe
- Système d'efflux ⑤
- Membrane cytoplasmique
- Cytoplasme
- Inhibition enzymatique de l'antibiotique ②
- ④ Cible protégée
- ③ Cible modifiée de l'antibiotique
- Cible normale de l'antibiotique

9 À l'aide du **doc. B**, **associer** les phrases suivantes aux numéros du schéma :
A. La bactérie expulse l'antibiotique.
B. La bactérie produit des enzymes qui dégradent l'antibiotique.
C. La bactérie bloque le site de reconnaissance de la molécule ciblée par l'antibiotique.
D. La bactérie modifie les molécules visées par l'antibiotique.
E. La bactérie empêche l'entrée des antibiotiques au niveau de la membrane plasmique.

DOC. C — Un exemple de résistance

> La paroi des bactéries est composée de différentes molécules qui doivent être associées entre elles par une enzyme : la PLP. Les β lactamines sont des antibiotiques utilisés dans le traitement des angines d'origine bactérienne. Mais certaines bactéries ont développé une résistance à ces molécules. Le **doc. C** montre le mécanisme mis en œuvre par ces bactéries.

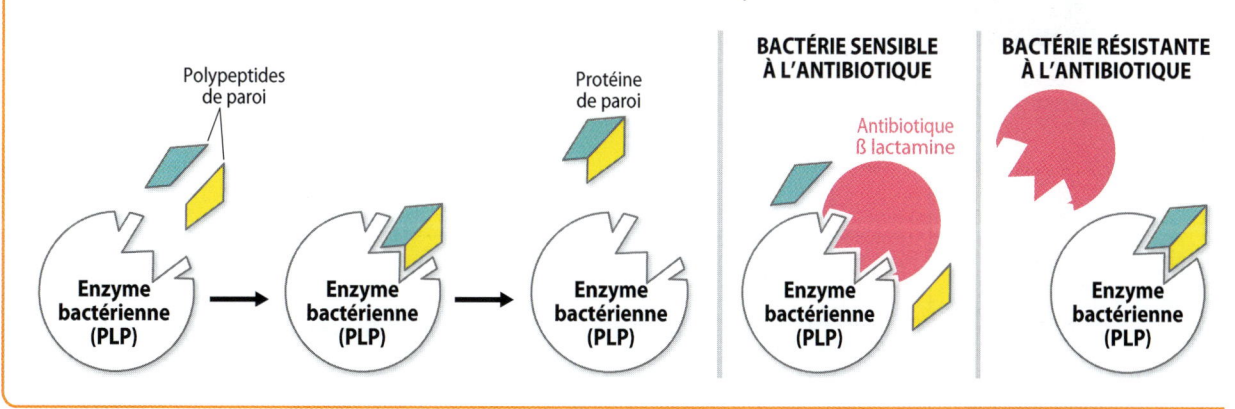

- Polypeptides de paroi
- Protéine de paroi
- Enzyme bactérienne (PLP)
- **BACTÉRIE SENSIBLE À L'ANTIBIOTIQUE**
- **BACTÉRIE RÉSISTANTE À L'ANTIBIOTIQUE**
- Antibiotique β lactamine

10 À partir du **doc. C**, **comparer** la structure du site actif de l'enzyme PLP dans les deux types de bactéries sensibles et résistantes.

11 Parmi les mécanismes décrits dans le **doc. B**, **indiquer** celui qui est mis en évidence dans cet exemple de résistance.

Retenir l'essentiel

RETENIR L'ESSENTIEL EN AUDIO

→ lienmini.fr/10448-63

Qu'est-ce qu'un agent infectieux ?

■ Les agents infectieux sont des micro-organismes unicellulaires ou pluricellulaires capables d'infecter un organisme et d'engendrer une pathologie.

Agents infectieux		Description	Taille	Exemples de pathologie
Bactérie		Procaryote unicellulaire	0,5 à 10 µm	Tuberculose, peste, infection alimentaire, tétanos, otite…
Virus		Particule	100 nm	Rhume, grippe, SIDA, Ebola, gastro-entérite, hépatite, Covid-19…
Parasite	Protozoaire	Eucaryote unicellulaire	1 à 500 µm	Toxoplasmose, paludisme, maladie du sommeil…
Parasite	Endoparasite	Eucaryote pluricellulaire	variable	Ver solitaire, infection hépatique…
Parasite	Ectoparasite	Eucaryote pluricellulaire	0,1 à 10 mm	Poux, punaises, puces, morpions…
Champignon	Levure	Eucaryote unicellulaire	10 à 50 µm	Mycoses (peau ou muqueuse)…
Champignon	Moisissure	Eucaryote pluricellulaire	variable	Aspergillose (infection pulmonaire)…
Prion		Protéine de conformation anormale	1 nm	Encéphalite (Kreutzfeldt Jacob, vache folle…)

La structure des bactéries et des virus

■ Les bactéries sont des cellules **procaryotes**, c'est-à-dire dépourvues de noyau. Leur matériel génétique sous forme d'ADN baigne dans le cytoplasme. Toutes les bactéries présentent une structure commune avec des éléments dits constants, indispensables à la survie des bactéries. Certaines bactéries possèdent des éléments supplémentaires dits **facultatifs** leur conférant des propriétés particulières.

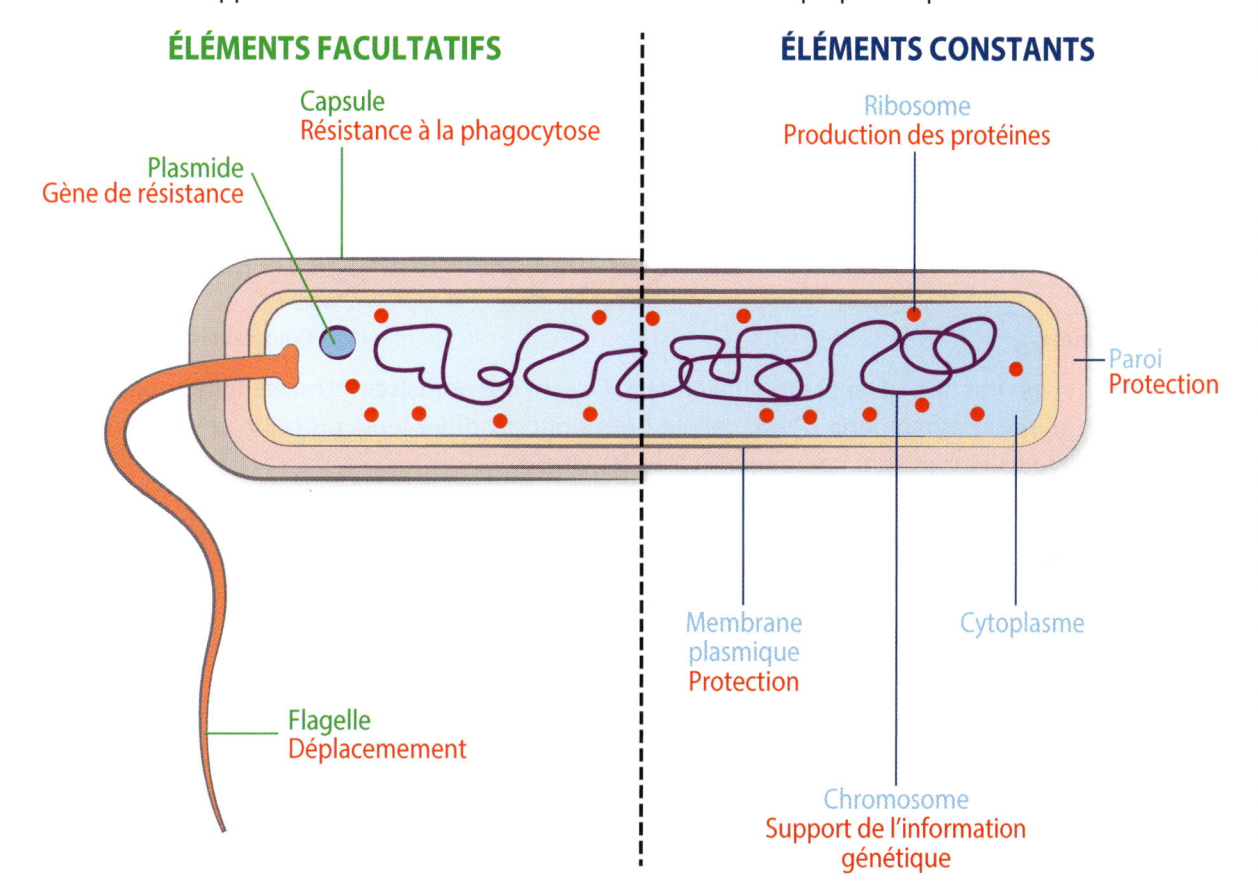

ÉLÉMENTS FACULTATIFS

- Capsule — Résistance à la phagocytose
- Plasmide — Gène de résistance
- Flagelle — Déplacemement

ÉLÉMENTS CONSTANTS

- Ribosome — Production des protéines
- Paroi — Protection
- Membrane plasmique — Protection
- Cytoplasme
- Chromosome — Support de l'information génétique

■ Les virus présentent une structure beaucoup plus simple : le matériel génétique sous forme **d'ADN ou d'ARN** simple ou double brin est associé à des protéines ou des enzymes nécessaires à son cycle de reproduction. Ce matériel génétique est protégé par une couche de protéine formant la **capside**. Certains virus sont également entourés d'une **enveloppe** arrachée à la membrane plasmique de la cellule infectée lors d'un précédent cycle de multiplication.

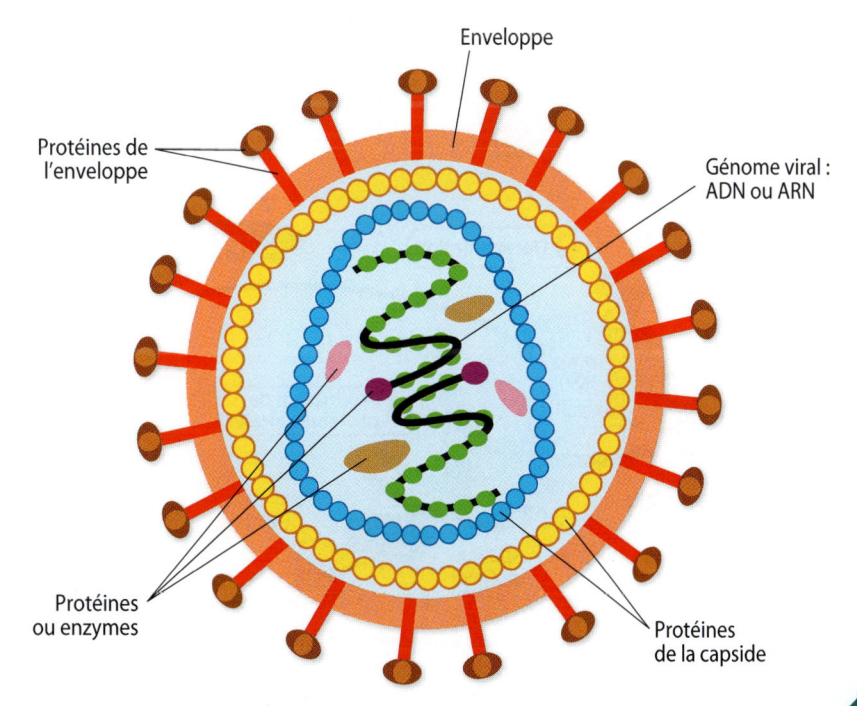

Légendes du virus :
- Enveloppe
- Protéines de l'enveloppe
- Génome viral : ADN ou ARN
- Protéines ou enzymes
- Protéines de la capside

Retenir l'essentiel

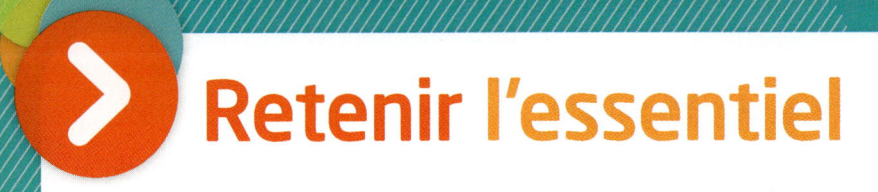

La reproduction des bactéries et des virus

■ Les bactéries se reproduisent de manière autonome par simple division après avoir répliqué leur molécule d'ADN.

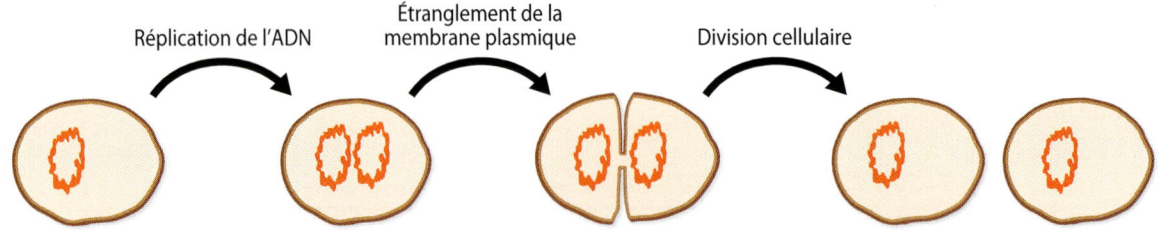

Réplication de l'ADN → Étranglement de la membrane plasmique → Division cellulaire

Une cellule mère — Deux cellules filles

■ Au contraire, les virus ne peuvent se multiplier seuls. Ce sont des **parasites intracellulaires obligatoires** qui doivent utiliser la machinerie d'une cellule hôte pour produire leurs protéines et leur matériel génétique. Plusieurs étapes sont communes à tous les virus :

① Reconnaissance d'une cellule cible et pénétration à l'intérieur de son cytoplasme.

② Décapsidation = libération du matériel génétique sous forme d'ADN ou d'ARN dans le cytoplasme de la cellule cible

③ Production des protéines virales par traduction

④ Copie du génome

⑤ Assemblage des constituants

⑥ Libération à l'extérieur de la cellule des nouveaux virions

① Entrée du virus
② Décapsidation
③ Production de protéines virales
④ Copie du génome
⑤ Assemblage
⑥ Sortie des particules virales

Mitochondrie
Noyau
Réticulum endoplasmique
Appareil de Golgi

L'antibiothérapie dans les infections bactériennes

■ Une **antibiothérapie** est le traitement d'une infection d'origine bactérienne grâce à des antibiotiques, molécules ayant la capacité de tuer les **bactéries** (effet bactéricide) ou de bloquer leur croissance (effet bactériostatique). Les antibiotiques n'ont aucune action sur les virus.

■ Un antibiogramme est le résultat d'une technique pratiquée en laboratoire permettant de tester la **sensibilité d'une souche bactérienne à un ou plusieurs antibiotiques**. Cette technique permet d'aider le médecin dans le **choix de l'antibiotique** à prescrire.

■ Les antibiotiques peuvent agir à différents niveaux :
– destruction de la paroi ou blocage de sa formation ;
– destruction de la membrane plasmique ;
– inhibition de la synthèse protéique ;
– inhibition de la synthèse d'ADN.

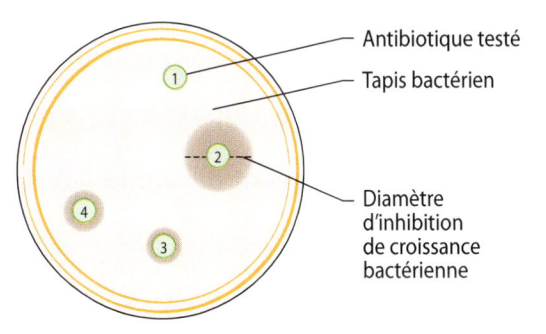

L'antibiorésistance

■ Certaines bactéries sont naturellement résistantes à des antibiotiques. On parle de **résistance naturelle**. Mais l'antibiorésistance peut également être **acquise** par mutation ou suite à un transfert de gènes de résistance entre bactéries par un mécanisme de **conjugaison**.

■ L'antibiorésistance peut provenir d'une surutilisation ou d'une mauvaise utilisation des antibiotiques. L'utilisation systématique des antibiotiques dans les élevages a aussi sa part de responsabilité.

■ L'antibiorésistance pose un véritable problème de santé publique, notamment dans le traitement des infections nosocomiales. On estime qu'elle provoque déjà 700 000 décès par an dans le monde. Ce nombre pourrait considérablement augmenter et atteindre 10 millions en 2050. De nombreuses campagnes d'informations ont été mises en place pour sensibiliser la population et pour freiner l'utilisation des antibiotiques.

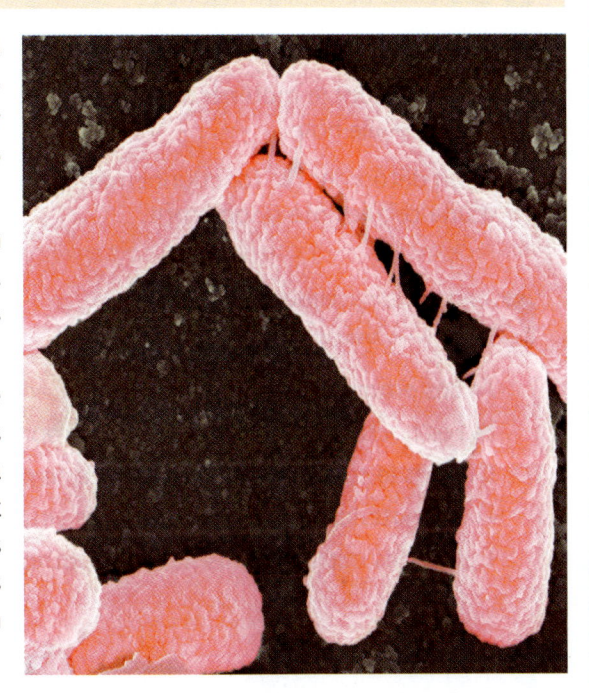

Notions à retenir

antibiorésistance • antibiothérapie • antibiotique • bactérie • champignons • eucaryote • parasite • procaryote • virus

▶ Voir lexique p. 269

CHAPITRE 7.1 — Tester ses connaissances

1. QCM

Choisir la (ou les) proposition(s) correcte(s).

1 Les mycoses sont des maladies dues à :
- A. un champignon microscopique.
- B. une bactérie.
- C. un virus.
- D. un parasite.

2 Les virus se reproduisent :
- A. de manière autonome.
- B. en utilisant le matériel génétique d'une cellule hôte.
- C. en détournant le fonctionnement d'une cellule hôte à son profit.

3 Les antibiotiques sont :
- A. des molécules naturelles agissant contre tous les types de micro-organismes.
- B. des molécules efficaces dans le traitement des infections virales.
- C. des molécules capables de tuer ou de bloquer la croissance de bactéries.

4 L'antibiogramme est une technique :
- A. permettant d'identifier des bactéries multirésistantes.
- B. permettant de connaître la sensibilité d'une souche bactérienne vis-à-vis d'un antibiotique.
- C. qui peut être réalisée par le médecin.

2. Vrai ou faux

- A. Les organismes eucaryotes ne possèdent pas de noyau.
- B. Les bactéries sont capables de se reproduire seules.
- C. Dans le cas de l'antibiorésistance, le patient devient résistant aux antibiotiques.
- D. Le matériel génétique de tous les virus est constitué de molécules d'ADN.
- E. Tous les micro-organismes sont pathogènes pour l'Homme.

3. Association

Associer à leur structure les micro-organismes suivants :

A. Bactérie *Mycobacterium tuberculosis* ; B. Virus *Influenza* ; C. Parasite *Plasmodium falciparum* ; D. Levure *Candida albicans* ; E. Moisissure ; F. Prions

1. Unicellulaire eucaryote
2. Pluricellulaire eucaryote
3. Protéine modifiée
4. Unicellulaire procaryote
5. Particule non vivante

4. La structure des bactéries

1. **Annoter** le schéma ci-contre.
2. **Préciser** quels sont les éléments constants et donner leur rôle.
3. **Préciser** le rôle des plasmides dans la résistance des bactéries aux antibiotiques.
4. **Nommer** deux éléments structuraux d'une bactérie sur lesquels les antibiotiques peuvent agir.

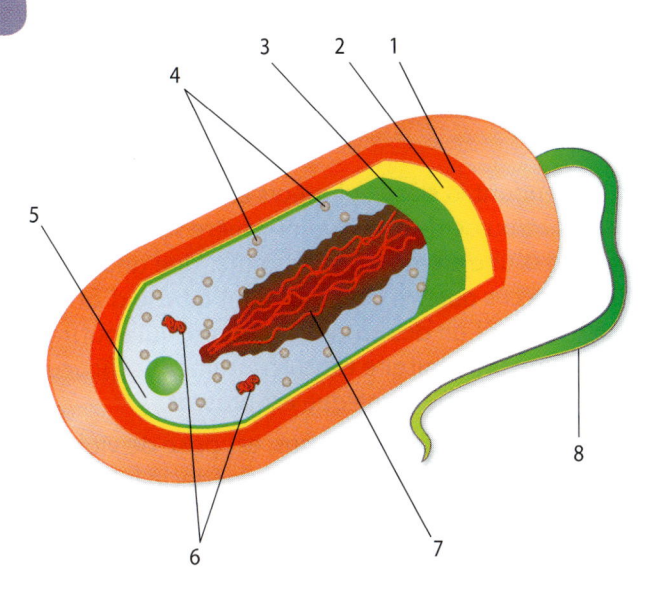

5. Antibiotiques

1. **Rappeler** la définition d'antibiotiques.
2. **Préciser** sur quel type de micro-organisme ils sont efficaces.

> Pour tester l'efficacité d'un antibiotique sur un micro-organisme, on réalise un antibiogramme.

3. **Expliquer** en quoi consiste un antibiogramme. **Annoter** le schéma ci-contre.
4. **Expliquer** les termes « sensible » et « résistant » utilisés pour définir le comportement d'une bactérie vis-à-vis d'un antibiotique.
5. Le tableau suivant indique les diamètres de référence pour les antibiotiques testés et les diamètres mesurés sur l'antibiogramme. **Analyser** les résultats pour **déterminer** le caractère sensible, résistant ou intermédiaire de la bactérie vis-à-vis des cinq antibiotiques **a** à **e** testés.

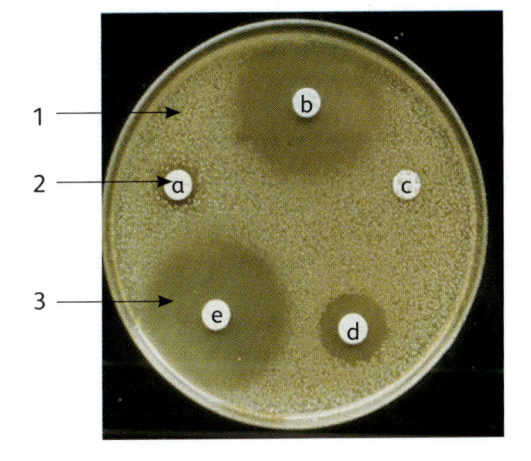

Antibiotique	d (mm)	D (mm)	Diamètre mesuré (mm)
a	18	20	3
b	10	14	15
c	15	20	0
d	6	10	5
e	8	11	18

CHAPITRE 7.1

Mobiliser ses connaissances

★ ACTIVITÉ 1 — Les gastro-entérites

Contexte 1 : Pendant la sieste, plusieurs enfants de la crèche « Les P'tits Loups » sont pris de vomissements et/ou de **diarrhée**. L'infirmière suspecte une intoxication alimentaire suite à la consommation d'une crème à base d'œufs. Une analyse confirme la présence d'une bactérie de type *Staphylococcus aureus*. Un traitement à base d'**antibiotiques** de type pénicilline est préconisé par le médecin pour l'un des enfants, Antonin, qui souffre d'une immunodépression. Pour les autres, le système immunitaire est suffisamment efficace pour lutter contre la bactérie. Seul un antiémétique ou un antidiarrhéique est prescrit.

Contexte 2 : Dans la nuit, Maud, 2 ans, est prise de violents spasmes intestinaux, de diarrhées et de vomissements. Le lendemain matin, son médecin lui prescrit un antiémétique, un antidiarrhéique et un probiotique pour reconstituer sa flore intestinale. Maud est victime d'une épidémie de **gastro-entérite** due à un rotavirus qui sévit en ce moment.

1. **Proposer** une définition des termes en gras dans l'introduction.
2. **Repérer** quel micro-organisme est à l'origine de la gastro-entérite dans les deux situations.
3. **Comparer** le traitement dans les deux contextes. **Justifier** les choix des deux médecins.

> Les rotavirus responsables de l'infection de Maud sont des virus à ARN double brin. Leur cycle de réplication est schématisé dans le doc. A.

4. À partir du **doc. A**, **décrire** les principales étapes 1 à 7 du cycle viral.
5. **Schématiser** le mode de reproduction d'une bactérie.
6. **En déduire** la principale différence entre un virus et une bactérie.

DOC. A — Le cycle de reproduction du rotavirus

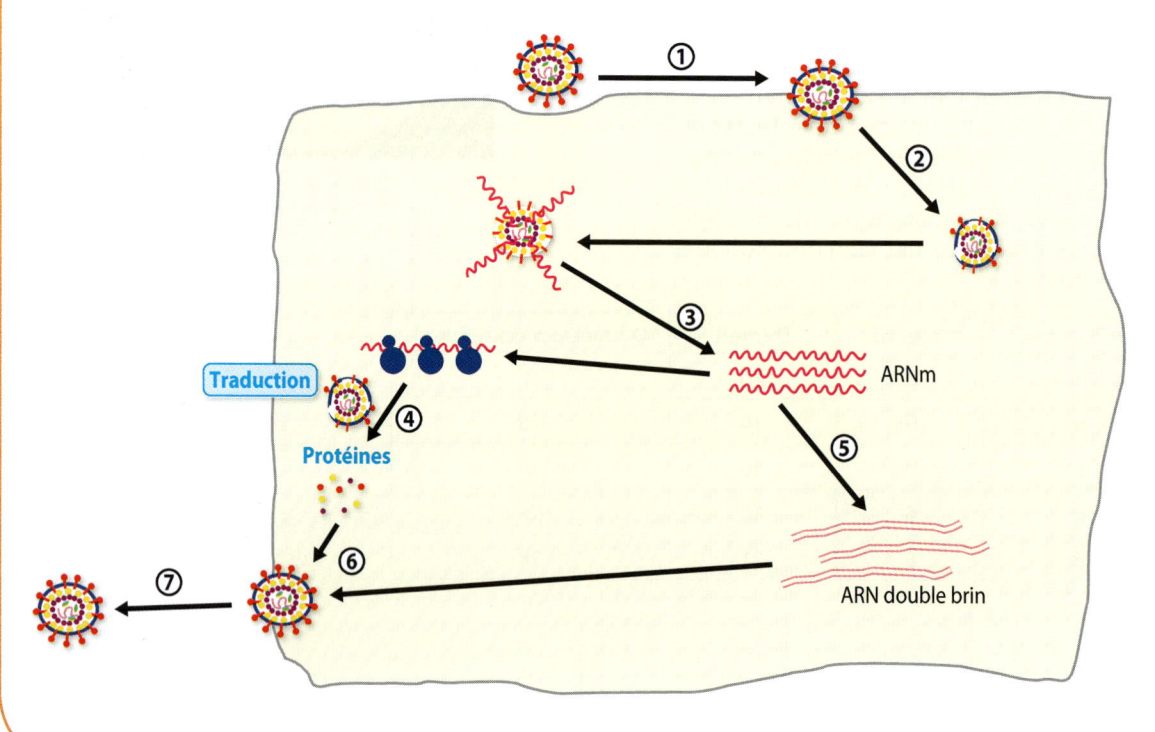

CHAPITRE 7.1

Mobiliser ses connaissances

> Quelques jours plus tard, la situation d'Antonin est toujours préoccupante. Antonin est hospitalisé pour éviter une déshydratation. Afin de traiter cette infection, l'équipe médicale réalise un antibiogramme type E-test. Les **doc. B et C** présentent le principe de la technique et le résultat de l'antibiogramme pratiqué sur la souche de *Staphylococcus aureus* responsable de l'intoxication alimentaire, avec deux antibiotiques, la pénicilline (B) et la vancomycine (A).

DOC. B — Principe de la technique de l'E-test

Il s'agit d'une technique fondée sur l'utilisation de bandelettes imprégnées d'un gradient de concentration exponentiel prédéfini de l'antibiotique à tester. Les bandelettes sont appliquées sur la surface d'une gélose préalablement ensemencée avec la souche à étudier. Après incubation, l'inhibition de la croissance bactérienne se traduit par la présence d'une ellipse dont les points d'intersection avec la bandelette déterminent la Concentration Minimale Inhibitrice (CMI en µg.mL^{-1}). Une échelle de lecture sur la bandelette permet une interprétation rapide.

DOC. C — Antibiogramme d'Antonin

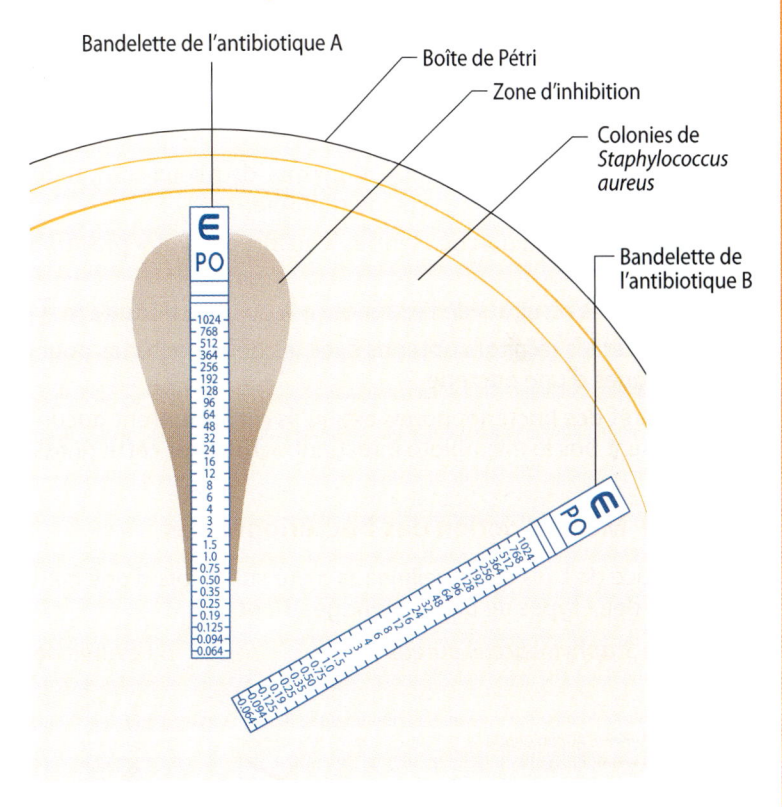

Légendes : Bandelette de l'antibiotique A — Boîte de Pétri — Zone d'inhibition — Colonies de *Staphylococcus aureus* — Bandelette de l'antibiotique B

7 D'après le **doc. C**, **analyser** et **interpréter** les résultats de l'antibiogramme en indiquant le caractère sensible ou résistant de *Staphylococcus aureus* vis-à-vis des deux antibiotiques.

8 Montrer que ces résultats permettent d'expliquer l'absence d'amélioration pour Antonin.

9 En déduire l'antibiotique que doit prescrire le médecin.

> La CMI (Concentration Minimale Inhibitrice) est la plus petite concentration d'antibiotique suffisante pour inhiber la croissance d'une bactérie.

10 Déterminer, sur l'antibiogramme du **doc. B**, la valeur de la CMI en µg.mL^{-1} de l'antibiotique prescrit.

11 Cet antibiotique est commercialisé sous forme de solution injectable ayant une concentration de 500 mg pour 10 mL. La dose conseillée est de 10 mg/kg à administrer toutes les 6 heures. Sachant qu'Antonin pèse 12 kg, **calculer** le volume de solution qui doit lui être injecté toutes les 6 heures.

12 *Staphylococcus aureus* est une bactérie sous surveillance du fait de l'existence de nombreuses souches résistantes aux antibiotiques. **Expliquer** quelle peut être l'origine de cette multirésistance aux antibiotiques.

13 Dans le cadre d'une campagne d'information sur l'antibiorésistance, **justifier** le slogan « Les antibiotiques, c'est pas automatique ».

CHAPITRE 7.1
Mobiliser ses connaissances

★★ ACTIVITÉ 2 — Vers de nouveaux traitements : la phagothérapie

En 1917, Félix Herelle décrivait une nouvelle classe de virus qu'il appela bactériophages. Ils ont rapidement été utilisés pour lutter contre certaines infections bactériennes, mais suite à la découverte des antibiotiques, ce type de traitement n'a pas été développé dans les pays occidentaux. Ces dernières années, la multirésistance de certaines bactéries aux antibiotiques a relancé les recherches sur les bactériophages. Les premiers résultats sont encourageants.

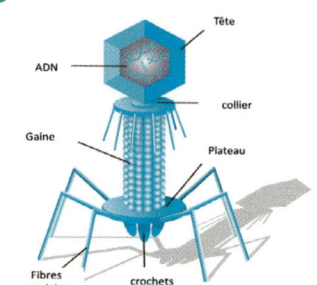

> L'expérience décrite dans le doc. A permet de mieux comprendre le fonctionnement des bactériophages et l'intérêt de développer ce type de thérapie.

1. **Rappeler** la définition des termes « eucaryote » et « procaryote » et **attribuer** ces termes aux bactéries et aux levures.
2. **Analyser** les résultats de l'expérience A pour en **déduire** le type de cellules visées par les bactériophages.
3. **Comparer** les résultats obtenus avec les deux bactéries pour **montrer** que les bactériophages sont spécifiques d'une bactérie.
4. « L'intérêt des bactériophages est qu'ils ne présentent aucun danger pour l'Homme et qu'ils ne détruisent pas le microbiote intestinal. » **Justifier** cette phrase.

DOC. A — Mode d'action des bactériophages

La croissance de trois types cellulaires a été suivie lors d'une culture en présence ou non de deux types de bactériophages T4 et P68.

A Bactérie *Staphylococcus aureus*

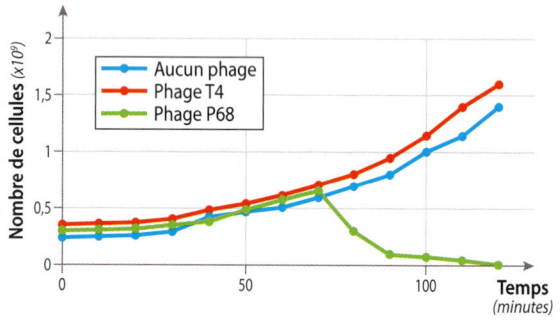

B Levures de boulanger

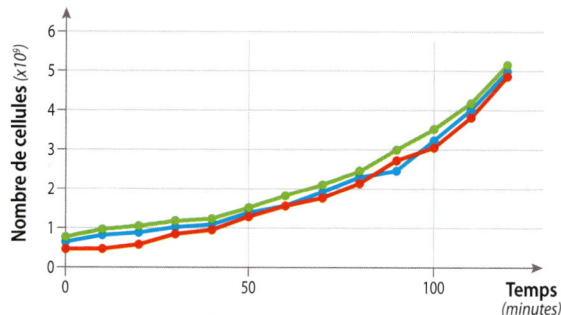

C Bactérie *Escherichia coli*

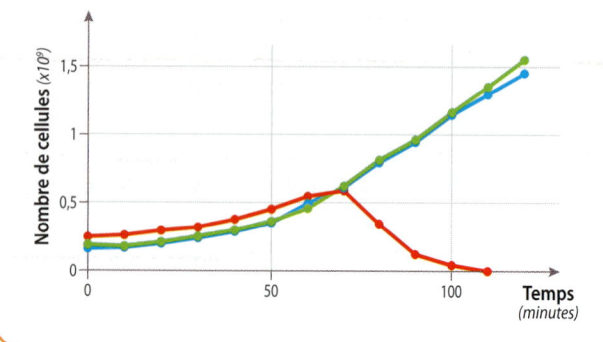

Le saviez-vous ?

Les bactériophages seraient dix fois plus nombreux que les bactéries puisqu'on estime entre 10^{30} et 10^{32} le nombre de bactériophages dans notre environnement.

CHAPITRE 7.2

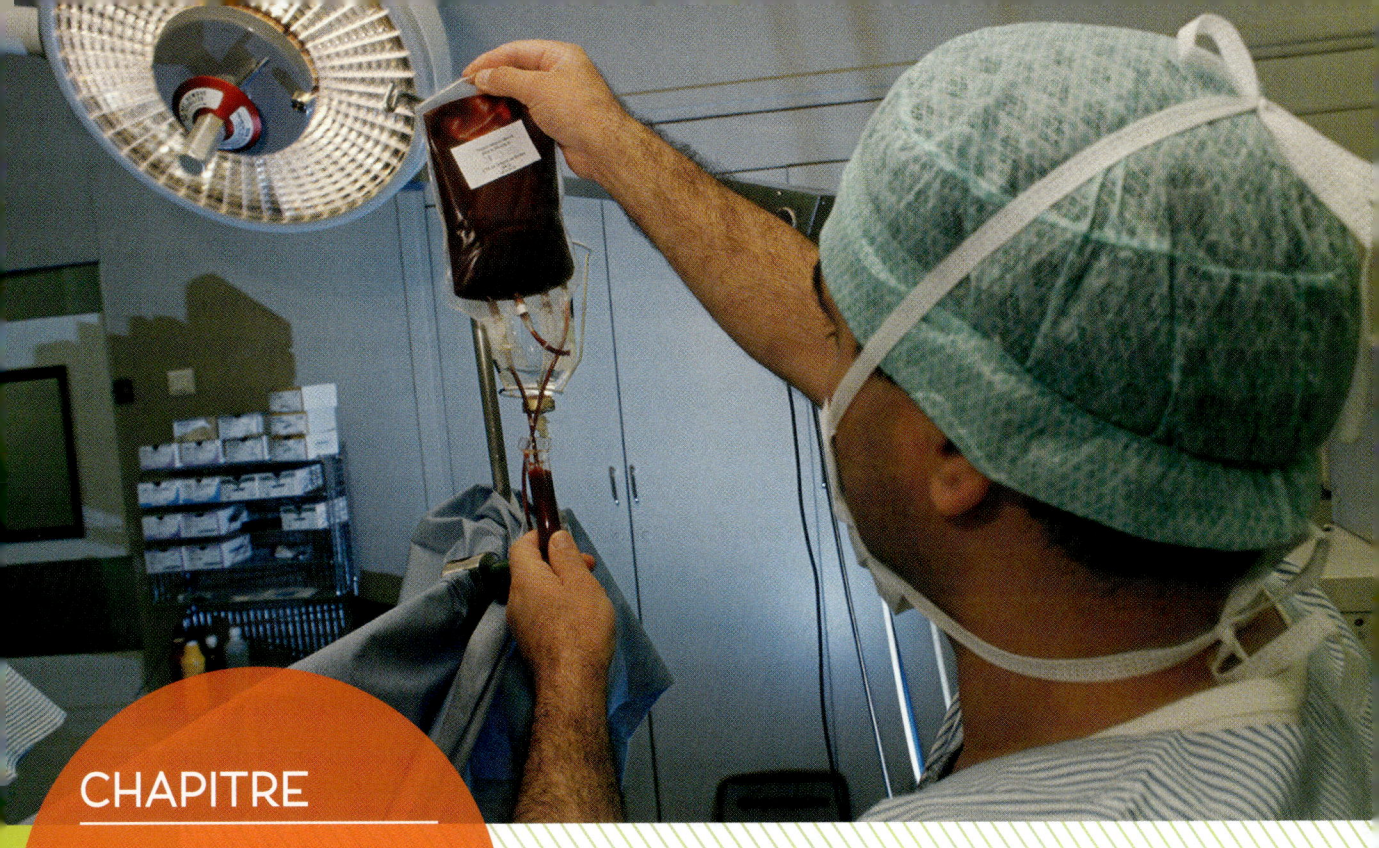

Acteurs de l'immunité

Le système immunitaire est-il capable de distinguer les constituants de l'organisme d'un élément étranger ? Par quels moyens ? Quels sont les acteurs cellulaires et moléculaires impliqués dans la défense de l'organisme ?

Le système immunitaire est capable de défendre l'organisme vis-à-vis d'agents étrangers (bactéries, virus…), tout en gardant intactes les cellules et molécules de l'organisme lui-même. Le système immunitaire est composé d'organes répartis à des positions stratégiques de l'organisme. Il remplit sa fonction de défense grâce à l'intervention de différents acteurs cellulaires et moléculaires.

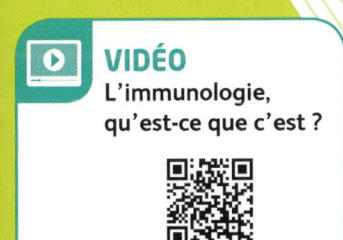

VIDÉO
L'immunologie, qu'est-ce que c'est ?

→ lienmini.fr/10448-11

Capacités exigibles*

- Distinguer la notion de soi et de non soi à partir de résultats expérimentaux. — p. 80
- Identifier et localiser les principaux marqueurs du soi. — p. 81-82
- Définir les notions d'antigène et d'épitope. — p. 83
- Localiser les organes lymphoïdes primaires et secondaires et donner leurs rôles. — p. 86-87
- Identifier les éléments figurés du sang. — p. 84-85

*Bulletin officiel spécial n° 8 du 25 juillet 2019.

Découvrir les notions

Activité 1

Notion de soi et de non soi

En 1969, Burnet et Fenner, deux immunologistes, ont émis l'hypothèse que l'organisme pouvait déclencher une réponse immunitaire de rejet contre toute entité qui lui est étrangère (« non soi »), mais qu'au contraire l'organisme ne déclenche pas de réponse immunitaire de rejet contre ses propres constituants (« soi »).

DOC. A — Réalisation de greffes

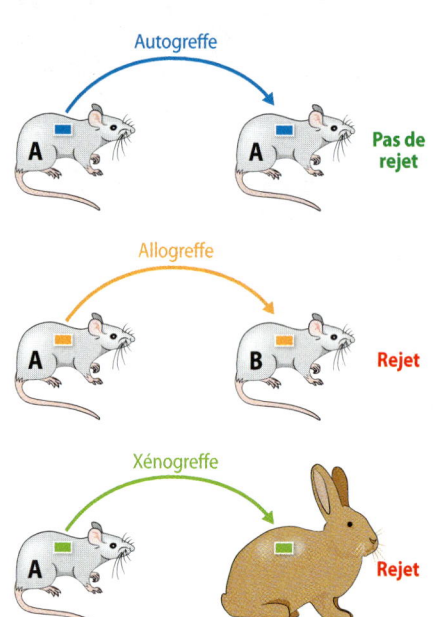

Autogreffe : A → A, Pas de rejet
Allogreffe : A → B, Rejet
Xénogreffe : A (souris) → lapin, Rejet

> Le **doc. A** montre les résultats obtenus lors de différentes greffes.

1 À partir du **doc. A**, **expliquer** en quoi consiste chaque type de greffe réalisée. **Argumenter** l'utilisation des termes pour désigner les greffes à l'aide du sens des préfixes.

2 Analyser les résultats observés pour **montrer** que ces expériences confirment l'hypothèse émise par Burnet et Fenner.

> Lorsqu'une greffe est réalisée entre des jumeaux dizygotes, le taux de rejet de la greffe est variable, alors qu'une greffe réalisée entre des jumeaux monozygotes n'entraîne jamais de rejet.

3 Analyser ces observations pour **montrer** que la distinction entre le soi et le non soi implique le matériel génétique.

Bon à savoir

Des jumeaux monozygotes (mono = un, zygote = œuf) sont issus de la fécondation entre un spermatozoïde et un ovocyte ; la cellule œuf issue de cette fusion se sépare en deux pour former deux embryons.

La naissance de jumeaux dizygotes (di = deux) survient, quant à elle, lorsque deux ovocytes différents sont fécondés par deux spermatozoïdes différents.

DOC. B — Injections chez des souris

> Pour identifier la nature du non soi, la réponse immunitaire est mesurée chez une souris A suite à différentes injections.

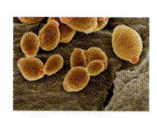

Champignons microscopiques 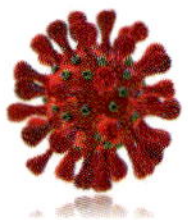 | Virus | Venins 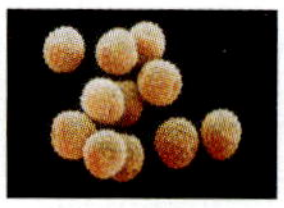 | Pollen 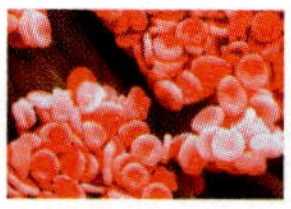 | Globules rouges provenant d'une souris B 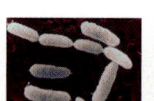 | Bactérie 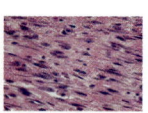 | Injection de cellules issues de la souris A 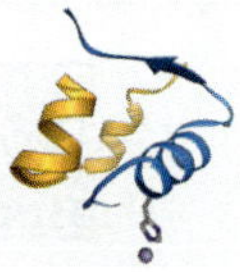 | Injection d'insuline prélevée chez une souris B*

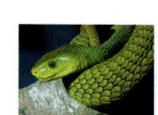

Réponse du système immunitaire ————————————————— | Aucune réponse

* Remarque : les insulines des souris A et B ont la même composition en acides aminés.

4 À partir des images du **doc. B**, **identifier** ce qui peut être qualifié de non soi ou de soi.

> Une injection de cellules cancéreuses issues de la même souris peut aussi activer la réponse immunitaire. Ces cellules sont qualifiées de **soi modifié**.

5 Argumenter l'utilisation de l'expression « soi modifié » pour définir ces cellules.

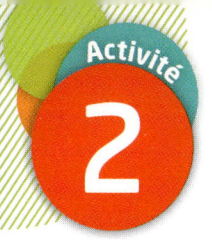

Activité 2 — Les transfusions sanguines

Contexte : Suite à un accident de la route, Léa doit recevoir une transfusion de sang. Avant la transfusion, une recherche de son groupe sanguin est réalisée. Léa est du groupe AB. La décision est prise de réaliser la transfusion avec une poche de sang A.

DOC. A — L'existence des groupes sanguins

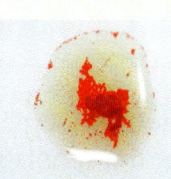

En 1900, Landsteiner et ses collaborateurs ont mis en évidence des phénomènes d'agglutination lorsque certains sangs étaient mélangés (photo ci-contre). Ces résultats suggéraient la présence de deux types de molécules :
– à la surface des hématies, des molécules jouant le rôle d'antigène qu'ils ont appelées **agglutinogènes**. Ce sont des protéines de deux types : A et B, codées par un gène pour lequel il existe **deux allèles co-dominants A et B** ;
– dans le plasma, des molécules qu'ils ont appelées **agglutinines**, capables de se lier à ces agglutinogènes. Ce sont des **anticorps** dont il existe deux types : les agglutinines anti A dirigées contre les agglutinogènes de type A, et les agglutinines anti B dirigées contre les agglutinogènes de type B. L'organisme produit systématiquement et de manière naturelle des agglutinines contre les agglutinogènes qu'il ne possède pas.
Ces travaux ont permis d'identifier l'existence des quatre groupes sanguins : A, B, O et AB.

1 Reproduire le tableau ci-dessous et, à l'aide du **doc. A**, **compléter** les deux premières colonnes en s'aidant de l'exemple.

Individu de groupe sanguin…	Agglutinogènes à la surface des hématies	Agglutinines présentes dans le plasma	Peut recevoir de…	Peut donner à…
A	A	Anti B	A, O	A, AB
B				
AB				
O				

DOC. B — Le risque de la transfusion

La découverte de ces groupes sanguins a permis de maîtriser la pratique de la transfusion sanguine. En effet, lors d'une transfusion, le risque est l'agglutination des hématies du donneur par les agglutinines du receveur. Cette agglutination provoque la lyse des hématies transfusées et la libération de l'hémoglobine qu'elles contiennent. Cette hémoglobine s'accumule au niveau des reins, provoquant une insuffisance rénale grave voire mortelle. Il est donc primordial que le receveur ne renferme pas dans son plasma des agglutinines dirigées contre les agglutinogènes du donneur.

Bon à savoir
Les individus du groupe O ne possèdent aucun agglutinogène à la surface de leurs hématies.

2 À l'aide du **doc. B**, et sachant que seules les hématies sont transfusées, **argumenter** le fait qu'un patient du groupe A puisse recevoir du sang d'un donneur A ou O et qu'il puisse donner son sang à un patient A ou AB.

3 **Expliquer** ce qui se produit si on transfuse le sang d'un patient du groupe A à un patient appartenant au groupe B.

4 En s'aidant de l'exemple, **compléter** les deux dernières colonnes du tableau.

5 **Montrer** que la décision du médecin est sans risque pour Léa.

CHAPITRE 7.2 • Acteurs de l'immunité

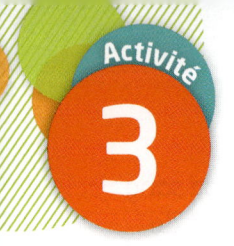

Activité 3 : Les marqueurs majeurs d'histocompatibilité

Contexte : Lola, 10 ans, souffre d'une leucémie, un cancer des cellules sanguines. Elle nécessite une transplantation de moelle osseuse car cet organe renferme les précurseurs de toutes les cellules sanguines. Les médecins réalisent des examens pour trouver un éventuel donneur.

DOC. A — Le complexe majeur d'histocompatibilité (CMH)

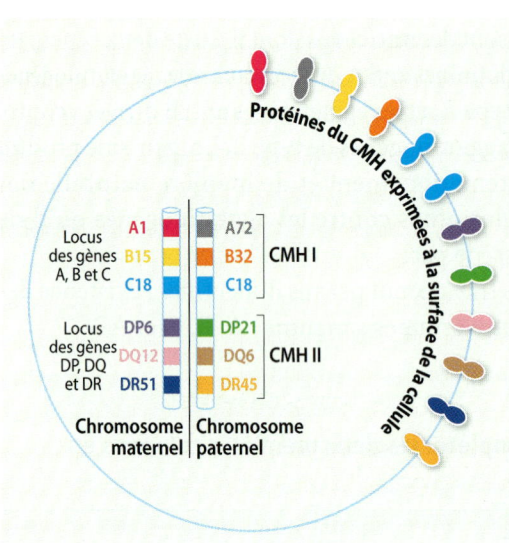

Le **complexe majeur d'histocompatibilité** (CMH) explique les problèmes de rejet de greffe lors d'une transplantation. Il correspond à un **ensemble de protéines présentes à la surface** de toutes les cellules nucléées de l'organisme. On distingue deux groupes de protéines :
– le **CMH I** : à la surface de **toutes les cellules nucléées** : les protéines A, B et C.
– le **CMH II** : à la surface de **cellules immunitaires dites présentatrices de l'antigène (CPA)** : les protéines DP, DQ et DR.
Ces protéines sont produites à partir de 6 gènes présentant un nombre important d'allèles co-dominants désignés par un nombre. Une cellule exprime donc à sa surface des protéines du CMH codées par les allèles maternels et paternels.

Locus des gènes A, B et C — Chromosome maternel : A1, B15, C18 ; Chromosome paternel : A72, B32, C18 (CMH I)
Locus des gènes DP, DQ et DR — Chromosome maternel : DP6, DQ12, DR51 ; Chromosome paternel : DP21, DQ6, DR45 (CMH II)

1 **Relever** les cellules porteuses des marqueurs du CMH. En **déduire** le nombre de protéines du CMH exprimées à la surface d'un hépatocyte d'abord, puis d'une cellule présentatrice de l'antigène (CPA) ensuite.

DOC. B — Marqueurs CMH de la famille de Lola

> Les protéines du CMH constituent la carte d'identité immunitaire d'un individu. Le système immunitaire reconnaît comme étrangers les éléments portant des protéines du CMH différentes de celles codées par les propres gènes de l'individu. Le tableau ci-dessous montre les résultats obtenus pour les membres de la famille de Lola. Les numéros correspondent aux allèles présents pour chaque gène.

	Mère		Père		Frère : Noé		Frère : Tom		Lola	
A	1	145	72	25	145	25	1	72	1	72
B	15	12	32	18	12	18	15	32	15	32
C	18	6	18	18	6	18	18	18	18	18
DR	51	25	45	36	25	36	51	45	51	45
DQ	12	32	21	44	32	44	12	21	12	21
DP	6	8	6	28	8	28	6	6	6	6

2 Sachant que les gènes du CMH sont transmis en un seul bloc des parents aux enfants, **démontrer** que la probabilité que deux enfants présentent les mêmes protéines du CMH au sein d'une fratrie est d'un quart en **écrivant** toutes les possibilités de transmission des parents aux enfants dans le cas cette famille (**doc. B**).

3 Lors d'une greffe de moelle osseuse, toutes les protéines du CMH doivent être identiques entre donneur et receveur. **Identifier** à partir du **doc. B**, le membre de la famille de Lola susceptible d'être donneur.

PARTIE 7 • Système immunitaire et défense de l'organisme

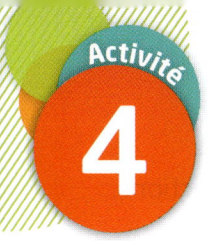

Activité 4 — Les molécules de l'immunité : les anticorps

Contexte : Lors d'un voyage en Australie, Manon se fait mordre par un serpent dont le venin extrêmement toxique peut être mortel. Le plus rapidement possible, l'équipe médicale qui la prend en charge lui administre un anti-venin. Ce produit renferme des anticorps contre les molécules contenues dans le venin.

DOC. A — Structure des anticorps

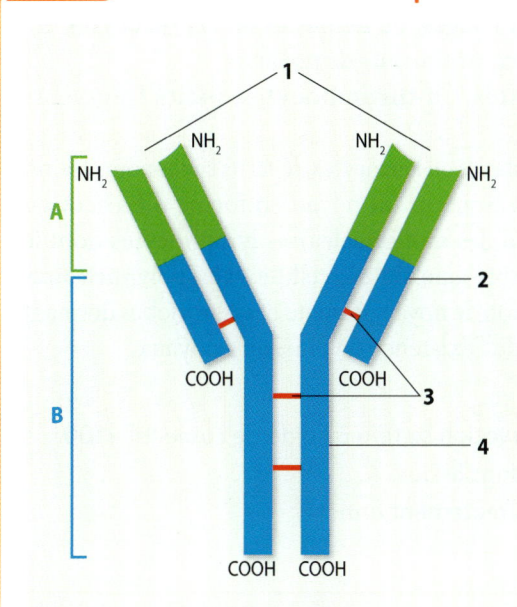

Les anticorps sont des glycoprotéines formées de 4 chaînes : deux **chaînes lourdes** ou chaînes H (pour *heavy*), les plus longues, et deux **chaînes légères** dites L (pour *light*), plus courtes. Ces chaînes sont reliées entre elles par des **ponts disulfures** reliant deux atomes de soufre appartenant à des acides aminés présents dans les chaînes. L'anticorps peut être divisé en deux parties :
– **le domaine variable** formé par les extrémités NH_2 des chaînes H et L. À l'extrémité de ce domaine, le **paratope** est capable de fixer un antigène. Ce domaine correspond donc à la partie de reconnaissance de l'antigène ;
– **le domaine constant** formé par les extrémités COOH des chaînes H et L. Cette partie, identique au sein d'une classe d'anticorps, représente la partie effectrice de l'anticorps. Elle renferme par exemple un site d'activation des phagocytes.

1 À partir du texte du **doc. A**, à l'aide des termes en gras, **annoter** le schéma d'un anticorps.

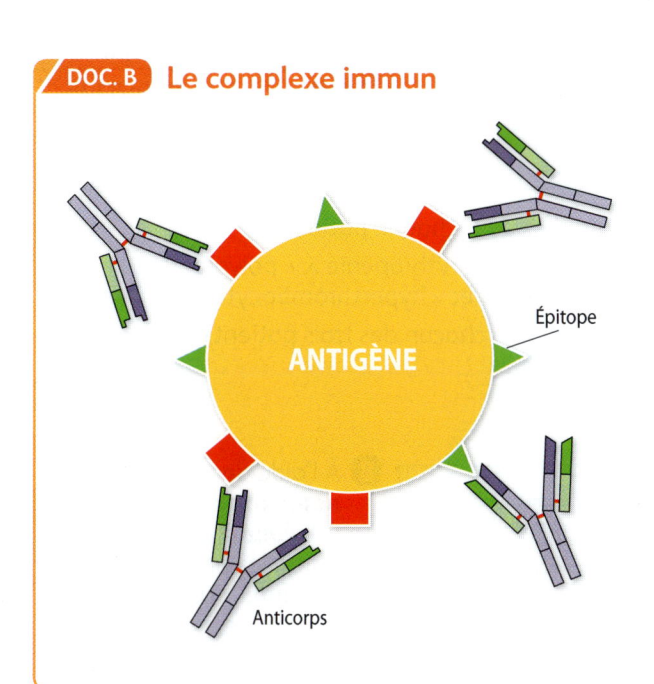

DOC. B — Le complexe immun

▸ L'anticorps forme avec l'antigène un complexe immun, par une fixation entre épitope et paratope, comme schématisé sur le **doc. B**.

2 L'une des caractéristiques des anticorps est leur spécificité. À l'aide du **doc. B**, **expliquer** cette notion.

3 L'anticorps ne reconnaît pas tout l'antigène mais seulement un épitope. À partir du **doc. B**, **proposer** une définition au terme épitope.

4 **Indiquer** combien d'épitopes peut fixer un anticorps.

5 **Justifier** l'utilisation du terme « domaine variable » pour désigner la partie de l'anticorps portant le paratope.

CHAPITRE 7.2 • Acteurs de l'immunité

Activité 5 — Les cellules de l'immunité

Contexte : Depuis quelques années, Florent a tendance à contracter des infections à répétition de type otites, sinusites, bronchites, etc. Le médecin prescrit une NFS (Numération Formule Sanguine). Florent se demande en quoi cette analyse permettra au médecin de poser un diagnostic.

DOC. A — Les cellules immunitaires dans le sang

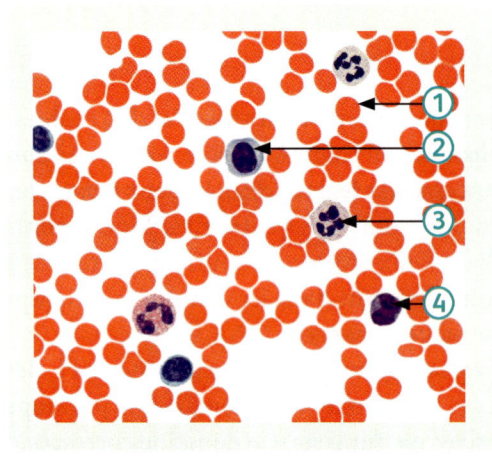

Les cellules sanguines sont réparties en trois grands groupes :
– les **globules rouges**, ou **hématies** ou **érythrocytes**, les plus nombreux, dépourvus de noyaux ;
– les **plaquettes**, ou **thrombocytes**, petits fragments cellulaires ;
– les **globules blancs** ou **leucocytes**, répartis en mononucléaires monocytes présentant un noyau en forme d'haricot ou de fer à cheval, les mononucléaires lymphocytes dont le noyau occupe presque toute la cellule, et les polynucléaires neutrophiles dont le noyau présente plusieurs lobes donnant l'impression de l'existence de plusieurs noyaux.

1 **Observer** au microscope une lame de frottis sanguin. L'observation se fera à l'aide de l'objectif ×100.
2 Sur la lame, **repérer** les différents types de cellules décrites dans le doc. A.
3 À partir de l'observation, **réaliser** un dessin d'observation correctement annoté.
4 **Retrouver** le nom des éléments 1 à 4 du doc. A.

DOC. B — Hémogramme de 3 patients

> Pour comprendre le rôle de chaque type de cellules sanguines, on s'intéresse aux résultats d'analyses sanguines réalisées chez Florent ainsi que deux autres patients.

Hémogramme	Florent	Patient B	Patient C	Norme
Hématies (cellules/dm³)	$4,3.10^{12}$	$4,8.10^{12}$	3.10^{12}	4.10^{12} à 5.10^{12}
Leucocytes (cellules/dm³)	$2,5.10^{9}$	$8,5.10^{9}$	7.10^{9}	4.10^{9} à 10.10^{9}
Thrombocytes (cellules/dm³)	$2,8.10^{11}$	$1,1.10^{11}$	$2,2.10^{11}$	$1,5$ à 4.10^{11}

5 **Analyser** les résultats du doc. B afin d'**identifier** les anomalies pour chaque patient.
6 À l'aide des rabats, **proposer** une définition des termes suivants : « érythropénie », « polyglobulie », « leuco(cyto)pénie », « hyperleucocytose », « thrombo(cyto)pénie » et « hyperthrombocytose ».
7 **Choisir** parmi ces termes ceux qui correspondent aux résultats de chacun des trois patients.

DOC. C — Signes cliniques des trois patients

Patient	Signes cliniques
Florent	Infections bactériennes à répétition dues à un déficit immunitaire
Patient B	Saignement fréquent et abondant en particulier au niveau du nez. Nombreux hématomes (accumulation de sang sous la peau)
Patient C	Fatigue, essoufflement à l'effort indiquant un manque d'oxygénation

8 À l'aide des doc. B et C, **associer** chaque type cellulaire à une fonction parmi les propositions suivantes : transport du dioxygène, coagulation, défense immunitaire.

DOC. D — Le rôle des lymphocytes

> Une analyse plus approfondie des lymphocytes a permis d'identifier plusieurs classes selon les marqueurs présents à la surface. Les principaux sont les LB, LT4 et LT8. Pour comprendre le rôle des différentes classes de lymphocytes, les expériences suivantes sont réalisées. On irradie une souris puis on lui injecte différents types de lymphocytes ainsi qu'un antigène. Pour chaque lot de souris, on mesure la quantité d'anticorps produits et le nombre de cellules infectées par le virus tuées par le système immunitaire.

Bon à savoir

L'irradiation permet de détruire toutes les cellules sanguines.

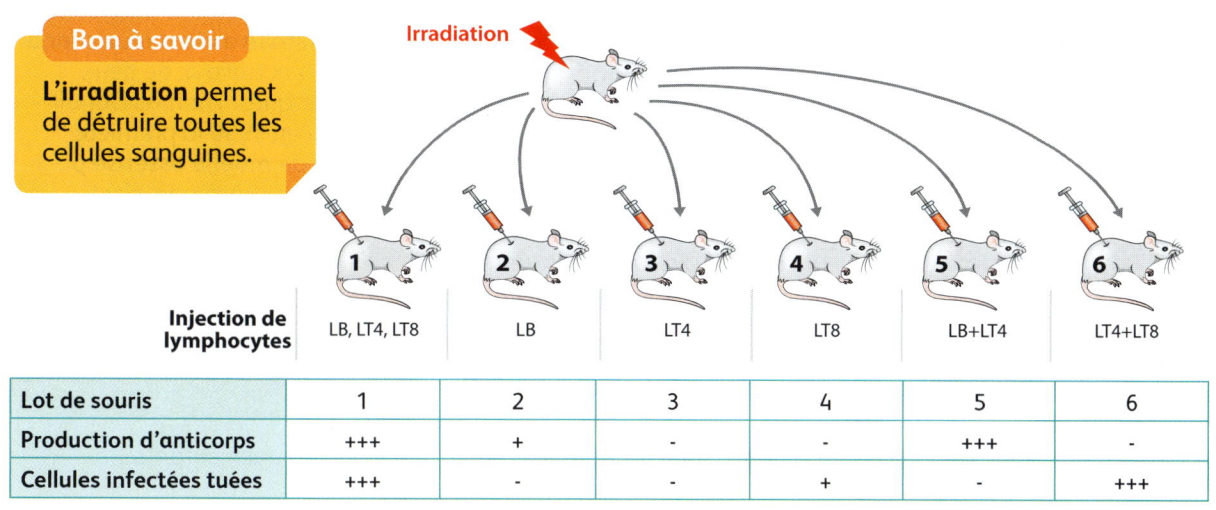

Injection de lymphocytes	LB, LT4, LT8	LB	LT4	LT8	LB+LT4	LT4+LT8
Lot de souris	1	2	3	4	5	6
Production d'anticorps	+++	+	-	-	+++	-
Cellules infectées tuées	+++	-	-	+	-	+++

9 **Analyser** les résultats de chaque lot présenté dans le doc. D pour en **déduire** le rôle de chaque type de lymphocyte.

DOC. E — La phagocytose

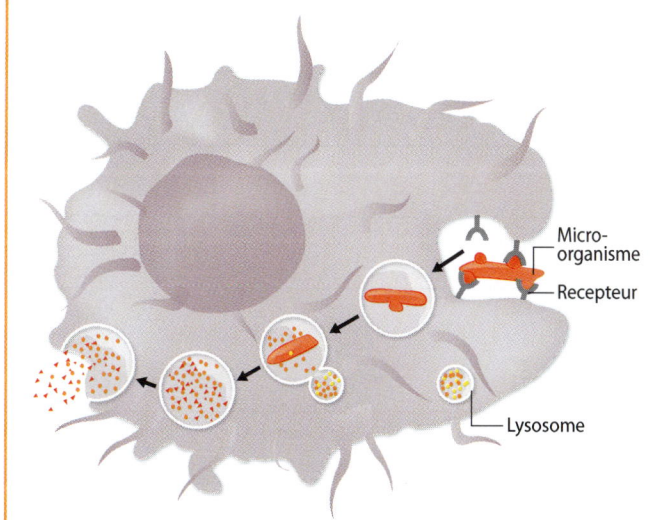

> Les macrophages issus de l'activation des monocytes dans les tissus, les neutrophiles et les cellules dendritiques sont impliqués dans un autre processus de la réponse immunitaire : la phagocytose, schématisée sur le doc. E.

10 **Rechercher** le sens des racines « phago » et « cyto ».

11 À l'aide du doc. E et du sens des racines, **proposer une définition** du processus de phagocytose.

Labels : Micro-organisme, Récepteur, Lysosome

Bon à savoir

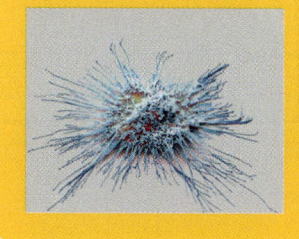

Les cellules dendritiques présentent des prolongements cytoplasmiques comparables aux dendrites des neurones, d'où leur nom. D'abord identifiées au niveau de la peau, leur localisation a été étendue à d'autres muqueuses, buccale, vaginale...

> **Questions de synthèse**

À l'aide des données recueillies dans cette activité, **lister** sous forme de tableau les différentes cellules sanguines ou tissulaires impliquées dans la réponse immunitaire, et **présenter** leurs caractéristiques structurales et leur rôle.

Activité 6 — Les organes lymphoïdes

Lucas et Antoine sont deux enfants présentant un déficit immunitaire sévère. Dans les deux cas, leur maladie est due à une mutation génétique.

Lucas, 6 ans, est atteint du syndrome de Di Georges, du à une délétion d'un fragment chromosomique au niveau du chromosome X. Ce syndrome est caractérisé, entre autres, par un développement anormal du thymus. Lucas est sujet à des infections ORL à répétition et suit un traitement antibiotique préventif.
Antoine, 6 mois, présente quant à lui une mutation du gène WAS porté par le chromosome X, causant un dysfonctionnement des cellules-souches hématopoïétiques présentes dans la moelle osseuse. Il ne peut vivre en dehors d'une bulle stérile qui l'isole du monde extérieur.

> **Bon à savoir**
>
> Le fonctionnement du système immunitaire a été mieux connu grâce aux travaux de deux scientifiques. Thomas Donall réalisa en 1956 la première greffe de **moelle osseuse** pour traiter une leucémie, c'est-à-dire un cancer des cellules lymphocytaires. Jack Miller, quant à lui, mit en évidence, en 1960, le rôle dans la réponse immunitaire d'un autre organe : le **thymus**.

1 À l'aide du contexte, **relever** les organes touchés dans le cas des maladies des deux enfants.

DOC. A — Analyse sanguine de Lucas et Antoine

> Une analyse sanguine a été réalisée chez ces deux enfants. Les résultats sont présentés dans le doc. A.

	Lucas ($\times 10^9$/L)	Antoine ($\times 10^9$/L)	Référence ($\times 10^9$/L)
Hématie	3,8	2,9	3,4 à 4,2
Leucocytes	4	0,5	8 à 12
Lymphocytes totaux	1,9	0,2	4 à 6
Thrombocytes	285	75	200 à 350

2 **Analyser** les résultats de l'analyse sanguine.
3 **En déduire** le rôle de chaque organe identifié à la question 1.

DOC. B — Dosage des lymphocytes B et T

> Un dosage des lymphocytes T et B réalisé chez Lucas et Antoine est présenté dans le doc. B.

	Lucas ($\times 10^9$/L)	Antoine ($\times 10^9$/L)	Référence ($\times 10^9$/L)
Lymphocytes B	1,8	0,05	0,3 à 3
Lymphocytes T	0,1	0,15	2,5 à 5

4 **Analyser** les résultats obtenus pour les deux garçons.
5 **Préciser** le rôle des deux organes dans la production des lymphocytes.

DOC. C — Rôle des organes lymphoïdes

> Les expériences du doc. C ont permis de mieux comprendre le rôle de ces deux organes lymphoïdes.

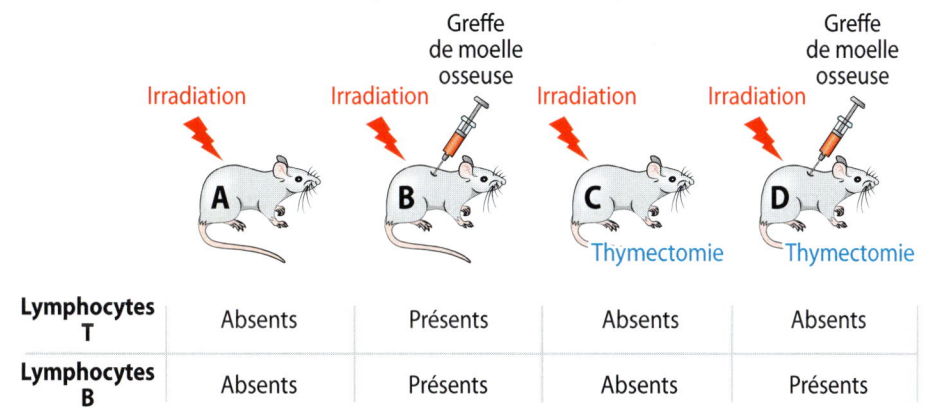

A : Irradiation
B : Irradiation + Greffe de moelle osseuse
C : Irradiation + Thymectomie
D : Irradiation + Thymectomie + Greffe de moelle osseuse

	A	B	C	D
Lymphocytes T	Absents	Présents	Absents	Absents
Lymphocytes B	Absents	Présents	Absents	Présents

6 Sachant que l'irradiation détruit les cellules de la moelle osseuse rouge mais aussi les lymphocytes préexistants dans le sang, **expliquer** l'importance de l'irradiation avant chaque expérience.

7 Analyser les expériences du doc. C pour **montrer** que ces expériences confirment la réponse à la question 5.

8 Expliquer pourquoi Antoine doit impérativement vivre dans une bulle stérile alors que Lucas peut être au contact du monde extérieur malgré certaines précautions.

DOC. D — Les organes lymphoïdes

Schéma anatomique avec repères 1 à 8 et « vaisseau lymphatique ».

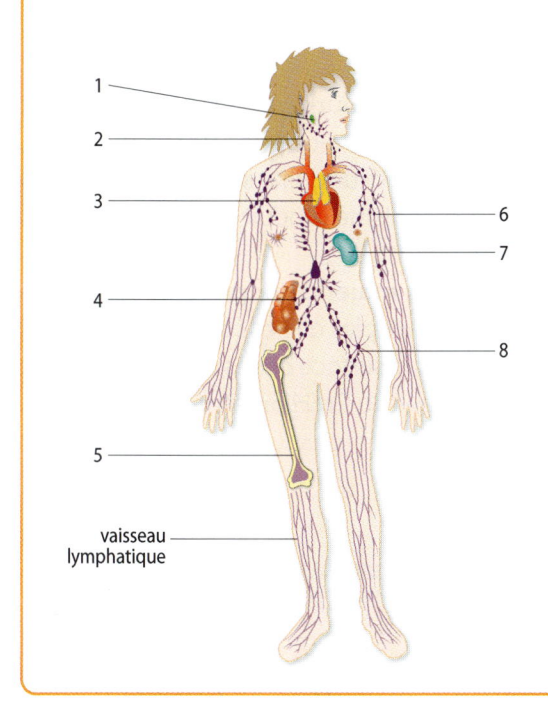

DOC. E — Les organes lymphoïdes secondaires

D'autres organes, dits organes lymphoïdes secondaires, ont été identifiés :
– les **ganglions lymphatiques** répartis principalement au niveau du cou (**cervicaux**), des aisselles (**axillaires**), du tube digestif (**digestifs**) et de l'aine (**inguinaux**). Ils filtrent la lymphe ;
– la **rate**, petit organe localisé en position latérale gauche, qui filtre le sang ;
– les **amygdales** et les végétations situées au fond de la gorge et le tissu lymphoïde associé aux muqueuses (MALT), qui se situe de manière diffuse dans différents organes du corps, comme dans le tube digestif (**plaques que Peyer**), les poumons, la peau.
Ces organes sont responsables du stockage des cellules immunitaires et de leur activation lors de la pénétration d'un antigène dans l'organisme.

9 À partir du doc. E, **identifier** les organes fléchés sur le doc. D.

10 Différencier les organes lymphoïdes primaires des secondaires.

11 Relever dans le doc. E la fonction des organes lymphoïdes secondaires.

12 Montrer que la position des ganglions lymphatiques est importante pour protéger les fonctions vitales de l'organisme.

Bon à savoir

La lymphe est un liquide dont la composition est proche de celle du sang, bien que dépourvue de globules rouges et plus pauvre en nutriments, mais plus riche en globules blancs.

Retenir l'essentiel

RETENIR L'ESSENTIEL EN AUDIO
→ lienmini.fr/10448-12

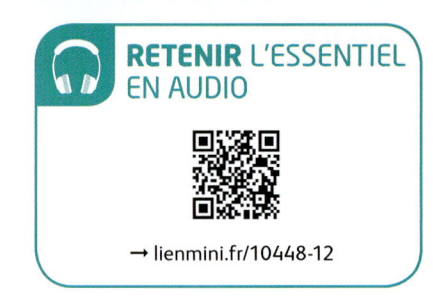

Les notions de soi et de non soi

■ Le système immunitaire est chargé de défendre l'organisme contre des éléments étrangers qui pourraient entrer. Il doit pouvoir distinguer les propres constituants de l'organisme = **le soi**, des éléments étrangers = **le non soi**, de natures variées :
– micro-organismes entiers (virus, parasite, bactérie), ou fragments cellulaires ;
– toxines ou venins ;
– cellules humaines provenant d'une autre personne…

■ Le système immunitaire est également capable de s'attaquer à des cellules cancéreuses de l'organisme ou à des cellules infectées par des parasites. C'est le **soi modifié**.

■ Tous les éléments pouvant être reconnus par le système immunitaire sont appelés **antigènes**. Ils sont dits **immunogènes** lorsqu'ils peuvent activer la réponse immunitaire.

Les marqueurs du soi

■ Les marqueurs d'histocompatibilité (histo = tissu) permettent au système immunitaire de distinguer les tissus du soi des tissus du non soi. Ils sont responsables du phénomène de rejet lors de greffe ou de transfusion. Il en existe deux types principaux :
– **Le système ABO** : ce sont les marqueurs d'histocompatibilité dits **mineurs** car présents seulement sur la membrane des **hématies**. Il s'agit d'**antigènes** de nature glycoprotéique, les **agglutinogènes**, codés par deux allèles co-dominants, A ou B. Il existe ainsi 4 groupes sanguins selon la nature des allèles présents : A, B, AB et O. Comme pour tous les antigènes, l'organisme produit des **anticorps** : les **agglutinines**, dirigées contre les glycoprotéines qu'il ne possède pas.
– **Le complexe CMH** : ce sont les marqueurs d'histocompatibilité dits **majeurs** car présents sur **toutes les cellules nucléées**. Ils sont codés par 6 gènes principaux dont les multiples allèles sont co-dominants. Ainsi, chaque individu possède une combinaison de 6 à 12 protéines à la surface de ses cellules nucléées. Le système immunitaire distingue une cellule du soi selon les protéines du CMH présentes à sa surface.

Les organes lymphoïdes

LES ORGANES LYMPHOÏDES PRIMAIRES
Rôle : produire les cellules immunitaires

Thymus (thym(o))
Permet la maturation des lymphocytes T (= acquisition de la fonctionnalité) après leur production dans la moelle osseuse

Moelle osseuse rouge (myél(o) ou médull(o))
Permet la production de toutes les cellules sanguines = hématopoïèse

LES ORGANES LYMPHOÏDES SECONDAIRES
Rôle : stocker et activer les cellules immunitaires

Amygdales et végétations

Rate (splén(o))
Permet la filtration du sang

Ganglions lymphatiques (adén(o))
(en position cervicale, axillaire et inguinale)
Ils permettent la filtration de la lymphe

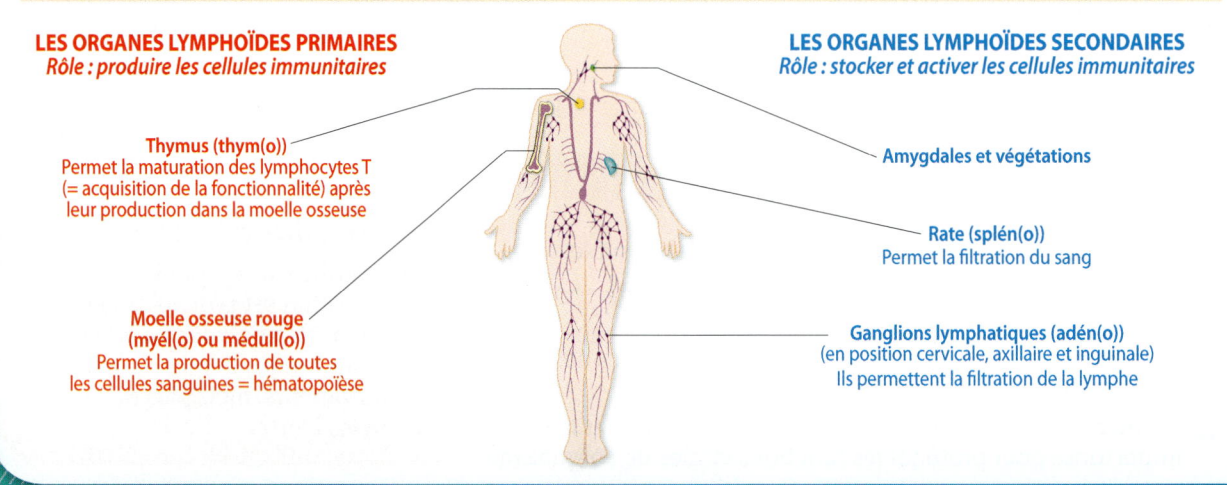

Les cellules immunitaires

■ Les cellules immunitaires sont toutes produites dans la **moelle osseuse** à partir de **cellules souches** hématopoïétiques. Elles sont localisées dans le sang (= les globules blancs ou leucocytes) et/ou dans les tissus.

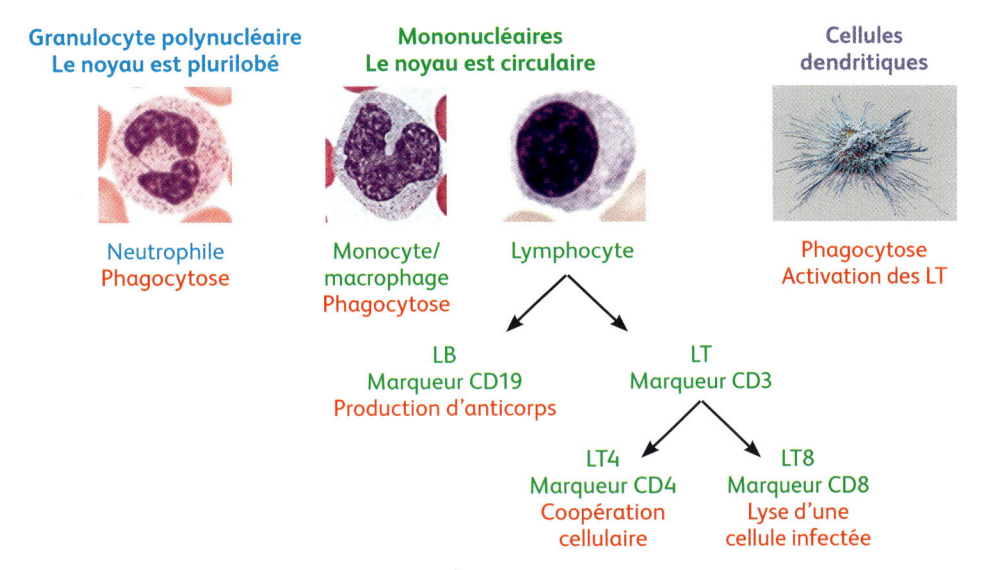

Granulocyte polynucléaire
Le noyau est plurilobé

Neutrophile
Phagocytose

Mononucléaires
Le noyau est circulaire

Monocyte/macrophage
Phagocytose

Lymphocyte

Cellules dendritiques

Phagocytose
Activation des LT

LB
Marqueur CD19
Production d'anticorps

LT
Marqueur CD3

LT4
Marqueur CD4
Coopération cellulaire

LT8
Marqueur CD8
Lyse d'une cellule infectée

Les molécules de l'immunité

■ Pour éliminer efficacement l'antigène, l'organisme produit diverses molécules :

– les **anticorps**, ou **immunoglobulines** : ils sont produits par les lymphocytes B. Ils peuvent fixer un antigène de manière **spécifique** par une reconnaissance entre le **paratope** de l'anticorps et l'**épitope** de l'antigène. L'ensemble forme alors un **complexe immun** pouvant activer les cellules phagocytaires ou les protéines du **complément** grâce à des sites présents sur la partie constante ;

– le **complément** : il correspond à un **ensemble de protéines plasmatiques** qui, une fois activées, participent à l'élimination des éléments étrangers, par exemple en formant des pores dans leur membrane ;

– les **cytokines** et les **interleukines** : ce sont des molécules produites par les cellules immunitaires, permettant la communication entre les différents acteurs cellulaires.

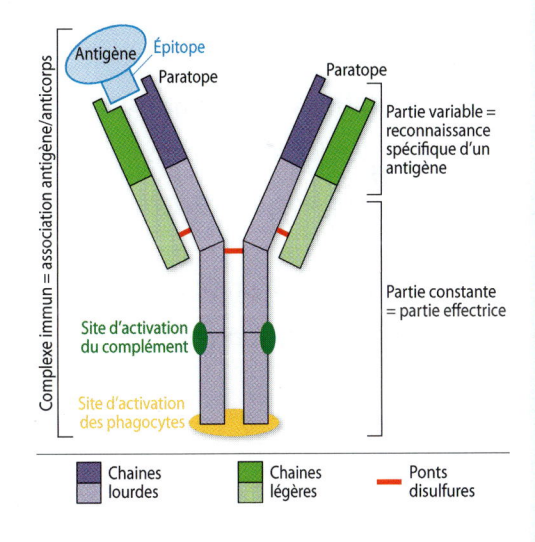

Racines à retenir

érythr(o) • leuc(o) • lymph(o) • splén(o) • thym(o) • tromb(o)

Notions à retenir

anticorps • antigène • complexe immun • leucocyte • lymphocytes • monocytes • neutrophiles • organes lymphoïdes

▶ Voir lexique p. 269

CHAPITRE 7.2 — Tester ses connaissances

1. QCM

Choisir la (ou les) proposition(s) correcte(s).

1 Les organes lymphoïdes primaires sont :
- A. la moelle osseuse, la rate et le thymus.
- B. la moelle épinière et le thymus.
- C. la moelle osseuse et la rate.
- D. la moelle osseuse et le thymus.

2 Les organes lymphoïdes primaires :
- A. sont responsables de la production des cellules immunitaires.
- B. assurent la production des anticorps.
- C. interviennent les premiers dans la réponse immunitaire.

3 Un patient du groupe sanguin AB :
- A. possède des anticorps anti A et anti B.
- B. ne possède aucun anticorps de type agglutinine.
- C. est receveur universel.
- D. est donneur universel.

4 Les anticorps sont produits par :
- A. les lymphocytes T.
- B. Les lymphocytes B.
- C. les monocytes.
- D. les plasmocytes.

5 Un antigène :
- A. peut être une bactérie ou un virus.
- B. est une molécule défensive permettant de bloquer l'entrée d'éléments étrangers.
- C. peut être une molécule étrangère à l'organisme.
- D. fait partie du soi.

6 Le CMH correspond à :
- A. un ensemble de cellules immunitaires.
- B. des protéines présentes sur les globules rouges.
- C. des protéines codées par des gènes polyalléliques.
- D. des protéines permettant de distinguer le soi du non soi.

2. Cellules sanguines

Relever et corriger les sept erreurs présentes dans le texte suivant :

Les cellules sanguines sont produites dans la moelle épinière. Il y a 3 types de cellules sanguines :
– les globules rouges ou leucocytes ;
– les plaquettes ;
– les globules blancs ou thrombocytes : ils sont répartis en 2 grands groupes : les polynucléaires (= les lymphocytes) et les mononucléaires (= les monocytes et les neutrophiles). Parmi les lymphocytes, on trouve les lymphocytes B et T qui diffèrent par la nature des marqueurs à leur surface. Les lymphocytes B sont responsables de la phagocytose alors que les lymphocytes T produisent des anticorps.

3. Frottis sanguin

1 **Décrire** les éléments numérotés de 1 à 5. En déduire leur nom.
2 **Donner** le rôle de chaque cellule sanguine identifiée.

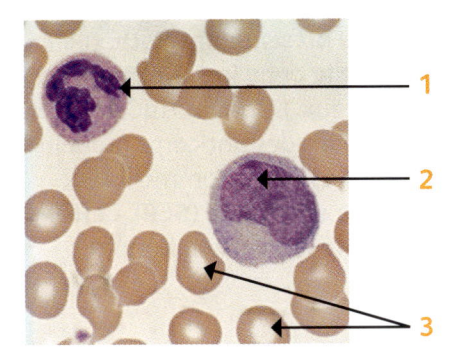

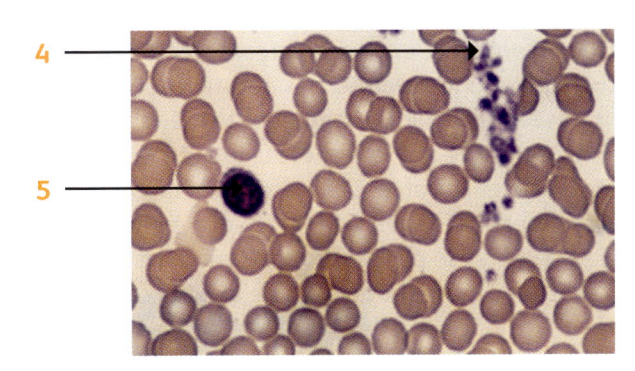

4. Les organes lymphoïdes

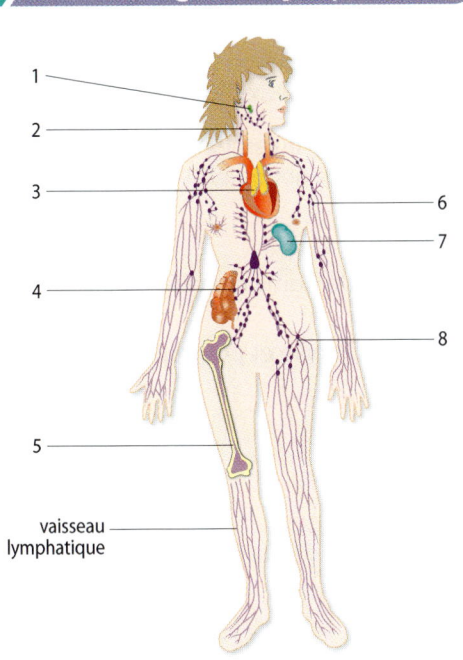

1 **Annoter** le document ci-contre.

> Les organes sont répartis en deux groupes : les organes 3 et 5 d'un côté, et les autres organes de l'autre.

2 **Nommer** les deux grands groupes d'organes.
3 **Préciser** le rôle des organes 3 et 5.
4 **Comparer** la fonction générale de ces deux groupes.
5 **Expliquer** en quoi la localisation des éléments repérés par les numéros 2, 6 et 8 permet de protéger les fonctions vitales de l'organisme.

vaisseau lymphatique

5. Les anticorps

1 **Schématiser** une molécule d'anticorps.
2 **Annoter** correctement le schéma avec les termes : « partie constante », « partie variable », « chaîne légère », « chaîne lourde », « paratope ».
3 **Expliquer** le rôle du paratope.
4 **Expliquer** l'utilisation des expressions « partie variable » et « partie constante ».
5 Les anticorps peuvent lier un antigène. **Nommer** la partie de l'antigène qui est reconnue par l'anticorps.
6 **Nommer** le complexe formé par cette association.
7 **Expliquer** le rôle de ce complexe.

CHAPITRE 7.2

Mobiliser ses connaissances

★★★ ACTIVITÉ 1 — Les maladies auto-immunes

Contexte : Valentin est un jeune garçon de 24 ans. Depuis quelques mois, il présente une **asthénie**, une **arthralgie** et une **myalgie**, des éruptions cutanées et une sensibilité de la peau lors d'expositions au soleil. Ces signes cliniques orientent le médecin vers un lupus érythémateux. Le diagnostic de cette maladie est confirmé par la recherche d'auto anticorps antinucléaires. Ce sont des anticorps produits par l'organisme et capables de reconnaître des composants présents dans le noyau, comme l'ADN ou des protéines nucléaires. Camille, quant à elle, est atteinte de la **sclérose en plaque (SEP)**. Cette maladie se caractérise par des troubles moteurs et sensoriels qui peuvent évoluer vers un handicap irréversible comme une **paralysie**, une **cécité**…

1 **Proposer** une définition des termes en gras dans le texte ci-dessus.

2 **Schématiser** et **légender** un anticorps en expliquant le rôle de chaque élément.

3 **Comparer** les images du doc. A chez un patient sain ou atteint de la SEP. En **déduire** la cause de la sclérose en plaque.

4 Ces deux pathologies sont appelées maladies auto-immunes. **Montrer** que, même si les causes des maladies sont différentes, l'utilisation de ce terme est justifiée pour ces deux maladies.

> Actuellement, il n'existe pas de traitement curatif pour ces pathologies mais seulement des traitements « palliatifs » : des **antalgiques**, des corticoïdes présentent une action anti-inflammatoire, et parfois des médicaments immunosuppresseurs.

5 **Définir** le terme « antalgiques ».

6 Suite à un traitement à base d'immunosuppresseurs, l'analyse de sang de Camille révèle une lymphopénie. **Définir** ce terme.

7 **Expliquer** quelle peut être la conséquence de cette lymphopénie pour Camille et pourquoi ces médicaments ne sont pas systématiquement prescrits.

DOC. A — Les causes de la SEP

A1 Patient sain

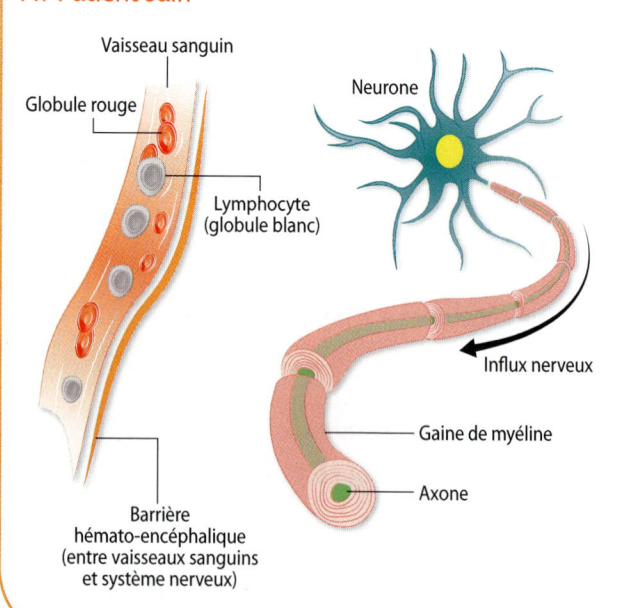

Vaisseau sanguin — Globule rouge — Lymphocyte (globule blanc) — Neurone — Influx nerveux — Gaine de myéline — Axone — Barrière hémato-encéphalique (entre vaisseaux sanguins et système nerveux)

A2 Patient atteint de SEP

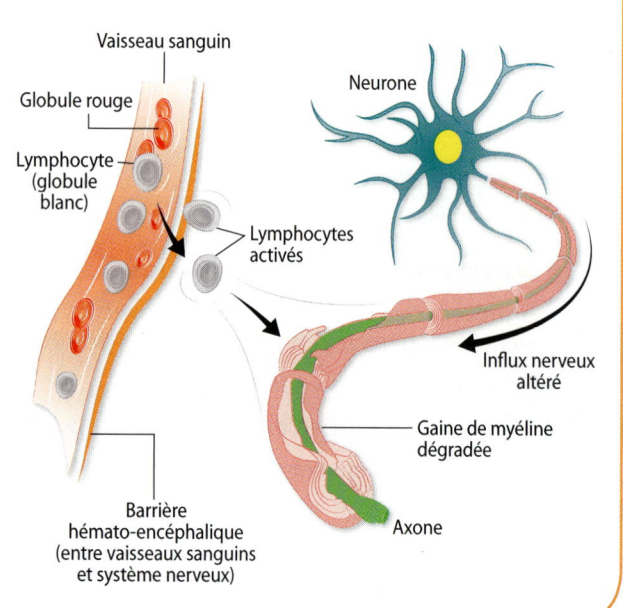

Vaisseau sanguin — Globule rouge — Lymphocyte (globule blanc) — Lymphocytes activés — Neurone — Influx nerveux altéré — Gaine de myéline dégradée — Axone — Barrière hémato-encéphalique (entre vaisseaux sanguins et système nerveux)

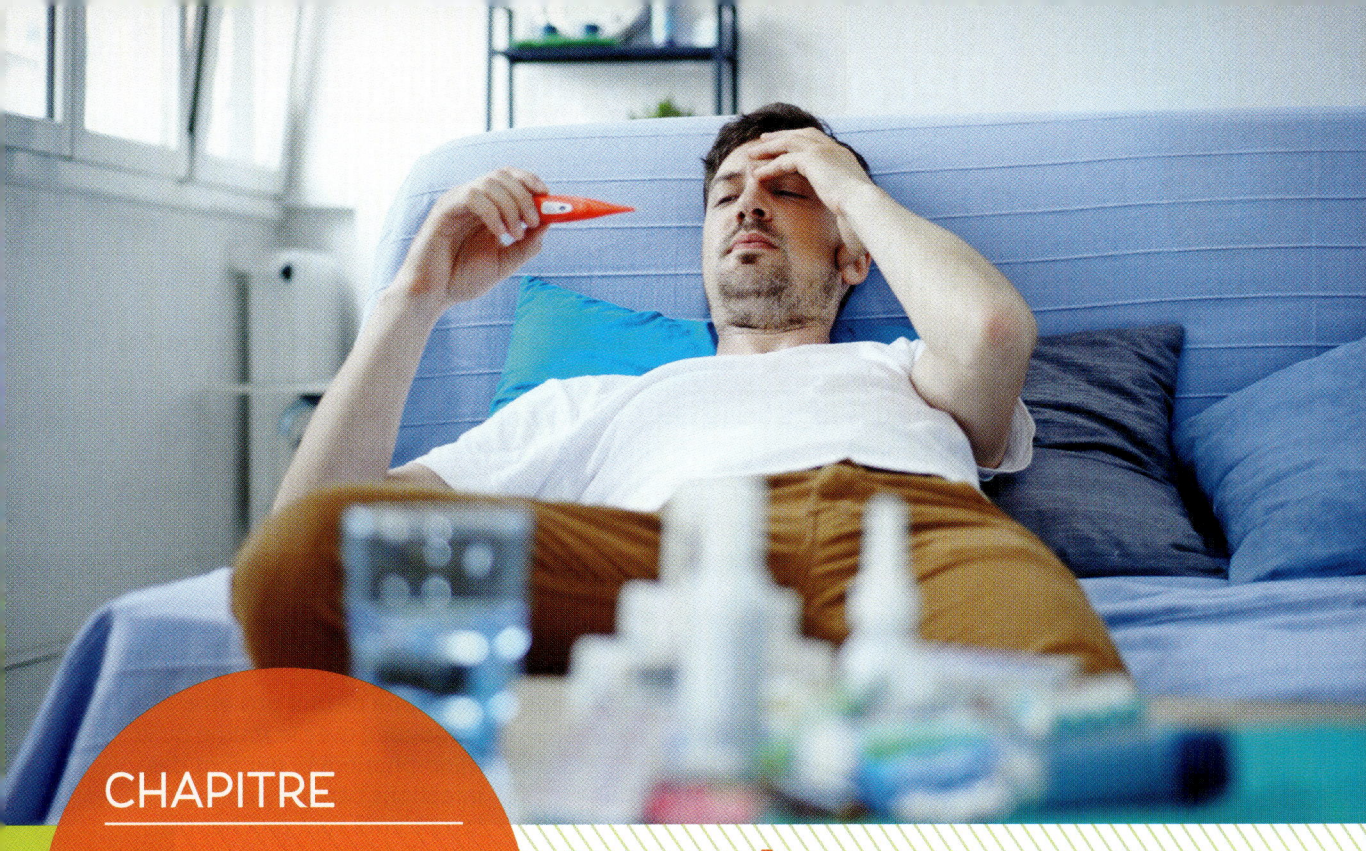

CHAPITRE

7.3

La grippe

Quel micro-organisme est à l'origine de la grippe ? Comment se propage-t-il ? Comment l'organisme se défend-il contre la grippe ? Quels traitements et quels moyens de prévention sont mis en place face aux épidémies de grippe ?

La grippe est une infection virale saisonnière annuelle très contagieuse. Les personnes en bonne santé mettent en œuvre des réponses immunitaires adaptées qui leur permettent de lutter contre le virus. Les personnes âgées ou affaiblies peuvent développer des complications graves voire mortelles. Il leur est donc recommandé de se vacciner tous les ans.

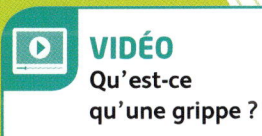

VIDÉO
Qu'est-ce qu'une grippe ?

→ lienmini.fr/10448-29

Capacités exigibles*

- Un exemple de mise en jeu des défenses immunitaires : la grippe   p. 94
- Réponse acquise à médiation humorale : rôle des anticorps   p. 98
- Réponse acquise à médiation cellulaire : rôle des lymphocytes T cytotoxiques   p. 100
- Coopération cellulaire   p. 102
- Prévention de la grippe : vaccination   p. 104
- Technique d'exploration : analyses sanguines   p. 116

* Bulletin officiel spécial n° 8 du 25 juillet 2019.

Découvrir les notions

Activité 1 : La grippe, une infection virale saisonnière

Contexte : Antoine, lycéen de 17 ans, se rend à l'infirmerie. Il se plaint de **céphalées**, de mal de gorge, de douleurs musculaires, il tousse, frissonne, ressent une fatigue intense et présente une forte fièvre (39 °C). L'examen de sa gorge révèle une **pharyngite**. Soupçonnant une grippe, l'infirmière contacte ses parents pour qu'il rentre chez lui. Le médecin, appelé à son domicile le lendemain, confirme ce diagnostic. Il lui prescrit des antipyrétiques, une semaine de repos et lui conseille de bien s'hydrater.

> **Le saviez-vous ?**
> **La grippe** ne doit pas être confondue avec le rhume ou la rhino-pharingyte qui sont des infections bénignes dont les symptômes sont proches de ceux de la grippe mais qui sont causées par des virus différents.

1 **Proposer** une définition des termes en gras et **retrouver** les termes médicaux correspondant aux expressions soulignées.

2 **Relever**, dans le contexte, les principaux signes cliniques de la grippe.

DOC. A — Épidémiologie

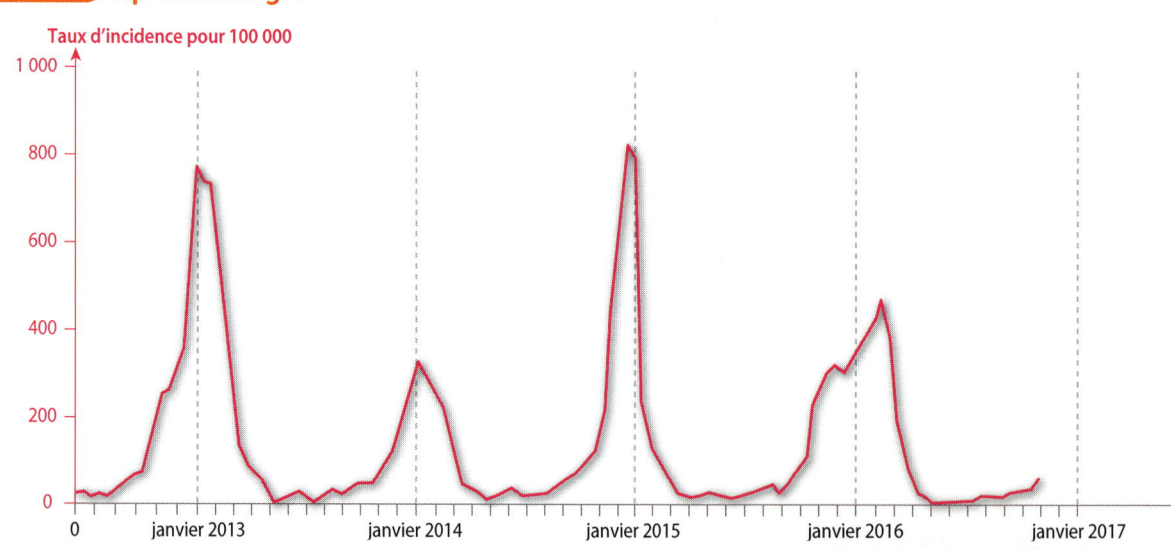

Taux d'incidence pour 100 000 — courbe présentant des pics en janvier 2013 (~770), janvier 2014 (~320), janvier 2015 (~820), janvier 2016 (~460), de 0 à janvier 2017.

3 À partir du **doc. A**, **argumenter** l'expression : « la grippe est responsable d'épidémies saisonnières ».

4 À partir du taux d'incidence, et sachant que la population française s'élevait à environ 66 millions de personnes, **évaluer** le nombre de personnes touchées par la grippe en janvier 2015.

> **Le saviez-vous ?**
> **Chaque année**, 4 000 à 6 000 personnes meurent de la grippe en France. 90 % des morts concernent des personnes de plus de 65 ans.

DOC. B — Modes de contamination

Le virus de la grippe se transmet principalement par inhalation de virus émis dans des microgouttelettes lorsqu'une personne infectée parle ou éternue. Il peut aussi se transmettre par contact direct avec des objets ayant été contaminés, si une personne amène sa main ayant touché l'objet contaminé à proximité de son nez. Les personnes malades sont contagieuses 24 heures avant et 7 jours après l'apparition des symptômes.

5 À partir du **doc. B**, **identifier** l'appareil ou le système qui sert de voie d'entrée du virus dans l'organisme.

6 Parmi les signes cliniques relevés dans la question 2, **indiquer** lesquels sont associés à la voie d'entrée du virus et caractéristiques de la grippe.

> On parle de signes généraux pour les signes cliniques qui sont communs à de nombreuses maladies et permettent d'évaluer le retentissement de la maladie sur l'ensemble du corps.

7 Parmi les signes relevés dans la question 2, **indiquer** lesquels peuvent être qualifiés de signes généraux.

8 À partir du **doc. B**, **proposer** deux mesures de prévention pour limiter la propagation du virus de la grippe.

DOC. C — Structure du virus de la grippe

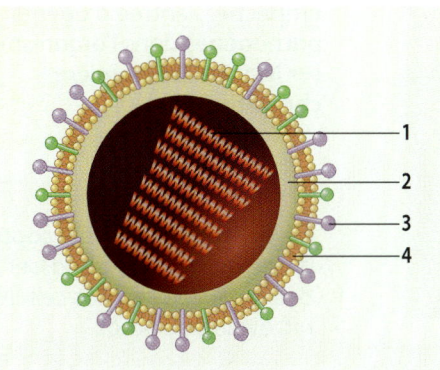

L'agent responsable de la grippe est un virus appelé « virus *Influenza* ». Le génome du virus est constitué de 8 fragments d'ARN. Ces fragments sont associés à des protéines intervenant dans la multiplication du virus. L'ensemble est entouré d'une couche de protéines appelée capside. La capside est elle-même entourée d'une enveloppe qui est une membrane lipidique traversée par deux types de protéines appelées spicules : la neuraminidase et l'hémagglutinine.

> Le **doc. C** est une représentation schématique du virus de la grippe.

9 **Identifier** les éléments 1 à 4 du **doc. C**.

10 À l'aide de ce document et du chapitre 7.1, **rappeler** ce qui distingue les virus des bactéries et des cellules eucaryotes comme les cellules humaines.

11 **Relever** dans le **doc. C** le nom des molécules qui permettent au virus de se fixer aux cellules qu'il infecte.

DOC. D — Traitement de la grippe

Dans la majorité des cas, le traitement de la grippe vise uniquement à soulager le patient et réduire les symptômes : repos, hydratation et antipyrétiques, le système immunitaire étant capable de lutter contre l'infection. Pour les personnes les plus fragiles, on peut utiliser un anti-viral qui est un inhibiteur de la neuraminidase.

12 **Décomposer** le terme antipyrétique et **indiquer** sur quel symptôme ces médicaments vont agir.

13 À l'aide du chapitre 7.1, **expliquer** pourquoi la grippe ne peut pas être traitée avec des antibiotiques.

14 À l'aide des **doc. C et D**, **nommer** la cible du médicament anti-viral et **décrire** quel sera son effet.

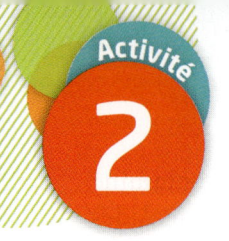

Activité 2 — Les premières étapes de l'infection

Contexte : Lors de sa visite, le médecin explique à Antoine que sa pharyngite est la conséquence d'un processus appelé réaction inflammatoire qui fait partie des réponses non spécifiques de l'organisme à l'infection grippale.

DOC. A — Structure de la muqueuse trachéale

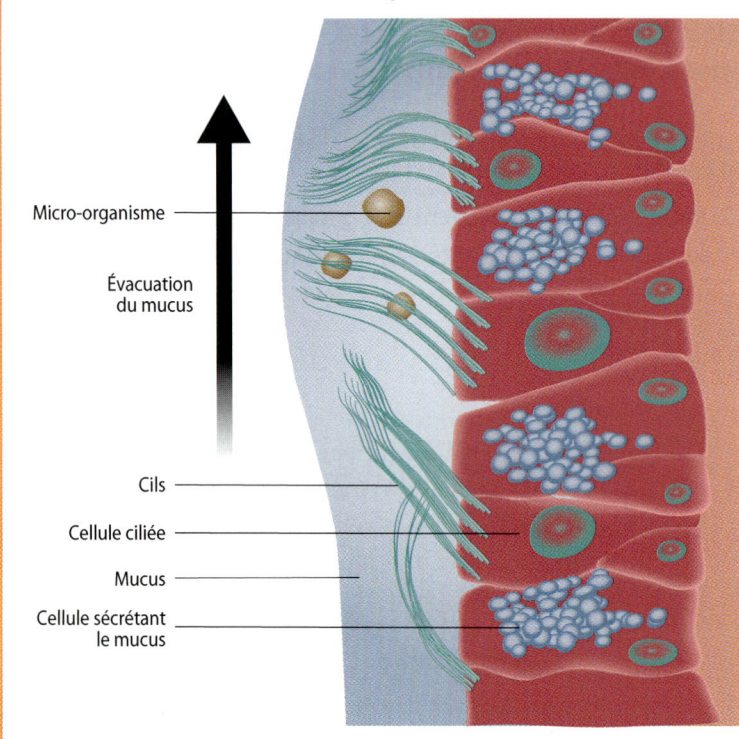

Légendes : Micro-organisme ; Évacuation du mucus ; Cils ; Cellule ciliée ; Mucus ; Cellule sécrétant le mucus.

VIDÉO — La réaction inflammatoire
→ lienmini.fr/10448-30

1 **Identifier** le type de tissu qui forme la muqueuse de la trachée.

2 À l'aide du doc A et des connaissances de Première, **décrire** les mécanismes de protection qui existent au niveau des muqueuses de l'appareil respiratoire pour empêcher l'entrée d'agents pathogènes dans l'organisme (→ Manuel de Première **chapitre 5.1**).

Bon à savoir

La perméabilité est la capacité d'une paroi à laisser passer des molécules ou des cellules à travers une paroi.

DOC. B — Les barrières cutanéo-muqueuses

La peau et les muqueuses protègent l'organisme des agents pathogènes. Les mécanismes impliqués sont classés en trois catégories : la protection mécanique par formation d'une barrière, la protection biochimique par des molécules antimicrobiennes dans le mucus, la salive, la sueur, etc. et la protection biologique par les bactéries présentes sur la peau, dans l'appareil digestif ou l'appareil génital qui entrent en compétition avec les bactéries pathogènes et gênent ainsi leur implantation.

3 **Identifier** les catégories de protection auxquelles appartiennent les mécanismes décrits dans la question 2.

DOC. C — La réaction inflammatoire

L'infection des voies respiratoires par le virus de la grippe détruit les cellules épithéliales qui libèrent alors des molécules provoquant la fièvre et un mécanisme de défense locale appelé réaction inflammatoire. Cette réaction est caractérisée par une **vasodilatation**, une **augmentation de la perméabilité des vaisseaux** favorisant la sortie de **leucocytes** vers le site de l'infection **par diapédèse**, et un œdème provoqué par la fuite de plasma du sang vers les tissus. L'œdème comprime des nerfs provoquant une douleur. Les leucocytes sont attirés par des molécules vers le site de l'infection, ce processus est appelé chimiotactisme.

4 À l'aide des rabats, **proposer** une définition du terme « vasodilatation ».

PARTIE 7 • Système immunitaire et défense de l'organisme

DOC. D — Représentation schématique de la réaction inflammatoire

Légendes : Virus ; Muqueuse ; Tissu conjonctif ; Fuite de plasma ; Sang ; repères 1, A, B, C.

5 La réaction inflammatoire est caractérisée par quatre signes cliniques : la rougeur, la chaleur, le gonflement et la douleur. À partir du texte du **doc. C**, **retrouver** la cause de chacun de ces signes.

6 **Identifier** les cellules 1 et les phénomènes A à C du **doc. D** à l'aide des termes en gras du **doc. C**.

DOC. E — La phagocytose

Lorsqu'ils pénètrent dans les tissus, les micro-organismes peuvent être détruits par des cellules appelées phagocytes. Parmi ces cellules, se trouvent les cellules dendritiques présentes dans les tissus, et des leucocytes (granulocytes et monocytes) initialement présents dans le sang et attirés sur le site de l'infection au cours de la réaction inflammatoire. La phagocytose est un processus permettant la destruction de micro-organismes ou de débris cellulaires. On peut la diviser en cinq étapes :
– **adhérence** de l'élément à détruire au phagocyte ;
– développement d'extensions membranaires appelées **pseudopodes** aboutissant à l'**internalisation** de l'élément étranger par la formation d'une vésicule de phagocytose appelée **phagosome** à l'intérieur du phagocyte ;
– **fusion** du phagosome avec des **lysosomes** contenant des enzymes pour former un **phagolysosome** ;
– **destruction** de l'élément étranger par digestion par les enzymes lysosomales.
– **exocytose** des débris : fusion du phagolysosome avec la membrane plasmique pour libérer les débris hors de la cellule.

7 À l'aide du texte, **identifier** les légendes 1 à 4 et les évènements A à E.

Activité 3 — Production et rôle des anticorps dans la réponse immunitaire

Contexte : Axel est atteint d'une maladie génétique, l'agammaglobulinémie liée à l'X. Cette pathologie rend Axel plus sensible que les autres enfants aux maladies infectieuses comme la grippe.

DOC. A Électrophorégramme des protéines sériques

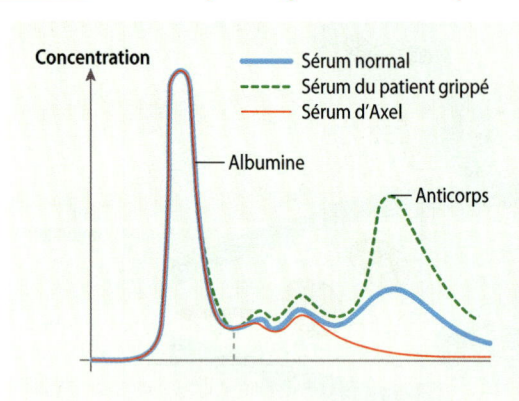

Les protéines de plasma peuvent être analysées par une technique appelée électrophorèse qui permet de séparer les protéines en les plaçant dans un champ électrique. Après séparation, les protéines sont colorées et apparaissent sous forme de bandes dont l'épaisseur et l'intensité peuvent être mesurées pour évaluer la quantité de chaque protéine. Les résultats sont présentés sous forme d'un graphique appelé électrophorégramme dans lequel chaque pic correspond à une catégorie de protéines. La hauteur d'un pic reflète la concentration des protéines.

1. **Comparer** la composition du sérum normal à celle du sérum d'Axel.
2. **Comparer** la composition du sérum normal à celle du sérum d'un patient grippé.
3. **Déduire** des réponses précédentes une hypothèse sur l'origine de la sensibilité d'Axel aux infections.

DOC. B La production d'anticorps

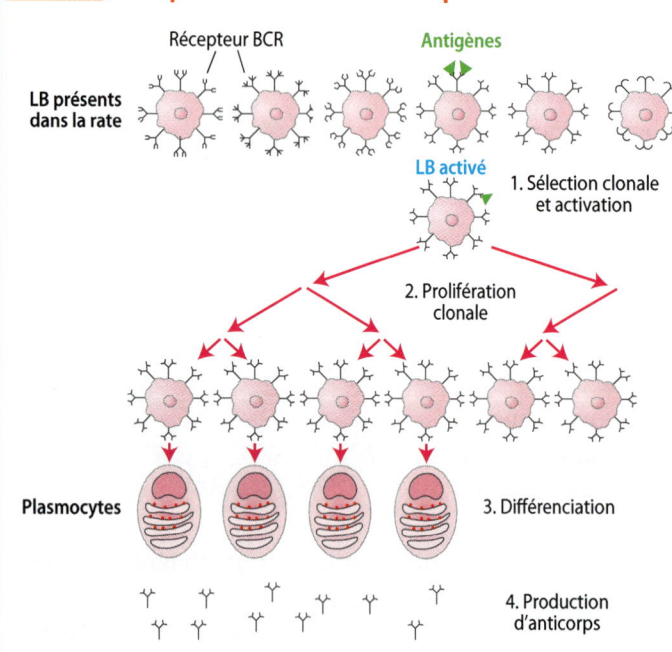

> La maladie d'Axel est due à une mutation sur le gène BTK impliqué dans la différenciation des lymphocytes B.

4. À partir du **doc. B**, **comparer** les différents LB présents dans la rate. **En déduire** quel peut être le rôle des récepteurs BCR.
5. **Expliquer** en quoi consiste la première étape de sélection clonale et activation.
6. La réponse immunitaire impliquant la production d'anticorps est dite spécifique. **Argumenter** l'utilisation de ce terme.
7. L'étape de différenciation conduit à la formation de plasmocytes. **Comparer** l'ultrastructure des LB et des plasmocytes. **Identifier** l'organite particulièrement développé dans le plasmocyte.
8. Sachant que les anticorps sont des protéines, **expliquer** l'intérêt de la différenciation des LB en plasmocytes.

DOC. C — Rôle neutralisant des anticorps anti-hémagglutinine

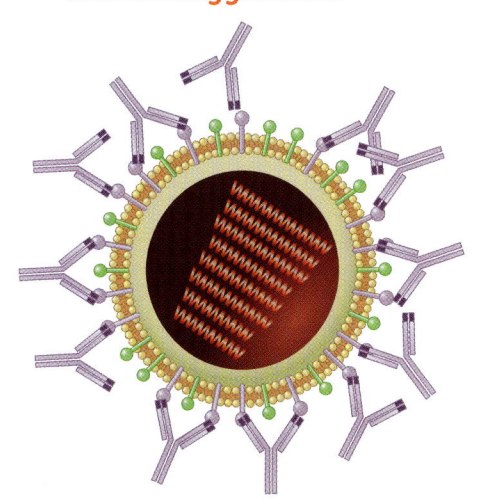

> Les malades atteints de la grippe produisent des anticorps spécifiques des spicules. Le **doc. C** montre les complexes immuns formés par la fixation d'anticorps anti-hémagglutinine au virus.

9 Sachant que le virus se fixe à la surface des cellules épithéliales, par interaction entre l'hémagglutinine et un récepteur cellulaire, **expliquer** quelle sera la conséquence de la production d'anticorps sur le cycle du virus.

10 Argumenter l'appellation « anticorps neutralisants ».

DOC. D — L'opsonisation par les anticorps

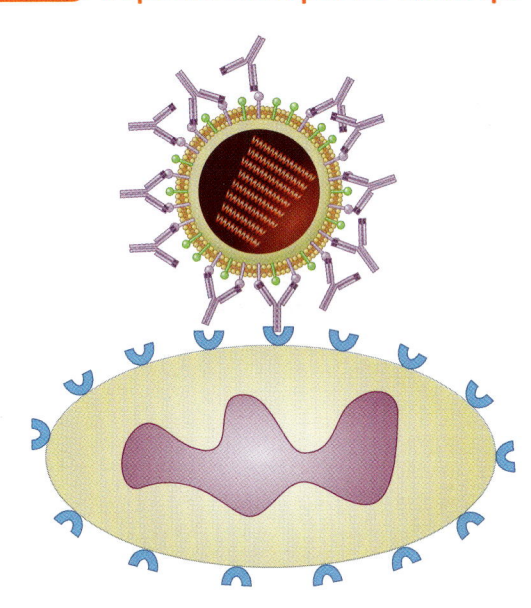

11 Les phagocytes ont à leur surface des récepteurs capables de fixer les anticorps. À l'aide du **doc. B** et du chapitre 7.2, **identifier** la partie des anticorps reconnue par les phagocytes.

12 À l'aide de l'activité 2, **rappeler** le rôle des phagocytes et **en déduire** la conséquence de cette interaction entre anticorps et phagocytes sur le virus.

13 Ce processus est appelé opsonisation. **Proposer une définition** pour ce terme.

DOC. E — Le complément

Le complément est un ensemble de protéines présentes dans le plasma sanguin qui font partie du système immunitaire. Ces protéines doivent être activées pour agir. La fixation à un complexe immun (anticorps lié à un antigène) permet leur activation. L'activation des protéines du complément :

– permet l'apparition de molécules capables de recruter des cellules immunitaires sur le lieu de l'infection (lymphocytes et phagocytes) ;
– favorise la phagocytose ;
– entraîne l'association de ces protéines pour former des pores dans la paroi des micro-organismes, ce qui aboutit à leur destruction.

14 À partir du **doc. E**, **montrer** que l'activation du complément par un complexe immun participe à l'élimination du virus.

15 Lister les mécanismes de destruction mis en jeu.

> **Question de synthèse**
>
> À partir des réponses aux questions précédentes, **expliquer** pourquoi Axel est plus sensible à la grippe et aux autres infections que les autres enfants.

Activité 4 — Activation et rôle des lymphocytes T8

Les anticorps sont utiles tant que l'antigène est extra-cellulaire. Ils n'ont plus d'effet quand l'antigène infecte une cellule. Un autre système de défense intervient alors. Un type de lymphocyte différent a ainsi été identifié : les lymphocytes T8 (LT8) dont le mode d'action est présenté dans le **doc. A**.

DOC. A — Mode d'action des LT8 activés

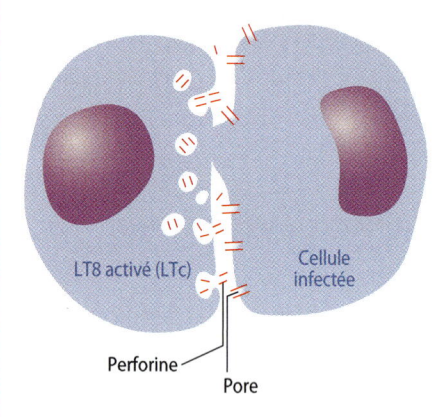

1. **Relever** le nom de la molécule libérée par le lymphocyte T8 activé et **expliquer** son effet sur la cellule infectée.
2. Les LT8 activés sont appelés lymphocytes T cytotoxiques (LTc). **Argumenter** l'utilisation de ce terme.

DOC. B — Activation des LT8

> Les travaux de Zinkernagel et Doherty ont permis de comprendre les mécanismes d'activation des LT8.

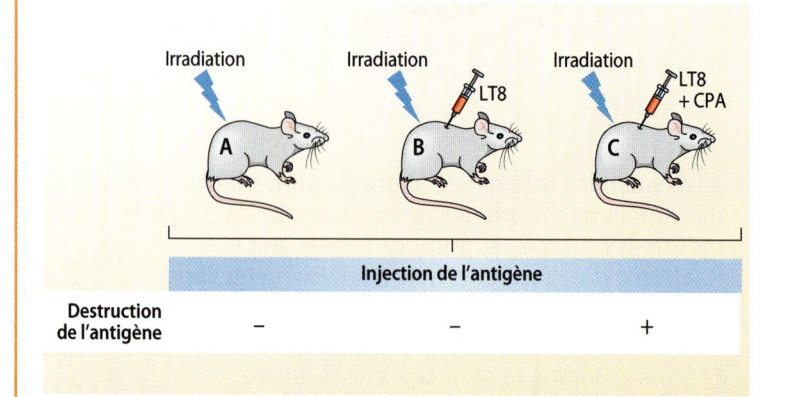

	A (Irradiation)	B (Irradiation + LT8)	C (Irradiation + LT8 + CPA)
Injection de l'antigène			
Destruction de l'antigène	−	−	+

Bon à savoir

L'irradiation détruit les cellules immunitaires présentes chez la souris avant injection.

3. **Analyser** les expériences présentées dans le **doc. B** pour **montrer** les conditions d'activation des LT8.

DOC. C — Phase d'activation des LT8

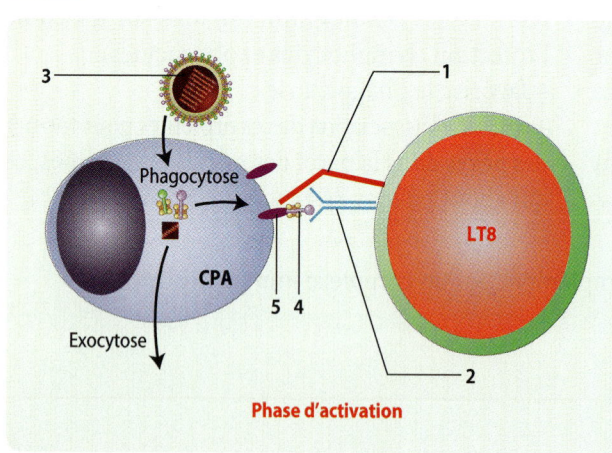

- Lorsqu'une CPA phagocyte un **micro-organisme**, certains fragments de nature protéique viennent s'associer aux protéines du CMH (→ **chapitre 9.1**).
- L'activation des lymphocytes T8 nécessite une double reconnaissance :
  – entre le marqueur spécifique des LT8 (**CD8** à la surface du LT8) et les protéines du **CMH** à la surface de la CPA ;
  – entre les **fragments protéiques du micro-organisme** présents sur le CMH et le récepteur du LT8 appelé **TCR**.

4. À l'aide du texte du **doc. C**, **annoter** le schéma.
5. CPA signifie « cellule présentatrice de l'antigène ». **Argumenter** l'emploi de cette expression pour désigner les cellules phagocytaires.

DOC. D — Reconnaissance des cellules infectées

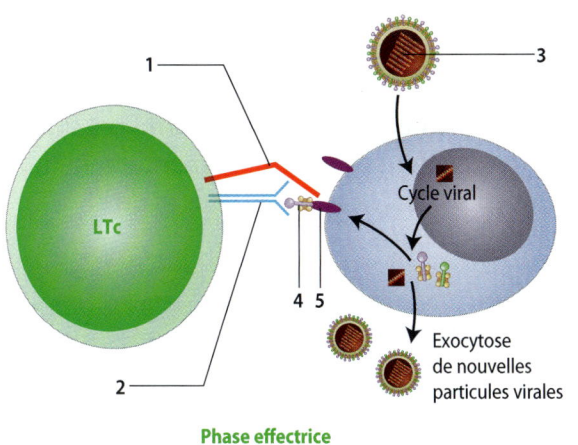

> Lorsqu'une cellule est infectée par un virus, elle se met à produire des protéines virales qui peuvent s'associer aux protéines du CMH. Une fois activés, les LT8 devenus LTc peuvent alors reconnaître une cellule infectée.

6 **Annoter** le doc. D.

7 À partir de la question 1, **décrire** quelle sera la conséquence de la reconnaissance d'une cellule infectée par le LTc.

8 **Expliquer** pourquoi seules les cellules infectées sont détruites.

(Légendes du schéma : LTc ; Cycle viral ; Exocytose de nouvelles particules virales ; Phase effectrice ; repères 1, 2, 3, 4, 5)

DOC. E — Spécificité de la réponse cytotoxique des LT8

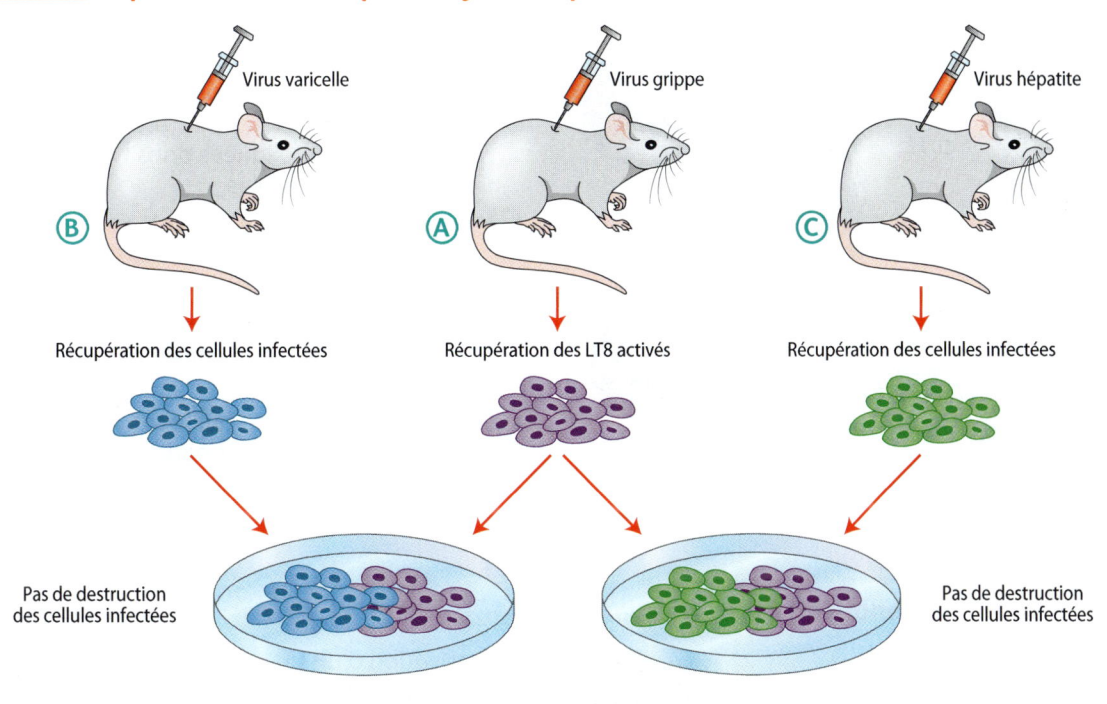

Souris B : Virus varicelle → Récupération des cellules infectées → Pas de destruction des cellules infectées
Souris A : Virus grippe → Récupération des LT8 activés
Souris C : Virus hépatite → Récupération des cellules infectées → Pas de destruction des cellules infectées

> Remarque : les souris B et C sont génétiquement identiques à la souris A.

9 **Analyser** les expériences présentées dans le doc. E pour **montrer** l'une des caractéristiques de la réponse immunitaire impliquant les LT8.

Question de synthèse

Rédiger un paragraphe expliquant l'activation et le mode d'action des LT8 en utilisant les termes suivants : lymphocyte T8 ; lymphocyte T cytotoxique ; cellule présentatrice de l'antigène ; cellule infectée ; reconnaissance ; CMH ; CD8 ; TCR ; perforine.

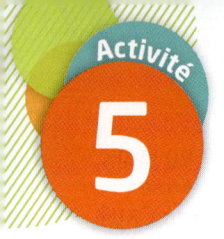

Activité 5 — Coopération cellulaire

Contexte : Noé a 27 ans. Il est atteint du syndrome de Di George. Il s'agit d'une anomalie génétique de type délétion qui concerne 15 à 30 gènes. Les signes cliniques sont nombreux et varient en fonction du nombre de gènes touchés. Parmi ces signes, Noé présente une immunodéficience due à un défaut de développement du thymus. En cas de grippe, Noé ne produit pas d'anticorps dirigés contre le virus ni de LT cytotoxiques capables de détruire les cellules infectées.

1 À partir du chapitre 7.2, **rappeler** le rôle du thymus dans le système immunitaire. **En déduire** quelles cellules sont déficientes chez Noé.

2 **Rappeler** quelles cellules produisent les anticorps. **Préciser** si ces cellules sont affectées par un défaut de développement du thymus.

3 À l'aide du chapitre 7.2, **identifier** les cellules nécessaires à la production d'anticorps, qui sont affectées en cas de malformation du thymus.

DOC. A — Activation des lymphocytes T4 par une CPA

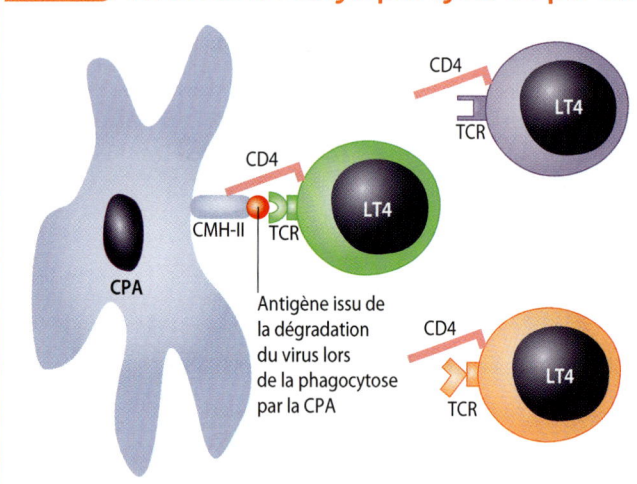

4 L'activation des LT4 est assurée par l'interaction entre un lymphocyte T4 et une cellule ayant phagocyté puis dégradé l'antigène. À partir du **doc. A**, **identifier** les molécules impliquées dans l'interaction entre ces deux cellules.

5 **Repérer** ce qui distingue les trois lymphocytes représentés sur le **doc. A**.

6 **En déduire** une hypothèse pour **expliquer** que seul le lymphocyte représenté en vert peut être activé par la cellule représentée sur ce schéma.

7 À partir des réponses aux questions précédentes, **expliquer** pourquoi les LT4 appartiennent à l'immunité dite spécifique.

DOC. B — Expansion clonale

› L'activation d'un LT4 par interaction avec une cellule présentatrice de l'antigène provoque l'activation et la prolifération de ce lymphocyte. Ce processus est appelé expansion clonale.

8 Sachant qu'il existe très peu de lymphocytes ayant un TCR donné, **expliquer** l'intérêt de l'expansion clonale.

DOC. C — Conséquences de l'interleukine 2 sur les lymphocytes

> Après activation, les LT4 se différencient en cellules effectrices appelées LT auxiliaires. Ces cellules produisent des molécules appelées interleukines. Le doc. C présente les effets d'une interleukine, l'interleukine 2 (IL-2), sur la prolifération des lymphocytes B et T8.

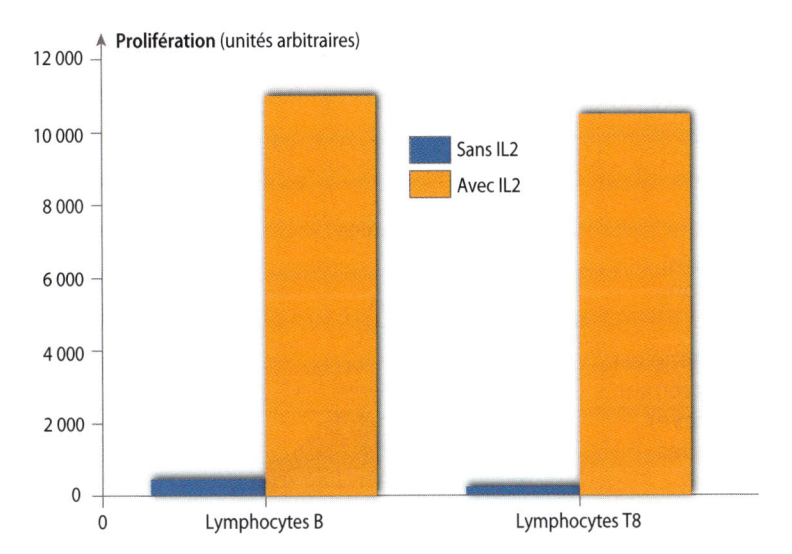

Graphique : Prolifération (unités arbitraires) des lymphocytes B et T8, Sans IL2 et Avec IL2. Sans IL2 : faible prolifération (~500). Avec IL2 : forte prolifération (~11 000) pour les deux types de lymphocytes.

9 **Analyser** le doc. C. **Conclure** sur l'effet de l'IL-2 sur les lymphocytes.

10 **En déduire** la conséquence de l'activation d'un LT4 sur la production d'anticorps par les plasmocytes et la destruction de cellules infectées par des lymphocytes T cytotoxiques.

11 **Argumenter** l'expression « coopération cellulaire » utilisée pour décrire les interactions entre les lymphocytes T4, les lymphocytes B et les lymphocytes T8.

DOC. D — Rôle central des LT4 dans la réponse immunitaire spécifique

Schéma : Antigène → CPA présente l'antigène au LT4 → Activation des LT4 → LT auxiliaires → Sécrétion d'interleukines qui agissent sur les LT8 (présentés par une CPA) et les LB (reconnaissant l'antigène). Activation des LT8 → LT cytotoxiques → Lyse cellulaire. Activation des LB → Plasmocytes → Production d'anticorps.

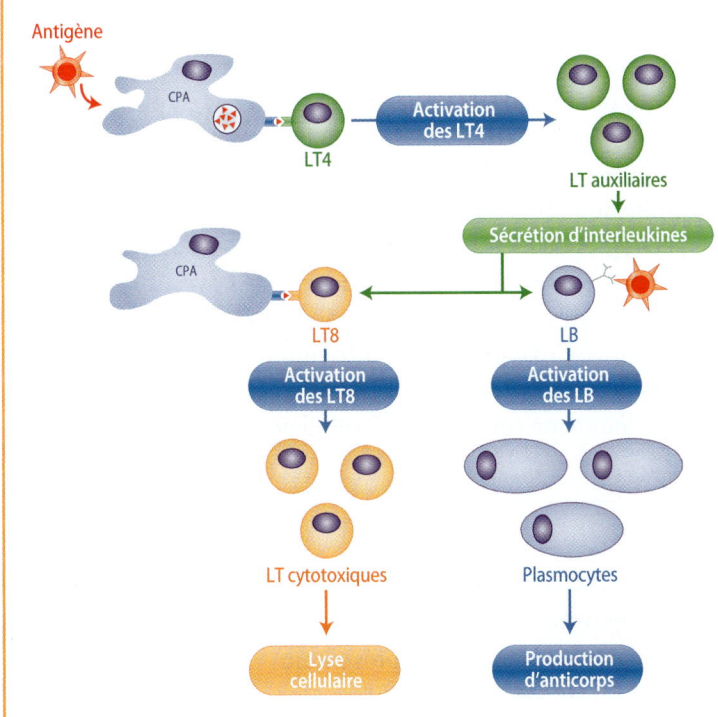

12 À partir du doc. D et des questions précédentes, **rédiger** un court texte pour **décrire** le rôle central des LT4 dans la réponse immunitaire spécifique.

13 **Montrer** comment la réponse immunitaire non spécifique permet de déclencher la réponse immunitaire spécifique.

14 **Expliquer** la sensibilité accrue de Noé aux infections.

Activité 6 : Vaccination

Contexte : En juillet 2017, le ministère des Solidarités et de la Santé a décidé de passer le nombre de vaccins obligatoires de 3 à 11, à la suite de la réapparition de certaines épidémies. La vaccination contre la grippe n'en fait pas partie. Le vaccin est cependant fortement recommandé chez les personnes âgées ou présentant une sensibilité particulière aux infections respiratoires.

DOC. A — Réponses primaires et secondaires

> Chez la souris, la quantité d'anticorps spécifiques présents dans le sang à la suite de différentes injections de deux antigènes est étudiée.

1. La réponse primaire à un antigène est la réponse observée lors d'un premier contact avec cet antigène. **Relever** dans le **doc. A** les caractéristiques de la réponse primaire anti-A.
2. **Comparer** ces caractéristiques à celles de la réponse observée lors d'un deuxième contact avec cet antigène (réponse secondaire anti-A).
3. La vaccination correspond à l'injection à un individu d'un antigène rendu non pathogène. À partir des réponses aux questions précédentes, **identifier** quel type de réponse (primaire ou secondaire) sera déclenché par le vaccin d'abord, puis lors d'une infection par le virus pathogène chez une personne vaccinée. **En déduire** l'intérêt majeur de la vaccination.
4. **Analyser** la courbe de la réponse anti-B du **doc. A** pour **montrer** que la vaccination confère une protection uniquement contre l'antigène utilisé dans le vaccin.

DOC. B — Les cellules mémoires

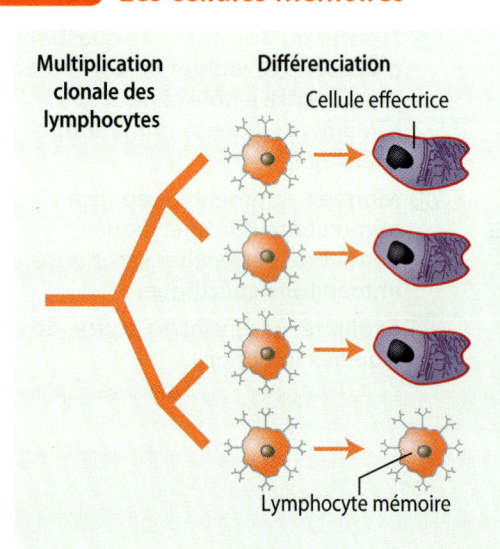

Lors d'un premier contact avec un antigène, une partie des LB qui ont été activés ne se différencient pas en plasmocytes mais en LB dits « mémoire ». Ces cellules ont la capacité de se multiplier rapidement en cas de deuxième contact avec l'antigène et de produire d'importantes quantités d'anticorps spécifiques de l'antigène. De la même façon, l'activation des LT4 et des LT8 lors d'un premier contact avec un antigène présenté par une CPA permet la formation de LT4 et de LT8 mémoires. Ces lymphocytes T mémoires sont capables de se transformer rapidement en LT auxiliaires et cytotoxiques lors d'un deuxième contact avec l'antigène.

5. À partir du **doc. B**, **montrer** que les cellules mémoires permettent d'expliquer les différences existant entre réponse primaire et réponse secondaire.
6. **Proposer** une hypothèse pour **expliquer** qu'une personne vaccinée ne présentera pas les symptômes de la grippe même si elle entre en contact avec le virus.

DOC. C — Variabilité du virus de la grippe

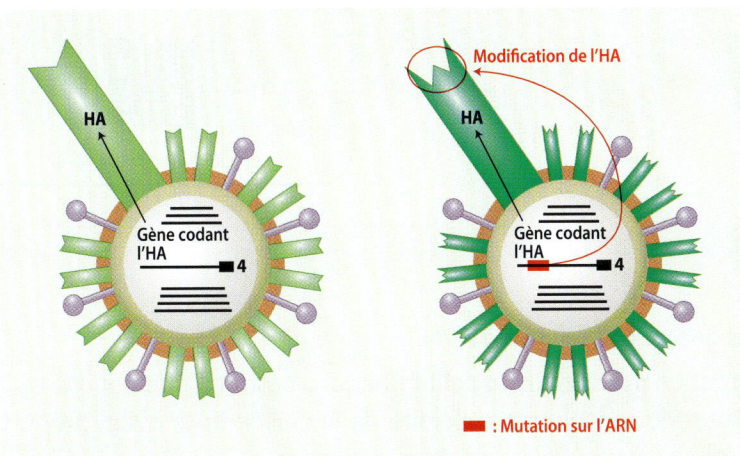

Il existe plusieurs types de virus de la grippe qui varient au niveau de l'hémagglutinine et de la neuraminidase. Ces différents types peuvent apparaître après mutation des gènes codant ces deux protéines. Ces mutations sont si fréquentes que les virus rencontrés d'une année sur l'autre présentent rarement les mêmes spicules.

■ : Mutation sur l'ARN

7 **Expliquer** la conséquence de la mutation, représentée sur le **doc. C**, sur la reconnaissance de l'hémagglutinine par des anticorps.

8 **En déduire** l'intérêt de renouveler la vaccination anti-grippale chaque année.

DOC. D — La vaccination : une protection individuelle et collective

› Au Japon, la vaccination contre la grippe a été obligatoire chez les enfants scolarisés entre 1962 et 1987.

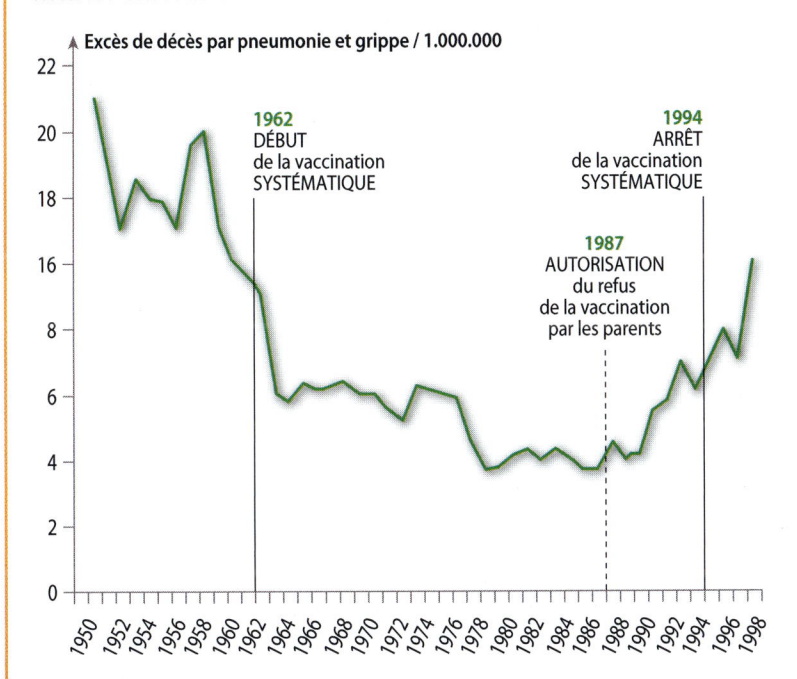

Excès de décès par pneumonie et grippe / 1.000.000

1962 DÉBUT de la vaccination SYSTÉMATIQUE
1987 AUTORISATION du refus de la vaccination par les parents
1994 ARRÊT de la vaccination SYSTÉMATIQUE

Le saviez-vous ?

La poliomyélite a été responsable de nombreuses victimes dans les années 1950. Grâce au vaccin mis au point et rendu obligatoire depuis les années 1960, aucun cas de polio autochtone n'a été recensé depuis 1989 en France et depuis 2002 en Europe. L'OMS espère une éradication mondiale de la maladie dans les années à venir.

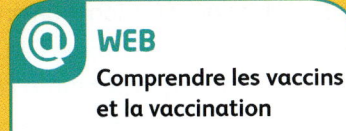

WEB — Comprendre les vaccins et la vaccination
→ lienmini.fr/10448-31

9 **Relever** dans le **doc. D** les conséquences de la vaccination systématique des enfants sur l'ensemble de la population.

10 À partir de l'activité 1, **rappeler** le mode de propagation du virus dans la population.

11 **Montrer** en quoi la vaccination est un mode de protection individuelle mais également collective contre la grippe.

12 À partir de l'ensemble des données, **argumenter** le choix des gouvernements de rendre certains vaccins obligatoires.

Retenir l'essentiel

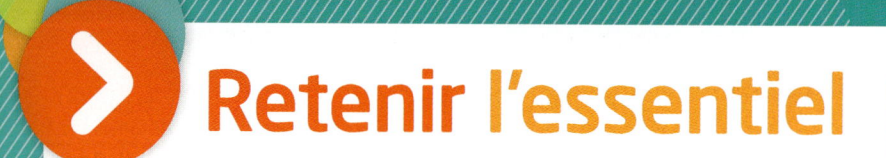

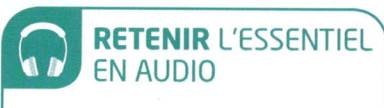

RETENIR L'ESSENTIEL EN AUDIO

→ lienmini.fr/10448-32

Le virus de la grippe

■ Le virus *influenza* responsable de la grippe est un virus à ARN.

■ Comme tout virus, le virus *influenza* est un **parasite intra cellulaire** qui a besoin d'infecter une cellule pour se multiplier. Il détourne ainsi toute la machinerie cellulaire de la cellule hôte à son profit. Les cellules infectées par le virus sont les cellules épithéliales des voies aériennes.

■ L'infection par le virus entraîne plusieurs signes cliniques : toux, forte fièvre, asthénie, douleurs musculaires et articulaires, céphalées. La grippe est une maladie dangereuse pour les personnes âgées, les nourrissons et les personnes imuno-déprimées.

Les défenses naturelles de l'organisme

■ Pour empêcher la pénétration de micro-organismes pathogènes, l'organisme a développé des stratégies de défense au niveau de la peau et des muqueuses, réparties en trois classes :

	Protection mécanique	Protection chimique (sécrétion de molécules)	Protection biologique
Peau	Tissu épithélial pluristratifié et kératinisé	• Sueur → pH acide • Sébum → film imperméable	**Flore commensale** = présence de bactéries non pathogènes qui empêchent le développement des bactéries pathogènes
Muqueuse	Tissu épithélial Présence de cils, de mucus…	• Lysozyme détruisant certaines bactéries (salive, larme…) • Sécrétion vaginale, gastrique → pH acide	

La réponse immunitaire non spécifique = réponse innée

■ Lors de la pénétration d'un antigène, une première ligne de défense est activée : la **réponse immunitaire non spécifique**, ou **innée**. Elle fait intervenir des mécanismes vasculaires et cellulaires qui entraînent l'apparition de quatre signes cliniques caractéristiques de la **réponse inflammatoire locale** :

Les phénomènes vasculaires
– vasodilatation des vaisseaux → afflux de sang important ⇨ **rougeur et chaleur** – libération de molécules pyrétiques ⇨ **chaleur et fièvre** – exsudation du plasma → gonflement local ⇨ **œdème** – compression des fibres nerveuses par l'œdème ⇨ **douleur**

Les phénomènes cellulaires

– **chimiotactisme** : attirance des cellules sanguines vers le site d'infection par des molécules chimiques (ex : histamine)
– **phagocytose** : digestion des micro-organismes par les cellules phagocytaires (neutrophiles, macrophages, cellules dendritiques)

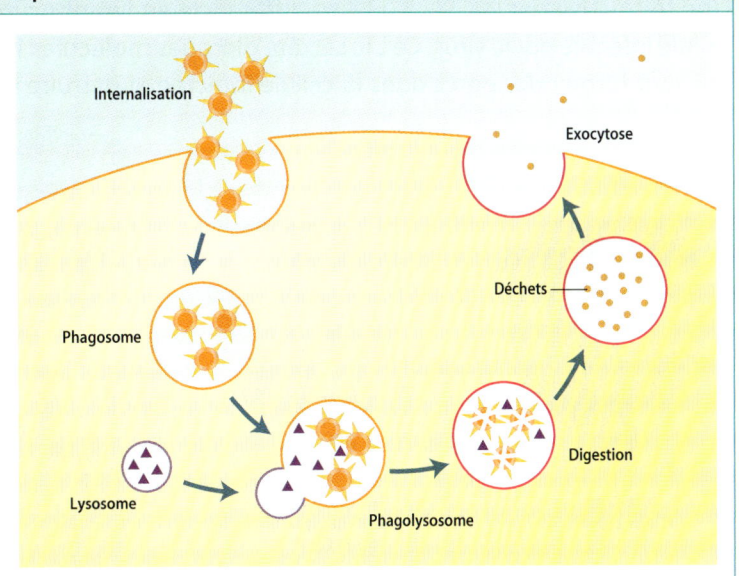

La réponse immunitaire spécifique ou adaptative

Elle se met en place après la réponse innée. Elle fait intervenir d'autres cellules immunitaires : les **lymphocytes**. Selon le type de lymphocyte activé, il existe deux types de réponses spécifiques : à médiation humorale ou à médiation cellulaire.

■ La réponse immunitaire spécifique à médiation humorale

Elle fait intervenir les **lymphocytes B** qui reconnaissent un antigène de manière directe par l'intermédiaire de leur récepteur : le BCR. Chaque type de LB présente un BCR **spécifique d'un antigène**. Après la sélection d'un LB, une étape d'amplification permet d'augmenter le nombre de cellules. Puis, une étape de différenciation en **plasmocyte** prépare la cellule à la production d'anticorps : développement du réticulum endoplasmique rugueux et de l'appareil de Golgi.
Les anticorps produits forment alors un complexe immun avec l'antigène qui permet :
– la **neutralisation de l'antigène** : en se fixant par son domaine variable à l'antigène, il l'empêche d'exercer son action (exemple : blocage du cycle viral en empêchant l'entrée dans la cellule hôte) ;
– l'**élimination de l'antigène** en activant les cellules phagocytaires ou les protéines du complément grâce à leur domaine constant.

■ La réponse immunitaire spécifique à médiation cellulaire

Elle fait intervenir les **lymphocytes T8**. Les LT8 sont activés par une cellule ayant phagocyté l'antigène : cellule présentatrice de l'antigène. Cette activation nécessite une reconnaissance entre la CPA et le LT8 qui met en jeu des molécules particulières :

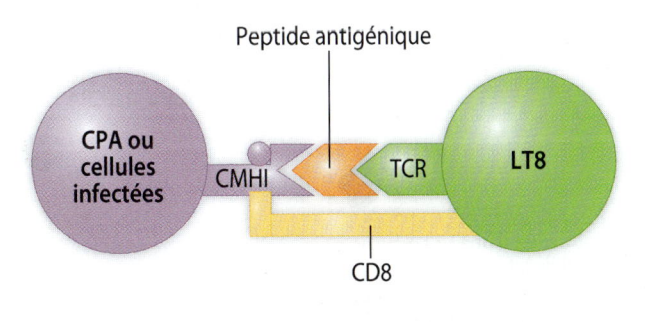

Marqueur à la surface de la CPA	Marqueur à la surface du LT8
CMH I	CD8
Antigènes fixés sur le CMH I	TCR

Comme le BCR, le TCR est **spécifique** d'un antigène.

Une fois activé par la CPA, le LT8 se différencie en **lymphocyte T cytotoxique** (LTc) qui reconnaît une cellule infectée par le virus. Ce LTc sécrète alors des **molécules lytiques** : des **perforines** et des **granzymes** qui vont former des pores dans la cellule infectée et détruire son ADN.

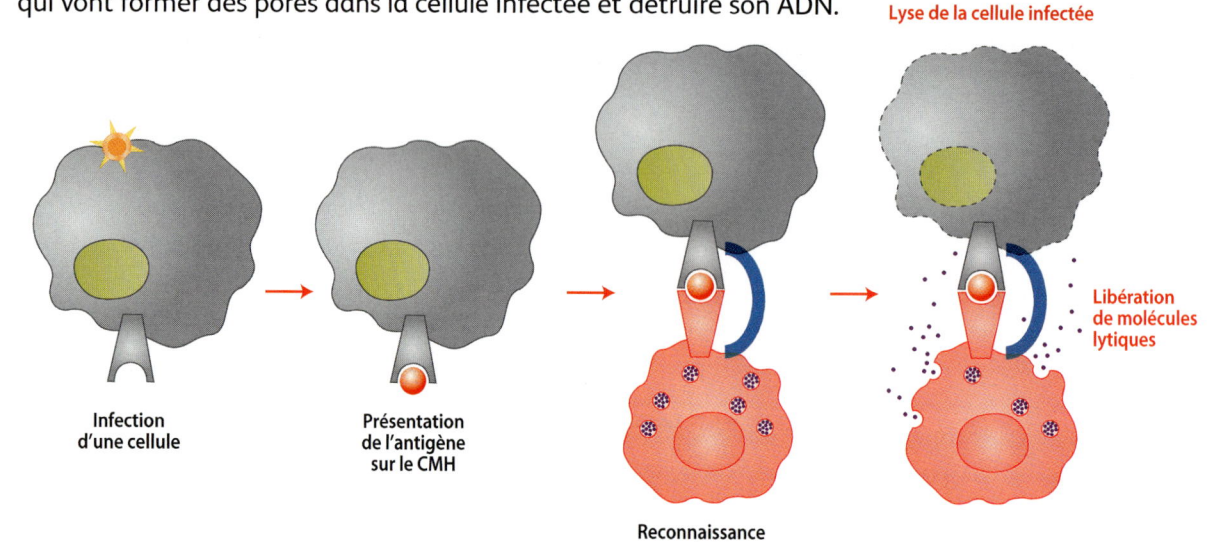

■ **La coopération cellulaire**

L'action des lymphocytes T8 et B nécessite un autre lymphocyte : le lymphocyte T4 qualifié de **LT auxiliaire**. Comme le LT8, le LT4 a besoin d'être activé par une CPA par un mécanisme de double reconnaissance. Il fait intervenir des molécules différentes :

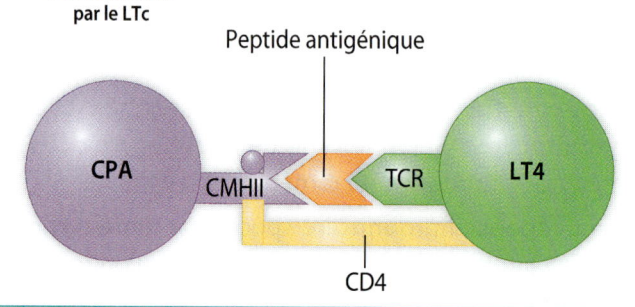

Marqueur à la surface de la CPA	Marqueur à la surface du LT4
CMH II	CD4
Fragment antigénique fixé sur le CMH II	TCR

Une fois activé, le LT4 produit des cytokines comme l'interleukine IL2 qui activent la prolifération des lymphocytes B et T8 et leur différenciation en plasmocyte et LTc.

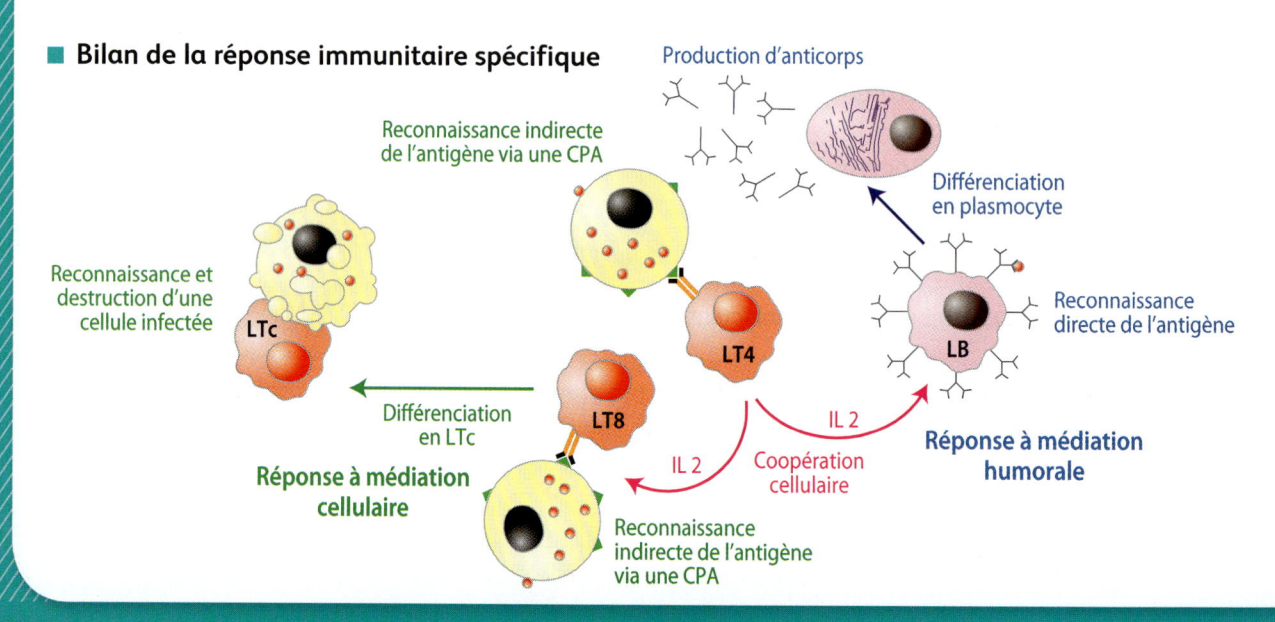

■ **Bilan de la réponse immunitaire spécifique**

La vaccination

■ La vaccination repose sur le principe de la mémoire immunitaire :
– lors d'un premier contact avec un antigène, le système immunitaire est stimulé et produit des **lymphocytes mémoires**. C'est la réponse primaire, **lente**, **faible** et **peu durable** dans le temps ;
– lors d'un deuxième contact avec **le même antigène**, ces lymphocytes mémoires permettent une **réponse secondaire**, **immédiate**, **plus intense** et **plus durable**.

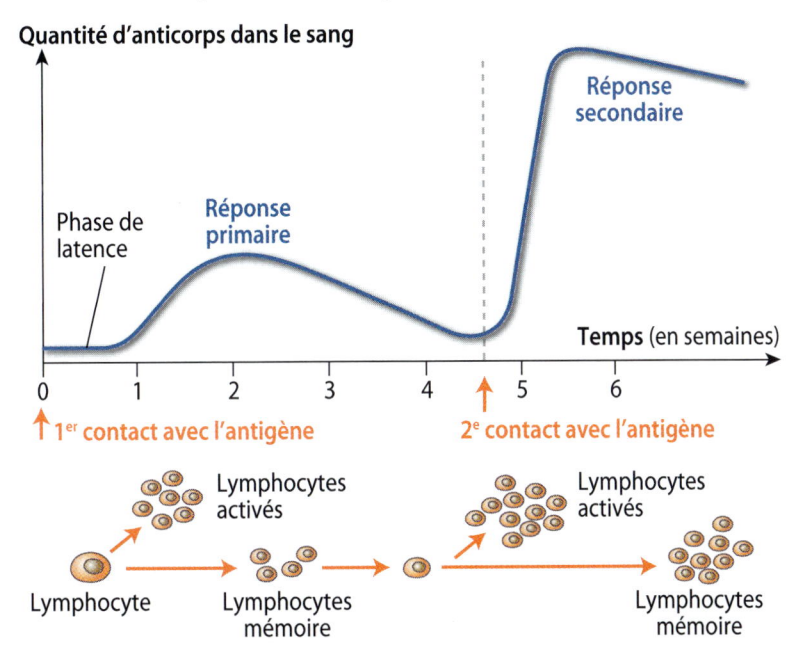

■ La vaccination consiste à injecter un antigène modifié stimulant le système immunitaire, mais non pathogène. Un vaccin est **spécifique** d'un antigène donné. Lors d'un éventuel contact avec l'agent pathogène, la réponse secondaire permet d'éliminer l'agent pathogène avant sa progression dans l'organisme. Pour chaque vaccin, il existe un calendrier vaccinal avec, dans certains cas, des rappels à réaliser pour stimuler à nouveau la production de cellules mémoires. Dans le cas de la grippe, la vaccination doit être renouvelée tous les ans, car le virus présente une variabilité génétique qui rend le vaccin inefficace d'une année sur l'autre.

■ La vaccination apporte une protection individuelle en permettant aux individus vaccinés de lutter efficacement et rapidement contre une infection, mais aussi une protection collective car, en éliminant rapidement les agents infectieux, les personnes vaccinées limitent leur propagation dans la population.

Racines à retenir

leuc(o) • lymph(o) • phag(o) • pyr(o) • sér(o)

Notions à retenir

anticorps • antigène • complexe immun • coopération • lymphocyte cytotoxique • mémoire immunitaire • phagocytose • plasmocyte • réponse à médiation cellulaire • réponse à médiation humorale • réponse innée • réponse spécifique • vaccination

Voir lexique p. 269

CHAPITRE 7.3 — Tester ses connaissances

1. QCM

Choisir la (ou les) proposition(s) correcte(s).

1 Le virus de la grippe :

A. est un virus à ADN.

B. est stable dans le temps.

C. peut se multiplier seul.

D. cible les cellules épithéliales respiratoires.

2 Les lymphocytes T4 :

A. assurent la phagocytose.

B. stimulent les lymphocytes B en se fixant au BCR.

C. activent la multiplication des LT8.

D. se différencient en LT cytotoxiques.

3 La réaction inflammatoire :

A. fait partie de l'immunité innée.

B. est préparée par l'immunité adaptative.

C. prépare l'immunité adaptative.

D. fait intervenir les lymphocytes.

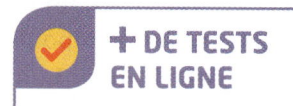

4 La production des anticorps :

A. fait partie de la réponse innée.

B. fait partie de la réponse humorale.

C. fait partie de la réponse cellulaire.

D. permet d'amplifier la réponse innée.

5 La réponse innée :

A. intervient en premier.

B. se met en place lentement.

C. est totalement indépendante de la réponse adaptative.

D. est spécifique d'un antigène.

6 Un vaccin :

A. est spécifique d'un antigène.

B. peut être administré après la contamination.

C. doit systématiquement être renouvelé tous les ans.

D. permet la production de monocytes mémoires.

2. Association

Associer les étapes suivantes au type de réponse immunitaire correspondant :

1. Production d'anticorps ; 2. Phagocytose ; 3. Rougeur, chaleur, douleur ; 4. Cytolyse ; 5. Coopération des LT4 ; 6. Production de lymphocyte mémoire

A. Réponse innée ; B. Réaction inflammatoire ; C. Réponse spécifique ; D. Réponse à médiation humorale ; E. Réponse à médiation cellulaire

3. Les étapes de la réaction immunitaire vis-à-vis du virus de la grippe

DOC. Les organes lymphoïdes

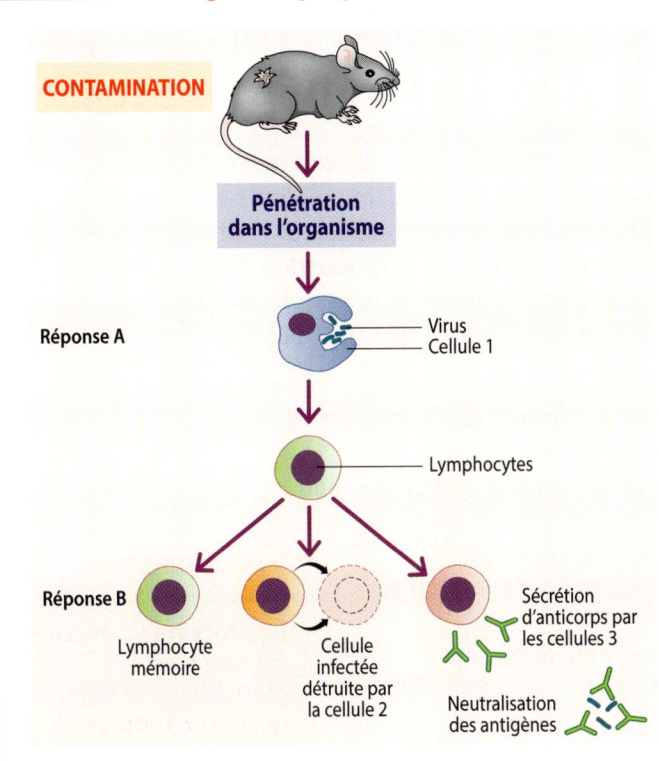

1. **Nommer** les réponses A et B.
2. **Identifier** les cellules 1 à 3.
3. **Expliquer** quelle étape du cycle viral est bloquée par la neutralisation par les anticorps.
4. **Expliquer** le rôle des lymphocytes mémoire.

CONTAMINATION
Pénétration dans l'organisme

Réponse A — Virus, Cellule 1
Lymphocytes

Réponse B
- Lymphocyte mémoire
- Cellule infectée détruite par la cellule 2
- Sécrétion d'anticorps par les cellules 3
- Neutralisation des antigènes

4. Réaction inflammatoire

1. L'infection des cellules de la muqueuse des voies respiratoires provoque une réaction inflammatoire schématisée dans le **doc. A**. **Identifier** les phénomènes A à D.
> Le **doc. B** représente les étapes du phénomène D.
2. **Décrire** chacune des étapes représentées sur ce doc et **les replacer** dans l'ordre chronologique.
3. **Expliquer** quel sera l'effet de ce phénomène sur l'infection.

DOC. A La réaction inflammatoire

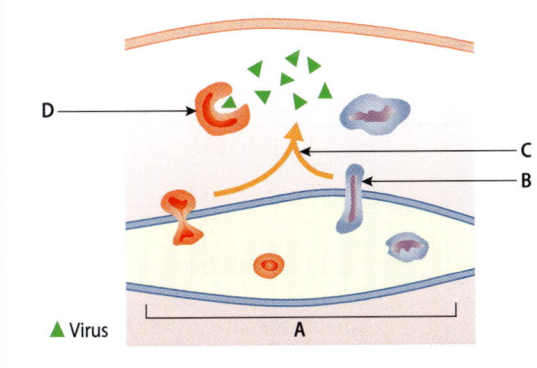

▲ Virus

DOC. B Étapes du phénomène

▲ Virus

CHAPITRE 7.3

Mobiliser ses connaissances

★★★ ACTIVITÉ 1 — La polyarthrite rhumatoïde, une maladie inflammatoire

Mme X. souffre de douleurs au niveau des genoux et certaines de ses phalanges sont gonflées et douloureuses. Son médecin soupçonne une polyarthrite rhumatoïde, une maladie auto-immune des articulations. C'est une maladie inflammatoire chronique caractérisée par la présence de lymphocytes T4 dans les articulations. Ces lymphocytes stimulent la production d'auto-anticorps et la libération de cytokines qui stimulent l'inflammation. L'inflammation entraîne une destruction progressive du cartilage articulaire et une déminéralisation des os de l'articulation.

1. **Décomposer** le terme polyarthrite. **Donner** la signification de chaque racine, préfixe ou suffixe et en déduire une définition du terme.
2. **Construire** les termes désignant une inflammation de l'articulation du genou et une inflammation des doigts.
3. **Rappeler** quels sont les quatre signes cliniques de la réaction inflammatoire. **Relever** dans le texte d'introduction deux symptômes qui sont caractéristiques de la réaction inflammatoire.

> Afin de confirmer son diagnostic, le médecin demande différents examens :
> – une numération formule sanguine ;
> – une recherche de protéine C réactive ;
> – une recherche d'auto-anticorps spécifiques de la polyarthrite rhumatoïde.

4. **Analyser** les résultats de l'hémogramme de Mme X. en donnant le ou les termes médicaux correspondant aux anomalies détectées.
5. **Rappeler** le rôle des cellules dont le nombre est différent des valeurs de référence et **préciser** si cette anomalie est cohérente ou non avec le diagnostic de maladie inflammatoire.
6. **Analyser** les résultats du dosage de protéine C réactive et **conclure**.

> **Bon à savoir**
>
> **La protéine C réactive** est une protéine produite par le foie qui est un marqueur de l'inflammation. Elle est produite très tôt en cas de réaction inflammatoire et sa concentration dans le sang augmente avec l'intensité de l'inflammation.

DOC. A — Résultats des examens sanguins de Mme X.

Hémogramme

	Valeurs de référence en nombre de cellules par mL	Valeurs mesurées chez Mme X en nombre de cellules par mL
Hématies	4.10^6 à $5,5.10^6$	$4,6.10^6$
Leucocytes totaux	4 000 à 10 000	11 100
Granulocytes neutrophiles	2 500 à 7 000	7 659
Granulocytes basophiles	< 450	278
Granulocytes éosinophiles	< 100	55
Lymphocytes	1 500 à 3 500	2 553
Monocytes	< 800	555
Plaquettes	145 000 à 400 000	182 000

Biochimie

	Valeurs de référence	Valeurs mesurées chez Mme X
Protéine C réactive	< 5 mg.L^{-1}	100 mg.L^{-1}

CHAPITRE 7.3

> Le test de recherche des auto-anticorps caractéristiques de la polyarthrite rhumatoïde est un test ELISA.

7 À partir du **doc. B**, **indiquer** quel sera le résultat obtenu :
- si le sérum du patient contient des auto-anticorps ;
- si le sérum du patient ne contient aucun auto-anticorps.

8 **Analyser** les résultats du test ELISA et **conclure**.

9 À partir de l'ensemble des résultats, **indiquer**, en argumentant la réponse, si le diagnostic de polyarthrite rhumatoïde est confirmé ou non.

DOC. B — Principe du test ELISA

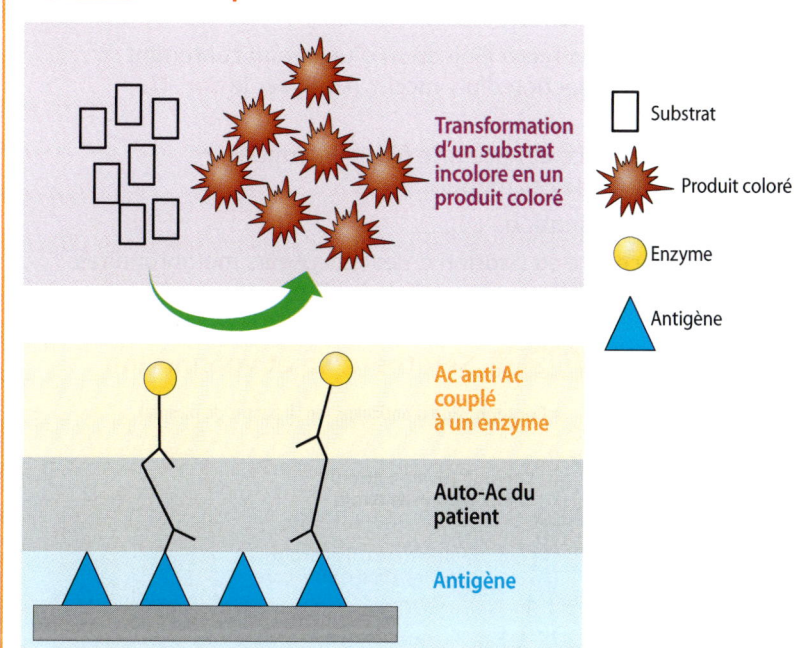

Étape 1 : fixation des antigènes reconnus par les auto-anticorps au fond des puits d'une microplaque.

Étape 2 : ajout du sérum à tester dans les puits.

Étape 3 : rinçage, les anticorps non fixés à un antigène sont éliminés.

Étape 4 : ajout d'un anticorps spécifique des anti-anticorps associé à une enzyme.

Étape 5 : rinçage, les anticorps non fixés à un antigène sont éliminés.

Étape 6 : ajout du substrat de l'enzyme. Si l'enzyme est présente, le substrat est transformé en produit coloré. Si l'enzyme n'est pas présente, le substrat reste incolore.

DOC. C — Résultats du test ELISA de Mme X.

Sérum testé	Témoin négatif : sérum ne contenant pas les anticorps recherchés	Témoin positif : sérum contenant les anticorps recherchés	Sérum de Mme X
Résultat obtenu	incolore	coloré (violet)	coloré (violet)

CHAPITRE 7.3

Mobiliser ses connaissances

★★ ACTIVITÉ 2 — Le tétanos

Le tétanos est une maladie causée par une toxine produite par la bactérie *Clostridium tetani*. Cette toxine affecte le système nerveux et provoque des paralysies musculaires. Cette bactérie est présente dans le sol et l'environnement.

1 L'infection par la bactérie responsable du tétanos ne peut avoir lieu qu'en cas de lésion de la peau. À l'aide du doc. A, **retrouver** comment la peau participe aux défenses immunitaires.

2 **Analyser** les expériences présentées dans le doc. B et **conclure** sur les acteurs de l'immunité mis en évidence dans cette expérience.

3 En cas d'infection par *Clostridium tetani*, on procède à la fois à l'injection d'un sérum contenant des anticorps dirigés contre la toxine tétanique et à l'injection d'un vaccin. **Analyser** le doc. C pour **expliquer** l'intérêt de ce double traitement.

4 La vaccination contre le tétanos est obligatoire en France et nécessite plusieurs rappels. À partir d'une analyse du doc. C, **montrer** la nécessité de ces rappels.

5 **Rappeler** quelles cellules sont produites lors d'une vaccination.

6 L'action de la toxine tétanique sur les neurones nécessite sa fixation à des récepteurs membranaires. **En déduire** un moyen par lequel les anticorps protègent l'organisme de la toxine.

> **Bon à savoir**
> **Le sérum** est dépourvu de cellules.

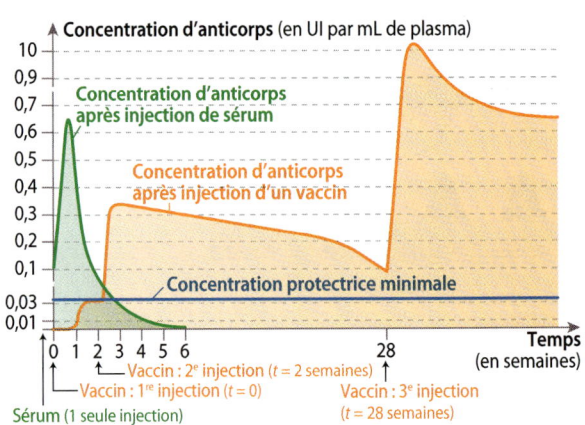

DOC. A — Organisation de la peau

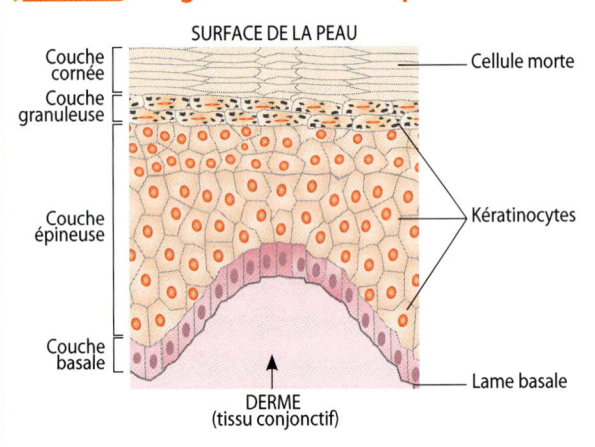

DOC. C — Sérothérapie et vaccination

DOC. B — Nature de la réponse immunitaire anti-tétanique

En 1890, la toxine produite par la bactérie *Clostridium tetani* est isolée. Deux chercheurs, Kitasato et Von Behring, parviennent à atténuer la virulence de la toxine en la chauffant et réalisent des expériences chez le lapin.

Expérience 1 : infection de lapins témoins avec la bactérie responsable du tétanos : les lapins meurent du tétanos.

Expérience 2 : injection de la toxine atténuée à des lapins, puis infection quelque jours après avec la bactérie responsable du tétanos : les lapins survivent.

Expérience 3 : injection de sérum issu de lapins de l'expérience 1 à un lapin non immunisé juste avant l'infection par la bactérie : le lapin survit.

PARTIE 7 • Système immunitaire et défense de l'organisme

CHAPITRE 1

Mobiliser ses connaissances

★★ ACTIVITÉ 3 — Immunité anti-tumorale

À la fin du XIXᵉ siècle, William Colley observe que des cancers régressent à la suite de l'infection des patients par un virus ou une bactérie. Il suppose alors que l'infection stimule le système immunitaire qui développe une réponse anti-tumorale en parallèle de la réponse contre l'agent infectieux. Cette hypothèse de l'existence d'une immunité anti-tumorale sera confirmée par différents travaux ultérieurs.

1. **Analyser** les expériences du **doc. A** pour **identifier** les cellules impliquées dans la réponse immunitaire anti-tumorale.
2. Parmi les cellules identifiées dans la question 1, **rappeler** lesquelles sont capables de détruire des cellules modifiées comme les cellules cancéreuses, et **expliquer** les rôles des autres cellules.
3. **Identifier** sur le **doc. B** les éléments fléchés qui participent à la reconnaissance des cellules cancéreuses par les lymphocytes T cytotoxiques.
4. **Décrire** les mécanismes déclenchés suite à l'interaction présentée dans le **doc. B** qui aboutiront à la destruction de la cellule cancéreuse.
5. Les cellules cancéreuses sont souvent dépourvues de molécules du CMH. **Expliquer** pourquoi cette particularité leur permet d'échapper à la destruction par le système immunitaire.

DOC. A — Expériences de transfert de cellules tumorales

› Afin de déterminer quelles cellules sont impliquées dans la réponse immunitaire anti-tumorale, des cellules tumorales issues d'une souris atteinte de cancer sont greffées à des souris génétiquement identiques dont le système immunitaire a été stimulé.

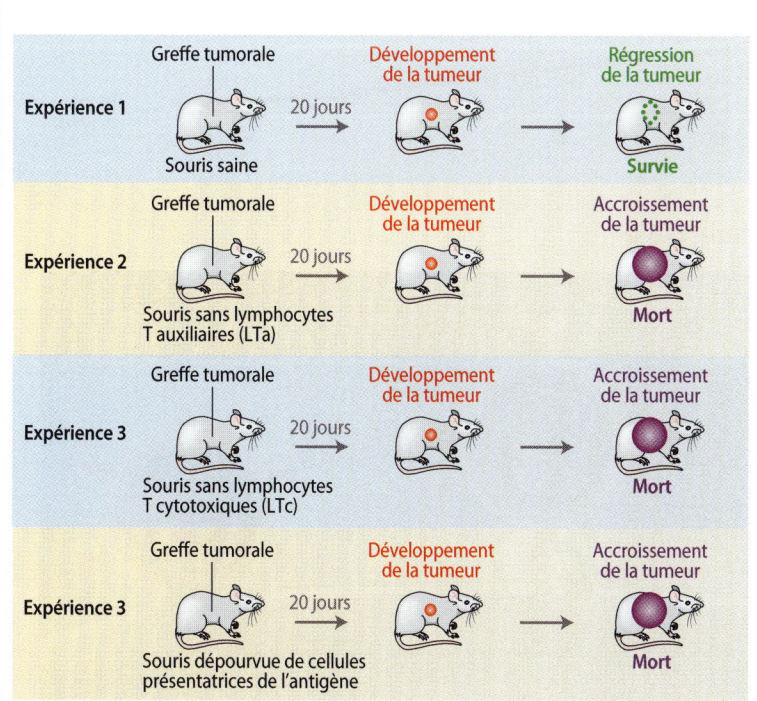

Expérience 1 : Souris saine — Greffe tumorale → 20 jours → Développement de la tumeur → Régression de la tumeur → Survie

Expérience 2 : Souris sans lymphocytes T auxiliaires (LTa) — Greffe tumorale → 20 jours → Développement de la tumeur → Accroissement de la tumeur → Mort

Expérience 3 : Souris sans lymphocytes T cytotoxiques (LTc) — Greffe tumorale → 20 jours → Développement de la tumeur → Accroissement de la tumeur → Mort

Expérience 3 : Souris dépourvue de cellules présentatrices de l'antigène — Greffe tumorale → 20 jours → Développement de la tumeur → Accroissement de la tumeur → Mort

DOC. B — Interaction entre un lymphocyte Tc et une cellule cancéreuse

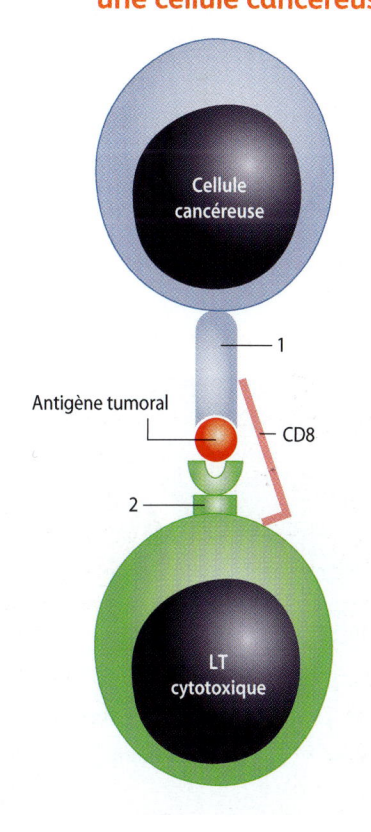

Cellule cancéreuse — 1 — Antigène tumoral — CD8 — 2 — LT cytotoxique

CHAPITRE 7.3

Mobiliser ses connaissances

★★ ACTIVITÉ 4 — Le VIH et le Sida

En mai 1983, les chercheurs Luc Montagnier, Jean-Claude Chermann et Françoise Barré-Sinoussi, de l'institut Pasteur, isolent le virus responsable d'un déficit immunitaire mortel, le Sida pour « syndrome d'immunodéficience acquise ». Le virus prendra le nom de **VIH** (**virus de l'immunodéficience humaine**). Pour cette découverte, ils recevront le prix Nobel de médecine.

1. **Décrire**, à l'aide du doc. A, l'évolution du taux des différents lymphocytes au contact du VIH. **Conclure** sur les cibles du virus.
2. **Relever** dans le doc. B les noms des molécules qui permettent l'entrée du VIH dans une cellule.
3. À partir du doc. B, **expliquer** les résultats de l'expérience du doc. A.

DOC. A — Effet du VIH sur différents globules blancs

Les virus ont des cibles très spécifiques. Pour connaître les cibles du VIH, des cultures cellulaires de lymphocytes en présence du virus sont réalisées. On mesure la survie des lymphocytes.

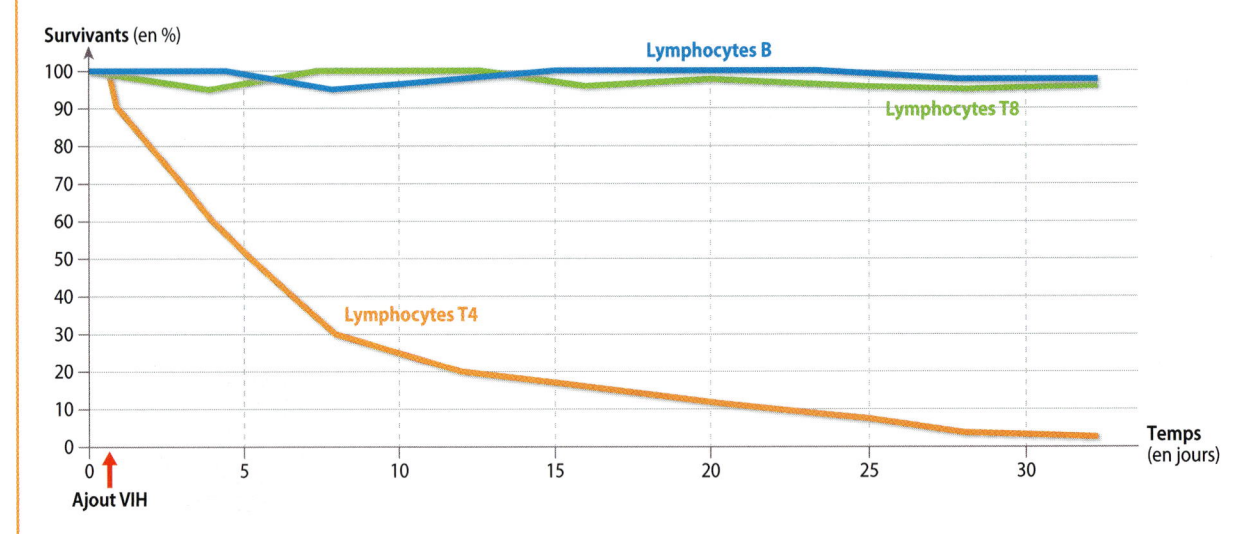

DOC. B — Entrée du VIH dans une cellule cible

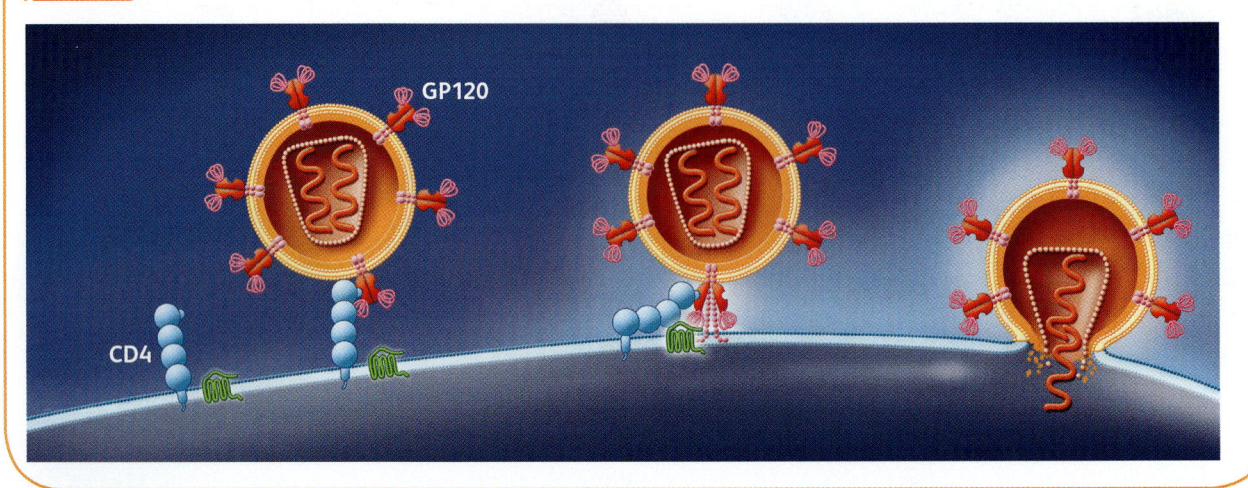

PARTIE 7 • Système immunitaire et défense de l'organisme

> La transmission du VIH se fait par un contact direct entre un liquide biologique, contenant des cellules infectées, et une muqueuse ou le sang.

4 Relever dans le **doc. C** les liquides pouvant contenir le virus. En **déduire** les voies de contaminations possibles.

5 Proposer pour chacune un mode de prévention.

6 Analyser le **doc. D** pour **montrer** que l'organisme met en place, pendant la phase de primo-infection, une réaction humorale en réponse au VIH.

7 Décrire l'évolution de la concentration en lymphocytes T4 au cours de chaque phase. **Retrouver** le terme médical correspondant. **Expliquer** ces résultats à l'aide de la question 1.

8 Décrire l'évolution de la concentration en anticorps anti VIH au cours des différentes phases de l'infection.

DOC. C Présence de lymphocytes dans différents liquides physiologiques

Liquide	Sang	Sperme	Salive	Sueur	Leucorrhées	Urine	Lait maternel
Lymphocytes	+++	+	−	−	+	−	+

DOC. D Phases de la maladie

> L'infection au VIH évolue en trois phases distinctes caractérisées par certaines manifestations cliniques :
– phase de primo-infection : le patient développe les symptômes généraux d'une infection proche de la grippe ;
– phase asymptomatique : le patient ne développe aucun symptôme clinique. Cette phase est de durée variable, qui peut aller jusqu'à plusieurs années ;
– phase de Sida déclaré : le patient développe des infections, éventuellement des cancers, de plus en plus graves jusqu'à en mourir.

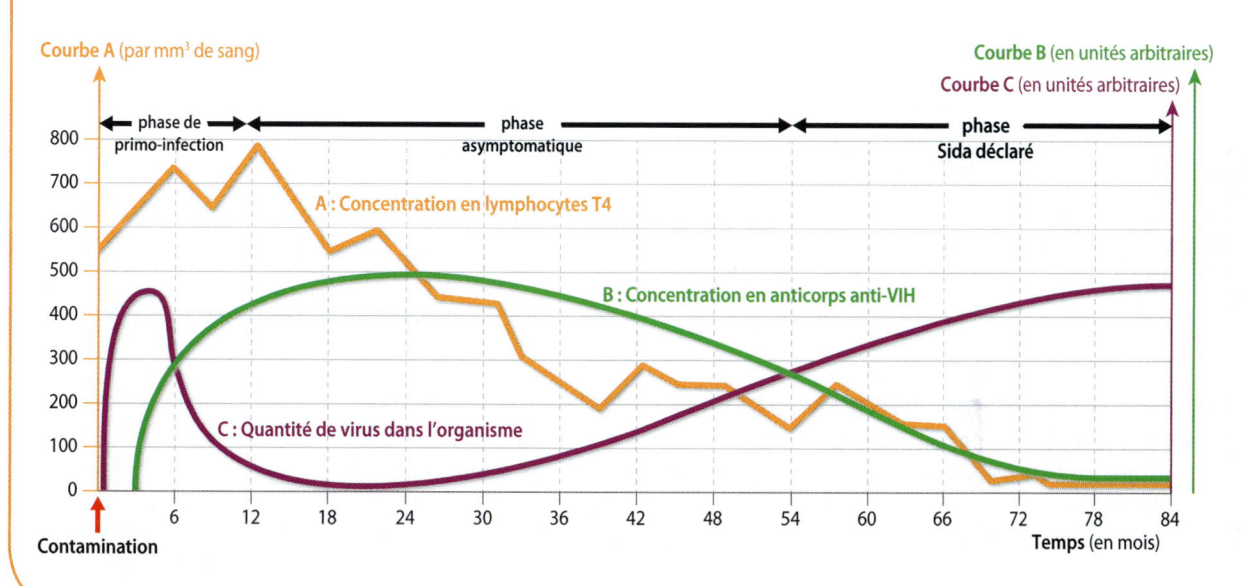

Courbe A (par mm^3 de sang)
Courbe B (en unités arbitraires)
Courbe C (en unités arbitraires)

A : Concentration en lymphocytes T4
B : Concentration en anticorps anti-VIH
C : Quantité de virus dans l'organisme

Temps (en mois)
Contamination

CHAPITRE 7.3

9 **Rappeler** le rôle des lymphocytes B.

10 **Analyser** les expériences du **doc. E**. **Expliquer** le rôle des cellules dendritiques et des LT4 permettant d'expliquer le résultat de l'expérience 3.

11 À l'aide des questions précédentes, **proposer** une explication à l'évolution de la concentration d'anticorps anti-VIH au cours de la phase asymptomatique et de la phase Sida.

12 **Décrire** et **expliquer** l'évolution de la quantité de virus dans l'organisme au cours de chacune des phases.

13 La phase Sida est caractérisée par l'apparition d'infections chroniques. **Proposer** une explication à la sensibilité accrue des patients à ces infections.

DOC. E — Culture de globules blancs en présence d'un antigène

Afin de mieux comprendre l'évolution de la production d'anticorps au cours de l'infection, différentes expériences sont réalisées.

	Cellules en culture en présence d'antigène	Production d'anticorps vis-à-vis de l'antigène ajouté
1	Lymphocytes B	Faible
2	Lymphocytes B + cellules dendritiques	Faible
3	Lymphocytes B + cellules dendritiques + LT4	Forte

> Le diagnostic de l'infection par le VIH repose sur la recherche d'anticorps anti-VIH dans le sang du patient. Il consiste à séparer les anticorps présents dans le sang par électrophorèse puis à les révéler à l'aide d'anticorps anti-anticorps marqués. Trois patients sont testés, Léa, Nathan et Paul, tous ont eu des rapports non protégés avec des personnes qui pourraient être infectées par le VIH. Dans ce test, plusieurs anticorps dirigés contre des protéines virales sont recherchés. Le test est déclaré positif si on retrouve des anticorps contre au moins deux des trois glycoprotéines de l'enveloppe virale (GP160, GP120 ou GP41) et une protéine virale (P15, P24, P32, P40, P52 ou P68).

DOC. F — Test de dépistage

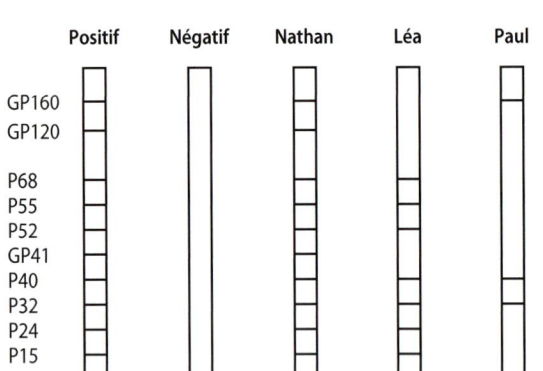

DOC. G — Test réalisé deux mois après

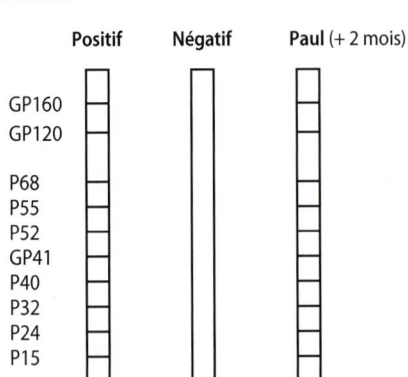

14 **Analyser** les résultats des trois patients présentés dans le **doc. F**. **Conclure**.

15 Paul a fait le test le lendemain d'un rapport à risque. Le médecin lui conseille de refaire un test deux mois plus tard présenté dans le **doc. G**. **Commenter** le résultat.

16 À l'aide du **doc. B**, **expliquer** le résultat obtenu la première fois.

PARTIE 7
Réinvestir les fondamentaux

Mathis doit effectuer un séjour au Sénégal de six mois dans le cadre de sa formation. Il relève sur le site du ministère des Affaires étrangères des recommandations par rapport au paludisme.
Le paludisme est une maladie causée par un parasite (*Plasmodium*) qui infecte les globules rouges. Il se transmet à l'homme par la piqûre d'un moustique infecté (la femelle du genre anophèle). Il peut aussi se transmettre lors de transfusions sanguines ou pendant la grossesse, de la mère à l'enfant.
Le paludisme existe dans une centaine de pays du monde situés dans des zones tropicales, principalement en Afrique (90 % des cas), en Asie (5 % des cas) et en Amérique latine (5 % des cas). Cette maladie provoque des décès dans environ 29 % des cas. Les deux tiers des décès touchent les enfants de moins de cinq ans.

1. **Proposer** une définition des termes « épidémie », « pandémie » et « endémie ».
2. **Argumenter** sur la manière de qualifier le paludisme en Afrique.
3. **Relever** à quel type de micro-organisme appartient Plasmodium et **préciser** s'il s'agit d'un organisme eucaryote ou procaryote.
4. **Donner** deux autres exemples d'agents pathogènes.

La transmission par piqûre d'insecte permet au parasite d'éviter la première ligne de défense du corps humain.

5. **Citer** l'organe qui assure cette première ligne de défense et qui est ici évité par le parasite. **Expliquer** comment il assure la protection de l'organisme.

Le paludisme se manifeste 8 à 30 jours après l'infection. Lors de la pénétration du parasite dans le sang, l'organisme met en place la réaction inflammatoire. Les signes cliniques sont une fièvre qui peut s'accompagner de **céphalées**, **myalgies**, **asthénie**, **adénomégalie**, vomissements, **diarrhées** et toux.

6. **Définir** les cinq termes médicaux en gras.
7. **Relever** les signes cliniques en lien avec la réaction inflammatoire.

L'une des étapes de la réaction inflammatoire est présentée dans le doc. A.

8. **Nommer** et **définir** le mécanisme général présenté dans le doc. A.
9. **Annoter** les éléments A à D et **décrire** les étapes 1 à 5 du doc. A.

Les personnes ayant voyagé dans des pays où sévit le paludisme ne peuvent pas donner leur sang pendant un certain temps.

10. **Argumenter** la pertinence de cette exclusion.

Par la suite, le parasite pénètre dans les hématies et devient inaccessible à ce mécanisme de défense. Des cycles typiques (accès palustres) s'installent qui font s'alterner fièvre et tremblements avec des sueurs froides. Ces cycles correspondent à l'éclatement des hématies parasitées. Un examen paramédical permet de mettre en évidence une <u>diminution du nombre de globules rouges</u>.

11. **Retrouver** le terme médical désignant l'expression soulignée.
12. **Rappeler** l'examen médical qui permet de mettre en évidence ce signe.

Pour diagnostiquer la maladie, plusieurs méthodes de diagnostic existent. En France, le test de référence est l'examen microscopique d'une goutte de sang épaisse qui permet de mettre en évidence la présence du parasite dans le sang.

13. **Identifier** les cellules 1 à 5 du doc. B.
14. **Rappeler** le rôle des cellules 1, 2, 3 et 5.

D'autres tests, dits sérologiques plus rapides, consistent à rechercher la présence d'anticorps antipaludéens.

15. **Annoter** le doc. C1 et **préciser** les rôles des éléments 4 et 5.
16. Le doc. C2 montre les étapes de la réponse immunitaire aboutissant à la production d'anticorps. **Identifier** les éléments 1 à 3 et **nommer** les étapes A, B et C du doc. C2.
17. **Expliquer**, à l'aide des doc. C1 et C2, pourquoi cette réponse est qualifiée de spécifique.
18. **Préciser** le nom de la réponse immunitaire mise en jeu.
19. **Expliquer** comment la production d'anticorps peut permettre d'éliminer le parasite.

Le doc. D montre l'évolution de l'antigène et des anticorps dans le sang d'un patient après infection.

20. **Analyser** les courbes du doc. D.
21. **En déduire** à quel moment le test de dépistage sérologique sera positif et **expliquer** le problème posé pendant les deux premières semaines.

Comme le parasite infecte des cellules humaines pour s'y reproduire, un autre type de réponse immunitaire également mise en place a pour but de détruire ces cellules infectées. Le **doc. E** illustre ce mécanisme.

22 **Citer** le type de réponse immunitaire et **préciser** le nom des lymphocytes impliquées.

23 **Expliquer**, à l'aide du **doc. E**, comment agissent ces cellules pour détruire les cellules infectées.

Aujourd'hui, malgré des recherches, aucun vaccin n'est disponible pour lutter contre le paludisme. Les difficultés liées à sa mise en place sont dues au fait que :
– le parasite existe sous différentes formes lors de son cycle de vie ;
– différentes espèces de *Plasmodium* existent.
Le **doc. F** permet de comprendre le principe de la vaccination

24 **Analyser** le **doc. F** pour **expliquer** le principe sur lequel repose la vaccination.

Le **doc. G** présente une expérience qui met en contact un antigène et le sérum d'un patient vacciné.

25 **Indiquer**, à l'aide du **doc. F**, ce que contient le plasma d'un patient vacciné.

26 **Rappeler** de quoi est constitué un complexe immun.

27 **Analyser** le **doc. G** et **en déduire** une des propriétés de la vaccination.

28 **Argumenter** le fait que l'existence de différentes sortes de *Plasmodium* rende le vaccin difficile à mettre en place.

29 **Expliquer** pourquoi cette maladie ne peut pas être traitée par antibiotiques.

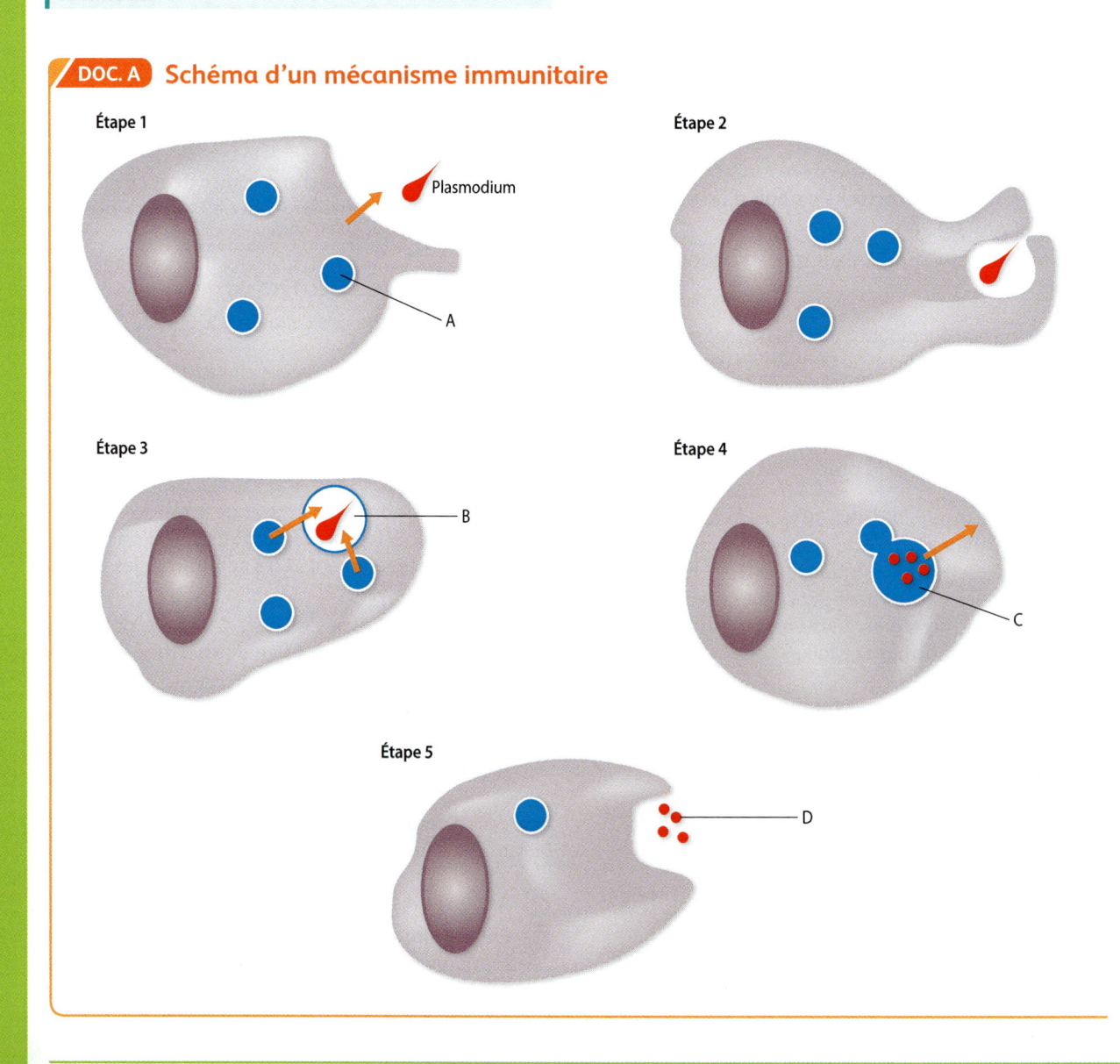

DOC. A — Schéma d'un mécanisme immunitaire

Étape 1 — Plasmodium — A

Étape 2

Étape 3 — B

Étape 4 — C

Étape 5 — D

DOC. B — Observation microscopique d'une goutte épaisse de sang

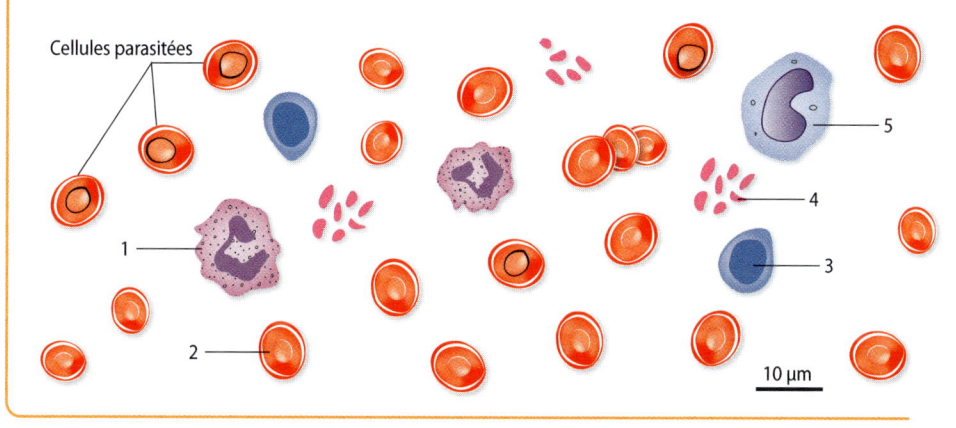

Cellules parasitées

1
2
3
4
5

10 µm

DOC. C — Production des anticorps

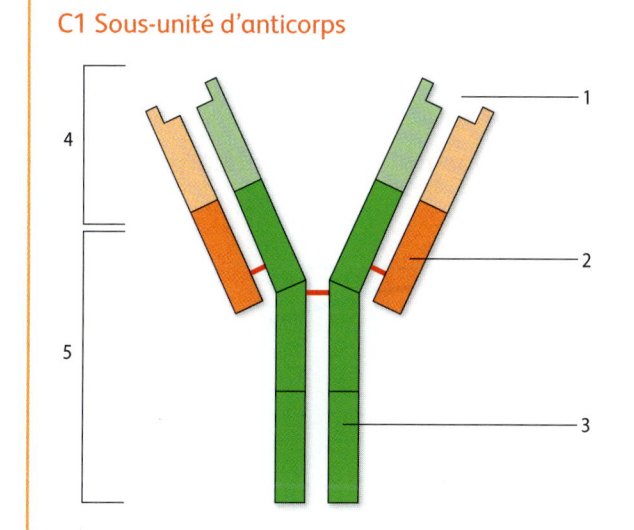

C1 Sous-unité d'anticorps

1
2
3
4
5

C2 Étapes de la production d'anticorps

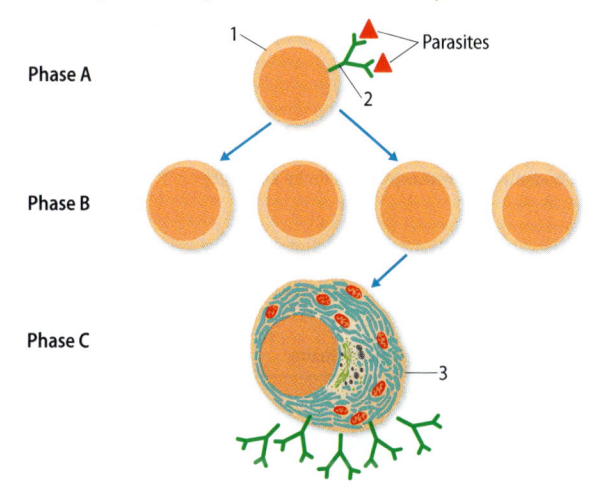

Phase A — 1, 2, Parasites

Phase B

Phase C — 3

DOC. D — Évolution de la concentration d'anticorps et d'antigène

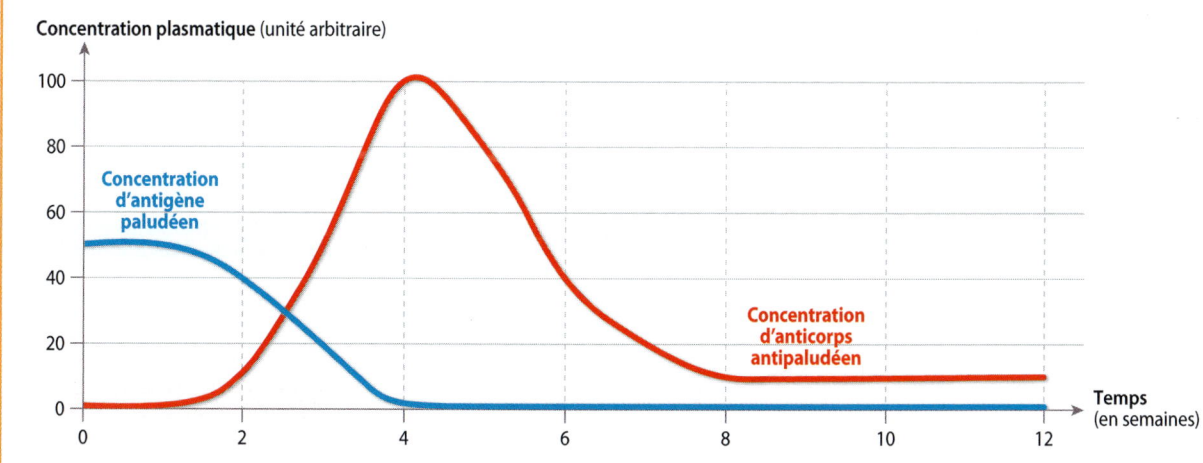

Concentration plasmatique (unité arbitraire)

Concentration d'antigène paludéen

Concentration d'anticorps antipaludéen

Temps (en semaines)

Réinvestir les fondamentaux

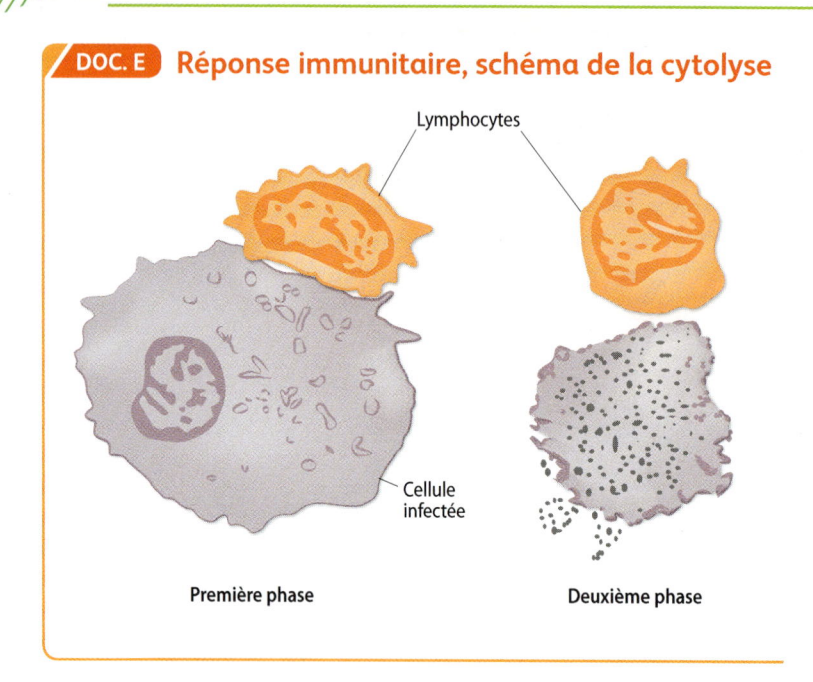

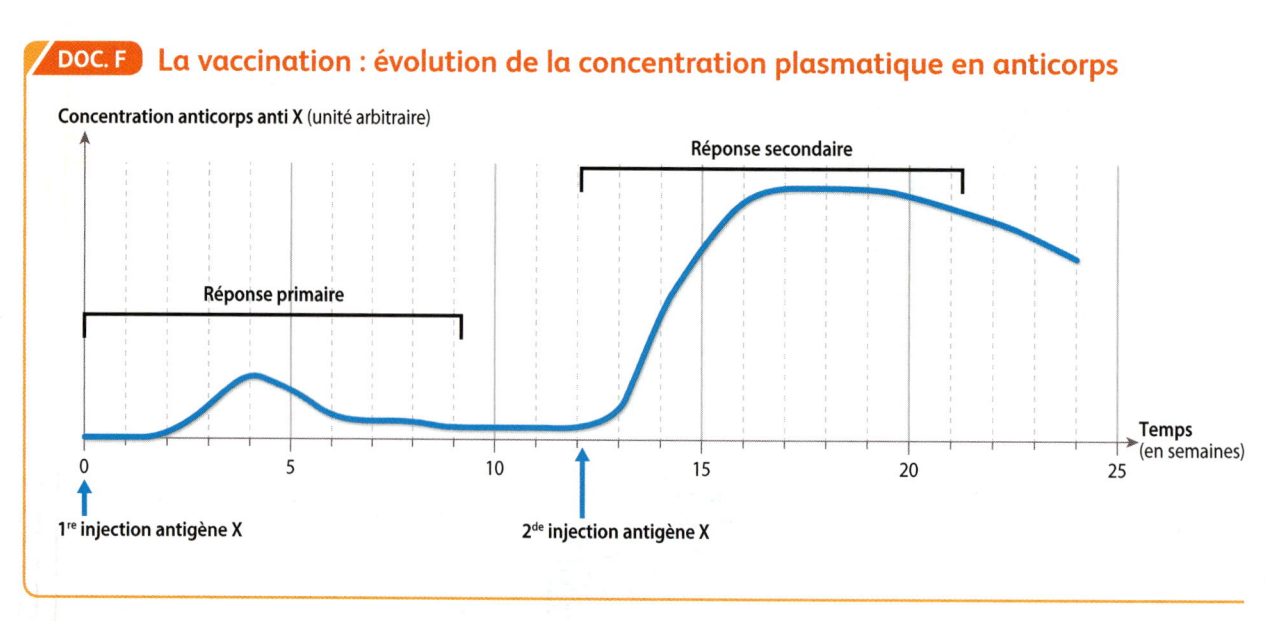

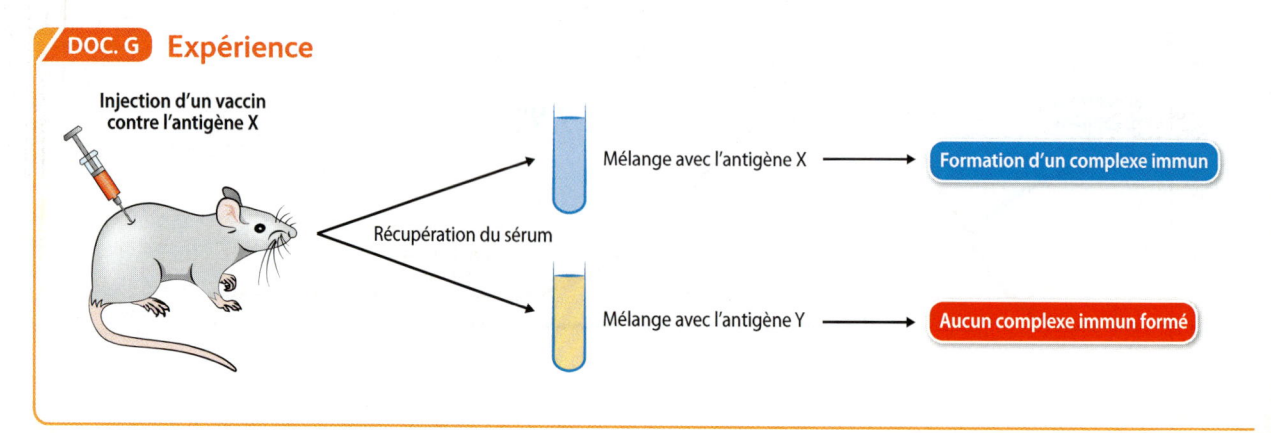

DOC. E — Réponse immunitaire, schéma de la cytolyse

Lymphocytes

Cellule infectée

Première phase

Deuxième phase

DOC. F — La vaccination : évolution de la concentration plasmatique en anticorps

Concentration anticorps anti X (unité arbitraire)

Réponse primaire

Réponse secondaire

Temps (en semaines)

1re injection antigène X

2de injection antigène X

DOC. G — Expérience

Injection d'un vaccin contre l'antigène X

Récupération du sérum

Mélange avec l'antigène X → Formation d'un complexe immun

Mélange avec l'antigène Y → Aucun complexe immun formé

PARTIE 8

Appareil reproducteur et transmission de la vie

> Comment sont produits les gamètes mâles et femelles ? Comment les cycles sexuels sont-ils régulés ? Quels sont les moyens utilisés pour la maîtrise de la reproduction ? Comment se déroule la grossesse et comment suivre le développement du fœtus ?

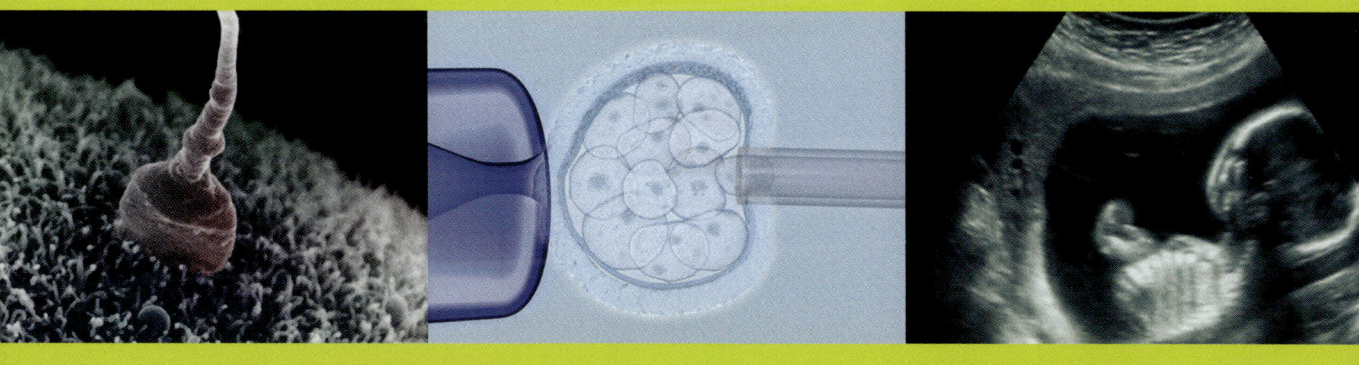

CHAPITRE 8.1	Anatomie et physiologie des appareils reproducteurs	124
CHAPITRE 8.2	La grossesse : des gamètes au fœtus	141
CHAPITRE 8.3	La régulation de la fonction reproductrice	159
CHAPITRE 8.4	Infertilité et maîtrise de la procréation	177

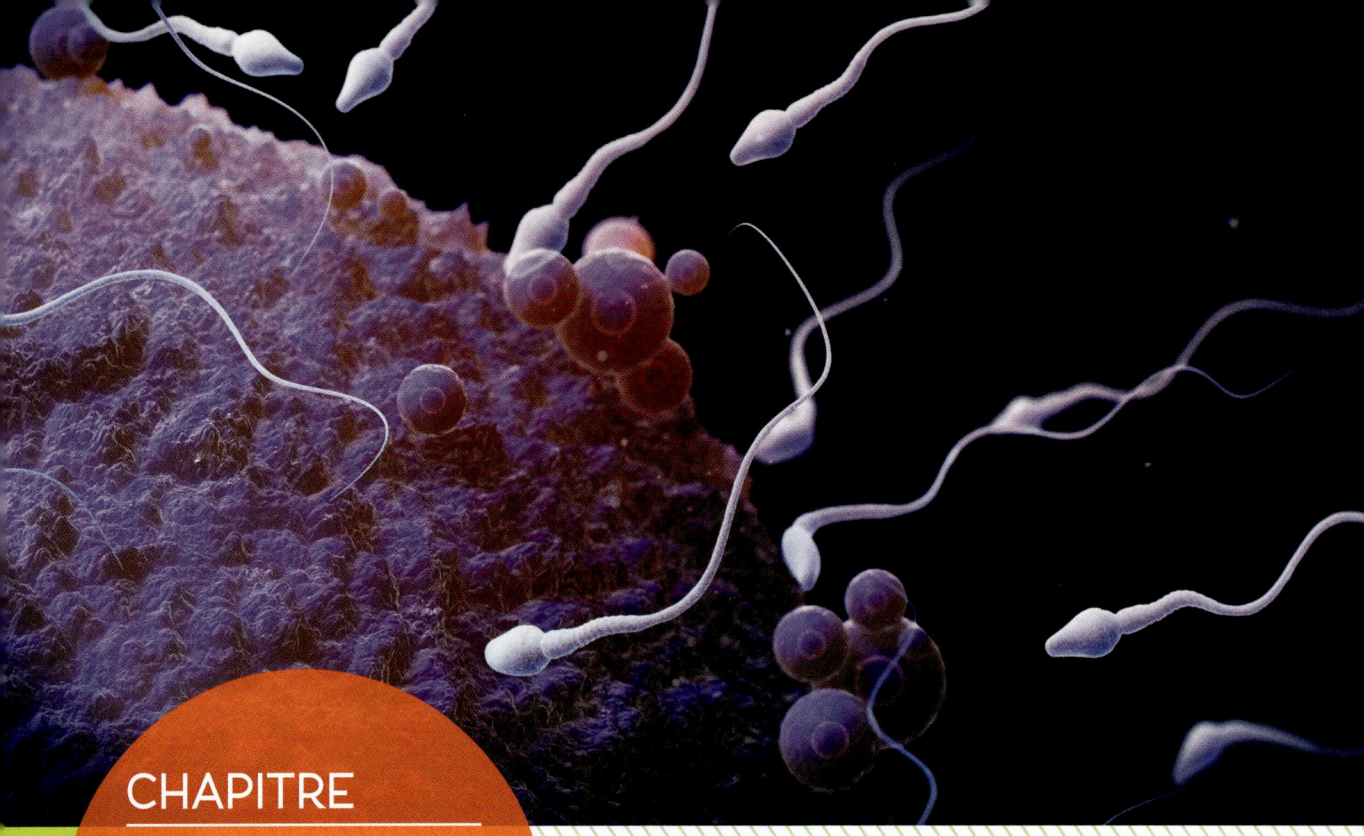

CHAPITRE 8.1

Anatomie et physiologie des appareils reproducteurs

VIDÉO
L'appareil génital

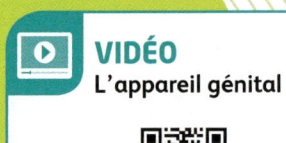

→ lienmini.fr/10448-49

Comment les appareils reproducteurs masculins et féminins sont-ils organisés ? Comment les gamètes sont-ils produits ?

Les gamètes sont les cellules sexuelles produites par les organes génitaux et destinées à se rencontrer pour donner naissance à une cellule-œuf qui deviendra un organisme entier. La production de ces cellules met en jeu des divisions cellulaires particulières qui ne concernent que les cellules sexuelles.

Capacités exigibles*

- Identifier les organes des appareils reproducteurs. — p. 125
- Identifier les cellules de la spermatogenèse et de l'ovogenèse et leurs caractéristiques chromosomiques. — p. 126-129
- Repérer les différents stades de développement du follicule. — p. 130-131

*Bulletin officiel spécial n° 8 du 25 juillet 2019.

Découvrir les notions

Activité 1 — Anatomie des appareils reproducteurs

DOC. A — L'appareil génital masculin

Les spermatozoïdes sont les gamètes mâles dont le développement débute dans les **testicules**, glandes placées sous le **pénis** et protégées par le **scrotum**. Après leur formation, les spermatozoïdes sortent du testicule et se retrouvent dans l'**épididyme** qui recouvre le testicule. Cette structure se prolonge par un long tube appelé **canal déférent** circulant dans la cavité pelvienne jusqu'au **pénis**. Au cours de ce trajet, plusieurs glandes y déversent leurs sécrétions : d'abord les **vésicules séminales** présentant une forme allongée puis la plus grosse des trois, la **prostate**, et enfin les petites **glandes de Cowper**. Ces trois glandes libèrent des substances participant à l'élaboration du sperme et à la maturation des spermatozoïdes. Le canal déférent rejoint l'**urètre** qui sort de la vessie. Ce canal unique traverse le pénis et permettra l'expulsion de l'urine et du sperme lors de l'éjaculation au niveau de l'**orifice uro génital**. Le pénis renferme des structures capables de se gorger de sang lors de l'érection : les **corps érectiles**. L'extrémité du pénis, le **gland**, est protégée par le prépuce.

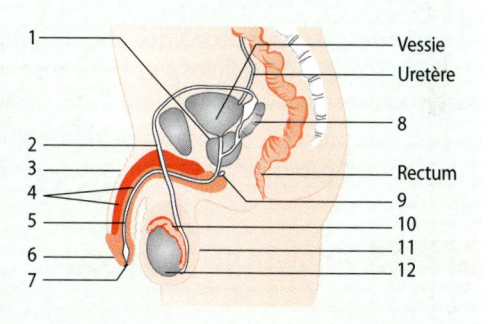

1 À partir du texte du **doc. A**, **annoter** le schéma de l'appareil reproducteur masculin. **Préciser** le plan de coupe.

DOC. B — L'appareil génital féminin

Chez la femme, les gamètes, appelés ovocytes, sont produits par les **ovaires** attachés à la paroi de la cavité par des ligaments. Dans leur partie inférieure, les ovaires sont coiffés par le **pavillon des trompes utérines**, appelées aussi **trompes de Fallope**. Une fois produits, les gamètes sont expulsés hors de l'ovaire et se dirigent vers l'**utérus** grâce aux trompes de Fallope. C'est dans l'utérus que l'œuf issu de la rencontre entre les gamètes se développera lors d'une grossesse. L'utérus débouche ensuite sur le **vagin**. Ces organes sont séparés par le **col de l'utérus**. Des organes externes sont aussi présents chez la femme : la **vulve**, constituée des grandes et des petites lèvres qui recouvrent les orifices génital et urinaire et protègent le clitoris.

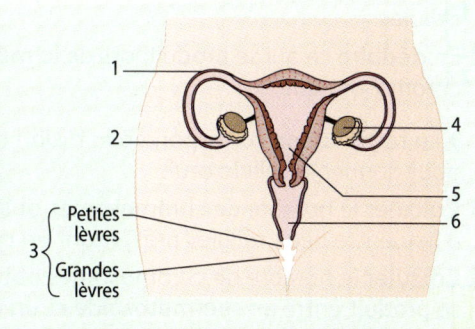

2 À partir du texte du **doc. B**, **annoter** le schéma de l'appareil reproducteur féminin. **Préciser** le plan de coupe.

> Les organes de l'appareil reproducteur peuvent être classés en quatre catégories : les **gonades** impliquées dans la production des gamètes et d'hormones, les **glandes annexes**, les **voies génitales** qui assurent le transport des gamètes, et les **organes génitaux externes**.

3 Pour chaque appareil masculin ou féminin, **répartir** les différents organes dans les quatre catégories.

CHAPITRE 8.1 • Anatomie et physiologie des appareils reproducteurs

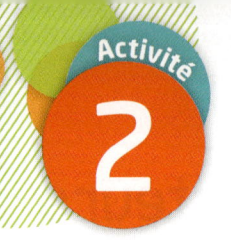

Activité 2 — La production des gamètes : la méiose

Contexte : Lors d'une séquence de classe inversée, un groupe d'élèves de Terminale ST2S doit expliquer au reste de la classe les mécanismes impliqués dans la production des gamètes. Leur professeur leur fournit des documents ressources ainsi que des questions leur permettant d'analyser ces documents.

> Les gamètes, spermatozoïdes chez l'homme et ovocytes chez la femme, sont produits à partir de cellules appelées respectivement spermatogonie et ovogonie par un processus particulier dont l'une des étapes est la méiose.

Le **doc. A** représente le caryotype d'une spermatogonie ou d'une ovogonie (A1), d'un spermatozoïde (A2) et d'un ovocyte (A3).

DOC. A — Analyse de caryotypes

A1

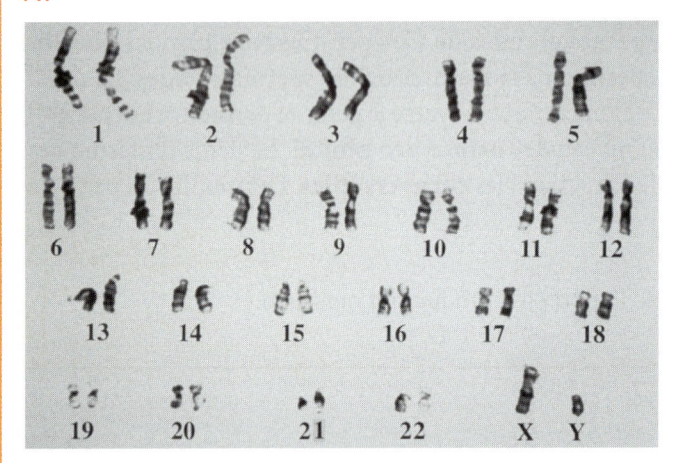

A2

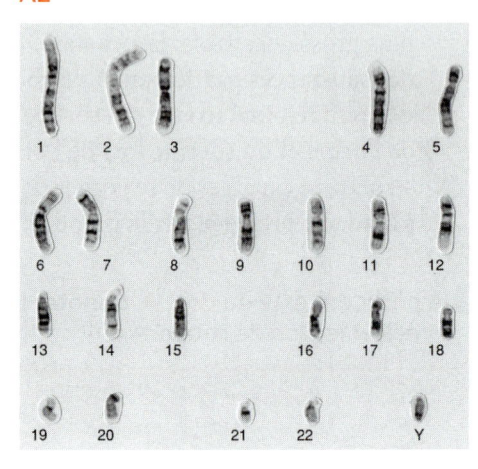

A3

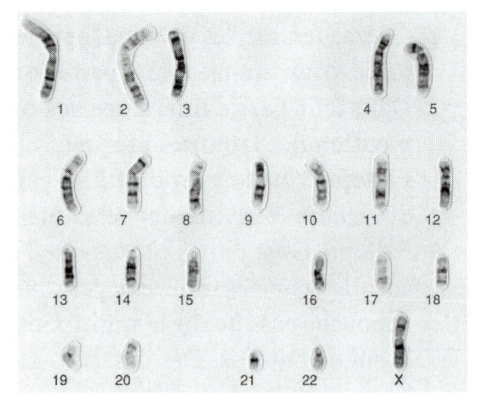

1. **Relever** le nombre de chromosomes présents dans les trois cellules.
2. En **déduire** ce qui se produit lors de la méiose au niveau chromosomique.

> La fécondation correspond à la fusion de deux gamètes pour donner la cellule œuf.

3. **Calculer** le nombre de chromosomes obtenus si la fécondation a lieu entre deux cellules présentant un caryotype de type **A1**.
4. **Calculer** le nombre de chromosomes obtenus si la fécondation se produit entre un spermatozoïde et un ovocyte.
5. **Montrer** que la méiose est indispensable pour maintenir le nombre de chromosomes au cours des générations.

Bon à savoir

Un **caryotype** est une représentation photographique des chromosomes présents dans une cellule. Ils sont classés par paire en fonction de leur taille. (→ **chapitre 9.1**)

DOC. B — Les étapes de la production des spermatozoïdes

> La production des gamètes nécessite plusieurs étapes, communes chez l'homme et la femme. Le **doc. B** illustre ces étapes en prenant comme modèle la spermatogenèse.

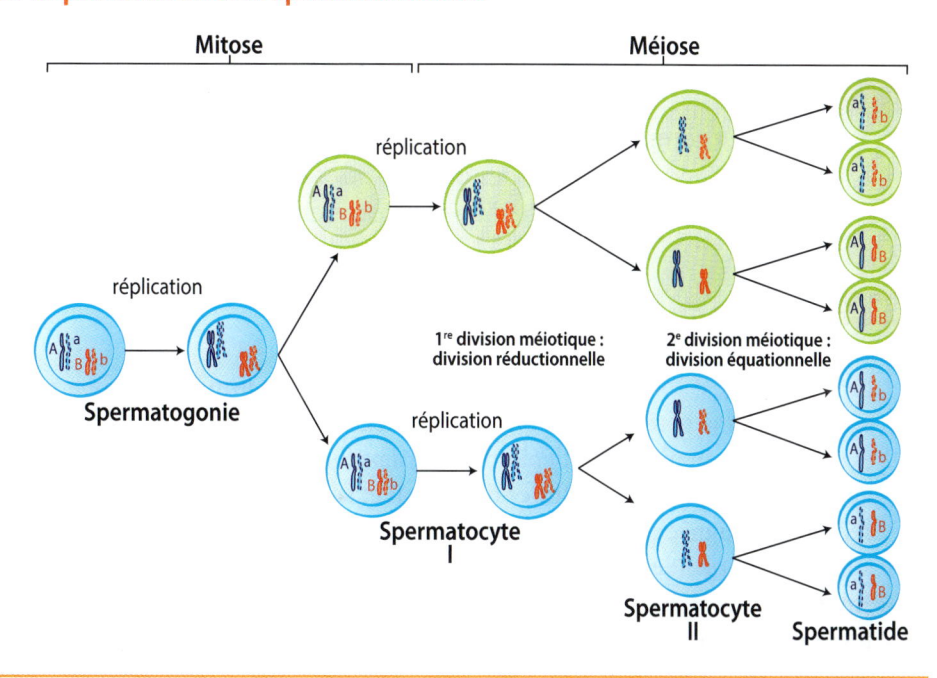

Schéma : Spermatogonie → (réplication) → Mitose → Spermatocyte I → (réplication) → Méiose (1re division méiotique : division réductionnelle) → Spermatocyte II → (2e division méiotique : division équationnelle) → Spermatide.

6 **Relever** le nombre de chromatides composant les chromosomes dans les spermatogonies avant et après le processus noté réplication. (→ **chapitre 9.1**).

7 **Indiquer** pour chaque cellule le nombre de chromosomes et de chromatides.

8 **Associer** chacune des trois étapes suivantes à une des phrases A à E correspondantes : Étapes : **1.** réplication, **2.** 1re division réductionnelle, **3.** 2e division équationnelle
A. Le nombre de chromosomes est inchangé.
B. Les chromosomes homologues de chaque paire sont séparés.
C. Le nombre de chromosomes est divisé par 2.
D. Les chromatides se séparent.
E. La quantité d'ADN double et les chromosomes sont alors formés de 2 chromatides.

> Les spermatogonies et les spermatocytes I sont des cellules diploïdes alors que les spermatocytes II et les spermatides sont des cellules haploïdes.

9 En comparant le matériel génétique de ces cellules, **proposer** une définition des termes « haploïde » et « diploïde ».

10 À partir d'un spermatocyte I, la méiose permet d'obtenir quatre cellules filles. **Montrer** que, la méiose engendre des cellules différentes de la cellule mère et différentes entre elles.

11 À partir du **doc. B**, **comparer** les allèles identifiés par les lettres A et B présents dans les spermatides colorées en vert aux allèles présents dans les spermatides colorées en bleu. **Montrer** que la différence provient de la répartition des chromosomes lors de la 1re division du spermatocyte I.

Bon à savoir
Un chromosome évolue au cours des divisions cellulaires passant de 1 à 2 chromatides, l'une étant la copie de l'autre.

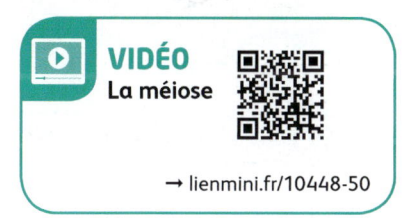

VIDÉO La méiose
→ lienmini.fr/10448-50

Bon à savoir
Les allèles correspondent aux différentes formes que peut prendre un gène (→ **chapitre 9.1**).

Question de synthèse

À l'aide des termes ci-dessous, **rédiger** le paragraphe qu'aurait pu écrire le groupe d'élèves pour **expliquer** à leurs camarades le processus de la méiose, son intérêt physiologique et ses conséquences génétiques : *cellules filles, chromatide, chromosome, diploïde, division équationnelle, division réductionnelle, haploïde, séparation.*

Activité 3 : Histologie du testicule et spermatogenèse

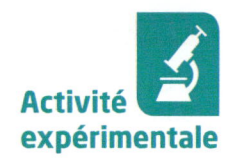

Activité expérimentale

Pour comprendre le rôle des testicules dans la production des spermatozoïdes, des observations de coupe de testicules sont réalisées à l'aide d'un microscope optique.

DOC. A Coupe de testicule

Le testicule est formé de tubes appelés **tubes séminifères** qui se rejoignent pour former le canal épididymaire au niveau de l'épididyme. La paroi de ces tubes contient des **cellules de Sertoli** et les **cellules de la lignée germinale** : de la spermatogonie aux spermatozoïdes. Les **spermatogonies** sont situées à la périphérie du tube, puis au fur et à mesure des divisions, les cellules progressent vers la lumière du tube séminifère jusqu'au stade du **spermatozoïde**. Les cellules de Sertoli assurent une fonction nourricière vis-à-vis des cellules germinales.

Entre les tubes, du **tissu conjonctif** renferme des **vaisseaux sanguins** et des cellules particulières, appelées **cellules de Leydig**, assurant la sécrétion d'une hormone : la testostérone.

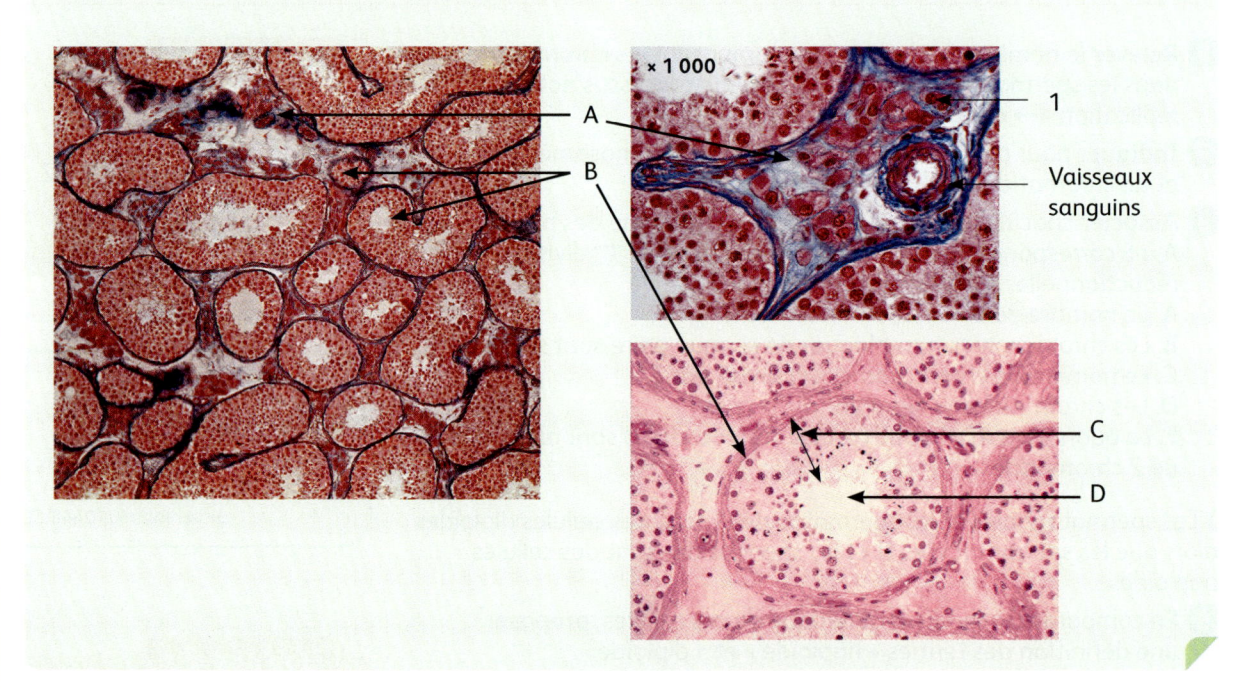

1. À l'aide du doc. A, **identifier** les zones A et B. **Indiquer** où sont produits les spermatozoïdes.
2. À l'aide de l'activité précédente, **rappeler** le nom des cinq cellules constituant la lignée germinale.
3. La structure B comprend deux parties notées C et D. **Retrouver** la légende correspondant à la lettre D et **citer** les cellules que l'on retrouve au niveau de la zone C.
4. **Relever** le rôle des cellules de Sertoli.
5. **Identifier** les cellules repérées par le numéro 1 présentes dans la zone A.
6. **Rappeler** les caractéristiques qui définissent une hormone (→ chapitre 6.2).
7. **Montrer** que la localisation des cellules de Leydig est adaptée à leur fonction sécrétrice.

DOC. B — Dessin d'interprétation

> Le doc. B est un schéma d'interprétation réalisé à partir d'une observartion microscopique d'une coupe de testicule.

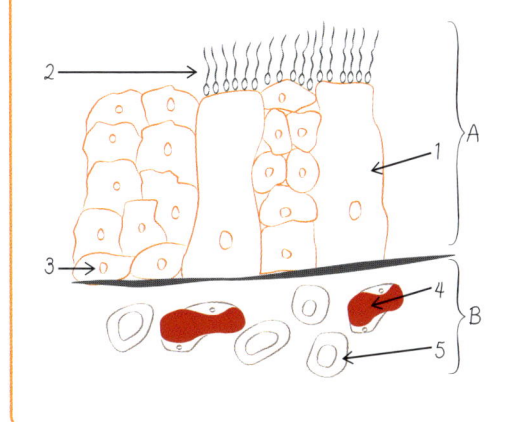

DOC. C — Spermogramme

Les spermatozoïdes sont des cellules particulières, capables de se déplacer grâce à la présence d'un **flagelle**. Leur **tête** ovale renferme le **noyau** qui contient le matériel génétique. Au-dessus du noyau, l'**acrosome** rempli d'enzymes permettra de dégrader l'enveloppe de l'ovocyte lors de la fécondation.

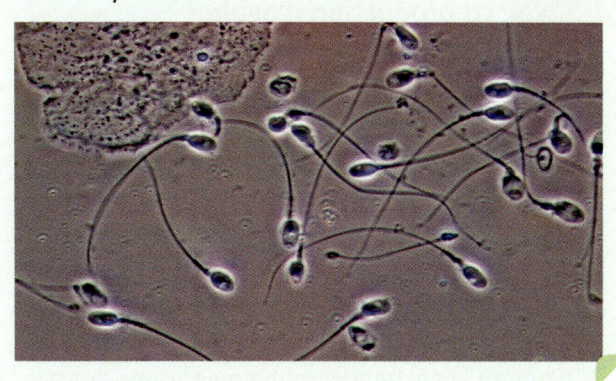

8 À l'aide du doc. A, **annoter** le schéma d'interprétation présenté dans le doc. B.
9 **Observer** des coupes de testicules afin de repérer les structures décrites dans le doc. A.
10 À partir du doc. C, **réaliser** un schéma annoté d'un spermatozoïde.

DOC. D — La spermiogenèse

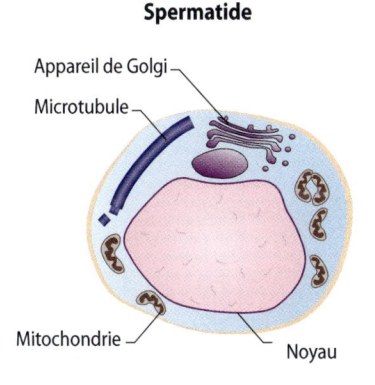

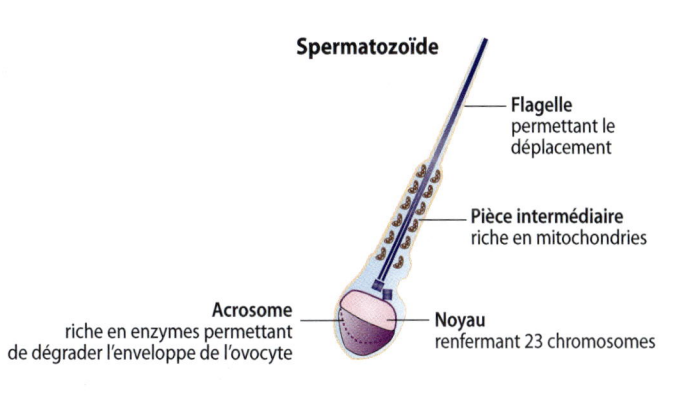

Spermatide
- Appareil de Golgi
- Microtubule
- Mitochondrie
- Noyau

Spermatozoïde
- Flagelle permettant le déplacement
- Pièce intermédiaire riche en mitochondries
- Noyau renfermant 23 chromosomes
- Acrosome riche en enzymes permettant de dégrader l'enveloppe de l'ovocyte

> La formation des spermatozoïdes nécessite une étape de maturation des spermatides appelée spermiogenèse.

11 À l'aide du doc. D, **comparer** la structure d'une spermatide et d'un spermatozoïde et **lister** les différents évènements de la spermiogenèse.
12 **Montrer** que le spermatozoïde est adapté à sa fonction de reproduction.

CHAPITRE 8.1 • Anatomie et physiologie des appareils reproducteurs

Activité 4 — L'ovogenèse

Contexte : En feuilletant un magazine, Laura y découvre que dans certaines sociétés américaines, il est proposé aux femmes de congeler leurs ovocytes afin de leur permettre de se consacrer pleinement à leur carrière et de pouvoir envisager une grossesse ultérieurement. Laura se demande ce qui justifie une telle proposition.

DOC. A — La production d'ovule

Chez la femme, le même processus que celui décrit chez l'homme se produit au niveau des ovaires. L'ovogenèse permet de passer de l'**ovogonie** à l'**ovule** en passant par l'**ovocyte I** et l'**ovocyte II**. Contrairement à la spermatogenèse, la production d'ovules n'est pas continue car les divisions méiotiques sont bloquées à plusieurs reprises. La multiplication des ovogonies par mitose a lieu pendant la vie fœtale uniquement pour donner les ovocytes I. Quand le nombre d'ovocytes I a atteint un certain seuil, ceux-ci débutent leur 1re division méiotique mais restent bloqués à un stade précoce pendant toute la vie fœtale et l'enfance. À la puberté, à chaque cycle, un certain nombre d'ovocytes I reprennent leur croissance. Un seul pourra achever sa première division méiotique quelques heures avant l'ovulation pour donner un ovocyte II et une petite cellule appelée **globule polaire I** qui dégénère rapidement. L'ovocyte II débute la 2e division méiotique mais reste à son tour bloqué. La fin de la méiose ne reprend que si la fécondation a lieu et donne naissance à un ovule et un **2e globule polaire** (globule polaire II). Quand tout le stock d'ovocytes I est épuisé, la période de ménopause débute. À partir de ce moment, la reproduction devient impossible chez la femme.

DOC. B — Schéma de l'ovogenèse

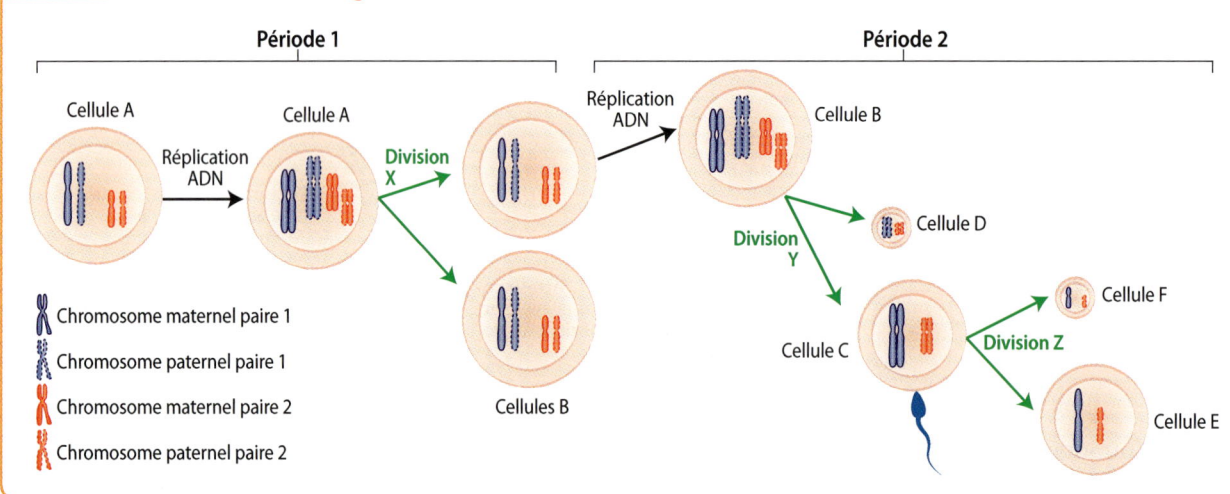

Période 1 : Cellule A → (Réplication ADN) → Cellule A → (Division X) → Cellules B

Période 2 : (Réplication ADN) → Cellule B → (Division Y) → Cellule D ; Cellule C → (Division Z) → Cellule F, Cellule E

Légende :
- Chromosome maternel paire 1
- Chromosome paternel paire 1
- Chromosome maternel paire 2
- Chromosome paternel paire 2

---

1 À partir du **doc. A**, **identifier** le nom des cellules A à F sur le **doc. B**.

2 Pour chaque cellule, **relever** le nombre de chromosomes. **En déduire** s'il s'agit de cellules diploïdes ou haploïdes.

3 **Retrouver** le nom des divisions X, Y et Z et **préciser** le nom des périodes 1 et 2.

4 **Relever** dans le **doc. A** l'évènement qui déclenche la division Y, puis celui qui déclenche la division Z.

5 Si l'on considère que la puberté survient en moyenne à l'âge de 13 ans et la ménopause à 51 ans, **calculer** le nombre d'ovocytes II qui seront libérés au cours de la vie d'une femme.

6 **Expliquer** en quoi la congélation des ovocytes peut être justifiée chez les femmes.

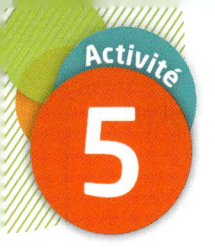

Activité 5 — La folliculogenèse

Au XVIᵉ siècle, un scientifique néerlandais, Reinier de Graaf, réalisa des coupes d'ovaires de lapines et décrivit à l'intérieur de l'ovaire la présence de sorte « d'œufs » qui furent appelés par la suite les follicules ovariens.

DOC. A — Le développement des follicules

Au cours de son développement, l'ovocyte I s'entoure de cellules particulières appelées cellules folliculaires qui le protègent et sécrètent des hormones. L'ensemble forme le follicule qui évolue au cours du temps. Pendant la vie fœtale, le **follicule primordial** se limite à quelques cellules folliculaires entourant l'ovocyte I. À la puberté, le follicule reprend son développement : le nombre de cellules folliculaires augmente formant une couche bien nette. Le follicule prend alors le nom de **follicule primaire**. Quand le nombre de couches est plus important, on parle de **follicule secondaire**. Puis des cavités remplies de liquide apparaissent entre les cellules folliculaires : c'est le **follicule tertiaire ou cavitaire**. Quelques heures avant l'ovulation, le follicule atteint son stade ultime de maturation : le **follicule de De Graaf** facilement repérable par la présence d'une cavité unique appelée l'antrum. Au moment de l'ovulation, le follicule se rompt pour expulser hors de l'ovaire l'ovocyte, entouré de quelques cellules folliculaires.

Le reste du follicule se transforme en corps jaune sécrétant des hormones. Il se développe pendant les 3 premiers mois de la grossesse. En l'absence de grossesse, il dégénère rapidement.

Quand tout le stock de follicule est épuisé, la période de la ménopause débute.

DOC. B — Les différents stades folliculaires

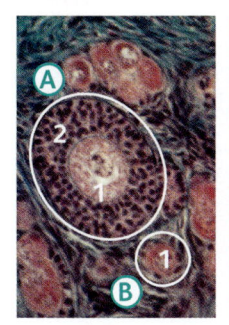

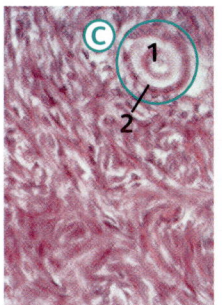

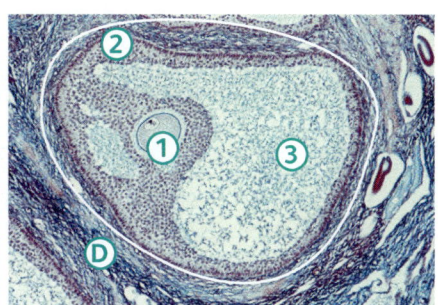

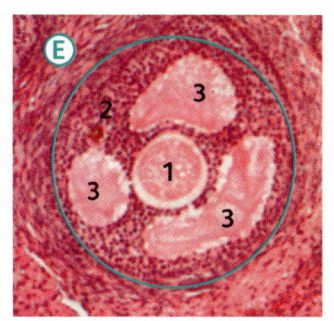

1. ovocyte – 2. cellules folliculaires – 3. cavités

> Le **doc. B** montre des follicules à différents stades de développement.
> 1. **Décrire** chaque follicule A à E en utilisant le vocabulaire approprié utilisé dans les **doc. A et B**.
> 2. À l'aide des termes en gras dans le **doc. A**, **déduire** le stade de chaque follicule. **Remettre** dans l'ordre chronologique ces différents follicules.

CHAPITRE 8.1 • Anatomie et physiologie des appareils reproducteurs

Retenir l'essentiel

RETENIR L'ESSENTIEL EN AUDIO
→ lienmini.fr/10448-51

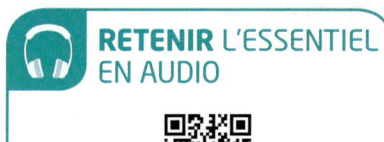

Les organes génitaux

■ Les organes génitaux sont répartis en 4 groupes :
– les **gonades**, productrices de gamètes et d'hormones
– les **voies génitales**, qui transportent les gamètes
– les **organes reproducteurs**
– les **glandes annexes**

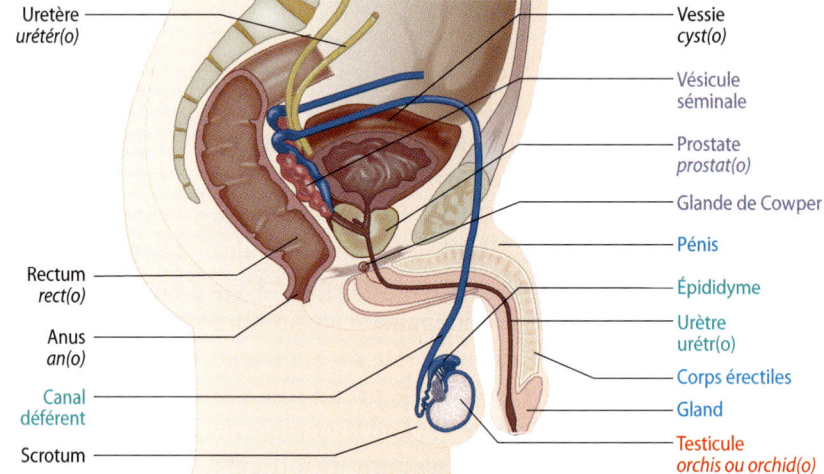

Uretère — *urétér(o)*
Rectum — *rect(o)*
Anus — *an(o)*
Canal déférent
Scrotum

Vessie — *cyst(o)*
Vésicule séminale
Prostate — *prostat(o)*
Glande de Cowper
Pénis
Épididyme
Urètre — *urétr(o)*
Corps érectiles
Gland
Testicule — *orchis ou orchid(o)*

1. Appareil reproducteur masculin (coupe sagittale)

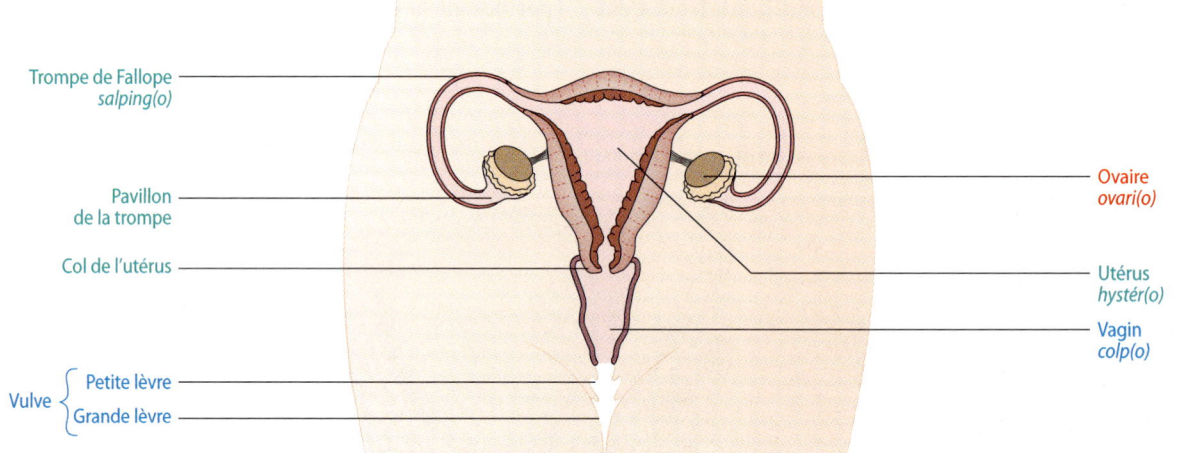

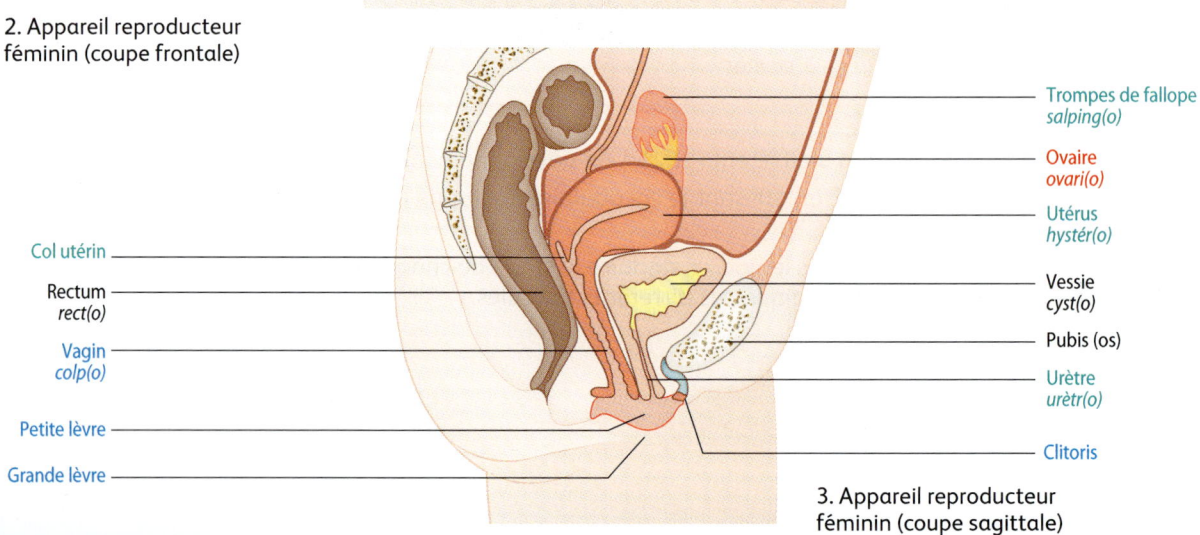

Trompe de Fallope — *salping(o)*
Pavillon de la trompe
Col de l'utérus
Vulve { Petite lèvre / Grande lèvre }

Ovaire — *ovari(o)*
Utérus — *hystér(o)*
Vagin — *colp(o)*

2. Appareil reproducteur féminin (coupe frontale)

Col utérin
Rectum — *rect(o)*
Vagin — *colp(o)*
Petite lèvre
Grande lèvre

Trompes de fallope — *salping(o)*
Ovaire — *ovari(o)*
Utérus — *hystér(o)*
Vessie — *cyst(o)*
Pubis (os)
Urètre — *urètr(o)*
Clitoris

3. Appareil reproducteur féminin (coupe sagittale)

Le rôle des organes reproducteurs

■ Les organes reproducteurs peuvent être répartis en plusieurs catégories selon leur rôle :

	Chez l'Homme	Chez la femme	Rôle
Gonades	Testicules	Ovaires	Production des gamètes et des hormones sexuelles
Voies génitales	Épididyme, canal déférent et urètre	Trompes de Fallope	Transport des spermatozoïdes ou de l'œuf fécondé au niveau des trompes
		Utérus	Nidation
Organes reproducteurs	Pénis	Vagin	Accouplement
Glandes annexes	Glandes de Cowper Vésicules séminales Prostate		Production du sperme

La gamétogenèse

■ La production des gamètes commence à partir de cellules **diploïdes**, c'est-à-dire renfermant 23 paires de chromosomes. Ce sont les « gonies ». Ces cellules se multiplient par mitose pour donner des « cytes I » toujours diploïdes, qui subissent alors la succession de deux divisions :
– la **division réductionnelle** au cours de laquelle les chromosomes homologues sont séparés. On obtient alors des « cytes II » renfermant 23 chromosomes. Ces cellules sont dites **haploïdes** ;
– la **division équationnelle** au cours de laquelle les chromatides de chaque chromosome se séparent.

Ces deux divisions successives constituent la **méiose** qui permet une réduction du nombre de chromosomes de 46, ou 23 paires (cellule **diploïde**), à 23 (cellule **haploïde**). Cette division, qui n'existe qu'au niveau des cellules sexuelles, est un processus indispensable pour maintenir le nombre de chromosomes dans la cellule-œuf.

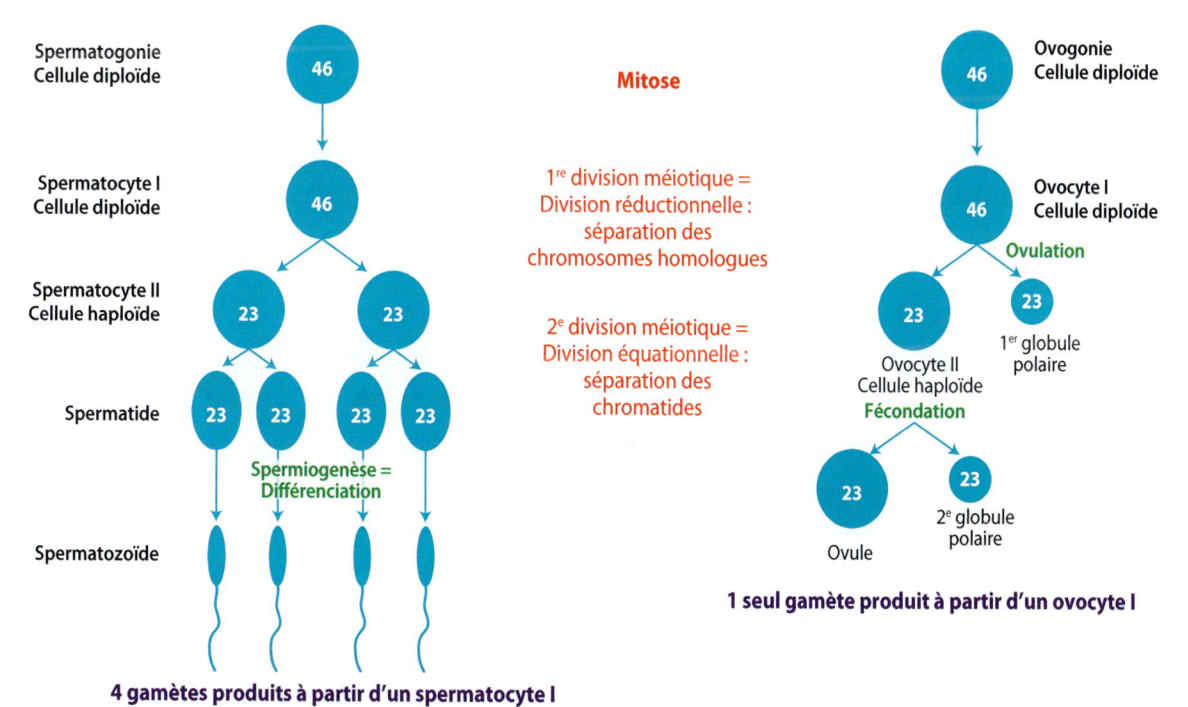

Spermatogonie Cellule diploïde	46	**Mitose**	46	Ovogonie Cellule diploïde
Spermatocyte I Cellule diploïde	46	1re division méiotique = Division réductionnelle : séparation des chromosomes homologues	46	Ovocyte I Cellule diploïde
Spermatocyte II Cellule haploïde	23 23	2e division méiotique = Division équationnelle : séparation des chromatides	23 / 23 (**Ovulation**)	Ovocyte II Cellule haploïde / 1er globule polaire
Spermatide	23 23 23 23 Spermiogenèse = Différenciation		23 / 23 (**Fécondation**)	Ovule / 2e globule polaire
Spermatozoïde				

4 gamètes produits à partir d'un spermatocyte I

1 seul gamète produit à partir d'un ovocyte I

La comparaison ovogenèse/spermatogenèse

■ La production des gamètes se différencie à plusieurs niveaux :

– **Production d'ovule discontinue** : la 1re division méiotique ne s'achève que quelques heures avant l'ovulation ; la 2e division méiotique n'est réalisée que suite à une fécondation. La production de spermatozoïdes est quant à elle continue.

– **Divisions méiotiques inégales chez la femme** : l'ovocyte I donne naissance à un ovocyte II, et l'ovocyte II donne naissance à un seul ovule. Les globules polaires permettent de réduire le nombre de chromosomes mais dégénèrent. Ils ne sont pas fécondables. Chez l'homme, chaque spermatocyte I permet la formation de 4 spermatozoïdes.

– **Étape de différenciation chez l'homme** = spermiogenèse, qui permet à la cellule d'acquérir un flagelle et de se préparer à la fécondation.

– **Ovulation cyclique** : elle n'a lieu qu'une fois par cycle et seulement de la puberté à la ménopause alors que la production de spermatozoïdes est continue de la puberté à la mort.

La spermatogenèse

■ **La production des spermatozoïdes** a lieu dans les testicules au niveau des **tubes séminifères**. Les spermatogonies sont localisées à la périphérie du tube. Au fur et à mesure des divisions, les cellules germinales se déplacent vers le centre où sont libérés les spermatozoïdes produits. On parle d'une production **centripète** (de la périphérie vers le centre).

■ Entre les cellules germinales, les **cellules de Sertoli** ont un rôle nourricier et protecteur pour les spermatozoïdes en formation.

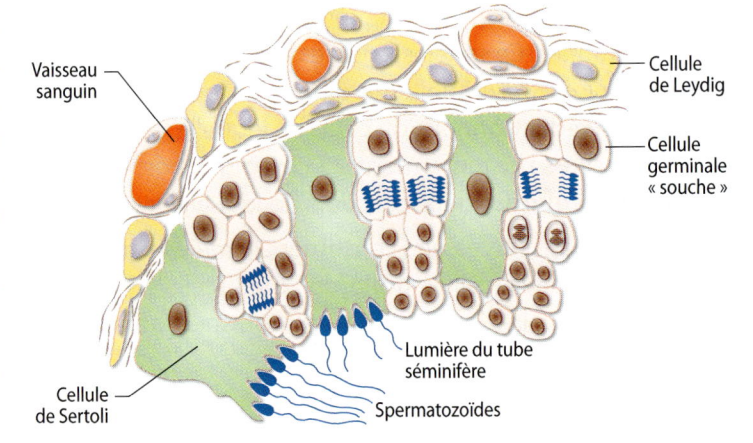

■ La dernière étape de la spermatogenèse est une étape de différenciation appelée la **spermiogenèse**. La spermatide acquiert une forme particulière qui permet au spermatozoïde d'assurer sa fonction.

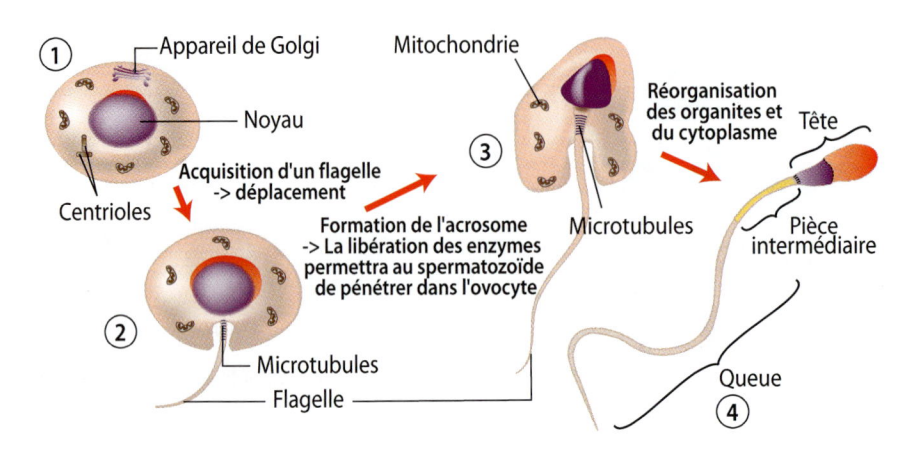

Ovogenèse et folliculogenèse chez la femme

■ Pendant le **développement embryonnaire**, des ovogonies sont produites dans l'ovaire. Ces cellules commencent la 1re division méiotique pour donner des ovocytes I qui restent bloqués à un stade particulier de cette division.

■ Les ovocytes I s'entourent alors de cellules particulières appelées **cellules folliculaires** qui le protègent et lui apportent les nutriments indispensables. L'ensemble forme le **follicule** qui évolue jusqu'à un stade ultime de différenciation qui précède l'ovulation.

■ Pendant tout le développement du follicule dans l'ovaire, l'ovocyte I reste bloqué au cours de la 1re division méiotique. Il ne reprend sa division qu'au moment de l'ovulation pour donner un ovocyte II qui lui aussi débute la 2e division méiotique. Cette division ne se termine que s'il y a fécondation pour donner un **ovule**.

■ À la naissance, chaque fille naît avec un stock d'ovocytes I entourés de follicules primordiaux. À la puberté, le développement des follicules reprend. À chaque cycle, un ovocyte est libéré jusqu'à ce que le stock soit épuisé. C'est alors la **ménopause**.

6. Corps jaune
Modification des cellules folliculaires.
Il dégénère en absence de fécondation ou après 3 mois de grossesse

1. Follicule primordial
Quelques cellules seulement

2. Follicule primaire
Une couche de cellules bien délimitée

3. Follicule secondaire
Plusieurs couches de cellules

4. Follicule tertiaire ou cavitaire
Apparition de plusieurs cavités entre les cellules

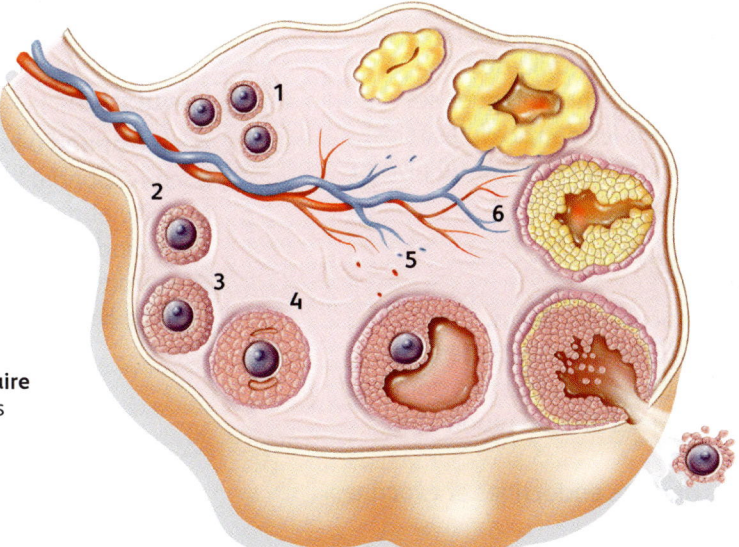

5. Follicule mûr – de De Graaf
Une seule cavité = l'antrum

Racines à retenir

colp(o) • cyst(o) • hystér(o) • orchid(o) • ovari(o) • prostat(o) • salping(o) • urétér(o) • urétr(o) • vagin(o)

Notions à retenir

diploïde • folliculogenèse • gamète • gamétogenèse • gonades • haploïde • méiose • ovogenèse • spermatogenèse

▶ Voir lexique p. 269

CHAPITRE 8.1 — Tester ses connaissances

+ DE TESTS EN LIGNE
→ lienmini.fr/10448-52

1. QCM

Choisir la (ou les) proposition(s) correcte(s).

1 La méiose :
A. est le processus qui permet d'obtenir des cellules haploïdes.
B. est le processus qui permet d'obtenir des cellules diploïdes.
C. permet d'obtenir 4 cellules identiques entre elles.
D. concerne uniquement la production des gamètes.

2 Lors de la division équationnelle de la méiose :
A. une cellule diploïde se divise pour donner deux cellules haploïdes.
B. les chromosomes homologues se répartissent dans les deux cellules filles.
C. les chromatides se séparent au niveau du centromère.

3 Les gonades :
A. sont le testicule et l'utérus.
B. sont les ovaires et les testicules.
C. permettent la production des gamètes.
D. sont impliquées dans la production d'hormones.
E. sont des glandes endocrines et exocrines.

4 Le tube séminifère renferme :
A. des cellules de Sertoli.
B. des cellules folliculaires.
C. des cellules de Leydig.
D. des cellules germinales.

5 La folliculogenèse :
A. correspond au développement de l'ovocyte jusqu'à l'ovule.
B. a lieu toute la vie.
C. ne donne un follicule mature qu'une fois par cycle.
D. ne commence qu'à la puberté.

6 L'ovulation :
A. correspond à la libération de l'ovule.
B. correspond à la rencontre entre un ovocyte et un spermatozoïde.
C. se produit une seule fois par cycle.
D. entraine la formation du corps jaune à partir des cellules folliculaires.

2. Association

Associer chaque organe A à H ci-dessous à sa fonction parmi celles numérotées de 1 à 8 :

A. ovaire ; B. vagin ; C. utérus ; D. trompe de Fallope ; E. testicule ; F. urètre ; G. pénis ; H. prostate et vésicule séminale

1. Production des spermatozoïdes ; 2. Évacuation de l'urine et transport du sperme pendant l'éjaculation ; 3. Production des gamètes féminins ; 4. Participent à l'élaboration du sperme ; 5. Organe assurant le développement d'un embryon puis d'un fœtus ; 6. Organe de l'accouplement dont les corps érectiles permettent l'érection ; 7. Organe de l'accouplement chez la femme. 8. Voie génitale où se rencontrent les gamètes masculins et féminins

3. Les organes génitaux masculins

1. **Annoter** le schéma de l'appareil reproducteur masculin.
2. **Préciser** le plan de coupe.
3. **Indiquer** le rôle des organes 2, 3 et 6.
4. Une coupe de l'élément 6 montre la présence d'une multitude de petits tubes. **Nommer** ces tubes.
5. **Nommer** les cellules qui sont produites au niveau de ces tubes.

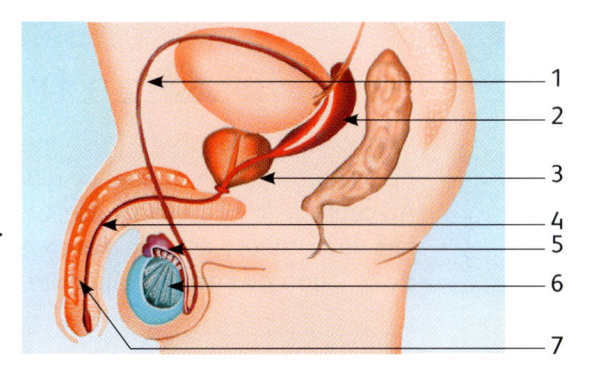

4. La gamétogenèse chez la femme

1. **Définir** le terme gamétogenèse et **nommer** les gamètes produits chez la femme.

> Les images du **doc. A** représentent des coupes d'ovaire réalisées à différents moments de la vie d'une femelle lapine.

2. **Décrire** sur la coupe d'ovaire du **doc. A1** les différents stades de développement des follicules 1 à 3. Les **remettre** dans l'ordre chronologique.
3. **Décrire** ce qui se produit au moment de l'ovulation et **expliquer** le devenir du follicule après l'ovulation.
4. Le **doc. A2** représente une coupe d'ovaire chez une femelle gestante. **Identifier** la structure entourée.
5. Le **doc. A3** est une coupe d'ovaire prélevé chez une femelle ménopausée. **Décrire** cette image pour **expliquer** ce qui déclenche la ménopause.
6. **Indiquer** le niveau de développement des follicules que l'on pourrait observer sur des coupes d'ovaires prélevées chez des femelles prépubères.

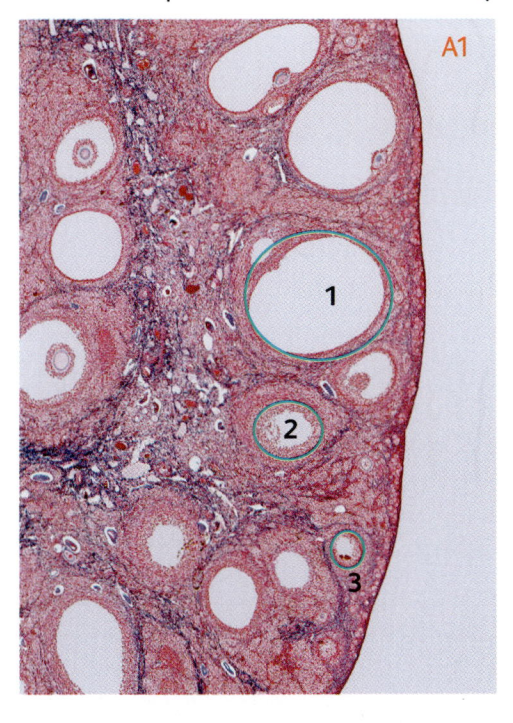

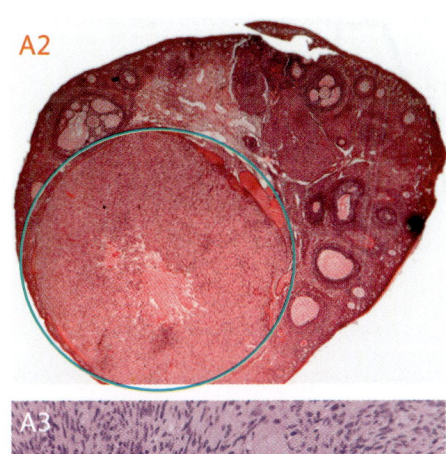

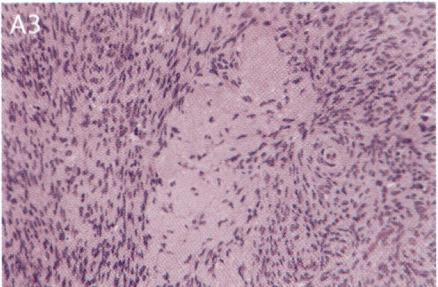

CHAPITRE 8.1 • Anatomie et physiologie des appareils reproducteurs

CHAPITRE 8.1

Mobiliser ses connaissances

★ ACTIVITÉ 1 — La trisomie 21

Contexte : La trisomie 21 est une maladie caractérisée par la présence de 3 chromosomes au lieu de deux au niveau de la paire numérotée 21. Au cours de la gamétogenèse, une mauvaise répartition des chromosomes lors de la méiose est une des causes possibles pouvant expliquer la présence de ce chromosome surnuméraire.

1 **Expliquer** le terme méiose et **montrer** l'importance de ce phénomène lors de la production des gamètes.

> Le graphique du **doc. A** montre l'évolution de la quantité d'ADN dans une cellule à l'origine des spermatozoïdes. Le **doc. B** montre, dans le désordre, les différents types de cellules apparaissant lors de la spermatogenèse.

2 **Décrire** l'évolution de la quantité d'ADN au cours du temps afin d'**identifier** les étapes A à E.

3 **Associer** les dessins du **doc. B** aux étapes du **doc. A**.

4 **Identifier** les cellules schématisées dans le **doc. B**.

5 L'anomalie pouvant donner naissance à un spermatozoïde anormal porteur de deux chromosomes 21 peut avoir lieu au cours de l'étape D lors d'une mauvaise séparation des chromosomes homologues, ou au cours de l'étape E lors d'une mauvaise disjonction des chromatides. À l'aide de schémas, **illustrer** ce qui peut se produire lors de ces étapes.

DOC. A — Évolution de la quantité d'ADN au cours du temps

DOC. B — Cellules au cours de la gamétogenèse

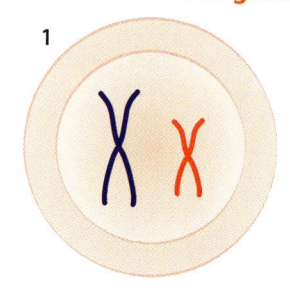

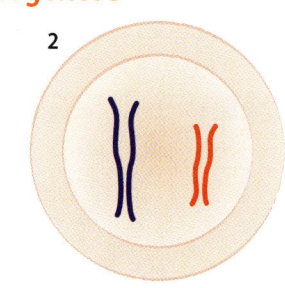

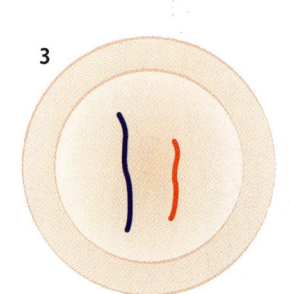

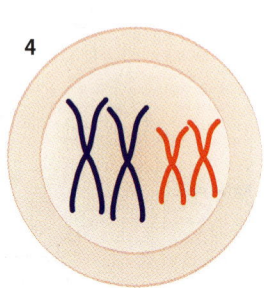

CHAPITRE 8.1

Mobiliser ses connaissances

★★ ACTIVITÉ 2 — La cryptorchidie

Contexte : Louis est un jeune garçon de 6 ans atteint de **cryptorchidie**, signifiant que ses testicules ne sont pas descendus dans le scrotum mais sont restés localisés dans la cavité pelvienne.

> Pour comprendre l'importance de la place des testicules dans l'organisme, des expériences chez des rats ont été réalisées. Les testicules ont été placés en position pelvienne. Après plusieurs semaines, plusieurs paramètres ont été mesurés et des coupes de testicules ont été réalisées.

> Le **doc. A** montre les résultats des mesures effectuées chez les rats. Le **doc. B** montre les photographies de coupes testiculaires prises chez ces mêmes rats opérés ou chez un lot témoin.

1. **Comparer** les résultats obtenus avec les deux lots de rats. **Conclure** quant à l'importance de la position des testicules.
2. Le **doc. C** est un dessin d'interprétation de la photo obtenue chez un rat sain. **Annoter** le schéma. **Expliquer** le rôle des cellules identifiées par le numéro 3.
3. La production des spermatozoïdes dans le testicule se fait de manière centripète. À l'aide du **doc. C**, **expliquer** cette phrase en détaillant les étapes.
4. La dernière étape dans la production des spermatozoïdes est la spermiogenèse. **Décrire** cette étape et **expliquer** en quoi elle est indispensable à la reproduction.

DOC. A Résultats

	Rats normaux	Rats cryptorchides
Température du scrotum (°C)	35,1	35
Température pelvienne (°C)	36,8	36,9
Production de spermatozoïdes	Normale	Très faible

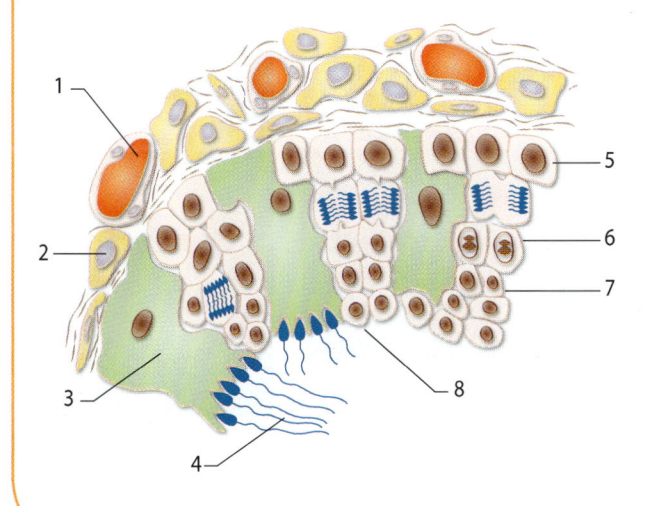

DOC. B Coupe de testicule

B1 Rat témoin

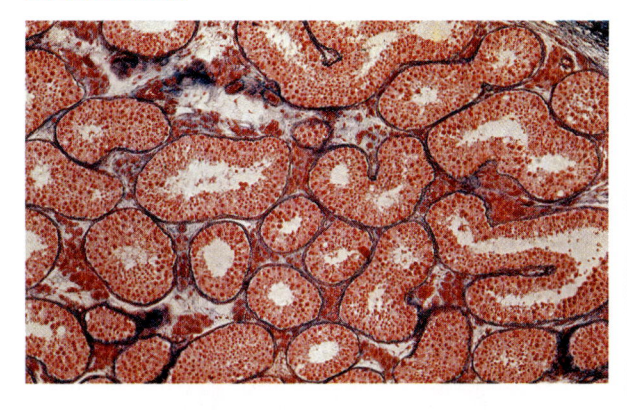

B2 Rat cryptorchide

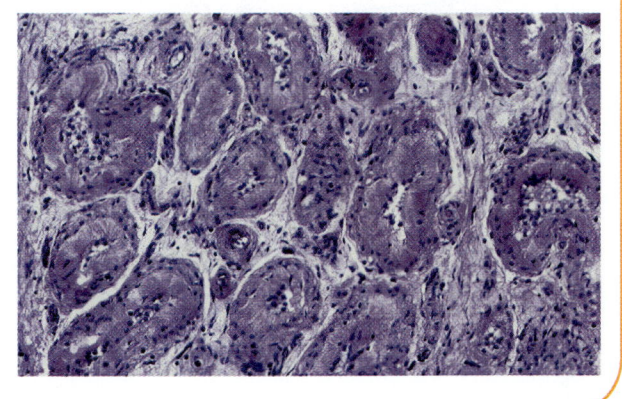

DOC. C Schéma d'une coupe de testicule

CHAPITRE 8.1 • Anatomie et physiologie des appareils reproducteurs

CHAPITRE 8.1

Mobiliser ses connaissances

★★★ ACTIVITÉ 3 — Les effets du distilbène®

Contexte : Mme X., 42 ans, essaie d'avoir son premier enfant depuis maintenant 15 mois. Au cours de l'entretien avec son gynécologue, elle lui révèle que lorsqu'elle était enceinte, sa mère s'est vue prescrire du distilbène®, un œstrogène de synthèse utilisé pour prévenir entre autres les avortements spontanés. Ce médicament, très utilisé entre 1948 et 1977 en France, a été retiré de la vente car son implication dans des malformations au niveau du **vagin** et de l'**utérus** chez des filles exposées *in utero* a été démontrée. Ce médicament augmente également le risque d'endométriose. Cette maladie est caractérisée par la présence de cellules de l'endomètre utérin au niveau des **trompes utérines**, des **ovaires** ou du vagin.

› Le schéma du **doc. A** présente une coupe de la cavité pelvienne chez la femme.

1 **Associer** le nom des organes en gras dans le texte ci-dessus aux numéros qui correspondent.

› Le médecin prescrit à Mme X. une hystérosalpingographie pour diagnostiquer une éventuelle malformation.

2 À l'aide des racines, préfixes et suffixes, **décomposer** le terme hystérosalpingographie pour en **proposer** une définition.

3 **Présenter** le principe de cet examen médical.

› Le **doc. B** présente le résultat de l'examen pratiqué chez Mme X. (B2), ainsi que celui d'un examen pratiqué chez une patiente saine (B1).

4 **Annoter** le **doc. B1**.

5 **Comparer** les images B1 et B2. En **déduire** quel organe présente une malformation chez Mme X.

6 **Indiquer** le rôle de cet organe.

› Pour diagnostiquer une endométriose, le gynécologue prescrit une fibroscopie au niveau du vagin et des trompes qui permettra de réaliser une biopsie.

7 **Expliquer** le principe de la fibroscopie.

8 **Proposer** une définition du terme biopsie et **expliquer** en quoi cette biopsie permettra de diagnostiquer l'endométriose.

DOC. A — Appareil reproducteur féminin

DOC. B — Hystérosalpingographie

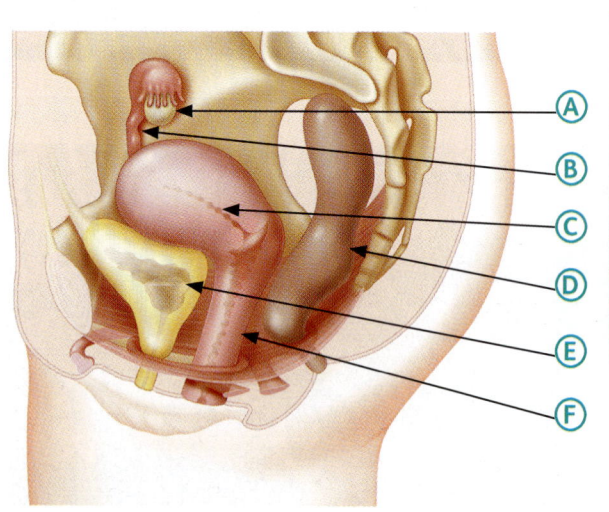

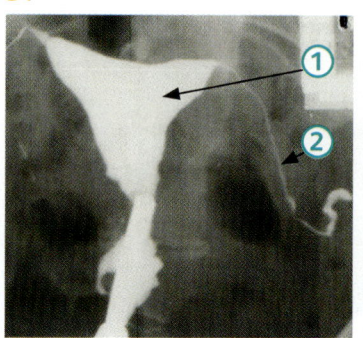

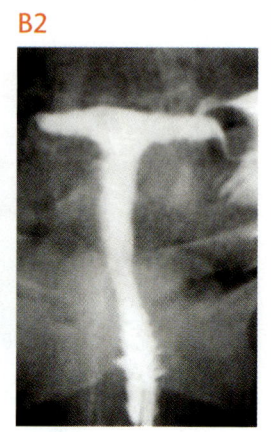

CHAPITRE 8.2

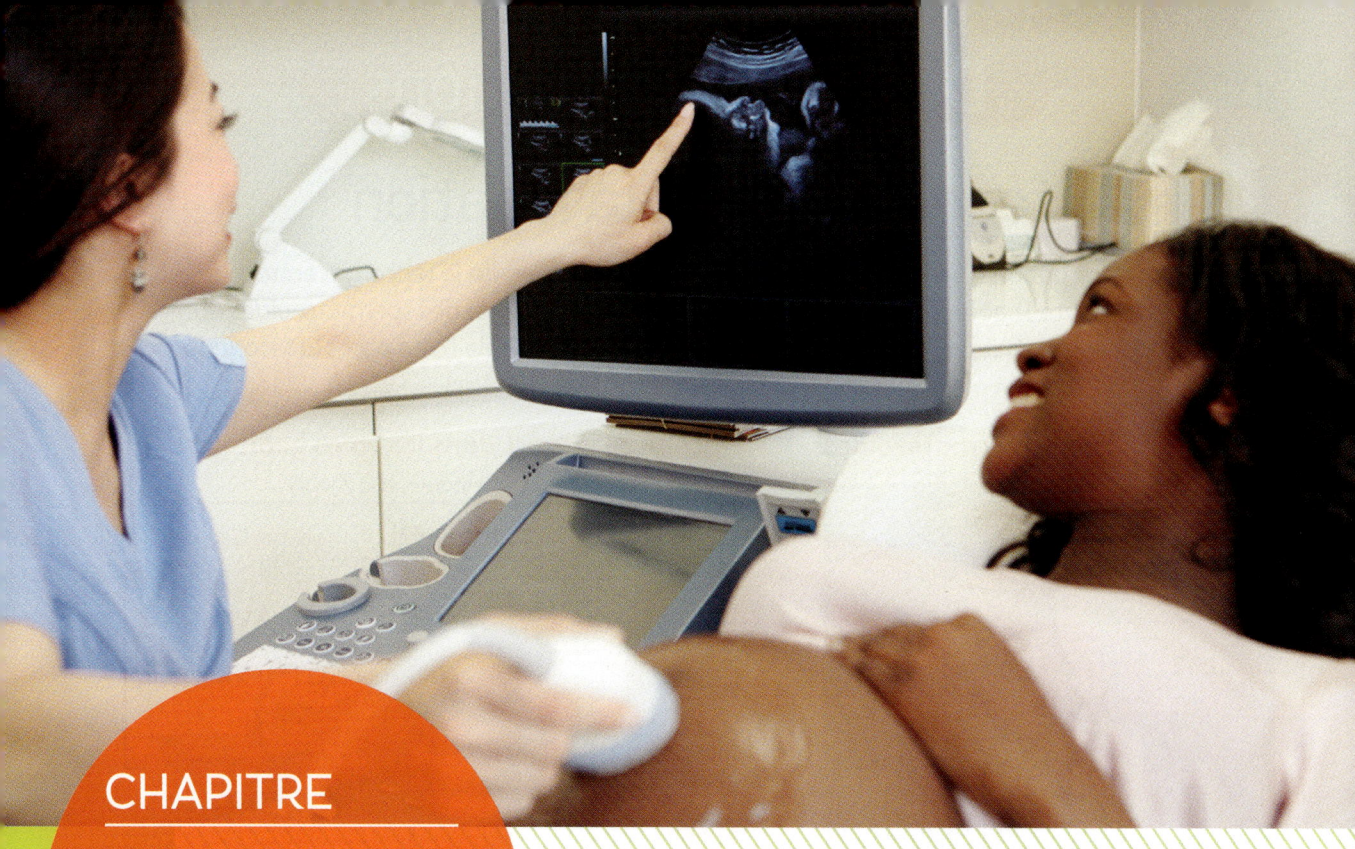

La grossesse : des gamètes au fœtus

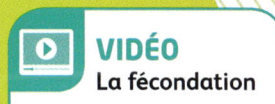

VIDÉO
La fécondation
→ lienmini.fr/10448-34

Comment est assurée la transmission de la vie ? Comment se font les échanges entre la mère et son fœtus ? Quelles sont les techniques utilisées dans le suivi d'une grossesse ?

La grossesse débute par la fusion entre un spermatozoïde et un ovocyte donnant naissance à une cellule-œuf qui se développera ensuite pour donner un embryon puis un fœtus. Le placenta est l'organe qui connecte l'embryon à la mère et permet la nutrition du fœtus. Échographies et examens sérologiques sont les principaux examens réalisés au cours de la grossesse afin d'assurer son suivi.

Capacités exigibles*

- Repérer le trajet des gamètes dans les voies génitales féminines. **p. 142**
- Localiser fécondation et nidation. **p. 142**
- Différencier embryon et fœtus. **p. 143**
- Repérer sur un schéma circulation maternelle et circulation fœtale. **p. 144-145**
- Comparer sang fœtal et sang maternel pour mettre en évidence la fonction d'échange du placenta. **p. 144-145**
- Justifier les mesures de prévention pour la femme enceinte. **p. 144-145**
- Présenter l'intérêt et l'avantage de l'échographie dans le suivi de la grossesse. **p. 143**
- Mettre en relation présence d'anticorps et infection (en cours ou passée). **p. 146-147**
- Expliquer l'intérêt du diagnostic dans le cadre du suivi de grossesse. **p. 146-147**

* Bulletin officiel spécial n° 8 du 25 juillet 2019.

Activité 1 — Découvrir les notions

La fécondation et la nidation

La formation d'un œuf qui deviendra l'embryon, nécessite la rencontre entre l'ovocyte II et le spermatozoïde. Le **doc. A** montre le trajet des spermatozoïdes dans les voies génitales femelles. Le **doc. B** montre le devenir de l'œuf après la fécondation.

DOC. A — Trajet des spermatozoïdes

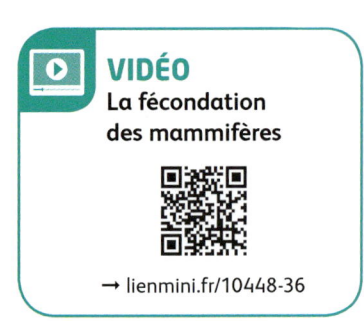

(2 trompes ; glaire cervicale pH acide du vagin ; cavité pelvienne accessible ; ÉJACULATION)

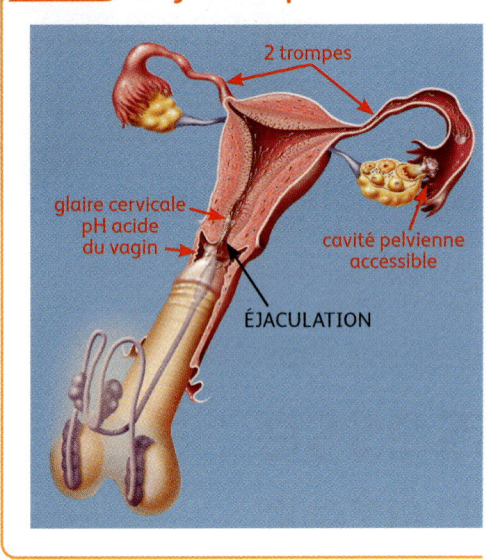

DOC. B — Transport dans les voies génitales

Ségmentation (6 à 7 jours)
Nidation

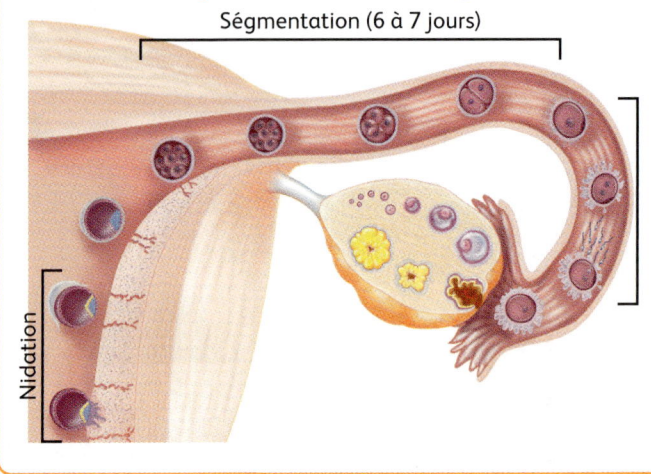

VIDÉO — La fécondation des mammifères
→ lienmini.fr/10448-36

1 À partir des **doc. A** et **B**, **indiquer** :
 – où est libéré l'ovocyte II lors de l'ovulation et les spermatozoïdes lors de l'éjaculation ;
 – où se fait la rencontre entre l'ovocyte et le spermatozoïde.

2 À partir des **doc. A** et **B**, **décrire** le trajet des spermatozoïdes dans les voies génitales femelles. **Expliquer** pourquoi l'homme libère des millions de spermatozoïdes lors de l'éjaculation.

3 À l'aide du **doc. B** et de la vidéo, **expliquer** succinctement ce qu'est la nidation. **Préciser** sa localisation et l'âge de l'embryon au moment de la nidation.

DOC. C — Les étapes de la fécondation

> La fécondation correspond à une succession d'étapes bien ordonnées permettant la formation de la cellule-œuf.

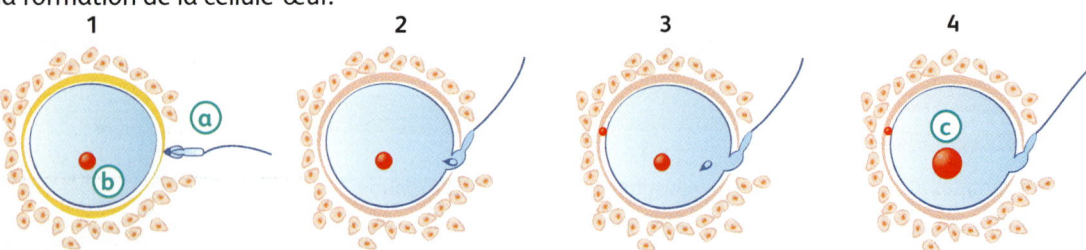

1 — (a, b)
2
3
4 — (c)

4 **Nommer** les cellules a, b et c (→ **chapitre 8.1**).

5 **Rappeler** le nombre de chromosomes dans les cellules a, b et c. **Préciser** si ce sont des cellules haploïdes ou diploïdes.

142 PARTIE 8 • Appareil reproducteur et transmission de la vie

Activité 2 — L'échographie et les stades de développement

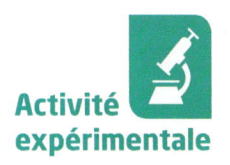

Activité expérimentale

Quelques heures après la fécondation, la cellule-œuf se divise. On parle alors d'embryon pendant les 8 premières semaines de grossesse. Au cours de cette période, la tête et les bourgeons des membres se forment, les doigts et les orteils apparaissent et les principaux organes (vitaux, digestifs et reproducteurs) se mettent en place. À la fin de cette phase, l'embryon mesure 5 cm et pèse 30 g. Au-delà, et jusqu'à la fin de la grossesse, l'embryon devient un fœtus. Cette phase est principalement une phase de croissance et de maturation des organes. À la fin de la grossesse, le fœtus pèse en moyenne 3 kg et mesure 50 cm.

DOC. A — L'échographie obstétricale

A1 Échographie fœtale à 13 semaines avec mesures cranio-caudales

A2 Échographie 3D

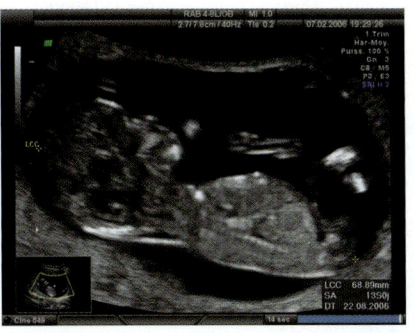

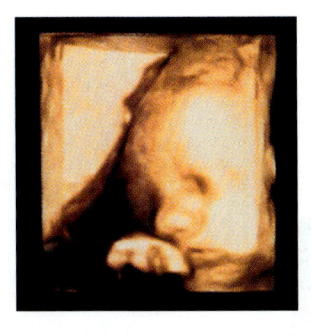

A3 Échographie de faux jumeaux au 3e mois

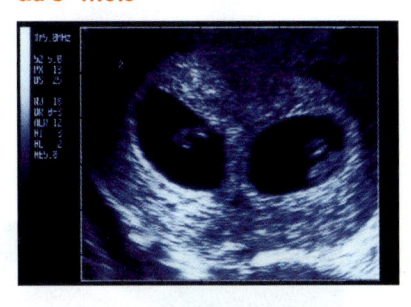

1. **Rappeler** le principe de l'échographie (→ **Fiche technique**).
2. À l'aide du **doc. A** et de la vidéo, **indiquer** l'intérêt de l'échographie dans le suivi de grossesse.
3. **Préciser** les avantages de cette technique par rapport aux autres techniques d'imagerie médicale.

VIDÉO — L'échographie
→ lienmini.fr/10448-37

DOC. B — Quand l'embryon devient fœtus

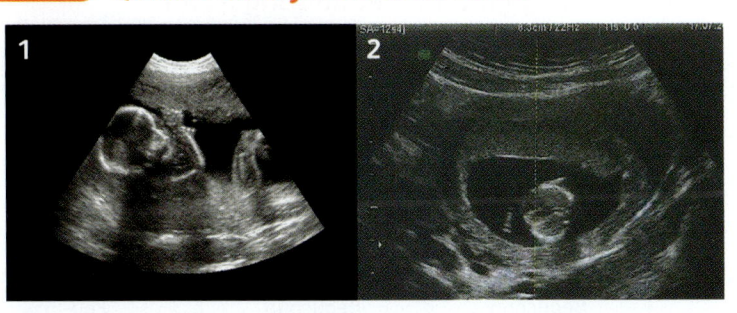

4. À l'aide de l'introduction, **expliquer** ce qui différencie le fœtus de l'embryon.
5. **Identifier**, dans le **doc. B**, l'échographie correspondant à un fœtus et celle correspondant à un embryon.

Le saviez-vous ?

La durée de grossesse est, selon l'OMS, exprimée en semaines d'aménorrhée, c'est-à-dire en nombre de semaines depuis le 1er jour des dernières règles. La durée est comprise entre 40 et 41 semaines d'aménorrhée.

VIDÉO — Les étapes du développement de l'embryon
→ lienmini.fr/10448-38

CHAPITRE 8.2 • La grossesse : des gamètes au fœtus

Activité 3 — Le placenta et les échanges transplacentaires

Sylvain va bientôt avoir un petit frère, il observe le ventre de sa mère grossir et s'interroge sur le fait que son petit frère puisse se développer autant alors qu'il est enfermé sans pouvoir manger ni respirer.

DOC. A — Le développement du placenta

Le placenta est un organe formé des tissus fœtaux et des tissus maternels. Il commence à se développer au 9ᵉ jour après la fécondation et s'infiltre dans la muqueuse utérine où il prolifère.

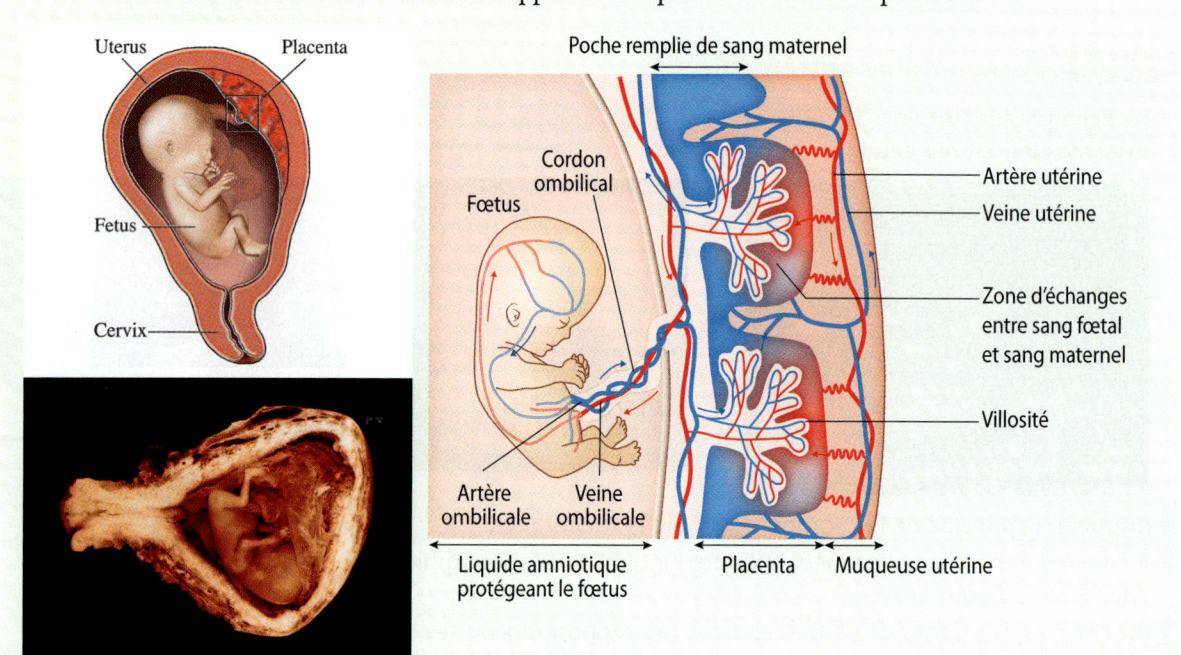

DOC. B — Comparaison de la composition du sang maternel et du sang fœtal

	Sang maternel, au niveau du placenta		Sang fœtal, au niveau du placenta	
	Artère utérine	Veine utérine	Artère fœtale	Veine fœtale
PO_2 (kPa)	14	5	5	14
PCO_2 (kPa)	5,1	6,5	6,5	5,1
Glycémie (g/L)	0,9	0,87	0,67	0,72
Urémie	Peu	Beaucoup	Beaucoup	Peu

1. À l'aide du **doc. A**, **nommer** l'élément qui relie le placenta à l'embryon.
2. **Analyser** le tableau du **doc. B** pour en **déduire** les échanges ayant lieu au niveau du placenta.
3. **Indiquer** si les échanges à travers le placenta sont unidirectionnels ou bidirectionnels.
4. **Justifier** la nature du sang circulant dans les artères et veines utérines et ombilicales.
5. En **déduire** deux fonctions du placenta.

DOC. C — Quelques caractéristiques du placenta

- Le placenta est un disque de 20 cm de diamètre et de 3 cm d'épaisseur qui pèse environ 500 g à la fin de la grossesse.
- L'ensemble des villosités représente une surface de 10 à 14 m² et contient un réseau de capillaires sanguins de 50 km.
- Le débit sanguin maternel au niveau du placenta est plus faible que la circulation artérielle maternelle (500 mL/min).
- Le sang fœtal et le sang maternel ne communiquent pas directement, mais ne sont séparés que par une membrane épaisse de 2 à 6 µm (10^{-6} m).

6 Retrouver, dans le doc. C, les éléments de structure qui favorisent les échanges au niveau du placenta.

DOC. D — Grossesse et exposition à l'alcool

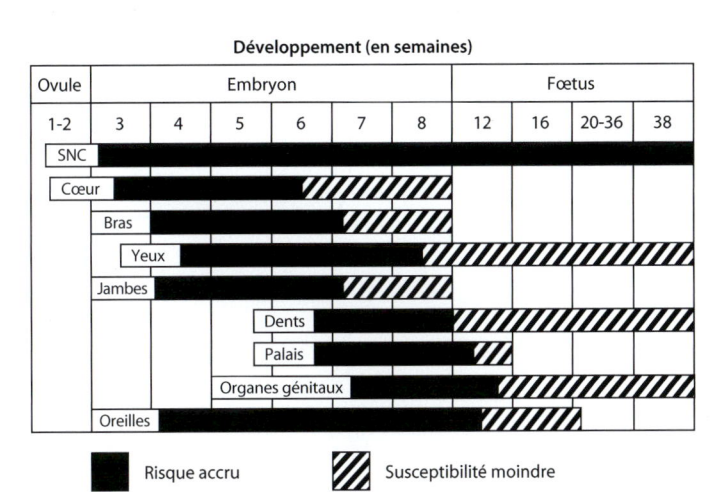

Développement (en semaines)										
Ovule	Embryon						Fœtus			
1-2	3	4	5	6	7	8	12	16	20-36	38
SNC	■	■	■	■	■	■	■	■	■	■
	Cœur	■	■	■	▨	▨	▨			
		Bras	■	■	■	▨	▨			
		Yeux	■	■	■	■	▨	▨	▨	▨
		Jambes	■	■	■	▨	▨			
				Dents	■	■	■	▨	▨	▨
				Palais	■	■	▨			
				Organes génitaux	■	■	■	▨	▨	▨
		Oreilles	■	■	■	■	■	▨		

■ Risque accru   ▨ Susceptibilité moindre

> Si le placenta permet d'apporter au fœtus les nutriments dont il a besoin, il peut aussi laisser passer certaines molécules pouvant être néfastes pour son développement. C'est le cas de l'alcool.

7 Analyser le doc. D. pour en déduire les effets de l'alcool sur le développement du fœtus au cours de la grossesse.

8 Indiquer la période de la grossesse la plus sensible à l'exposition à l'alcool.

DOC. E — Rôle de protection du placenta

La barrière materno-fœtale possède également un rôle dans la protection du fœtus, mais cette protection est incomplète. Si le placenta laisse passer certains virus jusque vers le 5ᵉ mois de grossesse, date à laquelle le fœtus commence à fabriquer ses propres anticorps, il s'oppose en revanche longtemps au passage de nombreuses bactéries. Il laisse passer certains anticorps maternels qui protègent le fœtus contre un grand nombre de maladies, cette protection persistant chez l'enfant pendant environ 6 mois après la naissance. Certains médicaments passent également la barrière placentaire, avec des effets parfois nocifs sur le fœtus.

Le saviez-vous ?

Lors de l'accouchement, **l'expulsion du placenta** a lieu environ 30 minutes après la naissance et entraîne une partie de la muqueuse utérine qui se déchire, provoquant une hémorragie.

Questions de synthèse

- **Lister** les rôles assurés par le placenta au cours de la grossesse.
- **Réaliser** un schéma bilan représentant les échanges qui ont lieu entre la mère et le fœtus au niveau de la barrière placentaire.
- **Rédiger** une courte synthèse pour répondre à l'interrogation de Sylvain.

Activité 4 — Le sérodiagnostic dans le suivi de grossesse

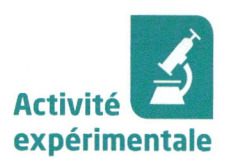

Activité expérimentale

La toxoplasmose est une infection provoquée par un parasite, *toxoplasma gondii*, dont l'hôte principal est le chat. La transmission du parasite se fait lors de griffures ou des changements de litière.

Une contamination au cours de la grossesse pourrait entraîner des embryopathies graves. En effet, le parasite est capable de traverser le placenta et d'infecter le fœtus. En France, il existe un dépistage systématique de la toxoplasmose pendant la grossesse. En début de grossesse, on recherche des anticorps anti-toxoplasme. Leur présence indique une immunité contre le parasite qui évitera l'infection de la mère pendant la grossesse. On parle alors de séropositivité.

En cas d'absence d'immunité (séronégativité), on effectue un test mensuel pour rechercher une éventuelle infection en cours et la traiter le plus rapidement possible. Le dépistage est effectué par dosage des anticorps anti-toxoplasme par la technique ELISA.

VIDÉO La technique ELISA
→ lienmini.fr/10448-40

DOC. A — Principe du sérodiagnostic par la technique ELISA

A1 Principe du test

Le test s'effectue dans des puits, sorte de tube à essai miniature.
- Étape 1 : fixation des antigènes du parasite sur un support.
- Étape 2 : ajout du sérum du patient à tester.
- Étape 3 : dépôt d'anticorps spécifiques, des anticorps anti-toxoplasme, couplés à une enzyme capable de transformer un substrat incolore en un produit coloré.
- Étape 4 : ajout du substrat incolore.

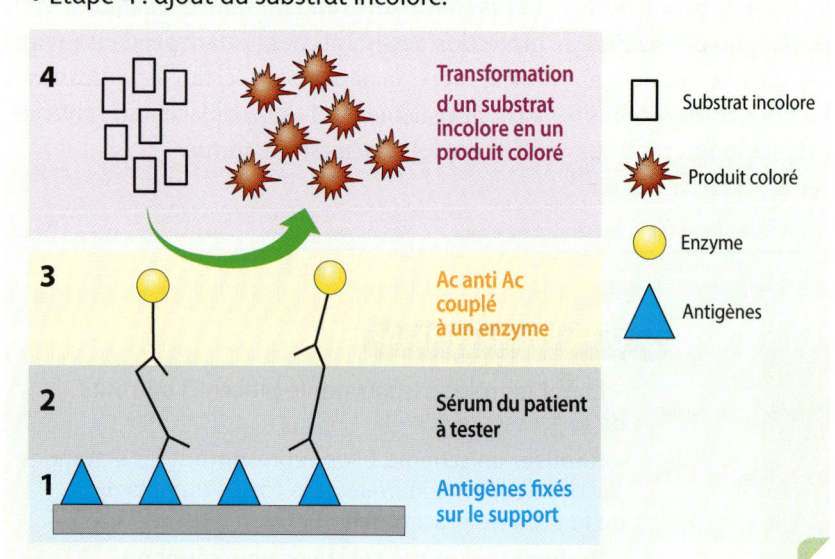

A2 Exemple de résultats d'un test ELISA

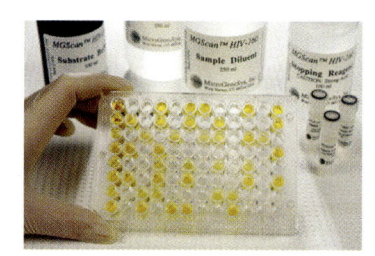

PARTIE 8 • Appareil reproducteur et transmission de la vie

1 **Décrire** ce qui se passe dans le puits pour les étapes 2 à 4 présentées dans le **doc. A** en cas de séropositivité du patient.

› En plus de l'échantillon patient, un témoin doit être réalisé. Pour cela, le sérum du patient à tester est remplacé par un sérum humain ne contenant pas d'anticorps anti-toxoplasme.

2 À l'aide du **doc. A**, **décrire** l'aspect du témoin. **Argumenter** la réponse.

3 **Préciser** le rôle du témoin.

DOC. B — Cas clinique de Mme D.

Suite à la lecture de son test de grossesse, Mme D. consulte son gynécologue-obstétricien. Il lui prescrit un bilan sanguin comportant un sérodiagnostic de la toxoplasmose.

Mme D. est séronégative pour la toxoplasmose. Le médecin lui donne alors des conseils pour éviter tout risque pouvant entraîner une contamination et des malformations chez le fœtus.

4 À l'aide des **doc. A** et **B**, **décrire** l'aspect des résultats de Mme D. (coloré ou incolore) pour chaque anticorps testé.

5 À l'aide de l'introduction de l'activité, **préciser** les conseils que pourra lui donner son médecin.

› Mme R. vient d'apprendre qu'elle est enceinte de quelques semaines.
Lors de sa première visite chez le gynécologue, celui-ci lui prescrit un sérodiagnostic dont le résultat est positif. Pour préciser le diagnostic, le médecin prescrit un dosage des IgG et IgM.

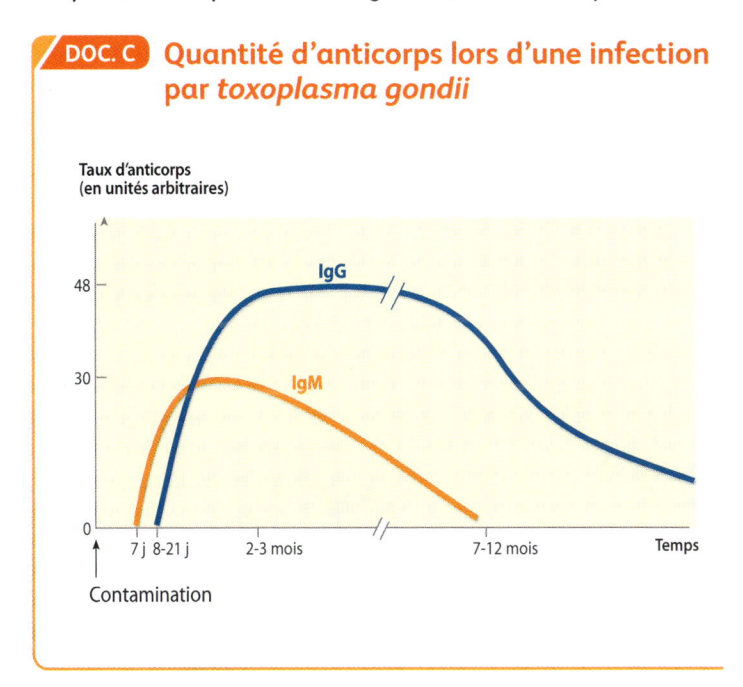

DOC. C — Quantité d'anticorps lors d'une infection par *toxoplasma gondii*

Taux d'anticorps (en unités arbitraires)

IgG
IgM

48
30
0
7 j 8-21 j 2-3 mois 7-12 mois Temps
↑
Contamination

DOC. D — Résultats de Mme R.

	1er prélèvement	2e prélèvement (1 mois après)
IgM	négatif	négatif
IgG	positif	positif

6 À l'aide des **doc. C**, **justifier** le fait que le dosage des deux types d'immunoglobuline permet de dater l'infection récente ou ancienne.

7 À l'aide des **doc. A** et **C**, **analyser** les résultats de Mme R. pour **conclure** s'il s'agit d'une séropositivité récente ou ancienne. **Préciser** si Mme R. présentera un risque de contamination par le parasite au cours de sa grossesse.

Le saviez-vous ?

Durant la grossesse, l'**immunité de la femme** enceinte contre la rubéole, la syphilis, la toxoplasmose, le cytomégalovirus et l'hépatite B est testé ; ces infections pouvant être particulièrement dangereuses pour le développement du fœtus. En cas de sérologie positive, des mesures de prévention devront être mise en place. Par ailleurs, il existe des vaccins contre certaines infections (la rubéole, par exemple) qui peuvent être utilisés comme moyen de prévention primaire.

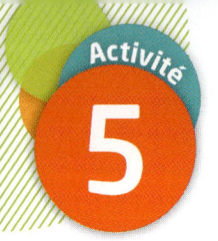

Activité 5 — Le diagnostic prénatal

Le Code de santé publique énonce que « le diagnostic prénatal s'entend des pratiques médicales, y compris l'échographie obstétricale et fœtale, ayant pour but de détecter *in utero* chez l'embryon ou le fœtus une affection d'une particulière gravité ».
La loi précise que la femme enceinte doit être informée aux sujets de ces techniques et des risques qu'elles comportent. En 2010, l'Agence de la biomédecine a enregistré la réalisation de 55 568 caryotypes, ce qui a entraîné l'identification de 4 584 anomalies et la réalisation de 2 936 interruptions médicales de grossesse.

DOC. A — Caryotype d'un homme (à gauche) et d'une femme (à droite)

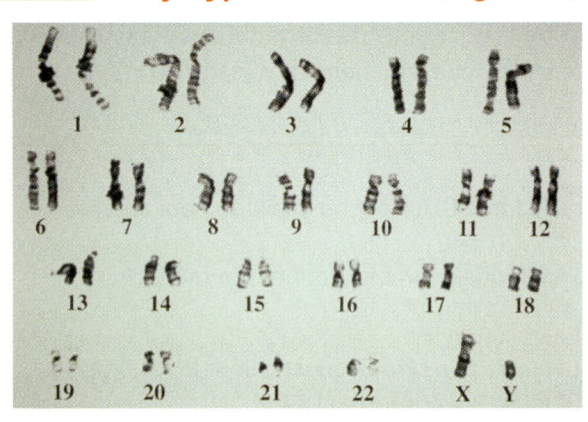

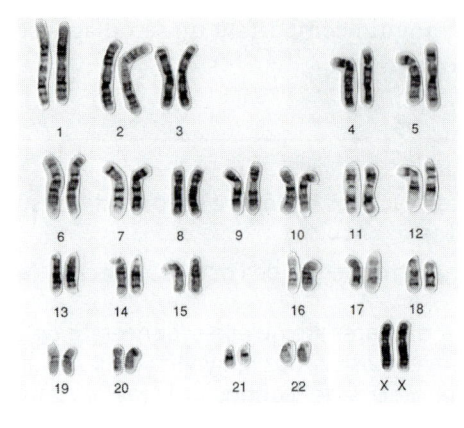

1. À partir des caryotypes du **doc. A**, **dénombrer** les chromosomes que possède une cellule humaine d'un individu sain.
2. **Déduire** de l'observation du **doc. A** une définition de « caryotype ».
3. À partir de l'observation du **doc. A**, **retrouver** les deux critères utilisés pour classer les chromosomes.

DOC. B — Principe de l'amniocentèse

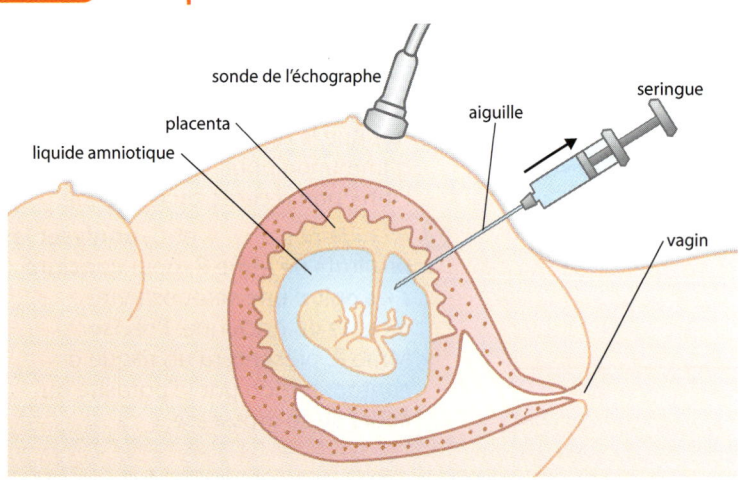

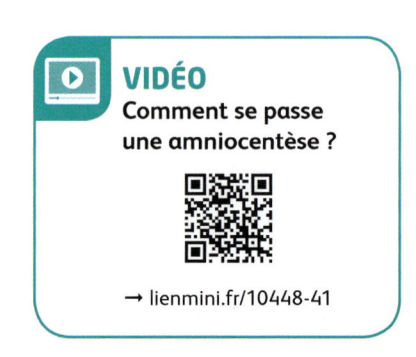

VIDÉO
Comment se passe une amniocentèse ?
→ lienmini.fr/10448-41

4. **Rappeler** le principe de l'échographie.
5. Le radical *-centèse* signifiant prélèvement, **retrouver** la signification du terme amniocentèse.
6. À l'aide de la vidéo, **préciser** l'intérêt de réaliser le prélèvement sous contrôle échographique et **proposer** le risque majeur de cette technique.

DOC. C Cas clinique de Mme B.

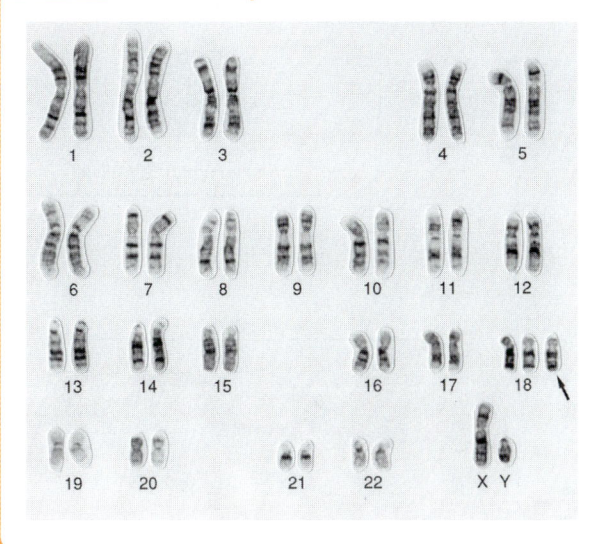

Mme B. est enceinte de 10 semaines et consulte son gynécologue. M. et Mme B. ne présentent aucun antécédent médical. Lors de l'échographie de contrôle du 2ᵉ trimestre, le médecin constate un important retard de croissance ainsi qu'un placenta anormalement petit. Le médecin soupçonne une anomalie chromosomique chez le fœtus et décide de réaliser une amniocentèse afin de confirmer le diagnostic.

7 Ce fœtus est atteint d'une trisomie 18. **Analyser** le caryotype pour proposer une définition du terme **trisomie**.

DOC. D Cas clinique de Mme D.

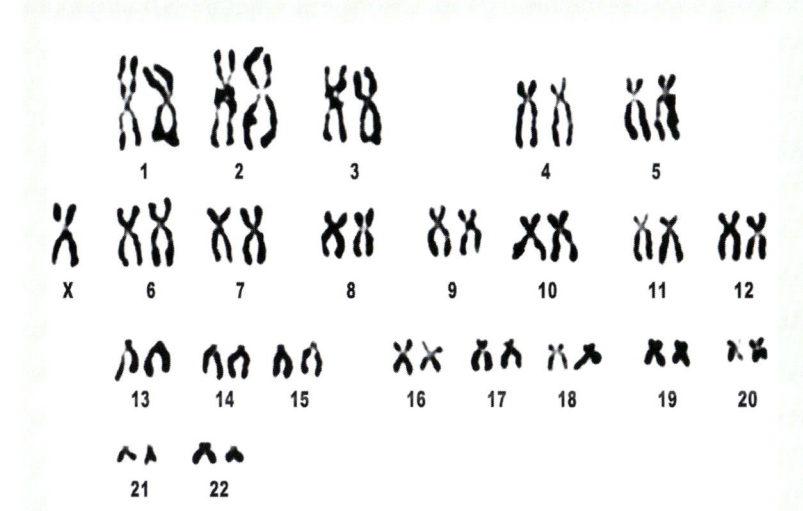

Mme D. est enceinte de 11 semaines. M. et Mme D. sont tous deux âgés de 29 ans et ne présentent aucun antécédent de pathologies héréditaires. Au cours d'un examen échographique, le médecin détecte une petite taille du fœtus et un œdème au niveau du cou laissant penser à un syndrome de Turner. Il réalise une amniocentèse qui confirme le diagnostic.

8 Après observation du caryotype du fœtus de Mme D., **décrire** l'anomalie caractérisant le syndrome de Turner. Cette anomalie est qualifiée de monosomie, **proposer** une définition de ce terme.

9 À partir de ces exemples, **proposer** un intérêt quant à la réalisation d'une amniocentèse.

Le saviez-vous ?

Depuis 2017, il existe un **test de dépistage** non invasif de certaines trisomies (trisomie 21, la plus fréquente en France avec 1 naissance sur 700). Ce test consiste en une prise de sang maternel suivi de l'analyse génétique de petits fragments d'ADN fœtal provenant du placenta. Ce test permet d'éviter l'amniocentèse s'il est négatif, mais l'amniocentèse reste nécessaire pour établir un diagnostic de certitude.

Retenir l'essentiel

RETENIR L'ESSENTIEL EN AUDIO
→ lienmini.fr/10448-42

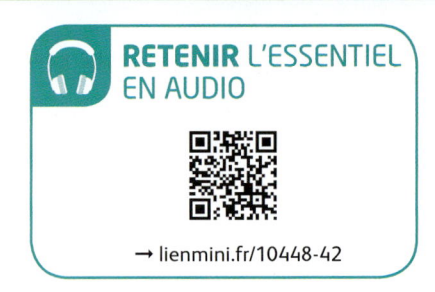

La fécondation et la nidation

■ La **fécondation** correspond à la rencontre entre les spermatozoïdes et l'ovocyte II au niveau des trompes utérines. L'ovocyte II reprend alors sa méiose et devient l'ovule.

■ La fusion des deux noyaux haploïdes donne naissance à l'œuf, cellule diploïde qui, par divisions successives, donnera l'embryon. Au cours de la première semaine de développement, l'embryon s'implante dans la paroi utérine : c'est la **nidation**.

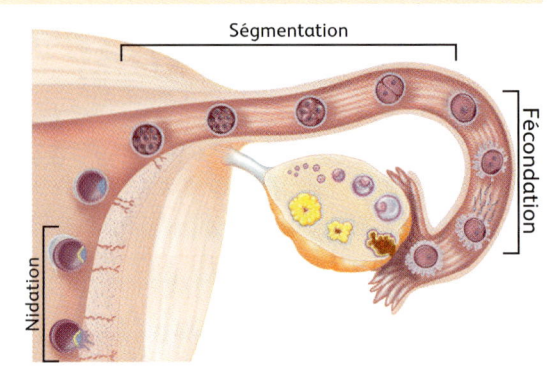

■ Chez l'Homme, le **stade embryonnaire** dure 8 semaines. La tête se forme, les membres bourgeonnent et les orteils et les doigts apparaissent. C'est également l'étape d'organogenèse : c'est au cours de cette phase que les principaux organes vitaux (système nerveux, appareils cardio-vasculaire et respiratoire) et ceux de l'appareil digestif se mettent en place. À partir de la 9e semaine de grossesse, l'embryon prend le nom de **fœtus** jusqu'à la naissance. C'est principalement une phase de maturation des organes et de croissance.

Le placenta et la circulation materno-fœtale

■ Le placenta est une structure composée de tissus fœtaux et de tissus maternels. Il est le lien entre l'organisme maternel et l'embryon puis le fœtus.

■ Le placenta a une **fonction d'échange** au cours duquel la circulation sanguine maternelle entre en contact avec la circulation sanguine fœtale, sans que les deux sangs ne se mélangent. Du sang maternel hématosé est apporté au niveau du placenta par l'**artère utérine**. Il est ensuite dispersé au sein de lacunes (sorte de poche remplie de sang maternel). Le sang non hématosé fœtal arrive au niveau de ces lacunes par les **artères ombilicales** du cordon ombilical.

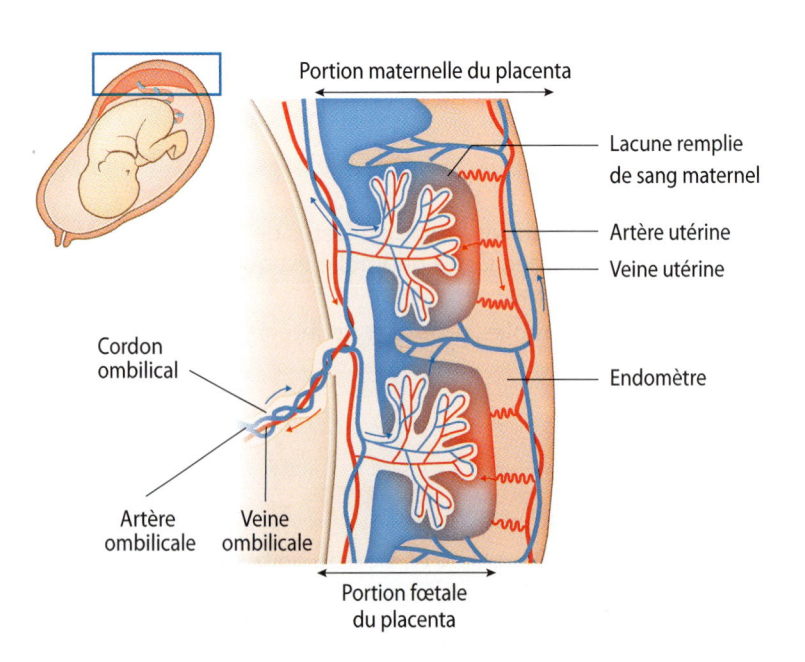

- C'est au niveau des lacunes que les échanges ont lieu :
— le dioxygène et les nutriments provenant de la mère passent dans la circulation fœtale ;
— les déchets issus du métabolisme fœtal (urée et dioxyde de carbone par exemple) passent dans la circulation sanguine maternelle.
- Le sang hématosé passe vers le fœtus par la **veine ombilicale**, tandis que le sang non hématosé repart dans la circulation maternelle par la **veine utérine**.
- La barrière placentaire a également un rôle dans la **protection du fœtus** : elle filtre le passage de certains métaux, médicaments, parasites et bactéries de la mère vers le fœtus. Au contraire, certains anticorps maternels traversent la barrière et assurent une protection pour le fœtus et le nouveau-né.

Le suivi médical de la grossesse

- Les **examens sanguins** maternels (suivi de la glycémie, sérologie et détermination du rhésus) ont pour but de préserver la santé de la mère et de l'enfant à naître.
- Les **examens sérologiques** ont pour but de rechercher, dans le sang maternel, la **présence d'anticorps spécifiques** de certains micro-organismes présentant un danger particulier pour le fœtus (toxoplasmose, rubéole, syphilis, hépatite B). En effet, la présence de ces anticorps dans le sang maternel est le signe d'une infection passée de la mère qui l'immunise donc contre ces pathologies, protégeant ainsi son fœtus. En cas d'absence de ces anticorps dans le sang maternel, le risque de contamination par ces micro-organismes est présent et une surveillance accrue du fœtus et de la mère aura lieu tout au long de la grossesse.
- L'**échographie** est une technique d'imagerie médicale utilisant les **ultrasons** (→ Fiche technique). L'intérêt de l'échographie fœtale est de suivre l'évolution de la grossesse en localisant le fœtus, et celle du placenta en observant sa morphologie. Elle permet également de déterminer le sexe du fœtus, de vérifier certaines fonctions vitales (circulation sanguine, fonctions cérébrale et cardiaque) ou encore de détecter la présence de jumeaux. L'échographie a aussi un intérêt dans le **diagnostic** de certaines anomalies morphologiques (bec-de-lièvre par exemple) ou dans l'observation de signes d'appel pouvant être à l'origine d'anomalies chromosomiques et constituant une indication pour une amniocentèse (clarté nucale, par exemple, pouvant être un signe d'une trisomie 21). L'échographie est une technique **non invasive** et **sans danger** pour le fœtus qui peut donc être renouvelée autant de fois que nécessaire au cours de la grossesse.
- L'**amniocentèse** consiste à prélever une petite quantité de liquide amniotique, contenant des cellules fœtales, directement dans la poche à l'aide d'une aiguille sous contrôle échographique. L'intérêt de cette technique est de réaliser **un caryotype** du fœtus afin de mettre en évidence certaines aberrations chromosomiques telles qu'une **trisomie** (présence d'un chromosome surnuméraire dans une paire) ou une **monosomie** (perte d'un chromosome au sein d'une paire de chromosome). Le risque majeur de cette technique est la fausse couche (0,5 % des cas).

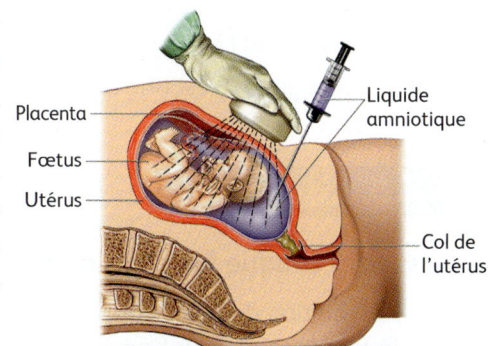

> **Notions à retenir**
> amniocentèse • caryotype • embryon • fécondation • fœtus • nidation • placenta • sérodiagnostic
>
> Voir lexique p. 269

CHAPITRE 8.2 — Tester ses connaissances

+ DE TESTS EN LIGNE
→ lienmini.fr/10448-43

1. QCM

Choisir la (ou les) proposition(s) correcte(s).

1 La fécondation :

A. correspond à la rencontre entre un ovule et un spermatozoïde.

B. déclenche la reprise de la méiose dans le gamète féminin.

C. a lieu dans l'utérus.

D. se produit à chaque cycle menstruel

2 L'amniocentèse :

A. correspond au prélèvement de liquide amniotique.

B. est sans risque pour le fœtus.

C. permet le diagnostic d'anomalies chromosomiques.

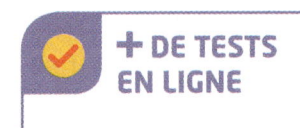

3 Le caryotype permet :

A. de visualiser l'ensemble des chromosomes d'une cellule.

B. de détecter des anomalies chromosomiques de nombre ou de structure.

C. de diagnostiquer toutes les maladies génétiques.

4 Le sérodiagnostic :

A. permet de diagnostiquer certaines pathologies particulièrement graves chez le fœtus.

B. consiste en une prise de sang maternel.

C. permet de déterminer la présence d'anticorps maternels l'immunisant contre ces pathologies.

2. Vrai ou faux ?

A. La nidation correspond à l'implantation de l'embryon dans l'endomètre utérin.

B. Le placenta est une zone d'échanges entre la mère et son fœtus.

C. Le sang de la mère et celui du fœtus sont en contact direct au niveau du placenta.

D. Au-delà de huit semaines de grossesse et jusqu'à la naissance, le fœtus devient un embryon.

E. L'échographie est une technique d'imagerie médicale ne présentant aucun danger pour le fœtus.

3. Association

Associer chaque fonction du placenta (A à D) à sa description (1 à 4).

A. Fonction de respiration ; B. Fonction de protection ; C. Fonction d'excrétion ; D. Fonction de nutrition

1. Le sang maternel apporte les nutriments et l'eau nécessaire au développement du fœtus.
2. Les déchets produits par le métabolisme fœtal sont éliminés par le sang maternel.
3. Le dioxygène et le dioxyde de carbone traversent la barrière placentaire.
4. Certains anticorps maternels protègent le fœtus.

4. Fécondation et nidation

1 **Définir** la fécondation et la nidation.
2 Les **localiser** sur le schéma du **doc. A**.

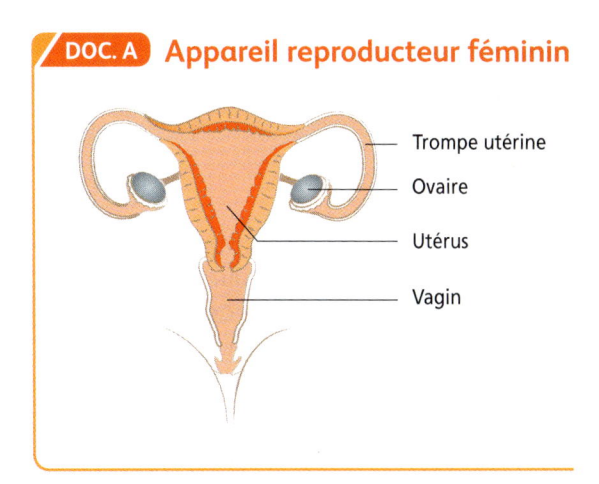

DOC. A Appareil reproducteur féminin

- Trompe utérine
- Ovaire
- Utérus
- Vagin

5. La circulation materno-fœtale

DOC. A Schéma de la circulation materno-fœtale

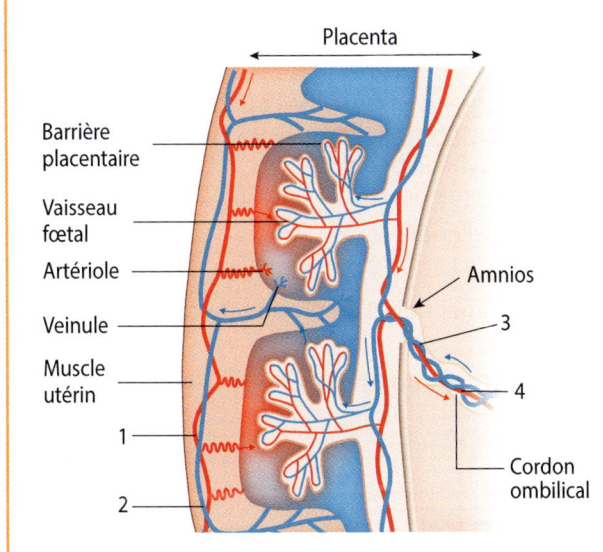

- Placenta
- Barrière placentaire
- Vaisseau fœtal
- Artériole
- Veinule
- Muscle utérin
- Amnios
- 3
- 4
- Cordon ombilical
- 1
- 2

1 **Annoter** le schéma du **doc. A**.
2 **Identifier** les vaisseaux appartenant à la circulation maternelle et ceux appartenant à la circulation fœtale.
3 **Indiquer** la principale fonction du placenta.
4 **Donner** deux exemples de molécules traversant le placenta.

6. Le syndrôme de Klinefelter

> Mme Z., âgée de 42 ans, est enceinte de 12 semaines. Le couple a déjà un premier enfant atteint du syndrome de Klinefelter. Il s'agit d'une pathologie touchant les chromosomes sexuels. Au vu des antécédents du couple et de l'âge de Mme Z., le gynécologue décide de réaliser une amniocentèse afin d'établir une analyse génétique du fœtus de Mme Z.

1 **Définir** le terme amniocentèse.
2 **Rappeler** le risque que présente cette technique.
3 Après observation du caryotype du fœtus de Mme Z., **décrire** l'anomalie chromosomique observée.

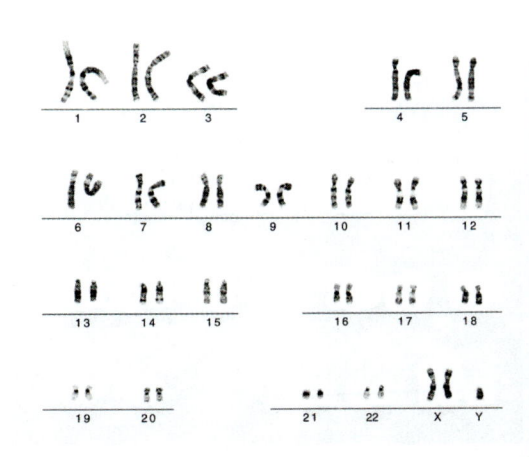

CHAPITRE 8.2

Mobiliser ses connaissances

★ ACTIVITÉ 1 — La grossesse extra-utérine

Contexte : Mme X. réalise un test de grossesse qui se révèle positif. Quelques jours après, elle est prise de fortes douleurs abdomino-pelviennes et présente des saignements vaginaux importants. Elle consulte en urgence son gynécologue. Sachant que Mme X. avait été traitée pour une salpingite l'année auparavant, le gynécologue suspecte une grossesse extra-utérine. Une échographie vaginale confirme le diagnostic en montrant une implantation embryonnaire dans la partie supérieure de la trompe droite.

1. **Énoncer** le principe de l'échographie.
2. **Rappeler** dans quel organe s'implante normalement l'embryon. **En déduire** une définition du terme de grossesse extra-utérine.
3. **Proposer** une définition pour le terme « salpingite ».
4. **Expliquer** le rôle de l'organe touché et **expliquer** pourquoi la salpingite peut augmenter le risque de grossesse extra-utérine.

> Une intervention chirurgicale est réalisée afin d'éliminer l'embryon. Au cours de l'opération, le chirurgien se voit obligé de pratiquer une ablation de la trompe utérine droite. Quelques mois après l'intervention, Mme X. réalise une hystérosalpingographie. Son gynécologue lui explique que malgré l'intervention, le couple pourra quand même envisager une nouvelle grossesse.

5. **Construire** le terme médical correspondant à l'expression soulignée.
6. **Identifier** quel examen médical a été prescrit à Mme X.
7. **Expliquer** le principe de cet examen en précisant pourquoi l'injection d'un produit de contraste a été nécessaire pour réaliser l'examen.
8. Le **doc. A** est le résultat de l'examen réalisé chez une personne ne présentant aucun trouble. **Retrouver** le nom des organes fléchés.
9. **Identifier** ces trois organes sur le **doc. B**.
10. **Expliquer** pourquoi Mme X. pourra envisager une nouvelle grossesse.

DOC. A Radiographie d'une patiente sans anomalie

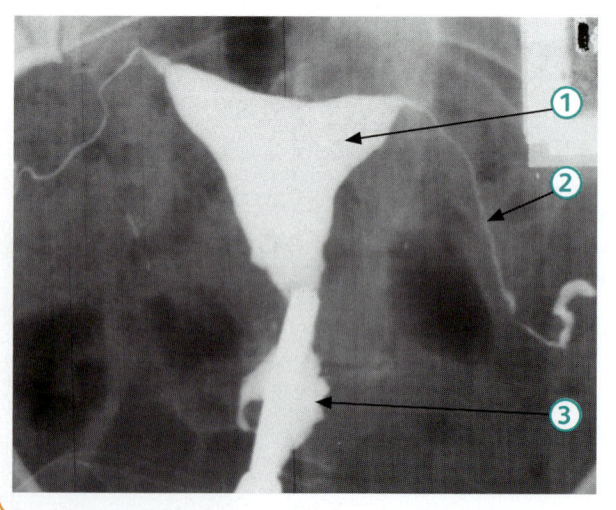

DOC. B Coupe de l'appareil reproducteur féminin

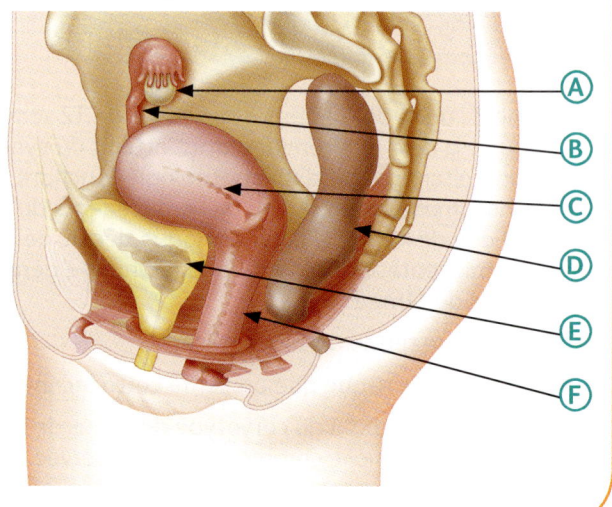

PARTIE 8 • Appareil reproducteur et transmission de la vie

CHAPITRE 8.2

Mobiliser ses connaissances

★★★ ACTIVITÉ 2 — La fécondation *in vitro*

Contexte : M. et Mme X. présentent des difficultés à concevoir un enfant. Après différents examens pratiqués chez ce couple, le gynécologue leur propose une fécondation *in vitro*. Cette technique de procréation médicalement assistée consiste à prélever les gamètes masculins et féminins, à les mettre en présence *in vitro* et à réimplanter le ou les embryons obtenus (→ **Chapitre 8.4**).

❯ La première étape de la fécondation *in vitro* consiste à recueillir, sous échographie, les follicules chez Mme X. Quelques heures avant le prélèvement, l'ovulation doit être déclenchée par un traitement hormonal. Le **doc. A** est un schéma représentant un follicule tel qu'il pourrait apparaître chez Mme X. avant le déclenchement de l'ovulation.

1. **Proposer** un titre et **annoter** le **doc. A**.
2. **Nommer** le mécanisme qui a été déclenché par l'ovulation dans la cellule numérotée 1.
   Préciser le nombre de chromosomes et leur aspect dans cette cellule avant et après ovulation.

❯ Après la ponction, les follicules sont lavés puis mis en culture ; les spermatozoïdes sont alors ajoutés. Les étapes de la fécondation sont suivies régulièrement par microscopie optique, comme présenté sur le **doc. B**.

3. **Identifier** les cellules 1 à 3 du **doc. B**.
4. L'entrée du spermatozoïde dans le gamète féminin déclenche un évènement particulier dans la cellule 1. **Nommer** cet évènement et **identifier** alors la cellule 4 de la 3ᵉ image du **doc. B**.
5. **Expliquer** ce qui s'est produit entre les images 3 et 4.
6. La cellule 5 s'est divisée pour donner les deux cellules 6 de la dernière image. **Préciser** le type de division qui a eu lieu.
7. **Indiquer** le nombre de chromosomes présents dans chaque cellule 1 à 6. **Préciser** pour chacune s'il s'agit d'une cellule haploïde ou diploïde.

DOC. A

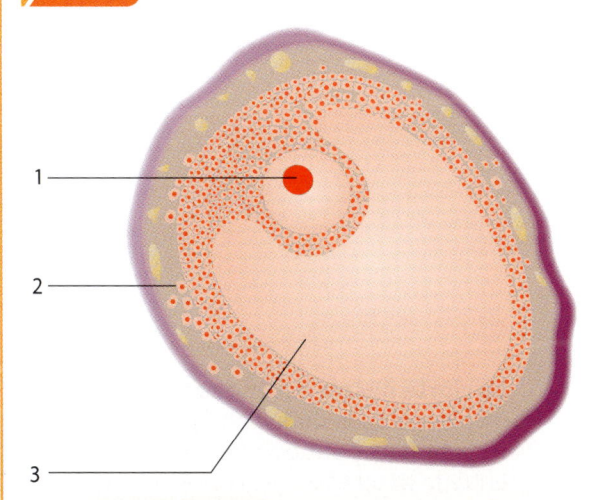

DOC. B Les étapes de la fécondation *in vitro*

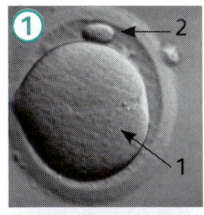

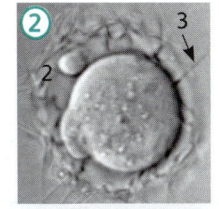

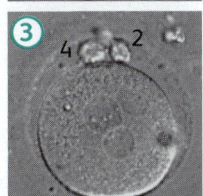

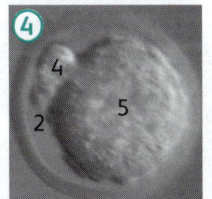

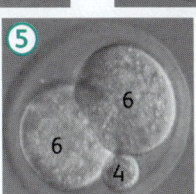

Bon à savoir

Le rythme de divisions pendant l'embryogenèse est extrêmement rapide. Si, après la naissance, le rythme ne ralentissait pas, à l'âge d'un an, un bébé mesurerait 2 km !

CHAPITRE 8.2

Mobiliser ses connaissances

★★★ ACTIVITÉ 3 — Le suivi de grossesse

Contexte : Mme B. est enceinte de 11 semaines et consulte son gynécologue. Âgée de 31 ans, elle ne présente pas d'antécédent familial tandis que son mari, âgé de 34 ans, est le troisième enfant d'une fratrie de cinq dont le dernier est atteint d'une pathologie d'origine chromosomique. Lors de l'échographie de contrôle, le gynécologue constate une clarté nucale importante.

1. À l'aide du **doc. A**, **rappeler** les ondes utilisées lors de l'échographie.
2. **Présenter** l'intérêt de l'échographie dans le suivi de la grossesse de Mme B.
3. **Expliquer** l'avantage de l'échographie par rapport aux autres techniques d'imagerie médicale dans le cas de Mme B.

› Suspectant une trisomie chez le fœtus de Mme B., le médecin prescrit un dosage des marqueurs sériques. Ce sont des molécules décelables dans le sang maternel et utilisables comme marqueurs d'un risque accru de grossesse d'enfant atteint de trisomie. Le tableau du **doc. B** montre les différents marqueurs recherchés selon le terme de la grossesse.

4. **Définir** le terme trisomie.
5. **Expliquer** l'intérêt du dosage des marqueurs de la trisomie 21 dans le cadre du suivi de grossesse.

› Le **doc. C** présente les résultats du dosage biologique de Mme B.

6. À l'aide du contexte et des **doc. B et C**, **justifier** les deux tests réalisés chez Mme B.
7. **Analyser** les résultats de Mme B. afin d'en **déduire** si le fœtus de Mme B. présente un risque d'être atteint de trisomie 21.

› Afin de confirmer le diagnostic, le médecin de Mme B. lui propose de réaliser une amniocentèse. Le résultat est présenté dans le **doc. D**.

8. **Proposer** une définition des termes « caryotype » et « amniocentèse ».
9. **Citer** l'intérêt de l'amniocentèse dans le suivi de grossesse de Mme B.
10. **Rappeler** les risques encourus par Mme B. au cours de l'amniocentèse.
11. À l'aide du **doc. D**, **analyser** le caryotype du fœtus de Mme B.

DOC. A Échographie du fœtus du couple B.

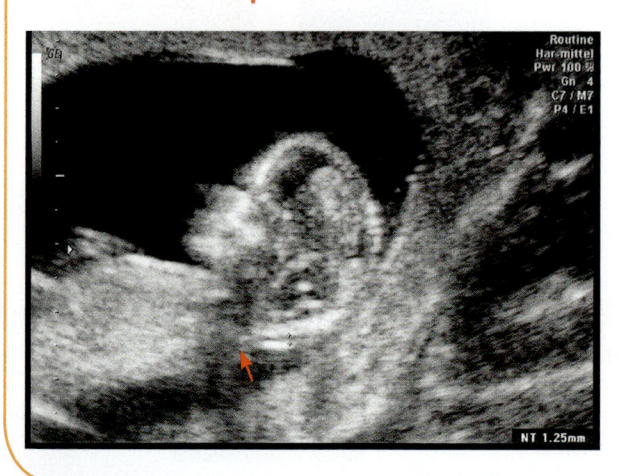

Bon à savoir

La clarté nucale est une zone située au niveau de la nuque du fœtus. Il s'agit d'un petit décollement entre la peau et le rachis visible à l'échographie car elle ne renvoie pas les échos. Une clarté nucale trop épaisse peut être le signe d'anomalies fœtales comme la trisomie 21.

CHAPITRE 8.2

Mobiliser ses connaissances

DOC. B Les différents marqueurs utilisés dans le dépistage d'enfants atteints de trisomie 21

Marqueurs sériques	Alfa-foeto-protéine (AFP)	Chorio-Gonadotrophine humaine (hCG)	Oestriol non conjugué (u-E3)	β-hCG	Pregnancy Associated Plasma Protein-A (PaPP-A)
Origines physiologiques	Foie et intestin du fœtus	Tissu placentaire	Fœtus et placenta	Tissu placentaire	Tissu placentaire
Variation de la concentration dans le cas d'une grossesse d'enfant T21	Inférieure à la normale	Supérieure à la normale	Inférieure à la normale	Supérieure à la normale	Inférieure à la normale
Période d'utilisation au cours de la grossesse	2e trimestre	2e trimestre	2e trimestre	1er trimestre	1er trimestre

DOC. C Résultats du test biologique de Mme B.

	Valeurs de Mme B (MoM*)	Valeurs de référence (MoM)
β-hCG	2,0	1,0
PAPP-A	0,5	1,0

*MoM : Multiple de la médiane. Cette unité correspond à une valeur médiane.

DOC. D Caryotype du fœtus de Mme B.

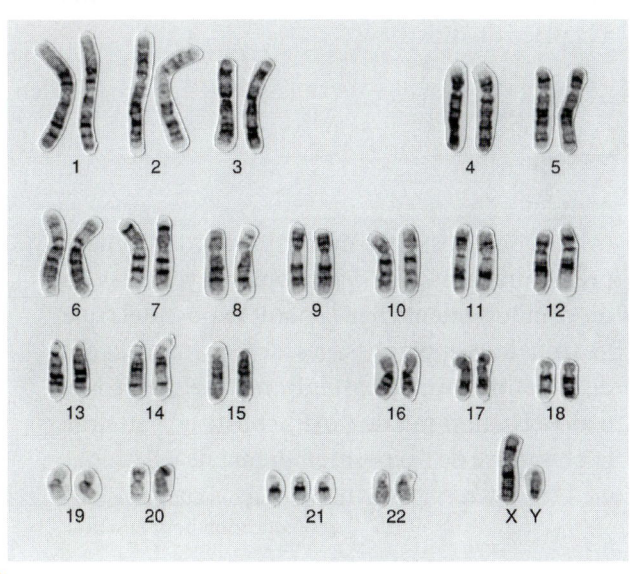

Le saviez-vous ?

En France, lorsque « la grossesse met en péril grave la santé de la femme, soit qu'il existe une forte probabilité que l'enfant à naître soit atteint d'une affection d'une particulière gravité reconnue comme incurable au moment du diagnostic », le couple peut avoir recours à une **interruption médicale de grossesse** à tout moment et à tout âge. À la différence de l'IMG, l'interruption volontaire de grossesse ne se fait pas sur critères médicaux et elle est limitée dans le temps (12 semaines de grossesse).
(→ chapitre 8.4)

CHAPITRE 8.2 • La grossesse : des gamètes au fœtus

CHAPITRE 8.2

Mobiliser ses connaissances

★★★ ACTIVITÉ 4 — Les comportements à risque pendant une grossesse

Contexte : Mme T. est enceinte de 9 semaines. Malgré sa grossesse, elle continue de fumer et consomme fréquemment de l'alcool. Au cours de sa 10ᵉ semaine de grossesse, Mme T. fait une fausse couche. L'autopsie révèle un cas de *spina bifida*, une malformation liée à un défaut de fermeture du tube neural qui sera à l'origine du système nerveux central.

Quelques jours auparavant, Mme T. consultait son gynécologue pour une échographie de contrôle. Lors de l'examen, le médecin notait un retard important de croissance du fœtus ainsi qu'un périmètre crânien plus faible que la normale.

1. **Rappeler** le principe de l'échographie.
2. **Analyser** le **doc. A** afin de **mettre en évidence** les échanges au niveau du placenta.
3. À l'aide du **doc. B** et des connaissances de Première, **expliquer** les conséquences du tabac sur l'oxygénation des tissus du fœtus. **Préciser** la conséquence sur le fœtus de Mme T.
4. Sachant que le tube neural se forme à la 4ᵉ semaine de grossesse, à l'aide des **doc. C** et du **doc. D** p. 145, **préciser** une cause possible du spina bifida du fœtus. **Argumenter** la réponse.

DOC. A — Échanges placentaires

Substances présentes dans le sang de la maman	Quantité de substances dans le sang entrant dans le placenta pour (1 L de sang)	Quantité de substances dans le sang sortant dans le placenta pour (1 L de sang)
Dioxygène	20 g	15 g
Glucose	100 g	8 g
Dioxyde de carbone	49 g	52 g

DOC. B — Les principaux constituants du tabac à travers la barrière placentaire

Les principaux constituants du tabac, comme le monoxyde de carbone ou la nicotine, passent la barrière placentaire et peuvent atteindre le fœtus. La nicotine a un effet vasoconstricteur sur les artères du placenta et sur l'artère ombilicale tandis que le monoxyde de carbone se fixe sur l'hémoglobine à la place du dioxygène.

DOC. C — Le syndrome d'alcoolisme fœtal

Lorsqu'une femme enceinte boit un verre, il y a rapidement autant d'alcool dans le sang de son bébé que dans le sien, voire même davantage compte tenu du poids du fœtus […]. Les effets de l'alcool sur le fœtus sont nombreux. Dès lors, une consommation quotidienne d'alcool, même très faible, ou des ivresses épisodiques pendant la grossesse sont susceptibles d'entraîner des complications durant la grossesse (retard de croissance du fœtus, accouchement prématuré) ainsi que des troubles psychiques ou du comportement chez l'enfant exposé, tels que les troubles d'apprentissages, de la mémorisation, de l'abstraction, de l'attention… Le syndrome d'alcoolisation fœtale (SAF) constitue l'atteinte la plus grave de l'exposition prénatale à l'alcool.

Source : INPES (Institut national de prévention et d'éducation pour la santé).

CHAPITRE 8.3

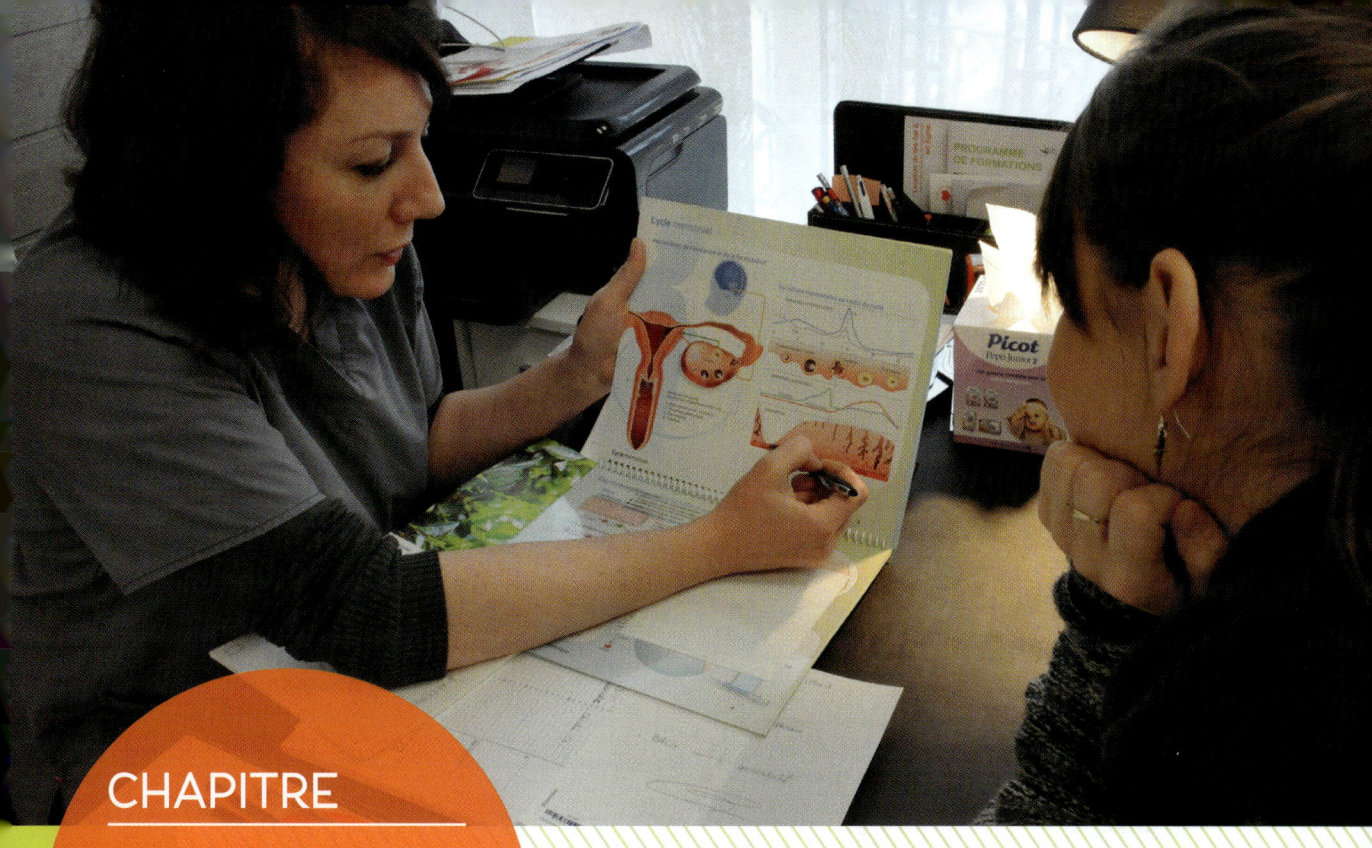

Régulation de la fonction reproductrice

Quels sont les effets des hormones produites par les gonades ? Comment l'activité des gonades est-elle contrôlée ? Comment les cycles sexuels sont-ils régulés ?

En plus des gonades, les hommes et les femmes se distinguent par des caractéristiques appelées caractères sexuels secondaires qui apparaissent à la puberté sous l'action d'hormones. Ces hormones sont produites par les gonades sous le contrôle du complexe hypothalamo-hypophysaire.

VIDÉO Le fonctionnement du testicule
→ lienmini.fr/10448-19

VIDÉO Le cycle ovarien
→ lienmini.fr/10448-20

Capacités exigibles*

- Localiser le complexe hypothalamo-hypophysaire et en identifier les principaux éléments. **p. 161**
- Identifier les rôles de la testostérone. Mettre en évidence régulation de sa sécrétion. **p. 160**
- Construire un schéma de synthèse intégrant le rétrocontrôle négatif. **p. 163**
- Repérer le fonctionnement cyclique de l'utérus et des ovaires. En déduire la période de fécondité optimale. **p. 164**
- Identifier les rôles des œstrogènes et de la progestérone et mettre en évidence la régulation de leur sécrétion. **p. 166**
- Construire un schéma de synthèse intégrant les rétrocontrôles négatif et positif. **p. 166**

*Bulletin officiel spécial n° 8 du 25 juillet 2019.

Découvrir les notions

Activité 1 — La testostérone

Contexte : Paul a 15 ans et mesure seulement 1,50 m. Sa voix n'a pas mué, son pénis et ses testicules sont encore de petite taille et sa pilosité ne s'est pas développée. Complexé par sa petite taille, il en parle à son médecin qui diagnostique un retard de puberté.

DOC. A — Évolution de la concentration plasmatique de testostérone entre 6 et 18 ans

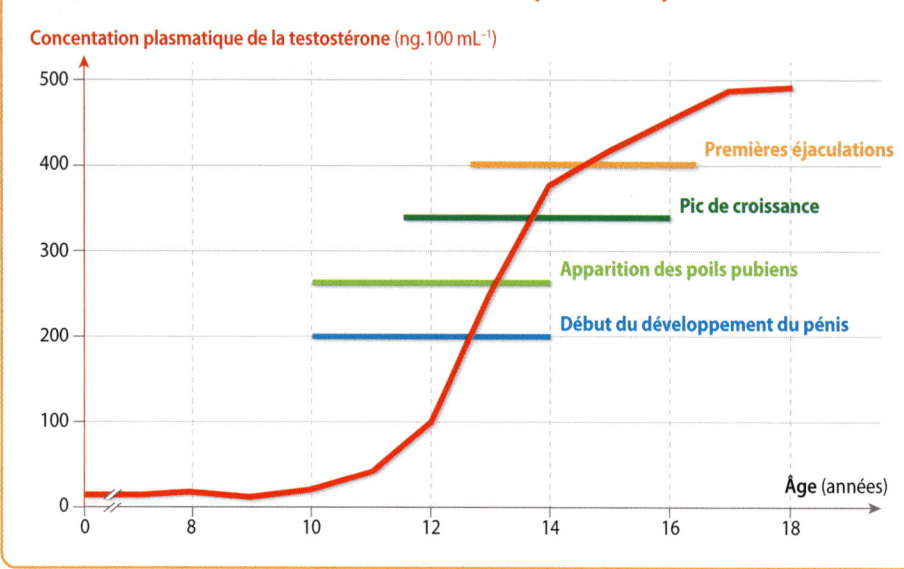

Concentration plasmatique de la testostérone (ng.100 mL^{-1})

Repères sur le graphique :
- Premières éjaculations (≈ 400 ng.100 mL^{-1})
- Pic de croissance (≈ 340 ng.100 mL^{-1})
- Apparition des poils pubiens (≈ 260 ng.100 mL^{-1})
- Début du développement du pénis (≈ 200 ng.100 mL^{-1})

1 Analyser le doc. A puis proposer une hypothèse pour expliquer le retard de croissance de Paul.

DOC. B — Expériences sur le rôle de la testostérone chez le rat

> L'existence d'une fonction endocrine chez le rat a historiquement pu être démontrée à l'aide d'expériences présentées dans le tableau ci-dessous.

	Conditions de l'expérience	Observations
1	Castration (ablation des testicules) d'un animal avant la puberté	• Absence de spermatozoïdes • Absence de développement des organes génitaux et des caractères sexuels secondaires
2	Inactivation des cellules de Leydig avant la puberté	• Absence de spermatozoïdes • Absence de développement des organes génitaux et des caractères sexuels secondaires
3	Inactivation des cellules de Leydig puis injection dans le sang d'extraits obtenus par broyage et filtration de testicules prélevés chez un animal pubère	• Production de spermatozoïdes • Développement normal des organes génitaux et des caractères sexuels secondaires
4	Inactivation des cellules de Leydig puis injection dans le sang de testostérone	• Production de spermatozoïdes • Développement normal des organes génitaux et des caractères sexuels secondaires

2 Analyser l'expérience 1 du doc. B pour montrer que les testicules n'interviennent pas uniquement dans la synthèse des spermatozoïdes.

3 Analyser les expériences 2 à 4 du doc. B pour montrer que les testicules ont une fonction endocrine. Identifier l'hormone produite et les cellules productrices.

4 Montrer que ces expériences confirment l'hypothèse de la question 1 et lister les rôles de la testostérone mis en évidence dans cette activité.

Activité 2 — Le complexe hypothalamo-hypophysaire

Contexte : Dylan est un jeune garçon de 15 ans souffrant d'hypogonadisme, une anomalie caractérisée par un défaut de développement des gonades. Son médecin lui explique que l'hypogonadisme peut avoir différentes causes parmi lesquelles un déficit hypothalamique ou hypophysaire. Afin de l'aider à comprendre, il lui présente le **doc. A**.

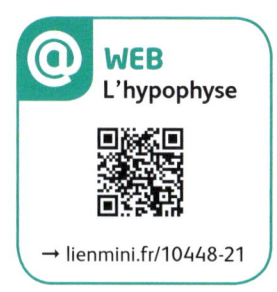

WEB — L'hypophyse
→ lienmini.fr/10448-21

DOC. A — Localisation et organisation du complexe hypothalamo-hypophysaire

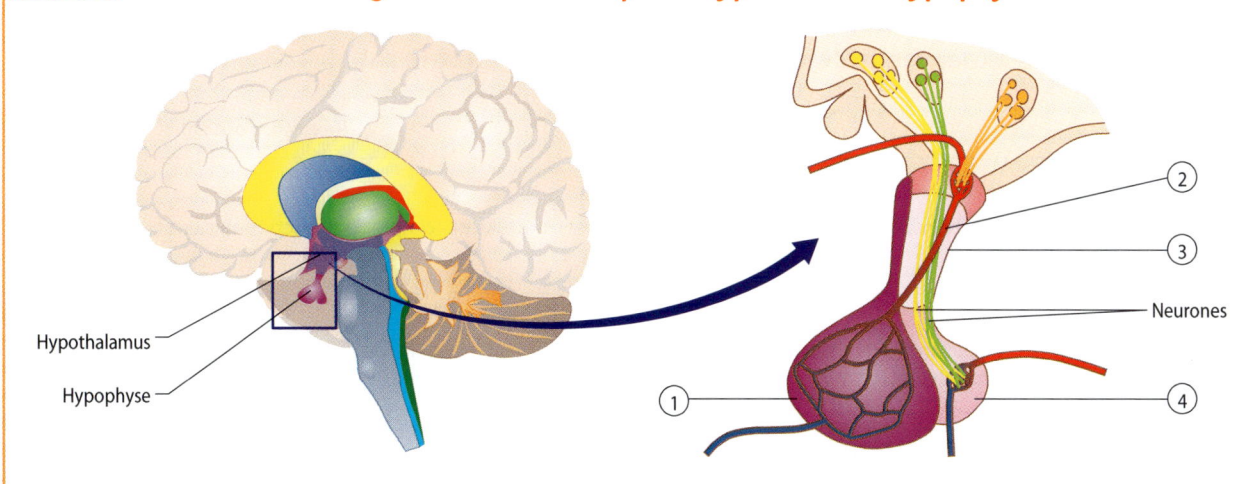

Hypothalamus
Hypophyse
Neurones

> L'hypothalamus et l'hypophyse sont deux structures reliées par la tige pituitaire. L'hypophyse est divisée en deux parties : l'antéhypophyse, ou adénohypophyse, et la post hypophyse, ou neurohypophyse. Dans la tige pituitaire, se trouve un système porte qui permet à l'hypothalamus de contrôler l'hypophyse par voie hormonale et des neurones qui permettent un contrôle nerveux.

1. À partir des connaissances de Première, **décrire** la localisation de l'hypothalamus et de l'hypophyse.
2. **Annoter** le document à partir des termes soulignés dans le texte.
3. **Rechercher** le sens de la racine « adéno » et **en déduire** une caractéristique de l'adénohypophyse.
4. À l'aide du **doc. A**, **proposer** une explication au nom « neuro-hypophyse ».

DOC. B — Cellule de l'antéhypophyse (× 5 000)

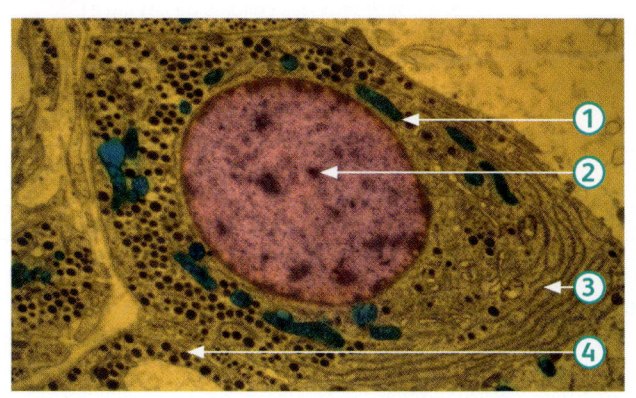

5. **Retrouver** à quels numéros du **doc. B** correspondant les légendes « noyau », « mitochondrie », « vésicule » et « réticulum endoplasmique granuleux ».

> L'antéhypophyse sécrète deux hormones, appelées « hormone folliculo-stimulante » (FSH) et hormone lutéinisante (LH), de nature protéique.

6. **Relever** les caractéristiques de cette cellule lui permettant d'assurer cette fonction. **Argumenter** en rappelant le rôle des organites.

CHAPITRE 8.3 • Régulation de la fonction reproductrice

Activité 3 — Contrôle hypophysaire de l'activité testiculaire

Contexte : M. H. consulte son médecin à la suite de problèmes d'impuissance. L'examen clinique révèle des testicules rétrécis et mous. Ses analyses sanguines montrent des concentrations basses de FSH, de LH et de testostérone. Une IRM de l'encéphale révèle finalement la présence d'une tumeur bénigne dans l'hypophyse et une diminution importante du nombre de cellules sécrétrices d'hormones de l'hypophyse causée par le développement de la tumeur.

1 Relever dans le contexte les éléments suggérant que l'hypophyse exerce un contrôle sur les testicules.

DOC. A — Étude expérimentale du rôle de l'hypophyse chez le rat

	Expérience	Résultats obtenus
1	Ablation de l'hypophyse	Arrêt complet du fonctionnement testiculaire
2	Injection d'extraits hypophysaires à un rat hypophysectomisé	Reprise de la spermatogenèse et de la sécrétion de testostérone
3	Injection de LH et de FSH à un rat hypophysectomisé	Reprise de la spermatogenèse et de la sécrétion de testostérone

2 Analyser chacune des expériences du **doc. A** pour **montrer** comment l'hypophyse contrôle le fonctionnement testiculaire.

3 Argumenter le nom de gonadostimulines pour les hormones FSH et LH.

DOC. B — Rôles respectifs des hormones FSH et LH

	Expérience	Résultats obtenus
1	Injection de LH à un rat hypophysectomisé	Développement des cellules de Leydig et production normale de testostérone. Absence de spermatozoïde.
2	Injection de FSH à un rat hypophysectomisé	Développement des cellules de Sertoli et multiplication des spermatogonies mais pas ou très peu de production de spermatozoïdes. Pas de production de testostérone.

4 Analyser l'expérience 1 du **doc. B** pour **identifier** les cellules cibles de la LH et **conclure** sur le rôle de cette hormone.

5 Analyser l'expérience 2 pour **identifier** les cellules cibles de la FSH et **conclure** sur le rôle de cette hormone.

6 En **déduire** les conditions nécessaires à la production maximale de spermatozoïdes.

DOC. C — Le syndrôme de Kallman

Le syndrome de Kallman est une maladie rare dans laquelle le développement embryonnaire de l'hypothalamus est anormal. Ceci empêche la sécrétion par l'hypothalamus d'une hormone appelée GnRH qui est normalement déversée au niveau du système porte, entre l'hypothalamus et l'hypophyse. Les patients atteints de ce syndrome souffrent d'hypogonadisme (absence de développement des gonades) et des analyses sanguines montrent une absence de production de FSH et LH.

7 À partir des données du **doc. C**, **formuler** une hypothèse sur le rôle de la GnRH.

DOC. D — Souris déficientes en GnRH

Il existe des souris présentant une délétion importante dans le gène codant la GnRH, ce qui aboutit à l'absence de sécrétion de cette hormone. Ces souris ont des caractéristiques identiques aux patients atteints du syndrome de Kallman : absence de production des hormones hypophysaires et hypogonadisme. De telles souris ont été traitées par thérapie génique pour réintroduire un gène permettant une synthèse normale de la GnRH. Ces souris traitées produisent des taux normaux de FSH et LH et ont une fertilité normale.

8 À partir du **doc. D**, **conclure** sur le rôle de la GnRH.

DOC. E — Existence d'un rétrocontrôle du testicule sur la production de LH et FSH

- La castration provoque une augmentation de la production de LH et FSH.
- L'injection de testostérone provoque une diminution de la production de LH.
- L'injection d'une hormone produite par les cellules de Sertoli, appelée inhibine, provoque une diminution de la production de FSH.

9 **Analyser** les données du **doc. E** pour **montrer** que le testicule contrôle la production de FSH et LH par l'hypophyse.

10 **Proposer une définition** du terme « rétrocontrôle » et **argumenter** son utilisation pour désigner l'action du testicule sur l'hypophyse.

11 **Montrer** que ce rétrocontrôle évite une surproduction de testostérone.

Questions de synthèse

Recopier et **compléter** le schéma de synthèse, **préciser** le nom des organes et des hormones et **indiquer** sur les flèches l'effet de chaque hormone (activation ou inhibition).

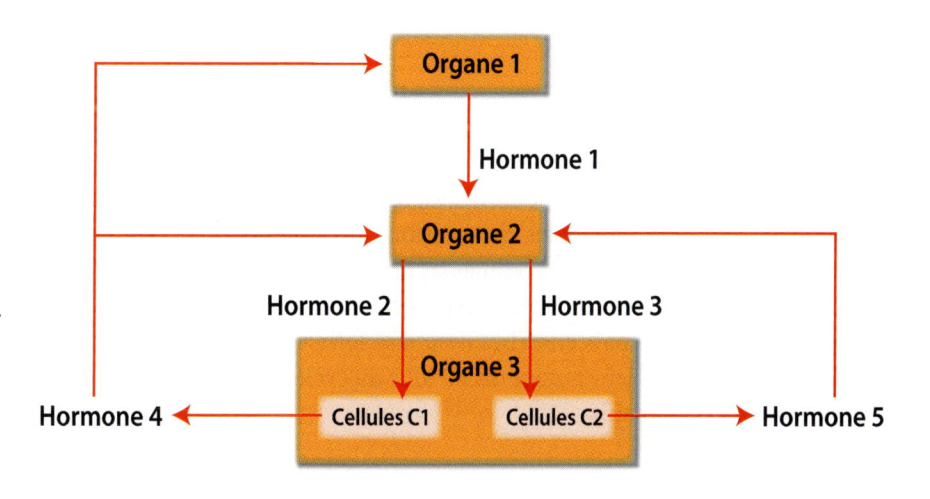

Activité 4 — Cycles menstruels chez la femme

Contexte : Un jeune couple souhaite avoir un premier enfant. Ils ont lu que les cycles menstruels préparent le corps de la femme à la fécondation et que les chances de grossesse ne sont pas les mêmes au cours du cycle. Ils se renseignent donc sur les cycles menstruels pour augmenter la probabilité d'une grossesse.

DOC. A — Évolution de la muqueuse utérine

Le cycle utérin dure généralement 28 jours, au cours desquels l'endomètre utérin sera profondément modifié afin d'accueillir un éventuel embryon. On peut diviser le cycle en deux phases débutant par convention au premier jour des règles :
- **phase folliculaire** : elle débute par les menstruations qui correspondent à la destruction de l'endomètre. Après cette période, l'endomètre s'épaissit et de nombreux vaisseaux sanguins se développent dans la muqueuse utérine ;
- **phase lutéale** : l'épaississement de l'endomètre se poursuit. Cette phase est caractérisée par le développement de glandes qui donnent un aspect de dentelle à l'endomètre. Ces glandes sécrètent du glycogène qui pourra nourrir l'œuf dans les premiers jours suivant l'implantation.

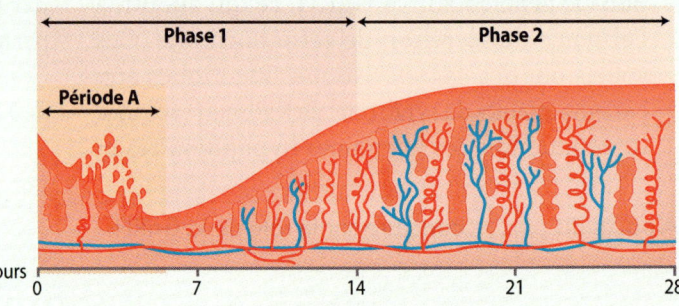

Le saviez-vous ?
La durée de la phase folliculaire peut varier d'une femme à l'autre ou d'un cycle à l'autre. La durée de la phase lutéale est constante.

1. À l'aide des rabats, **retrouver** le sens de la racine « mètr(o) » et du préfixe « endo ».
2. **Proposer** une définition du terme endomètre.
3. À l'aide du texte, **identifier** la période A et chacune des phases du **doc. A**.
4. **Relever** la durée de chacune des phases et de la période A.
5. **Repérer** la période la plus propice à l'implantation d'un embryon.
6. **Relever** les caractéristiques de la muqueuse utérine qui facilitent l'implantation pendant cette période.
7. Sachant que l'embryon s'implante 6 jours après la fécondation, **déduire** de la question précédente la période la plus favorable à la fécondation.

DOC. B — Autres modifications de l'utérus

La muqueuse utérine n'est pas la seule à évoluer au cours d'un cycle menstruel. Pendant la phase folliculaire, l'utérus se contracte de façon importante alors que pendant la phase lutéale les contractions cessent. Au niveau du col de l'utérus, les cellules sécrètent un mucus appelé glaire cervicale qui se modifie au cours du cycle : il est visqueux et épais en début de phase folliculaire, mais devient plus lâche autour du 14ᵉ jour du cycle pour redevenir épais ensuite.

8. **Montrer** que ces modifications favorisent le trajet des spermatozoïdes dans les voies génitales en fin de phase folliculaire uniquement.
9. **Relever** dans le texte une adaptation favorisant l'implantation de l'embryon en phase lutéale.

DOC. C — Cycle ovarien

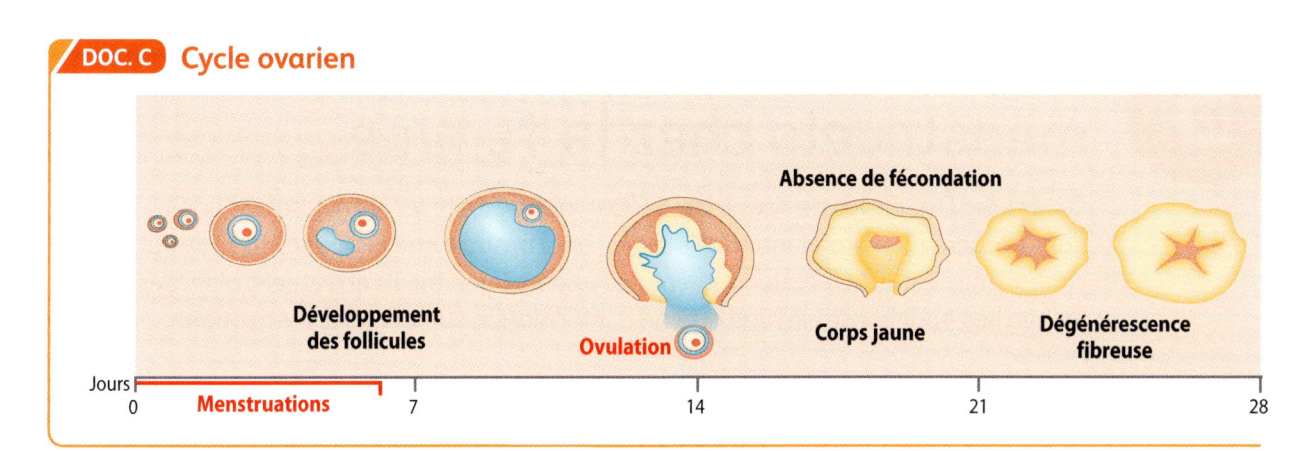

Développement des follicules — **Ovulation** — **Absence de fécondation** — **Corps jaune** — **Dégénérescence fibreuse**

Jours : 0 — **Menstruations** — 7 — 14 — 21 — 28

10 **Repérer** sur le doc. C le moment de l'ovulation et **préciser**, à l'aide de la question 7, si le moment de l'ovulation permet, en cas de fécondation, une implantation au moment le plus propice.

11 **Repérer** sur le doc. C la position des phases folliculaires et lutéales décrites dans le doc. A.

12 **Relier** le nom de chaque phase aux structures présentes dans l'ovaire à chaque stade.

> **Bon à savoir**
> La racine luté(o) signifie jaune.

DOC. D — Contrôle ovarien du cycle utérin

Lot de souris témoins (1) : Ovaires — Développement normal de la muqueuse utérine

Ablation des deux ovaires (2) : Aucun développement de la muqueuse utérine

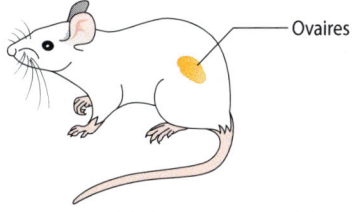

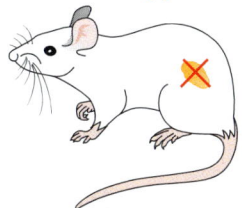

Ablation des deux ovaires puis greffe sous la peau du dos (3) : Développement normal de la muqueuse utérine

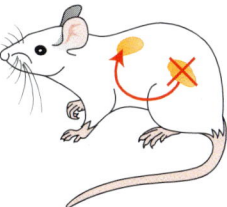

Ablation des deux ovaires puis injection d'extraits ovariens (4) : Développement normal de la muqueuse utérine

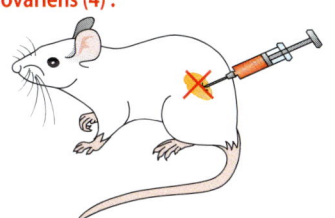

13 **Analyser** chacune des expériences pour **montrer** que les ovaires contrôlent le cycle utérin par voie hormonale.

14 À l'aide de la question 10, **montrer** l'intérêt d'un tel contrôle.

> **Question de synthèse**
>
> Sachant que la durée de vie des spermatozoïdes dans les voies génitales féminines est d'environ 2 à 5 jours, et la durée de vie d'un ovocyte non fécondé de 24 heures, **délimiter** la période la plus propice pour qu'un rapport donne lieu à une grossesse.

Activité 5 — Contrôle hormonal des cycles menstruels chez la femme

Contexte : Des élèves de Terminale ST2S ayant travaillé sur les grossesses adolescentes dans le cadre d'un projet interdisciplinaire, ont constaté que les jeunes filles de leur lycée connaissaient mal le fonctionnement de l'appareil génital. Ils effectuent alors des recherches pour construire une affiche d'information sur les cycles menstruels.

DOC. A — Les hormones ovariennes

> Les ovaires produisent deux types d'hormones : les œstrogènes, qui sont fabriqués principalement par les cellules de la thèque et de la granulosa des follicules, et la progestérone, fabriquée par les cellules du corps jaune et par le placenta.

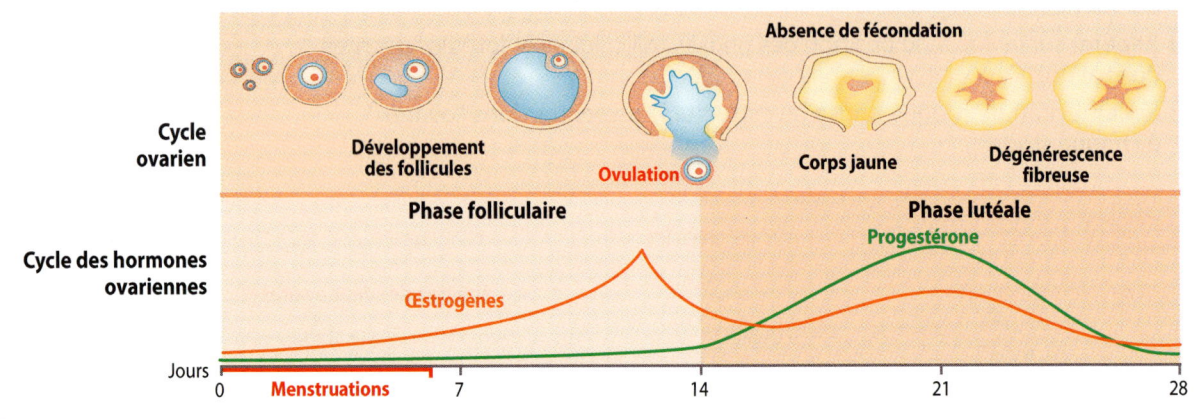

Cycle ovarien : Développement des follicules — Ovulation — Corps jaune — Dégénérescence fibreuse (Absence de fécondation)
Phase folliculaire | Phase lutéale

Cycle des hormones ovariennes : Œstrogènes, Progestérone

Jours : 0 — Menstruations — 7 — 14 — 21 — 28

1. **Relever** sur le doc. A la phase pendant laquelle la production d'œstrogènes est la plus importante. Même question pour la progestérone.
2. **Expliquer** les variations de concentration de chaque hormone au cours du temps à l'aide du texte.
3. L'activité précédente a montré que les ovaires contrôlent le cycle utérin par voie hormonale. À l'aide du doc. A de l'activité 4, **formuler** une hypothèse sur l'effet des œstrogènes et celui de la progestérone sur la muqueuse utérine.
4. **Formuler** une hypothèse sur le signal qui déclenche les règles.

DOC. B — Contrôle hypophysaire des cycles menstruels

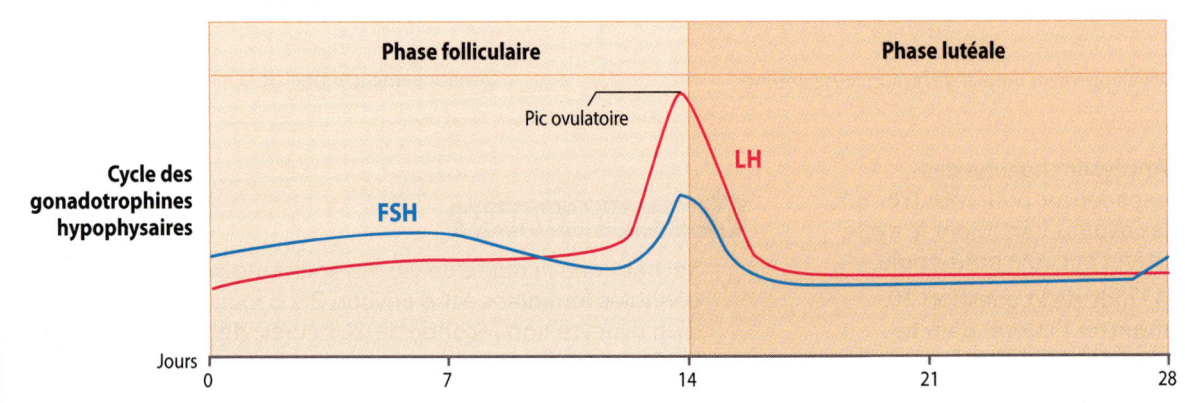

Phase folliculaire | Phase lutéale

Cycle des gonadotrophines hypophysaires : FSH, LH (Pic ovulatoire)

Jours : 0 — 7 — 14 — 21 — 28

5. Comme chez l'homme, l'hypophyse produit deux hormones : FSH et LH. **Décrire** les variations de la concentration plasmatique de ces deux hormones au cours du temps.

PARTIE 8 • Appareil reproducteur et transmission de la vie

DOC. C — Étude expérimentale des rôles de la FSH et de la LH

Expériences	Résultats
Hypophysectomie	Atrophie des ovaires et absence d'activité
Hypophysectomie + injection de FSH	Reprise de la sécrétion d'hormones ovariennes et développement des follicules mais pas d'ovulation
Hypophysectomie + injections de FSH et de LH en concentrations adaptées	Activité ovarienne normale

6 **Analyser** ces expériences réalisées sur des souris pour proposer un rôle pour la FSH et la LH.

7 À partir du **doc. B**, **émettre** une hypothèse sur le signal qui déclenche l'ovulation.

8 FSH signifie « hormone stimulant les follicules » et LH « hormone lutéinisante ». **Expliquer** ces appellations.

DOC. D — Contrôle de l'hypophyse par l'hypothalamus

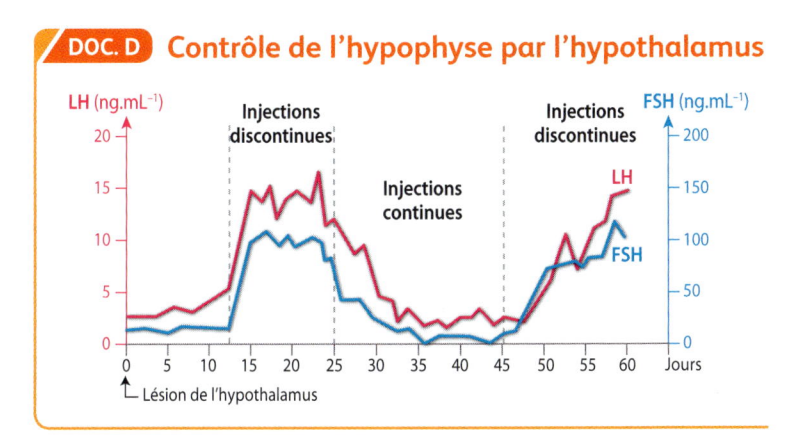

> Chez une femelle macaque, le rôle de l'hypothalamus est étudié en mesurant la quantité de LH et FSH produite par l'hypophyse après lésion de l'hypothalamus puis après des injections continues ou non de GnRH.

9 **Analyser** le graphique du **doc. D** et **en déduire** comment l'hypothalamus contrôle la production de FSH et LH par l'hypophyse.

DOC. E — Effet des hormones ovariennes sur le complexe hypotalamo-hypophysaire

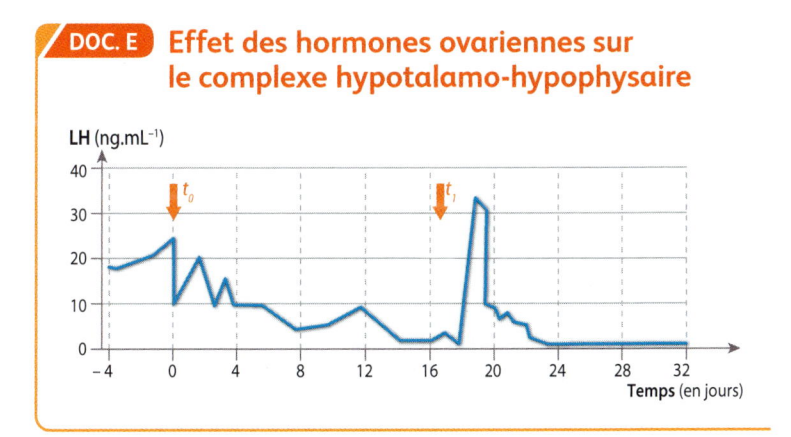

> Chez des guenons ovarectomisées, on mesure la production de LH après perfusion d'une faible dose d'œstrogènes (t0) ou injection d'une forte dose d'œstrogènes (t1).

10 **Analyser** le graphique du **doc. E** pour **montrer** que les œstrogènes contrôlent la production de LH de façon différente selon la dose d'œstrogène.

11 On dit que les œstrogènes exercent un rétrocontrôle négatif à faible dose et positif à forte dose. **Argumenter** ces appellations.

12 À l'aide du **doc. A**, **montrer** que ce rétrocontrôle peut expliquer le pic de LH observé au 14ᵉ jour du cycle sur le **doc. B**.

Question de synthèse

Pour leur affiche, les élèves ont préparé un tableau présentant les principales caractéristiques du cycle menstruel. **Recopier** et **compléter** ce tableau :

	Phase folliculaire	Phase lutéale
Principales hormones produites par l'ovaire		
Description de l'ovaire		
Description de l'utérus		

Retenir l'essentiel

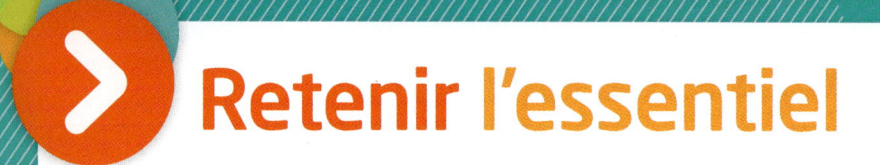

RETENIR L'ESSENTIEL EN AUDIO
→ lienmini.fr/10448-22

La régulation de la gamétogenèse chez l'homme

■ Chez l'homme, la spermatogenèse est continue et stimulée par la **testostérone** produite par les cellules de Leydig.

■ L'hypophyse produit deux hormones : **FSH** et **LH** qui stimulent le testicule :
– la FSH stimule les cellules de Sertoli qui activent les cellules germinales ;
– la LH stimule les cellules de Leydig qui produisent la testostérone.

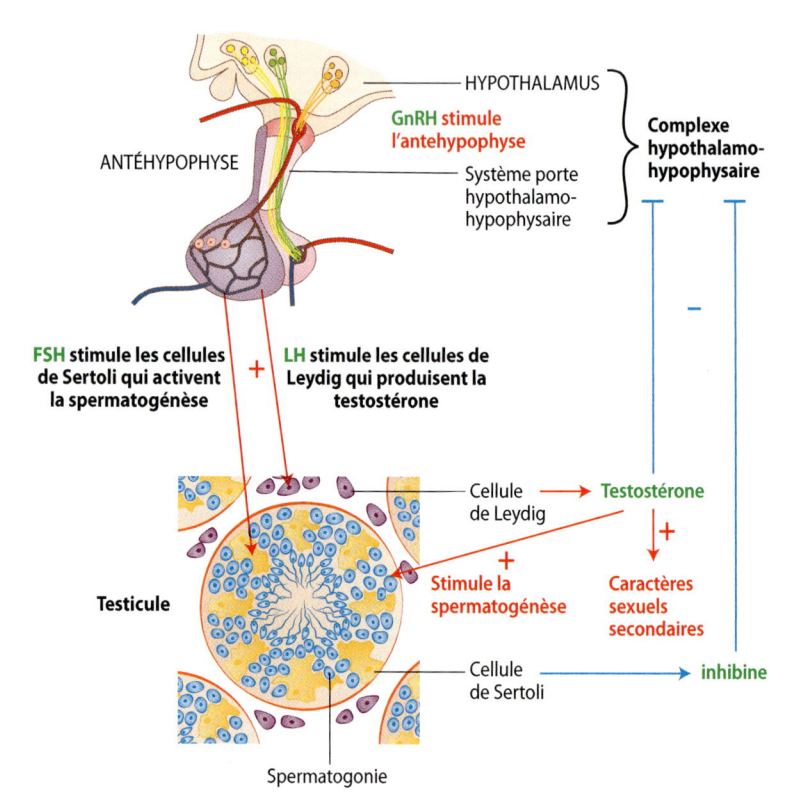

■ La **testostérone** stimule la spermatogenèse ainsi que l'apparition et le maintien des caractères sexuels secondaires.

■ La sécrétion de FSH et de LH est contrôlée par une hormone produite par l'hypothalamus et déversée au niveau du système porte entre hypothalamus et hypophyse : la **GnRH**.

■ Afin d'éviter un emballement du système, le testicule exerce un **rétrocontrôle négatif** sur la production de FSH et LH grâce à la testostérone et à une hormone appelée inhibine produite par les cellules de Sertoli.

Les cycles menstruels chez la femme

■ Chez la femme, les organes sexuels évoluent de façon **cyclique** afin de préparer le corps à une éventuelle grossesse. Les cycles sont contrôlés par voie hormonale par le complexe hypothalamo-hypophysaire.

■ La sécrétion discontinue de GnRH par l'hypothalamus stimule la sécrétion de la FSH et de la LH par l'hypophyse :
– La FSH stimule le développement des follicules ovariens ;
– La LH permet l'ovulation.

■ On distingue **deux phases** dans les cycles menstruels
– la **phase folliculaire** : phase de développement des follicules stimulés par la FSH. Au niveau de l'utérus, elle débute par la période de **menstruations**. Ensuite, la production d'œstrogènes par les follicules prépare le corps à une éventuelle fécondation : épaississement de la muqueuse utérine et transformation de la glaire cervicale pour la rendre plus lâche. En fin de phase folliculaire, une brusque augmentation de la concentration de la LH provoque l'**ovulation** ;
– la **phase lutéale** : le corps jaune produit de la progestérone qui crée des conditions favorables à la nidation et à la grossesse : vascularisation de la muqueuse utérine et développement de glandes, arrêt des contractions utérines, épaississement de la glaire cervicale. En cas de grossesse, la production de progestérone reste élevée. En l'absence de grossesse, le corps jaune dégénère, entraînant une diminution de la concentration plasmatique de progestérone qui provoque les menstruations et le début d'un nouveau cycle.

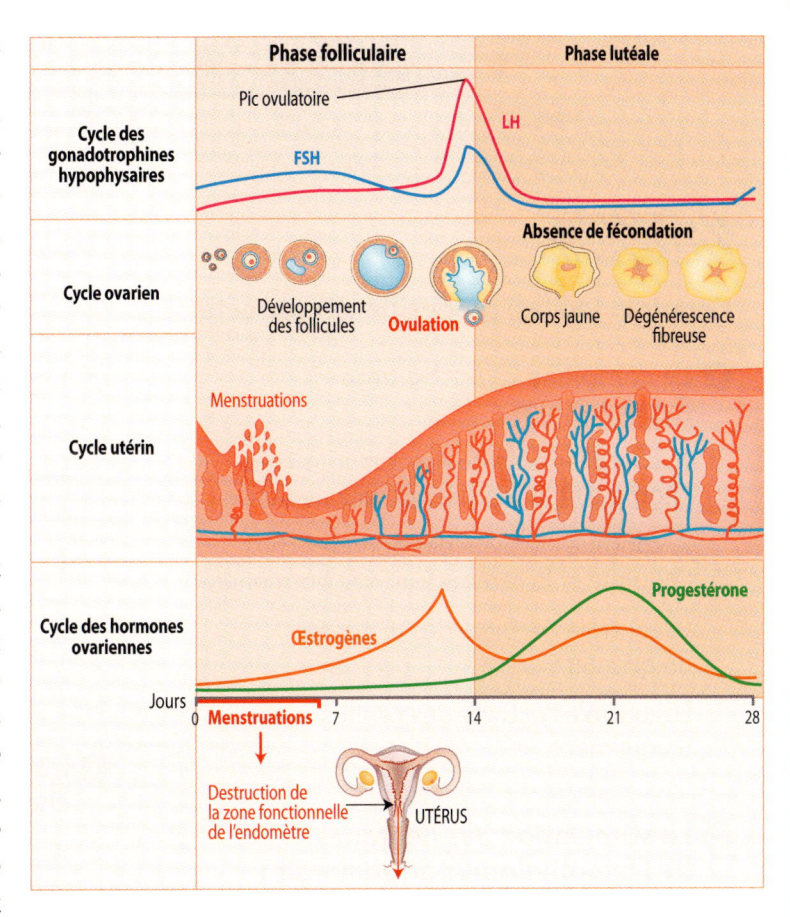

Le rétrocontrôle de l'ovaire sur l'hypophyse

■ En début de phase folliculaire, les faibles doses d'œstrogènes exercent un **rétrocontrôle négatif** sur la production de LH. En fin de phase folliculaire, les cellules folliculaires sont nombreuses et la quantité élevée d'œstrogènes exerce un **rétrocontrôle positif** sur l'hypophyse provoquant le pic de LH.

■ Ces rétrocontrôles permettent la **synchronisation des cycles ovariens et utérins** : le pic de LH n'intervient que lorsque le follicule a atteint sa maturité et l'ovulation a lieu au moment le plus propice pour que l'utérus soit prêt à accueillir un embryon dans le cas d'une fécondation.

Racines à retenir

andr(o) • gynéc(o)

▶ Voir lexique p. 269

Notions à retenir

complexe hypothalamo-hypophysaire • cycles sexuels • fécondation • gamètes • gonades • hormones de la reproduction • procréation

CHAPITRE 8.3 — Tester ses connaissances

1. QCM

Choisir la (ou les) proposition(s) correcte(s).

1 Le complexe hypothalamo-hypophysaire :

A. contrôle l'activité des gonades chez l'homme et la femme par voie nerveuse.

B. contrôle l'activité des gonades chez l'homme et la femme par voie hormonale.

C. contrôle l'activité des testicules uniquement.

D. contrôle l'activité des ovaires uniquement.

2 La stimulation des neurones de l'hypothalamus entrainerait :

A. la production de GnRH et la stimulation de l'hypophyse.

B. aucun effet sur l'hypophyse.

C. une inhibition de l'hypophyse.

3 Les cycles menstruels :

A. sont contrôlés par voie nerveuse.

B. sont contrôlés par voie hormonale.

C. sont maintenus en cas de grossesse.

4 L'ovulation est déclenchée par :

A. un rapport sexuel.

B. un pic de la concentration plasmatique de LH.

C. un pic de la concentration plasmatique de progestérone.

D. un pic de la concentration plasmatique de testostérone.

5 L'ablation de l'hypophyse chez l'homme provoquerait :

A. un arrêt de la spermatogenèse mais une production normale de testostérone.

B. un arrêt de la production de testostérone mais un maintien de la spermatogenèse.

C. un arrêt de la spermatogenèse et de la production de testostérone.

6 Un rétrocontrôle :

A. est toujours négatif.

B. est toujours positif.

C. peut être négatif ou positif.

2. Association

Associer chaque hormone à l'organe qui la produit et à une fonction.

Hormones :
A. FSH ; B. LH ; C. GnRH ; D. Testostérone ; E. Œstrogènes ; F. Progestérone.

Organes :
1. Testicules ; 2. Hypothalamus ; 3. Ovaires ; 4. Hypophyse.

Fonctions :
I. Stimule les gonades ; II. Stimule l'hypophyse ; III. Prépare le corps à la fécondation ; IV. Prépare le corps à la nidation ; V. Stimule la spermatogenèse.

3. Régulation de la fonction testiculaire

1 **Recopier** et **compléter** le schéma ci-dessous de régulation des fonctions du testicule avec les noms des hormones et les symboles + et – sur les flèches (+ pour « stimule » et – pour « inhibe »).

2 **Citer** deux rôles de l'hormone 4 autres que celui visible sur le schéma.

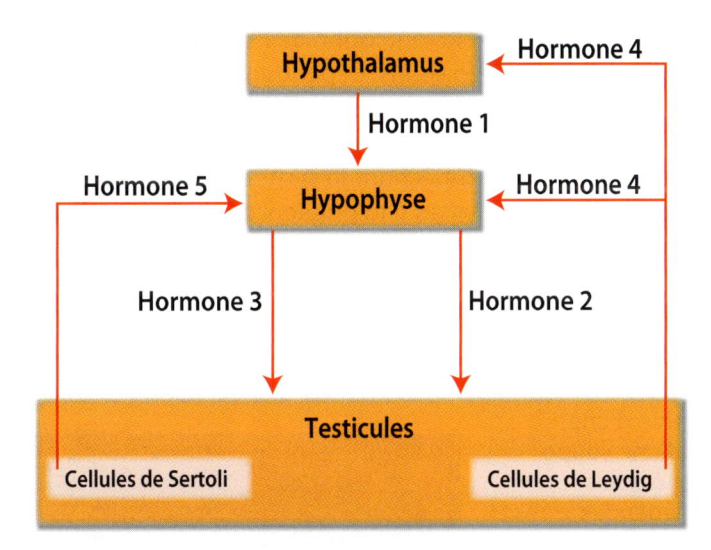

```
                    Hypothalamus  ←── Hormone 4
                         │
                      Hormone 1
                         ↓
  Hormone 5 →       Hypophyse    ←── Hormone 4
                    ↙         ↘
              Hormone 3      Hormone 2
                 ↓              ↓
                    Testicules
         Cellules de Sertoli    Cellules de Leydig
```

4. Régulation des cycles ovariens

> Afin de mieux comprendre la régulation de l'activité ovarienne, différentes expériences ont été réalisées sur des animaux. Les résultats sont présentés dans le tableau suivant.

	Conditions de l'expérience	Résultats
Expérience 1	Ablation de l'**hypophyse** sur des souris adultes A.	Arrêt du cycle de l'**ovaire**.
Expérience 2	Injection intraveineuse de **FSH** à ces souris A.	Développement de nombreux **follicules** jusqu'au stade de follicule de De Graaf. Pas d'ovulation.
Expérience 3	Injection intraveineuse de FSH et de **LH** à ces souris A.	Cycle ovarien complet avec **ovulation**.
Expérience 4	Stimulation électrique chez des souris adultes B de neurones situés dans l'**hypothalamus** producteurs de **GnRH**.	Augmentation brutale de la libération de LH et FSH par l'hypophyse.

1 **Interpréter** successivement les expériences 1 à 4.

2 **Réaliser** un schéma bilan montrant la régulation de l'activité ovarienne en utilisant les termes en caractère gras du tableau ci-dessus.

CHAPITRE 8.3

Mobiliser ses connaissances

★ ACTIVITÉ 1 — Étude de patients souffrant d'un déficit génétique en LH

Contexte : La majorité des données concernant la régulation de l'activité des gonades sont issues d'expériences sur des animaux, le plus souvent la souris. Cependant, certains mécanismes peuvent varier entre la souris et l'homme. L'étude de patients présentant des déficits génétiques dans le gène de la LH ou de son récepteur permet d'analyser directement le rôle de la LH chez l'être humain. Cinq patients hommes porteurs de mutations empêchant la synthèse de la LH fonctionnelle ont été décrits. Ces individus, normalement masculinisés à la naissance, n'ont pas de développement pubertaire. La concentration de testostérone plasmatique est quasi nulle.

1 **Relever** dans le contexte les rôles de la LH mis en évidence par l'étude des patients dépourvus de la LH.

2 Le **doc. A** est une photographie d'une observation microscopique d'une coupe de testicule normal. **Repérer** à quels numéros correspondent les légendes « cellule de Leydig », « spermatogonie » et « spermatozoïdes ».

3 Le **doc. B** présente le schéma d'une coupe de testicule chez une personne saine et celui d'un patient souffrant d'un déficit de la LH. **Comparer** les deux et **relever** quelles anomalies sont détectables en cas de déficit en LH.

4 **Indiquer** quelle anomalie est directement la conséquence de l'absence de la LH et quelle anomalie est la conséquence du manque de testostérone résultant de l'absence de la LH.

DOC. A Coupe de testicule chez un homme adulte ayant une production normale de LH (x 100)

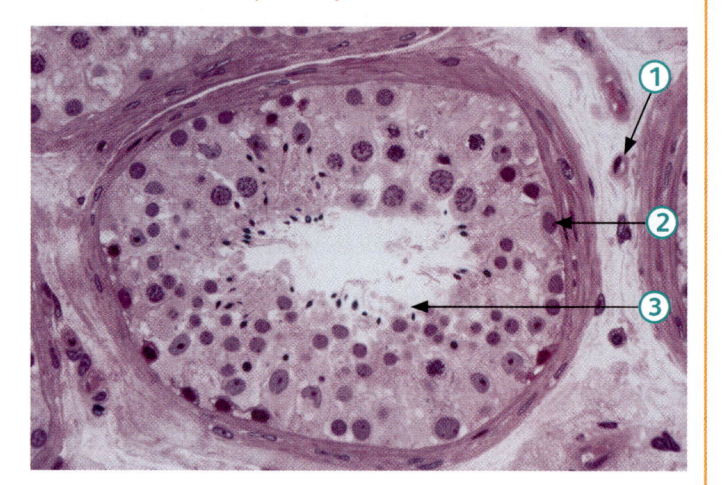

DOC. B Schémas de l'aspect d'une coupe de testicule

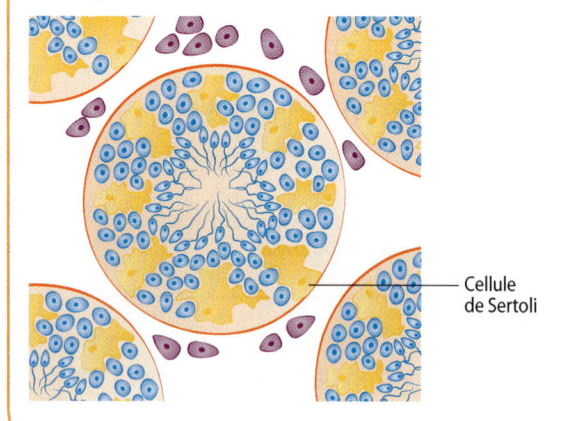

B1 Chez un individu sain

B2 Chez un patient souffrant d'un déficit en LH

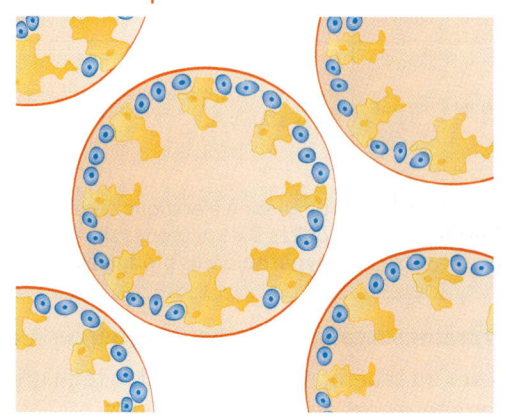

CHAPITRE 8.3

Mobiliser ses connaissances

★★ ACTIVITÉ 2 Le don d'ovocytes

Contexte : Juliette a 32 ans et déjà deux enfants. Sensibilisée aux problèmes d'infertilité (→ **chapitre 8.4**), elle souhaite faire un don d'ovocytes et se rend dans un centre spécialisé pour y rencontrer l'équipe médicale. Le médecin lui explique alors qu'elle devra suivre un traitement pour stimuler la maturation de plusieurs ovocytes en même temps qui seront ensuite prélevés par voie endovaginale. Le traitement est précédé d'analyses pour vérifier la fertilité de la donneuse, et d'un traitement de mise au repos des ovaires de 15 à 20 jours.

@ WEB
Le don d'ovocytes
→ lienmini.fr/10448-24

1 À partir du **doc. A**, **repérer** la durée des phases folliculaire et lutéale chez Juliette. **Préciser** si ce cycle reflète un fonctionnement hormonal normal ou pas.

2 Le **doc. B** montre le résultat du traitement visant à mettre les ovaires de Juliette au repos avant la stimulation ovarienne. **Indiquer** si ce traitement est efficace.

> Ce traitement correspond à des injections d'un analogue de GnRH. C'est une molécule qui se fixe aux mêmes récepteurs que GnRH mais ne les active pas.

3 **Expliquer** l'effet de cette molécule sur la production d'hormones hypophysaires puis sur la production d'hormones ovariennes.

> Juliette doit ensuite s'injecter quotidiennement des hormones afin de provoquer la maturation simultanée de plusieurs follicules.

4 À partir du **doc. A** et des connaissances, **nommer** l'hormone qui doit être utilisée.

> Au cours du traitement, l'évolution des follicules est régulièrement suivie par échographie.

5 **Rappeler** le principe de la technique d'échographie (→ fiche « Échographie »)

6 Le **doc. C** présente le résultat de l'échographie de Juliette après 11 jours de traitement. **Décrire** l'aspect de l'ovaire pour **montrer** que le traitement est efficace.

> Juste avant le prélèvement, l'ovulation doit être déclenchée par voie hormonale, la ponction se fera alors juste avant l'expulsion de l'ovocyte.

7 À l'aide du **doc. A**, **indiquer** quelle hormone peut être utilisée.

> Après ponction, les ovocytes de Juliette seront fécondés *in vitro* et implantés dans l'utérus d'une receveuse. Cette femme suit également un traitement hormonal pour préparer son utérus à l'implantation de l'embryon.

8 Le **doc. D** présente la muqueuse utérine de la receveuse avant et après traitement. **Décrire** les modifications de l'endomètre observables sur ce document et **montrer** que ces modifications favorisent la nidation d'un embryon.

> Le traitement reçu par la receveuse est à base d'œstrogènes uniquement jusqu'au jour de la ponction chez Juliette, puis à base de progestérone pendant 5 jours jusqu'à l'insémination.

9 À l'aide du **doc. A** et des connaissances, **argumenter** l'utilisation de chacune de ces hormones.

10 Après insémination, la receveuse doit continuer à recevoir un traitement à base de progestérone. **Expliquer** pourquoi.

CHAPITRE 8.3 • Régulation de la fonction reproductrice

CHAPITRE 8.3

Mobiliser ses connaissances

DOC. A Évolution des hormones ovariennes et hypophysaires au cours d'un cycle chez Juliette

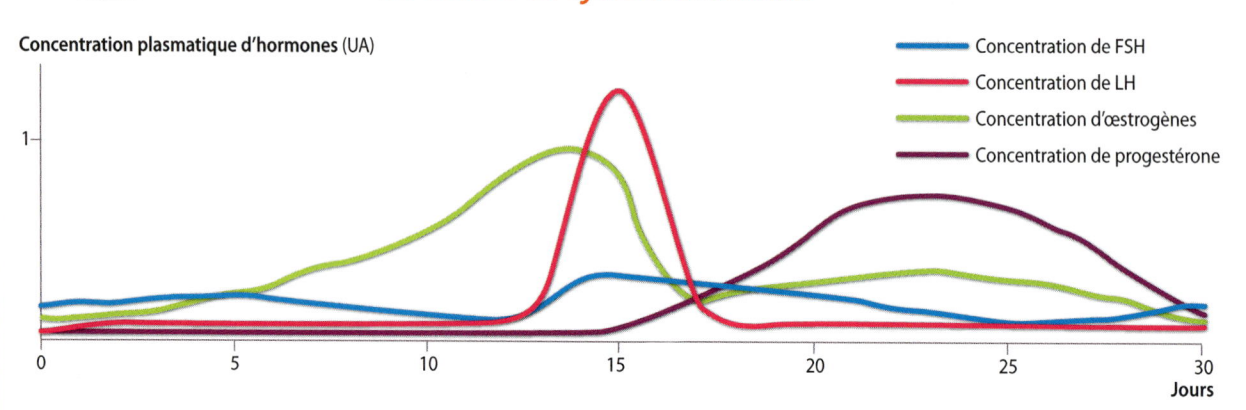

Concentration plasmatique d'hormones (UA)

— Concentration de FSH
— Concentration de LH
— Concentration d'œstrogènes
— Concentration de progestérone

DOC. B Évolution des hormones ovariennes et hypophysaires après traitement avec un agoniste de GnRH

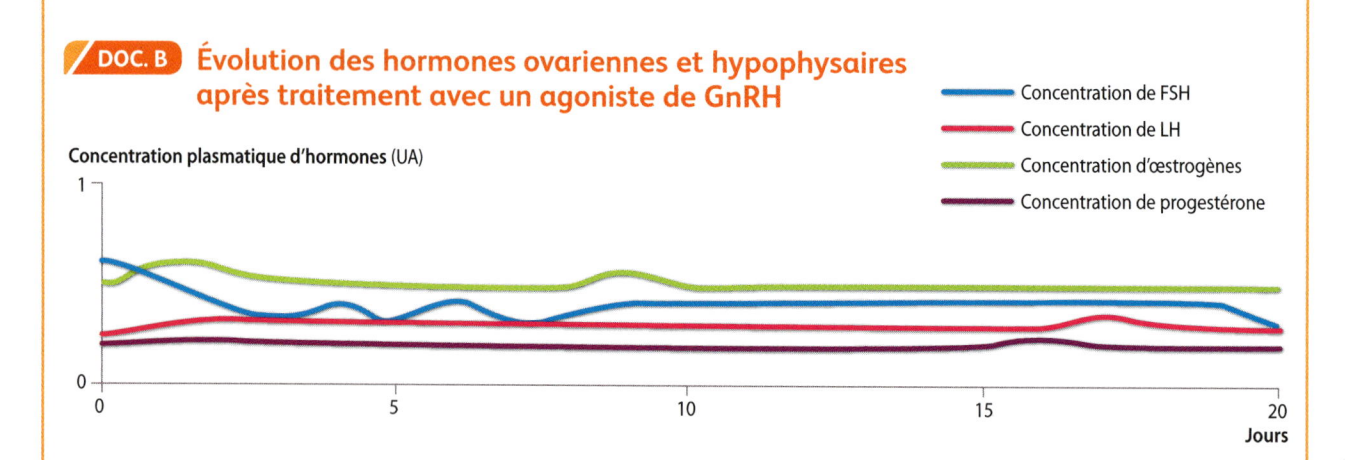

Concentration plasmatique d'hormones (UA)

— Concentration de FSH
— Concentration de LH
— Concentration d'œstrogènes
— Concentration de progestérone

DOC. C Échographie d'un ovaire de Juliette après 11 jours de stimulation ovarienne

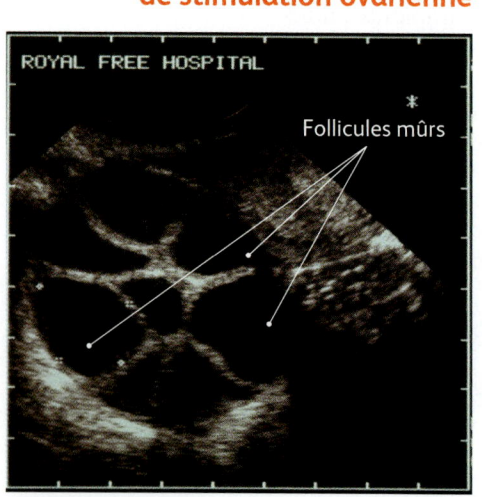

Follicules mûrs

DOC. D Aspect de l'endomètre

D1 Avant traitement   D2 Après traitement

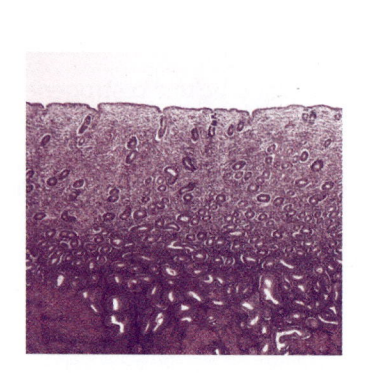

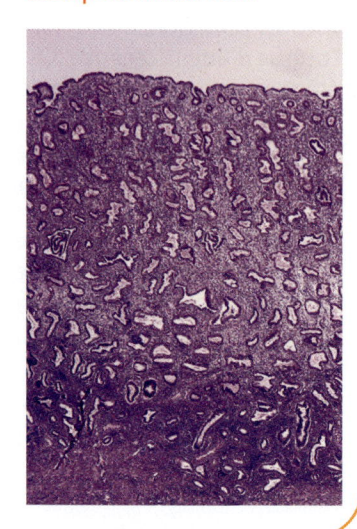

174 PARTIE 8 • Appareil reproducteur et transmission de la vie

CHAPITRE 8.3

Mobiliser ses connaissances

★★ ACTIVITÉ 3 — La ménopause

Contexte : Mme M., 38 ans, consulte son gynécologue car bien qu'elle ne soit pas enceinte, elle n'a pas eu ses règles depuis 18 mois. Soupçonnant une ménopause précoce, le médecin lui prescrit un dosage sanguin de FSH, LH, progestérone et œstradiol. La ménopause se définit comme l'arrêt définitif de l'activité ovarienne chez la femme. Une femme est considérée comme étant ménopausée après au moins 12 mois d'arrêt des règles. L'apparition de la ménopause est liée à l'épuisement du stock de follicules primaires présents dans l'ovaire. Elle est considérée comme précoce lorsqu'elle survient avant 40 ans.

1. À partir d'une analyse du graphique du **doc. A**, **retrouver** la cause de l'arrêt des règles après la ménopause.
2. **Décrire** l'évolution de la quantité d'œstradiol et de progestérone juste avant et après la ménopause.
3. **Rappeler** quelle structure produit les œstrogènes, donc l'œstradiol, et quelle structure produit la progestérone.
4. À l'aide du contexte, **déduire** une explication de l'évolution de la quantité de ces hormones après la ménopause.
5. En utilisant la notion de rétrocontrôle, **montrer** que l'évolution de la quantité d'œstrogènes et progestérone peut expliquer l'augmentation de FSH et LH.
6. **Analyser** les résultats de Mme M. pour **indiquer** si elle souffre bien de ménopause précoce.

DOC. A — Évolution de la concentration plasmatique de 4 hormones avant et après la ménopause

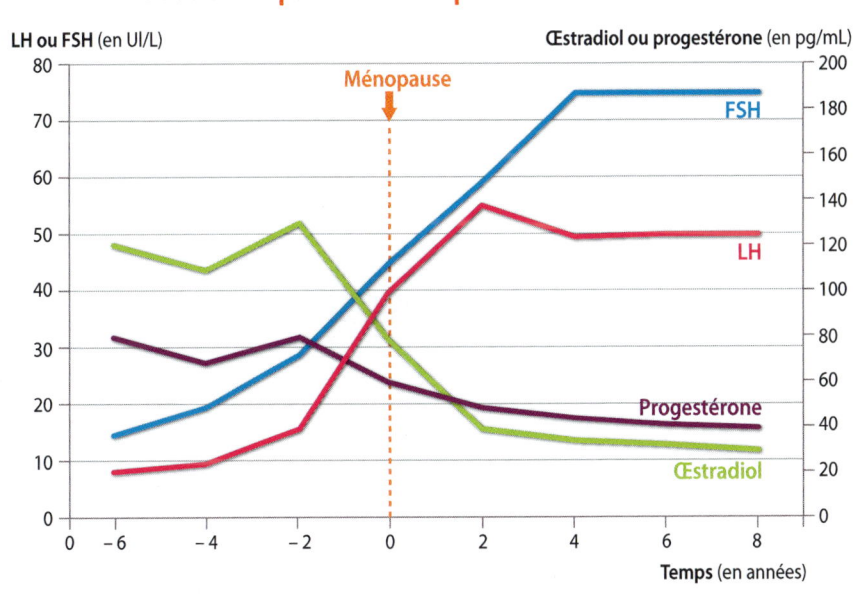

Bon à savoir

L'œstradiol est la principale hormone de la famille des œstrogènes fabriquée par les ovaires.

Bon à savoir

UI signifie « unité internationale ». C'est une unité de mesure fondée sur l'activité d'une substance.

DOC. B — Dosages sanguins de Mme M.

Œstradiol	Progestérone	FSH	LH
40 pg/mL	48 pg/mL	55 UI/mL	52 UI/mL

CHAPITRE 8.3

Mobiliser ses connaissances

★★ ACTIVITÉ 4 — Effets d'un déficit en récepteur des gonadotrophines LH ou FSH

Contexte : Diverses mutations ont été décrites, que ce soit des gènes de la LH et de la FSH, ou encore de leurs récepteurs. On parle de mutation inactivatrice lorsque la mutation du gène du récepteur provoque une absence d'expression du récepteur ou une absence de réponse en cas de fixation de l'hormone au récepteur muté. L'étude des symptômes des patientes touchées par des mutations inactivatrices des récepteurs de LH et FSH permet de mieux comprendre le rôle de ces hormones chez la femme.

› Les gonadotrophines sont fabriquées au niveau du complexe hypothalamo-hypophysaire.

1 **Identifier** à quels repères du **doc. A** correspondent les légendes « adénohypophyse », « neurohypophyse » et « hypothalamus ».

2 **Préciser** laquelle de ces trois structures produit les gonadotrophines.

› Le **doc. B** présente trois coupes d'ovaires :
– une coupe correspondant à une personne ne présentant aucune anomalie des récepteurs des gonadotrophines ;
– une coupe correspondant à une personne présentant une mutation inactivatrice du récepteur de LH ;
– une coupe correspondant à une personne présentant une mutation inactivatrice du récepteur de FSH.

3 **Identifier** les éléments fléchés sur le **doc. B1** qui corresponde à l'ovaire sans anomalie.

4 **Rappeler** le rôle de LH et celui de FSH sur l'ovaire.

5 **Décrire** chacune des coupes d'ovaires des **doc. B2** et **B3** en les comparant au **doc. B1**.

6 **En déduire** quelle coupe correspond à une mutation inactivatrice du récepteur de LH et quelle coupe correspond à une mutation inactivatrice du récepteur de FSH.

› Dans le cas d'une mutation inactivatrice du récepteur de FSH, on observe des taux anormalement élevés de FSH et LH dans le sang.

7 **Proposer une explication** à cette anomalie.

DOC. A Complexe hypothalamo-hypophysaire

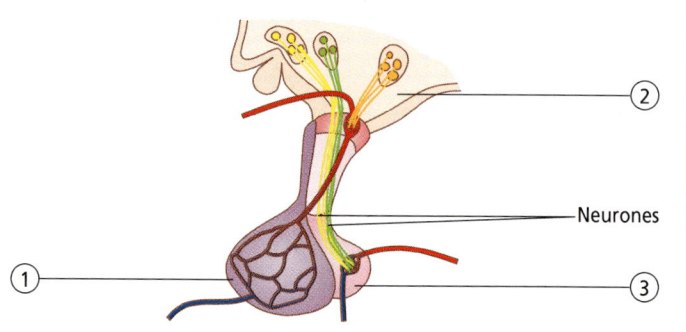

DOC. B Coupes d'ovaires

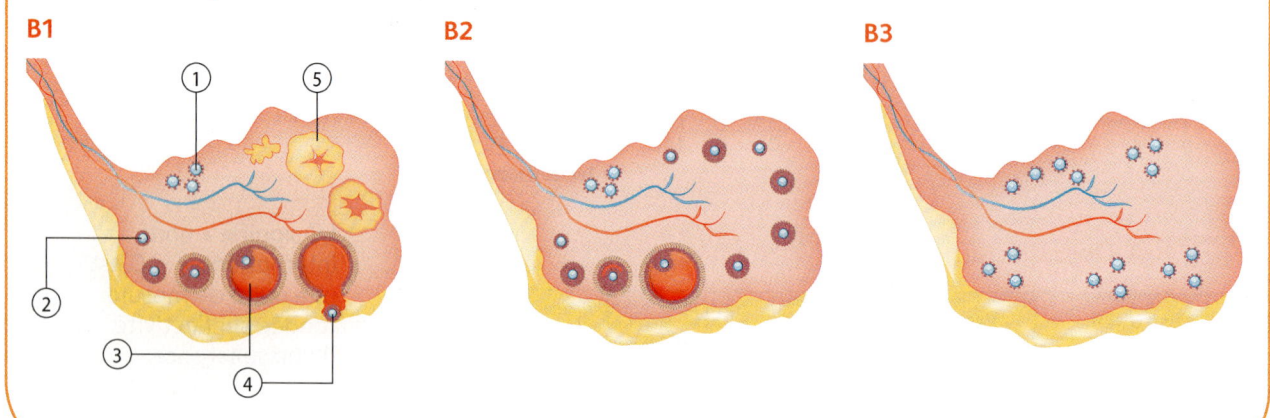

B1   B2   B3

CHAPITRE 8.4

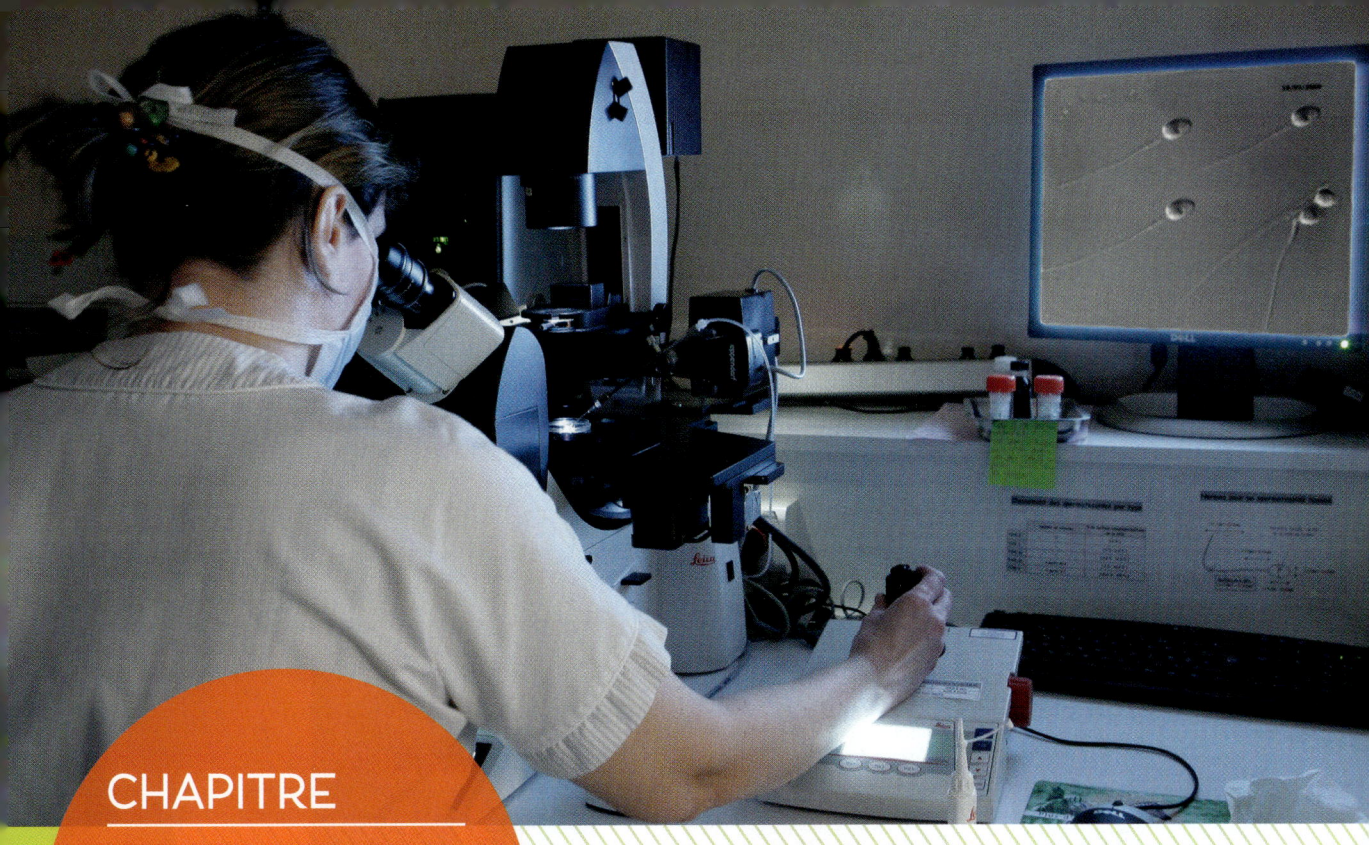

Infertilité et aide médicale à la procréation

Quelles sont les causes de l'hypofertilité ? Quels sont les moyens utilisés pour la maîtrise de la procréation ?

La connaissance des mécanismes hormonaux dans la fonction de reproduction a permis le développement de techniques de procréation médicalement assistée (PMA). Ces techniques permettent de faciliter la fécondation et la gestation dans le cas d'une baisse de la fertilité. Selon l'Agence de Biomédecine, cela représente 3 % des naissances en France. Au contraire, des moyens de contraception ou de contragestion permettent d'éviter une grossesse.

VIDÉO
La maîtrise de la procréation
→ lienmini.fr/10448-14

Capacités exigibles*

- Expliquer le mode d'action de différents moyens de contraception et indiquer les critères de choix du moyen de contraception le plus adapté au contexte.   p. 182-183
- Identifier les moyens de contraception qui protègent contre les infections sexuelles transmissibles (IST).   p. 182-183
- Relever les principales causes d'interruption physiologique de grossesse.   p. 184-185
- Présenter le principe des interruptions médicamenteuse et chirurgicale de grossesse.   p. 184-185
- Identifier les causes possibles d'une infertilité à partir de cas cliniques.   p. 178-181
- Identifier le principe des différentes méthodes d'aide médicale à la procréation.   p. 178-181
- Justifier le choix de la technique selon l'origine de l'infertilité.   p. 178-181

* Bulletin officiel spécial n° 8 du 25 juillet 2019.

Activité 1 — Découvrir les notions

Infertilité d'origine féminine

Contexte : M. et Mme C., en couple depuis 5 ans, ont arrêté toute contraception depuis trois ans. Bien qu'ayant des rapports sexuels réguliers, Mme C. ne parvient pas à être enceinte. Sur le conseil de leur médecin généraliste, ils se sont décidés à consulter un spécialiste. Les résultats des examens pratiqués chez M. C. étant normaux, ils n'ont pas permis de déterminer l'origine des difficultés du couple à concevoir un enfant. Le médecin prescrit des examens à Mme C.

DOC. A — Hystérosalpingographie

A1 D'une femme fertile

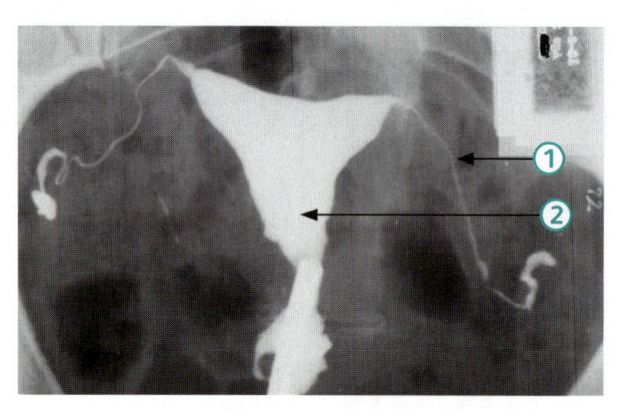

A2 De Mme C.

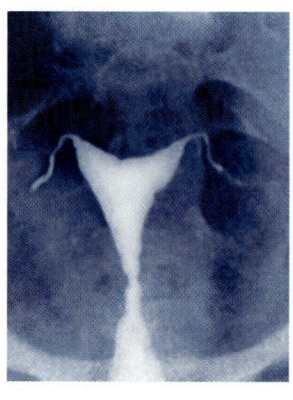

1. À l'aide des flèches 1 et 2, **localiser**, sur le doc. A1, l'utérus et les trompes utérines.
2. Après avoir **décomposé** le terme hystérosalpingographie, **proposer** une définition de ce terme.
3. **Expliquer** comment l'utérus et les trompes peuvent être observés sur une radiographie sachant que ce sont des organes creux et peu denses (→ **fiche technique**).
4. **Observer** et **comparer** les doc. A1 et A2.
5. **Conclure** quant à une cause possible pouvant expliquer les difficultés du couple à concevoir un enfant.

DOC. B — Résultats du dosage hormonal de Mme C.

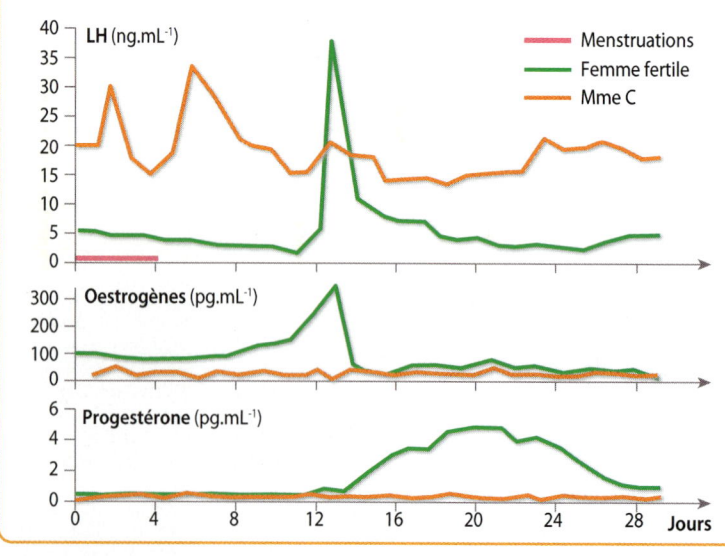

LH (ng.mL^{-1})
Oestrogènes (pg.mL^{-1})
Progestérone (pg.mL^{-1})

— Menstruations
— Femme fertile
— Mme C

> À la suite de ces résultats, et afin de déterminer la technique d'aide à la procréation la plus adaptée, le médecin de Mme C. lui prescrit un dosage hormonal sur un cycle.

6. **Rappeler** l'organe producteur de chacune des hormones dosées dans le doc. B, ainsi que leurs rôles respectifs dans la fonction de reproduction. (→ **Chapitre 8.3**)
7. **Analyser** les courbes du doc. B afin de **proposer** une seconde origine possible aux difficultés du couple à concevoir un enfant.

PARTIE 8 • Appareil reproducteur et transmission de la vie

DOC. C — Stimulation ovarienne

1. Phase de blocage
Injection d'un antagoniste de la GnRH (mise au repos de l'hypophyse et blocage d'une ovulation spontanée)

2. Phase de stimulation
Injection quotidienne d'analogue de la FSH

Contrôle sous échographie et dosages hormonaux des œstrogènes

3. Injection de hCG suivi du prélèvement des ovocytes

4. Injection quotidienne de progestérone

Jours : 1 2 3 4 5 6 7 8 9 10 11 12 13 14 15 16 17 18 19 20 21 22 23 24 25 26 27 28

▶ Au vu de ses résultats, le médecin décide de proposer au couple C. d'associer deux techniques de procréation médicalement assistée (PMA) : une stimulation ovarienne chez Mme C. suivie d'une fécondation *in vitro* avec transfert d'embryon (FIVETE).

8 Expliquer les conséquences physiologiques des injections quotidiennes de l'analogue de la FSH (→ **chapitre 8.3**).

9 La hCG est une hormone ayant les mêmes effets que la LH. **Expliquer** l'événement qui aura lieu à la suite de cette injection.

10 Argumenter l'intérêt des injections de progestérone à partir du 14ᵉ jour.

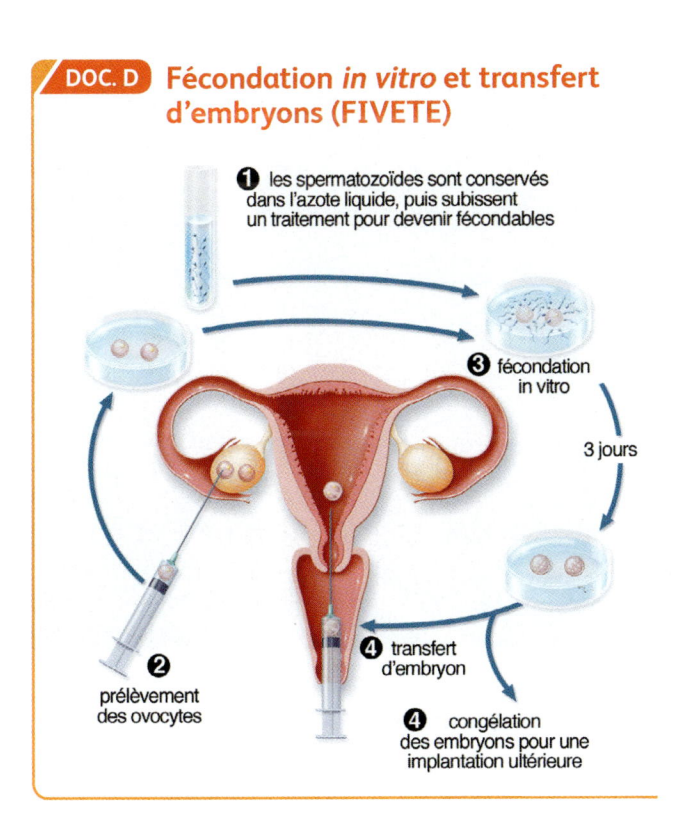

Bon à savoir

Deux molécules analogues sont deux molécules ayant les mêmes effets.

Une molécule antagoniste est une molécule ayant des propriétés structurales proches d'une autre molécule, lui permettant de se fixer aux mêmes récepteurs mais ne pouvant pas activer ces derniers.

11 À l'aide du **doc. D**, **expliquer** pourquoi une FIVETE est précédée d'une stimulation ovarienne telle qu'elle est décrite dans le **doc. C**.

12 Argumenter quant au choix de la FIVETE dans le cas du couple C.

DOC. D — Fécondation *in vitro* et transfert d'embryons (FIVETE)

❶ les spermatozoïdes sont conservés dans l'azote liquide, puis subissent un traitement pour devenir fécondables
❷ prélèvement des ovocytes
❸ fécondation in vitro
3 jours
❹ transfert d'embryon
❹ congélation des embryons pour une implantation ultérieure

Le saviez-vous ?

Les embryons surnuméraires sont conservés pendant 5 ans par congélation en vue d'une implantation ultérieure. Au-delà de cette limite, ils doivent être soit donnés à un autre couple, soit utilisés pour la recherche, soit détruits.

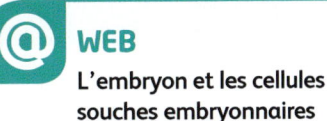

WEB
L'embryon et les cellules souches embryonnaires
→ lienmini.fr/10448-15

Activité 2 — Hypofertilité d'origine masculine

Contexte : M. et Mme T. ont respectivement 32 et 27 ans. Ils sont en couple depuis 4 ans et n'utilisent plus de moyens de contraception depuis 2 ans. Ils ont des rapports sexuels réguliers, programmés à l'aide de tests d'ovulation mais sans résultat. M. T. a été atteint de cryptorchidie congénitale. Sur le conseil de leur généraliste, ils viennent aujourd'hui consulter un spécialiste. Les examens montrent que l'origine de l'hypofertilité du couple ne provient pas de Mme T. Des examens sont donc réalisés chez M. T.

DOC. A — Résultats du spermogramme de M. T.

	Valeurs de M. T.	Valeurs de référence
Volume (mL)	2,4	> 1,5
pH	7,4	7,2 à 7,8
Quantité (millions/mL)	8,2	> 20
Forme typique (%)	18	> 30
Mobilité (%)	3	> 25

1 **Chercher** la définition de la cryptorchidie dans le lexique.

2 À l'aide de la terminologie donnée en rabat, **décomposer** le terme spermogramme et **proposer** une définition de ce terme.

3 **Rechercher** dans le lexique les définitions des termes suivants : « asthénospermie », « azoospermie », « oligospermie » et « tératospermie ».

4 **Comparer** les valeurs du spermogramme de M. T. avec les valeurs de référence. **Conclure** sur ces résultats en utilisant les termes médicaux définis en question 3.

5 **Expliquer** l'intérêt du spermogramme dans le cadre d'un bilan de fertilité.

DOC. B — Observation microscopique

B1 D'un spermatozoïde normal (× 4620)

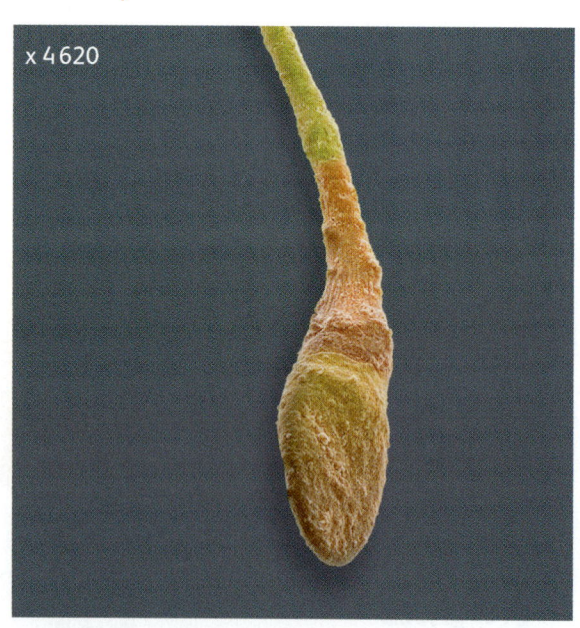

B2 D'un spermatozoïde de M. T. (× 3850)

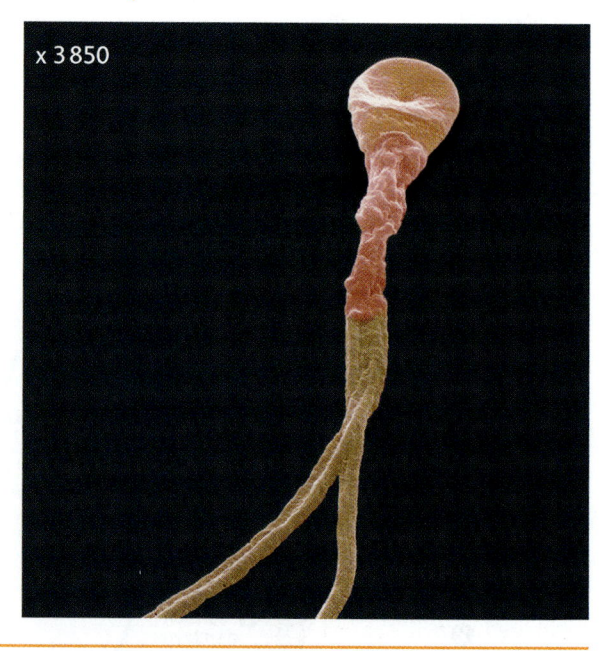

6 **Comparer** les deux photographies pour **en déduire** l'anomalie que présentent certains des spermatozoïdes de M. T.

7 À l'aide des **doc. A** et **B**, **expliquer** les origines des difficultés du couple à concevoir un enfant.

> Au vu des résultats de M. T., le médecin propose au couple un programme de procréation médicalement assistée. Il existe quatre techniques de PMA afin d'aider les couples ayant des difficultés à concevoir un enfant : la stimulation ovarienne et la FIVETE sont présentées dans l'activité 1, l'insémination artificielle et l'injection intra-cytoplasmique de spermatozoïde (ICSI) sont décrites dans les **doc. C** et **D**.

DOC. C — Principe de l'insémination artificielle

Types d'insémination artificielle
- **IAC :** Insémination intra-conjugale
- **IAD :** Insémination avec sperme d'un donneur

Recueil de sperme → Traitement des spermatozoïdes en laboratoire → utérus

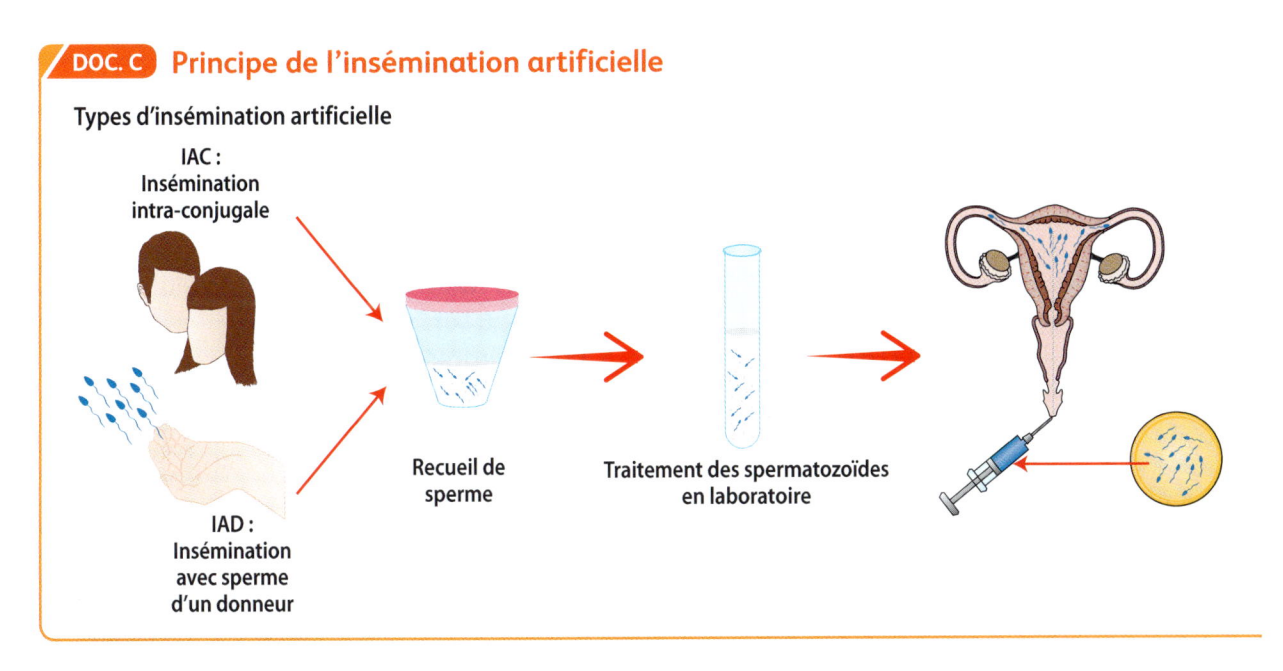

8 À l'aide du **doc. C**, **décrire** le principe de l'insémination artificielle.

DOC. D — Principe de l'ICSI

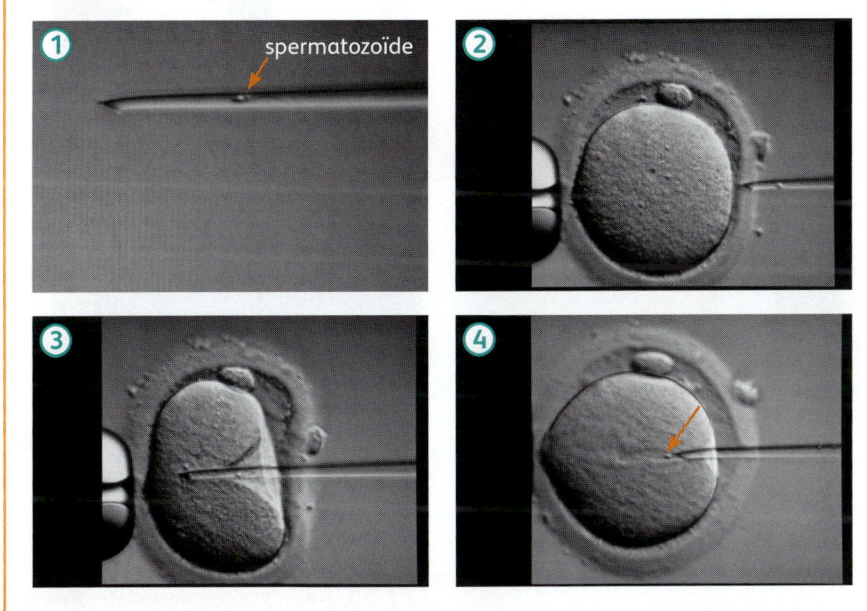

① spermatozoïde
②
③
④

Le saviez-vous ?
Tout homme de 18 à 45 ans ou toute femme de 18 à 37 ans, ayant eu ou non des enfants, peut **donner ses gamètes** à des couples qui ne peuvent pas avoir d'enfant. Le don est réalisé dans un établissement hospitalier. Il est anonyme et gratuit.

9 À l'aide du **doc. D** et de la vidéo, **décrire** le principe de l'injection intracytoplasmique de spermatozoïdes.

10 Cette technique est souvent associée à la FIVETE décrite dans le **doc. D** de l'activité 1. **Argumenter** quant à l'avantage de combiner ces deux techniques selon l'origine de l'infertilité d'un couple.

11 Pour chacune des quatre techniques de PMA, **argumenter** quant à l'intérêt de leur utilisation dans le cas du couple T.

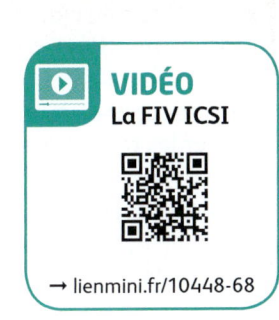

VIDÉO La FIV ICSI

→ lienmini.fr/10448-68

CHAPITRE 8.4 • Infertilité et aide médicale à la procréation

Activité 3 — Les différentes méthodes contraceptives

Contexte : Louna, élève de Terminale ST2S s'interroge sur les différents moyens de contraception, leur mode d'action et leur efficacité. Afin de répondre à ses questions, elle prend contact avec l'infirmière de son lycée.

DOC. A — Les différents moyens de contraception

1. **Spermicide** : crème ayant la propriété de tuer les spermatozoïdes.
2. **Dispositif intra-utérin (DIU ou stérilet) en cuivre ou hormonal** : dispositif en forme de T placé dans l'utérus et rendant les spermatozoïdes inactifs par l'effet du cuivre ou diffusant des hormones empêchant la nidation en modifiant l'endomètre.
3. **Préservatif féminin et masculin** : dispositif à placer contre les parois du vagin (pour le féminin) ou à placer sur le pénis au moment du rapport sexuel (pour le préservatif masculin).
4. **Cape cervicale/Diaphragme** : dispositif à placer directement sur le col de l'utérus.
5. **Pilule contraceptive** : comprimé oral délivrant des hormones agissant sur les cycles ovarien et utérin de la femme.
6. **Patch** : petit timbre carré autocollant, diffusant des hormones au contact de la peau.
7. **Implant** : sous forme de bâtonnet cylindrique, il est placé sous la peau et agit comme une pilule contraceptive.

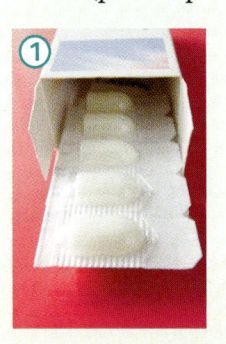

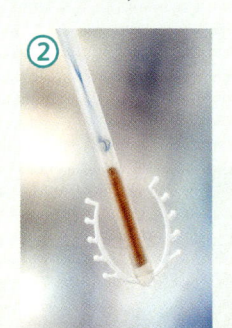

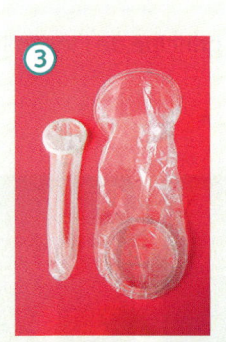

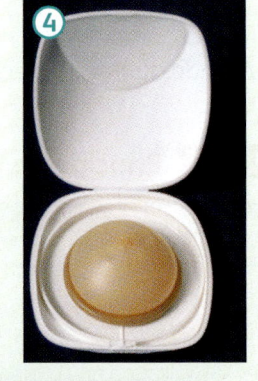

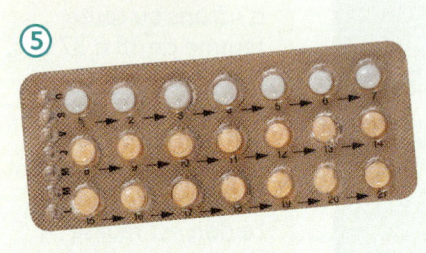

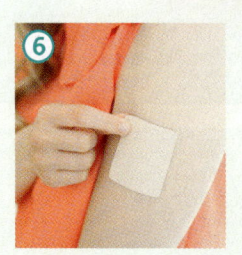

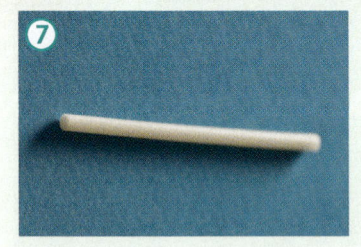

1. **Associer** les moyens de contraception à la photographie qui leur correspond.
2. À l'aide du doc. A, **classer** les différentes méthodes contraceptives listées en méthode mécanique et méthode chimique.
3. À l'aide des connaissances (→ chapitre 8.1 et 8.2), **retrouver** les trois étapes qu'il est possible de bloquer pour empêcher une grossesse.
4. Parmi les différents moyens de contraception présentés dans le doc. A, **identifier** ceux qui protègent contre les infections sexuellement transmissibles.

> **Bon à savoir**
>
> Une **méthode mécanique** empêche la rencontre des spermatozoïdes et de l'ovocyte par des moyens physiques, alors qu'une **méthode chimique** met en jeu des molécules pour empêcher l'ovulation, la fécondation ou la nidation.

DOC. B — Comparaison de deux pilules contraceptives

B1 Mode d'action d'une pilule progestative

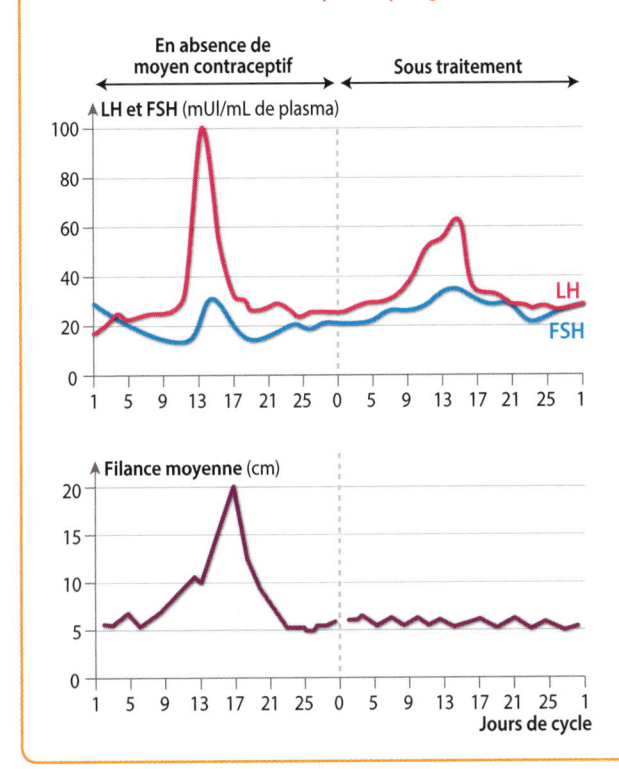

B2 Mode d'action d'une pilule œstro-progestative

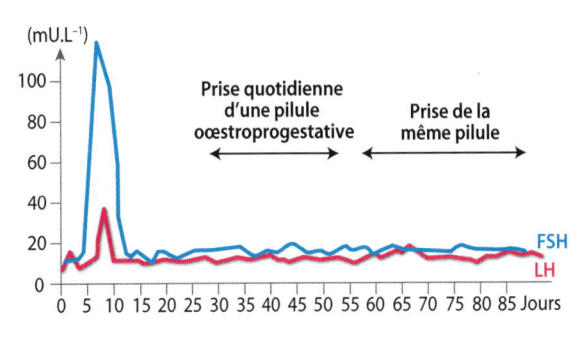

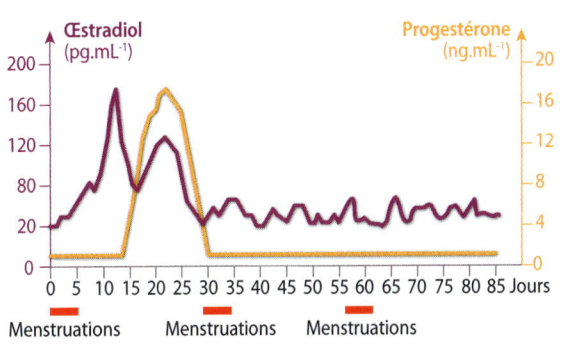

Bon à savoir

Les cellules du col de l'utérus sécrètent un mucus appelé « glaire cervicale » dont les propriétés varient au cours du cycle : en période d'ovulation sa viscosité diminue, facilitant ainsi le passage des spermatozoïdes vers l'utérus. La filance mesure l'aptitude de la glaire à s'étirer en fil : elle est d'autant plus importante que sa viscosité diminue.

5. À partir du **doc. B1**, **analyser** le graphique du haut pour **montrer** l'effet de la pilule sur la sécrétion des hormones. **Préciser** le nom de cet effet (→ **chapitre 8.3**).

6. **Montrer** que l'effet sur l'ovulation est limité.

7. **Analyser** le graphique du bas pour **en déduire** l'un des modes d'action contraceptifs des pilules progestatives.

› Les pilules progestatives sont micro-dosées en progestérone et maintiennent alors une quantité constante très faible en hormones.

8. **Rappeler** le rôle du pic de progestérone lors de la phase lutéale sur le cycle utérin (→ **chapitre 8.3**).

9. **Proposer** un effet de la faible quantité de progestérone sur la muqueuse utérine. En **déduire** le deuxième mode d'action contraceptif des pilules progestatives.

10. **Analyser** le **doc. B2** pour **en déduire** les modes d'action des pilules œstro-progestatives.

Question de synthèse

Reproduire et **compléter** le tableau suivant :

Étape de la reproduction	Stratégie de contraception	Moyen de contraception utilisé
Gamétogénèse		
Fécondation		
Nidation		

Activité 4 — Interruption de grossesse

Contexte : Céline, 35 ans, a 8 semaines de retard après la date présumée de ses règles. Elle réalise un test de grossesse qui se révèle positif. Ne souhaitant pas continuer sa grossesse jusqu'au terme, elle se renseigne sur les différents moyens de l'interrompre.

DOC. A — Les modes d'interruption de grossesse

• La technique médicamenteuse

La méthode consiste à prendre deux médicaments différents (comprimés) en présence du médecin au cours de deux consultations, puis à vérifier que la grossesse est bien interrompue au cours d'une visite de contrôle. La prise de mifépristone (RU486) interrompt la grossesse, puis celle de misoprostol provoque les contractions utérines. Cette méthode ne nécessite ni anesthésie ni intervention chirurgicale. La visite de contrôle doit intervenir entre le 14e et le 21e jour après la prise de la mifépristone. Elle est absolument nécessaire pour vérifier que la grossesse est interrompue et s'assurer de l'absence de complication. En cas d'échec (si la grossesse se poursuit), il est impératif de recourir à la technique chirurgicale.

Le taux de succès de la méthode est d'environ 95 %. Elle peut être pratiquée jusqu'à la fin de la 5e semaine de grossesse, soit au maximum 7 semaines après le début des dernières règles. Elle est pratiquée soit en établissement de santé, soit en cabinet de ville.

• La technique chirurgicale

La méthode consiste en une aspiration de l'œuf, précédée d'une dilatation du col de l'utérus. L'intervention peut être réalisée sous anesthésie locale ou générale. La visite de contrôle doit intervenir entre le 14e et le 21e jour après l'intervention chirurgicale. Elle permet de s'assurer qu'il n'existe pas de complication (par exemple, une infection utérine ou la présence de fragments de grossesse).

Le risque d'échec d'une IVG par aspiration est très faible (taux de succès d'environ 99,7 %). Elle peut être pratiquée jusqu'à la fin de la 12e semaine de grossesse, soit 14 semaines après le début des dernières règles. Elle est obligatoirement pratiquée en établissement de santé.

https://solidarites-sante.gouv.fr

1. À l'aide du **doc. A**, **retrouver** les deux moyens d'interrompre une grossesse.
2. **Retrouver** deux critères qui peuvent orienter la patiente vers une technique plutôt qu'une autre.
3. **Indiquer** quelle technique Céline devra choisir.

DOC. B — Extrait de la notice du RU486

La méfipristone (principe actif du RU486) est un stéroïde de synthèse à <u>action anti progestative par compétition avec la progestérone au niveau de ses récepteurs</u>. [...] Elle inhibe l'action de la progestérone endogène chez différentes espèces animales. Cette action se manifeste par une interruption de la gestation.

Le saviez-vous ?

En France, l'avortement est un droit inscrit dans la loi depuis la loi Veil de 1975, et une pratique facilitée depuis 2001.

VIDÉO — Qui avorte aujourd'hui ?
→ lienmini.fr/10448-16

4. **Rappeler** le rôle de la progestérone au cours de la phase lutéale.
5. Sachant que le RU486 et la progestérone peuvent se fixer sur les mêmes récepteurs, **expliquer** l'expression soulignée du **doc. B**.

DOC. C — Effet du RU486 sur la muqueuse utérine

Expériences	Lot 1 : Injection d'œstrogènes	Lot 2 : Injection d'œstrogènes puis de progestérone	Lot 3 : Absorption orale de RU486 puis injection d'œstrogènes et de progestérone
Résultats : Coupe transversale d'utérus après traitement	Muqueuse utérine (peu développée)	Muqueuse utérine très développée	Muqueuse utérine peu développée

6 **Analyser** le **doc. C** pour en **déduire** l'effet du RU486 sur la muqueuse utérine.

7 **Indiquer** les conséquences si le RU486 est administré à une femme enceinte.

DOC. D — Principe de l'interruption de grossesse chirurgicale

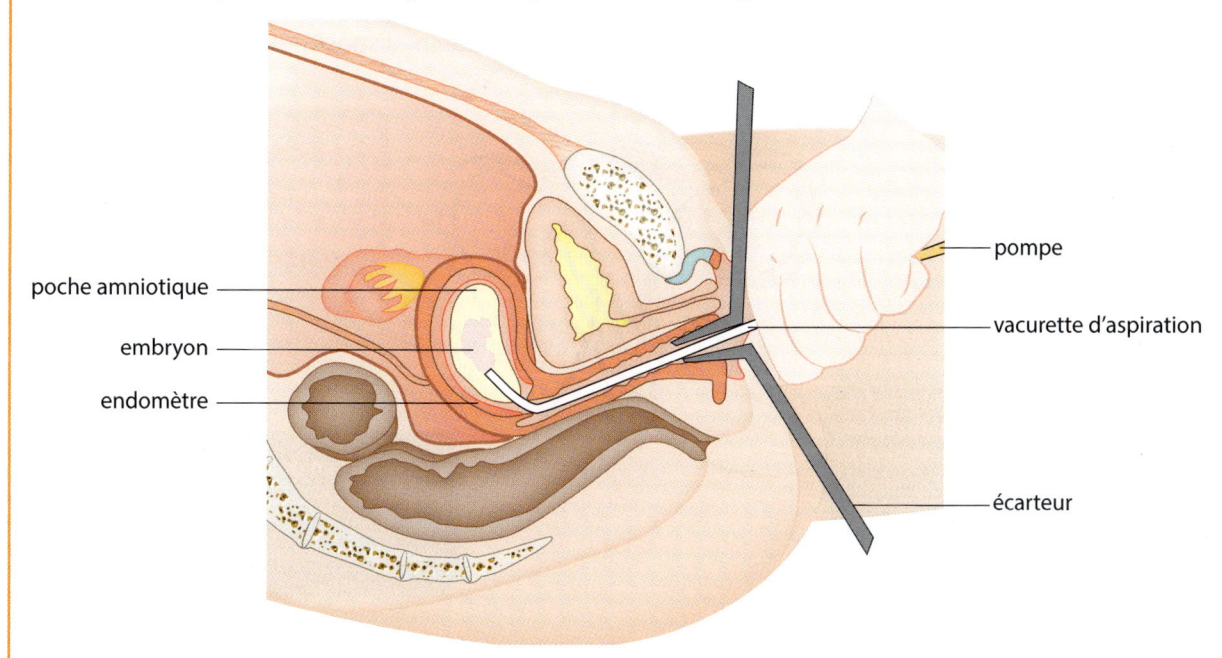

Légendes : poche amniotique, embryon, endomètre, pompe, vacurette d'aspiration, écarteur.

8 À l'aide du **doc. D**, **présenter** brièvement le principe de l'interruption de grossesse chirurgicale.

9 **Préciser** les risques que présente cette technique par rapport à l'interruption de grossesse médicamenteuse.

Question de synthèse

Présenter un tableau récapitulatif des deux méthodes d'interruption de grossesse (délais légaux d'intervention, principes, avantages et inconvénients).

Retenir l'essentiel

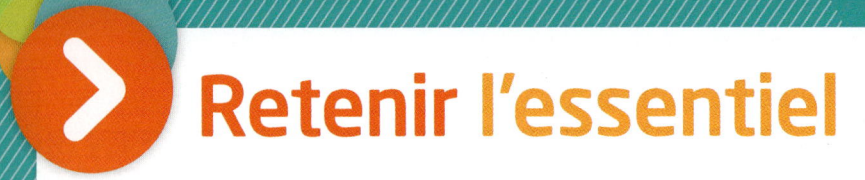

RETENIR L'ESSENTIEL EN AUDIO
→ lienmini.fr/10448-17

Méthodes de contraception et de contragestion

■ La **contraception** est l'ensemble des moyens utilisés pour éviter la fécondation d'un ovocyte par un spermatozoïde. La **contragestion** est l'ensemble des moyens permettant d'éviter une grossesse (action sur la nidation de l'œuf fécondé). Ces méthodes doivent pouvoir être réversibles.

■ Les **principales méthodes contraceptives** agissent :
– en bloquant l'ovulation ;
– en empêchant la rencontre entre l'ovocyte et les spermatozoïdes (= fécondation) ;
– en bloquant la nidation.

■ Les **principales méthodes** peuvent être :
– **mécaniques** : dispositif intra-utérin (DIU) au cuivre, obturateurs féminins (diaphragme ou cape cervicale), préservatifs féminins et masculins (seuls moyens de protection contre les infections sexuellement transmissibles) ;
– **chimiques** : spermicides, pilules contraceptives, implants ou patch, dispositif intra-utérin hormonal.

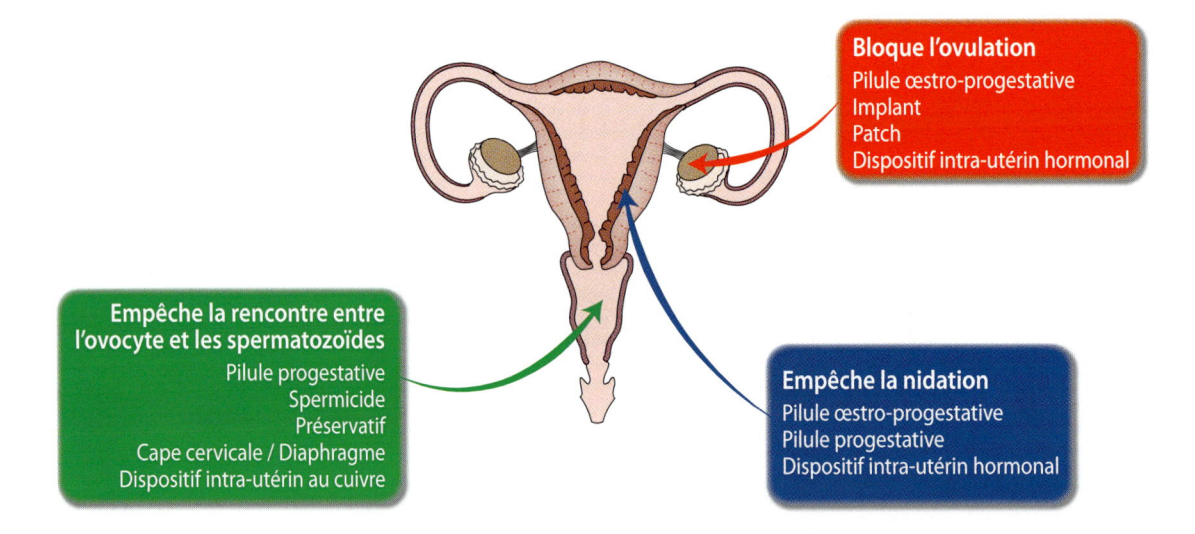

Bloque l'ovulation
Pilule œstro-progestative
Implant
Patch
Dispositif intra-utérin hormonal

Empêche la rencontre entre l'ovocyte et les spermatozoïdes
Pilule progestative
Spermicide
Préservatif
Cape cervicale / Diaphragme
Dispositif intra-utérin au cuivre

Empêche la nidation
Pilule œstro-progestative
Pilule progestative
Dispositif intra-utérin hormonal

Infertilité et techniques de procréation médicalement assistée (PMA)

■ L'infertilité correspond à **une impossibilité à concevoir un enfant** après une année de rapports sexuels réguliers sans moyen de contraception.

■ Les principales méthodes de diagnostic sont :
– le **spermogramme** : analyse qualitative et quantitative du sperme ;
– l'**hystérosalpingographie** : radiographie de l'utérus et des trompes utérines à l'aide d'un produit de contraste ;
– l'**échographie ovarienne** ;
– le **dosage hormonal**.

■ **Quatre principales techniques d'aide médicale à la procréation** peuvent être proposées à un couple selon l'origine de leur infertilité :
– la **stimulation ovarienne** : injection hormonale afin de stimuler la fonction ovarienne ;
– l'**insémination artificielle** avec sperme du conjoint ou avec sperme d'un donneur : dépôt des spermatozoïdes du conjoint ou d'un donneur directement dans la cavité utérine de la femme ;
– **fécondation *in vitro* avec transfert d'embryon** (FIVETE) : mise en présence des spermatozoïdes et des ovocytes puis transfert des embryons dans la cavité utérine ;
– **injection intra-cytoplasmique d'un spermatozoïde** (ICSI) : injection d'un spermatozoïde directement dans l'ovocyte puis transfert des embryons dans la cavité utérine.

Infertilité d'origine féminine

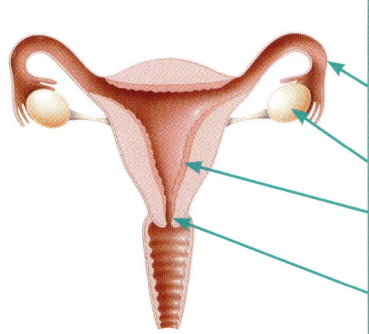

Origine de l'infertilité	Conséquence	Technique de PMA proposée
Obstruction des trompes utérines	Absence de fécondation	FIVETE ICSI
Anovulation	Absence de fécondation	Stimulation ovarienne
Anomalies ou malformations de la muqueuse utérine	Absence de nidation	
Anomalie de la glaire cervicale	Absence de fécondation	Insémination artificielle

Infertilité d'origine masculine

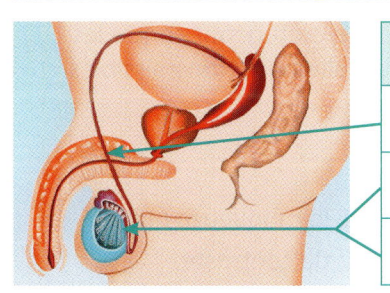

Origine de l'infertilité	Conséquence	Technique de PMA proposée
Obstruction du canal déférent	Absence de production des spermatozoïdes Absence de fécondation	FIVETE ICSI Insémination artificielle avec sperme du conjoint ou d'un donneur
Anomalies des spermatozoïdes		
Dysfonctionnement hormonal		

Racines à retenir

cervic(o) • colp(o) • gynéc(o) • hystér(o) • mamm(o) • orchid(o) • ovari(o) • salping(o) • sperm(o) • spermat(o) • sthén(o) • térat(o) • vagin(o)

Notions à retenir

asthénospermie • azoospermie • cervicite • contraception • cryptorchidie • hystérosalpingographie • infertilité • oligospermie • procréation médicalement assistée • salpingite • stérilité • tératospermie

▶ Voir lexique p. 269

CHAPITRE 8.4 — Tester ses connaissances

1. QCM

Choisir la (ou les) proposition(s) correcte(s).

1 L'hystérosalpingographie est :

A. une technique échographique.
B. une radiographie des trompes utérines et de l'utérus.
C. une radiographie des testicules.
D. une radiographie des ovaires.

3 La contraception est :

A. un ensemble de moyens permettant d'empêcher uniquement l'ovulation chez une femme.
B. un ensemble de moyens permettant d'empêcher la conception d'un enfant.
C. un ensemble de moyens entraînant l'arrêt prématuré d'une grossesse.
D. un ensemble de moyens agissant soit sur l'ovulation, soit sur la fécondation, soit sur la nidation.

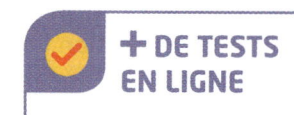

2 La fécondation *in vitro* avec transfert d'embryons :

A. est une technique de PMA qui peut être proposée à une femme dont les trompes utérines sont obstruées.
B. est toujours combinée à une injection intra-cytoplasmique de spermatozoïdes.
C. utilise toujours les spermatozoïdes du conjoint.

4 La pilule contraceptive est :

A. une méthode de contraception pouvant empêcher la rencontre des gamètes.
B. une méthode mécanique de contraception.
C. une méthode de contraception pouvant empêcher l'ovulation ou la nidation.
D. une méthode protégeant contre les infections sexuellement transmissibles.

2. Vrai ou faux ?

A. Une salpingite est une infection provoquant une inflammation de la muqueuse utérine.
B. L'hystérosalpingographie est une radiographie utilisant un produit de contraste.
C. Un spermogramme est une analyse quantitative et qualitative du sperme.
D. Une fécondation *in vitro* est systématiquement précédée d'une stimulation ovarienne.
E. Une insémination artificielle ne peut se faire qu'avec le sperme d'un donneur.

3. Terminologie

Associer les termes médicaux à leur définition.

Termes médicaux : 1. Oligospermie ; 2. Tératospermie ; 3. Azoospermie ; 4. Asthénospermie

Définitions : A. Production de spermatozoïdes anormaux ; B. Faible mobilité des spermatozoïdes ; C. Faible quantité de spermatozoïdes dans le sperme ; D. Absence totale de spermatozoïdes dans le sperme

4. Diagnostic d'une infertilité

Contexte : M. et Mme X. ont été orientés vers un centre de procréation médicalement assistée pour un problème d'infertilité. Mme X. signale un antécédent personnel génital infectieux : une salpingite qui a été traitée. Afin de rechercher l'origine de l'infertilité, le médecin prescrit à Mme X. une hystérosalpingographie et un spermogramme pour M. X.

DOC. A Hystérosalpingographie de Mme X

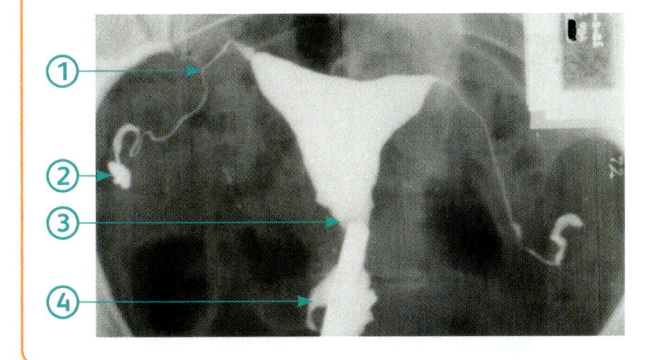

DOC. B Spermogramme de M. X

Analyses effectuées	Valeurs de M. X.	Valeurs de référence
Volume éjaculat	2,4 mL	> 2 mL
pH	7,5	7,2 – 8
Nombre de spermatozoïdes	6 millions.mL^{-1}	> 20 millions.mL^{-1}
Mobilité à 1 heure	70 %	> 40 %
Formes mortes	18 %	< 30 %
Formes anormales	20 %	< 50 %

1. **Définir** les termes « salpingite » et « hystérosalpingographie ».
2. **Annoter** le doc. A.
3. **Justifier** le recours au produit de contraste lors de la réalisation de cet examen.
4. **Analyser** le doc. B pour **déterminer** si M. X. présente les anomalies suivantes : asthénospermie, oligospermie et tératospermie.

5. Infertilité et technique de procréation médicalement assistée

Contexte 1 : Le couple R. essaye de concevoir un enfant depuis 3 ans sans succès. À la suite d'une consultation chez le médecin spécialiste, une obstruction totale des deux trompes chez Mme R. est identifiée comme étant à l'origine de l'hypofertilité.

Contexte 2 : Après 8 ans de vie commune, le couple P. a déjà un enfant de 6 ans et en désire un second. Madame P., 28 ans, ne prend plus de contraceptif oral depuis 3 ans. Lors de la consultation chez un spécialiste, le médecin identifie une asthénospermie chez M. P.

Contexte 3 : M. et Mme T. ont arrêté toute contraception depuis 4 ans. Malgré des rapports sexuels réguliers, Mme C. ne parvient pas à être enceinte. Suite à la consultation d'un médecin spécialiste, ce dernier diagnostique une tératospermie importante chez M. T.

Contexte 4 : M. et Mme Z. sont en couple depuis 5 ans et souhaitent avoir un enfant. Mme Z. est atteinte d'une malformation à l'hypophyse conduisant à une absence de production de LH et de FSH.

1. **Décrire** brièvement le principe de la stimulation hormonale, de la FIVETE, de l'insémination artificielle et de l'ICSI.
2. **Proposer** la technique la plus adaptée à chacun des couples. **Argumenter** les réponses.

CHAPITRE 8.4

Mobiliser ses connaissances

★★ ACTIVITÉ 1 — Étude d'un cas d'infertilité

Contexte : M. et Mme. G. sont en couple depuis 4 ans. Mme G. a fait retirer son DIU et le couple n'utilise pas d'autre moyen de contraception. L'interrogatoire de Mme G. révèle qu'elle a souffert il y a quelques années d'une salpingite provoquant une obstruction de la trompe utérine droite et ayant pour conséquence une hypofertilité. Sur les conseils de son médecin, le couple décide de consulter un spécialiste.

DOC. A — Dosages hormonaux de Mme G.

	Valeurs de Mme G.	Valeurs d'une femme fertile
Œstrogènes (pg/mL)	11	20 à 220
Progestérone (ng/mL)	0.3	0.2 à 1.5
FSH (mUI/mL)	8	3 à 11
AMH* (ng/mL)	0.9	2 à 6.8

* L'AMH est une hormone produite par les follicules en croissance. C'est un indicateur de la réserve folliculaire.

1 En utilisant la terminologie donnée en rabat, **proposer** une définition des termes « salpingite » et « hypofertilité ».

2 **Rappeler** le rôle des œstrogènes et de la FSH ainsi que les organes producteurs de chacune de ces hormones.

3 **Analyser**, à l'aide du doc. A, les résultats du dosage hormonal de Mme G. pour **en déduire** une possible cause de l'hypofertilité de Mme G.

4 **Observer** et **comparer**, à l'aide du doc. B, l'échographie ovarienne de Mme G. avec celle d'une femme fertile possédant des follicules normaux. **Proposer** une explication quant à l'origine de l'hypofertilité de Mme G.

DOC. B — Échographie ovarienne d'une femme fertile et de Mme G.

> Le trait en pointillés correspond à la limite de l'ovaire. Le diamètre des follicules susceptibles d'évoluer jusqu'à l'ovulation est matérialisé par un segment (⊢ - - - - ⊣).

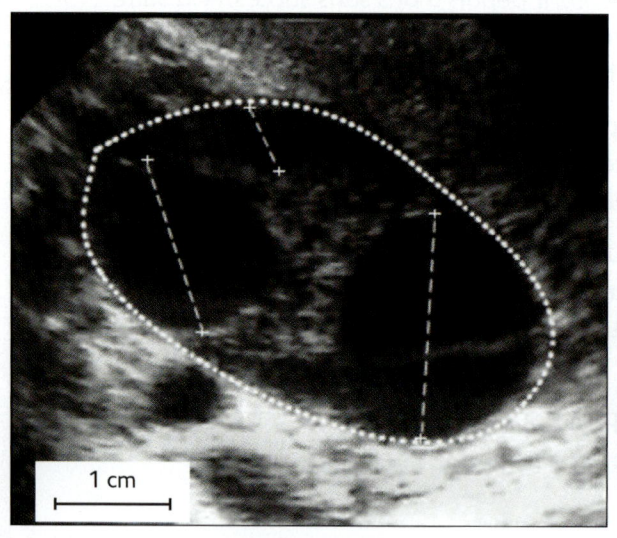

Femme fertile 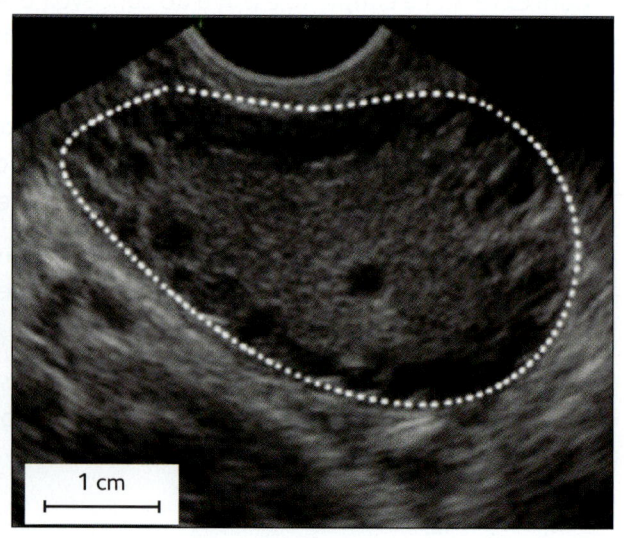 — Mme G.

CHAPITRE 8.4

Mobiliser ses connaissances

★★ ACTIVITÉ 2 — Mode d'action comparée des pilules du lendemain

La contraception hormonale d'urgence, également appelée « pilule du lendemain », permet d'éviter une grossesse non désirée après un rapport sexuel non protégé.
La première pilule du lendemain a été mise sur le marché en 1999 mais sa principale contrainte est sa courte durée d'efficacité : elle n'est que de 58 % si elle est prise dans les 3 jours suivant le rapport sexuel à risque. Elle est composée de lévonorgestrel, qui est un progestatif de synthèse. Depuis 2009, une nouvelle molécule a été mise sur le marché, l'acétate d'ulipristal. Cette molécule, appelée « pilule du surlendemain », à la particularité d'être efficace à 95 % si elle est prise dans les 5 jours suivant le rapport sexuel à risque.
Pour comparer le mode d'action de ces deux types de molécules, la sécrétion de LH a été dosée après la prise de chaque molécule. Le **doc. A** représente l'effet du lévonorgestrel et le **doc. B** celui de l'acétate d'ulipristal.

1 **Rappeler** le rôle de la LH. **Préciser** l'organe produisant cette hormone (→ **Chapitre 8.2**).

2 **Analyser** le **doc. A** pour **en déduire** le mode d'action de cette « pilule du lendemain » dite de première génération.

3 Il est indiqué sur la notice qu'« elle ne fonctionne pas si vous êtes déjà enceinte ». **Expliquer** pourquoi.

4 **Analyser** le **doc. B** pour **en déduire** un effet contraceptif de cette pilule de seconde génération sachant que les spermatozoïdes ont une durée de vie de cinq jours dans les voies génitales féminines.

5 Ces molécules auraient également une action sur la muqueuse utérine. **Montrer** que cet effet est nécessaire si l'ovulation a déjà eu lieu au moment du rapport.

DOC. A Effet du lévonorgestrel sur la concentration plasmatique en LH

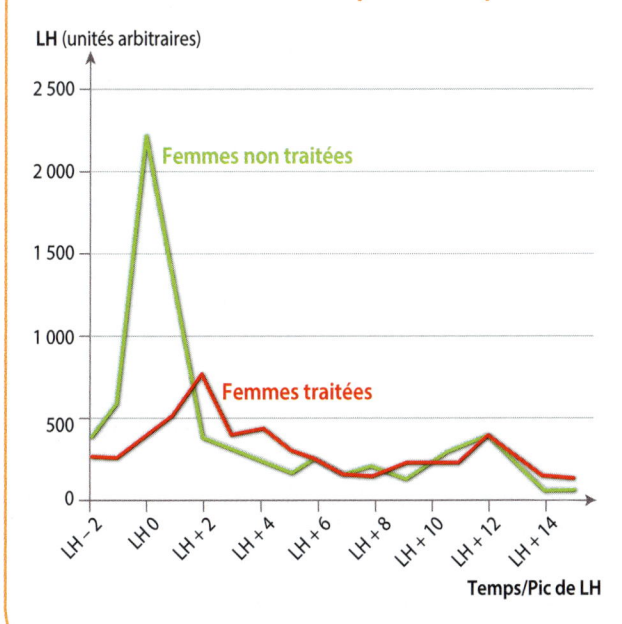

DOC. B Effet de l'acétate d'ulipristal sur la concentration plasmatique en LH

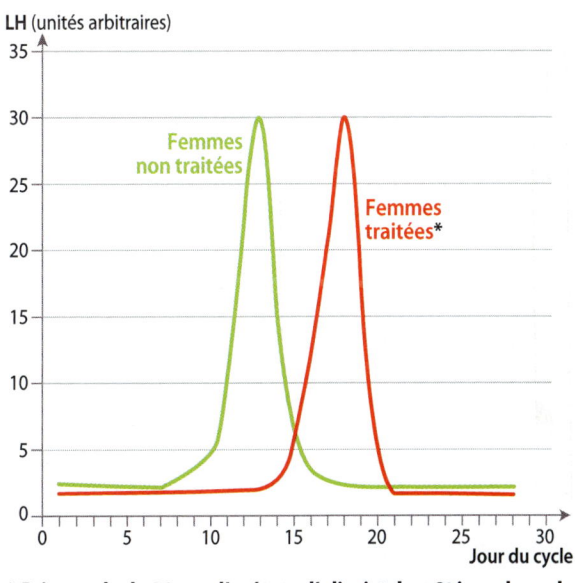

* Prise orale de 30 mg d'acétate d'ulipristal au 9ᵉ jour du cycle

PARTIE 8
Réinvestir les fondamentaux

Noah et sa compagne, Léa, souhaitent avoir un enfant, mais Noah est atteint du syndrome de Klinefelter. À l'adolescence, Noah présentait une **hypotrophie** des testicules. Cette maladie génétique est caractérisée par la présence de trois chromosomes sexuels : 2X et 1Y. Le plus souvent, cette maladie ne s'accompagne d'aucun symptôme pendant l'enfance, mais elle est à l'origine d'une diminution de la **fertilité** avec un hypogonadisme à l'âge adulte. L'équipe médicale avait expliqué à Noah que cette maladie était due à une anomalie lors de la production des gamètes chez l'un de ses parents. L'équipe médicale avait alors prescrit à Noah un traitement à base de testostérone qu'il poursuit toujours.

1 **Expliquer** les termes en gras dans le texte ci-dessus.

Chez l'homme, la production des gamètes se produit dans le testicule. Le doc. A est une coupe de testicule réalisée chez un rat normal.

2 **Nommer** les gamètes produits chez l'homme puis chez la femme.

3 **Annoter** le doc. A et **préciser** le rôle des cellules 1 et 3.

Le doc. B montre l'évolution de la quantité d'ADN dans les cellules du doc. A numérotées de 4 à 7 qui correspondent aux cellules de la lignée germinale.

4 À l'aide du doc. B, **analyser** l'évolution de la quantité d'ADN dans ces cellules. En **déduire** le nombre de chromosomes et de chromatides qu'elles contiennent.

5 **Expliciter** puis **utiliser** les termes « haploïde » et « diploïde » pour caractériser ces cellules.

6 Lors de la production des gamètes, **préciser** à quel(s) moment(s) l'anomalie à l'origine du syndrome de Klinefelter a pu avoir lieu.

Noah réalise un spermogramme pour vérifier l'efficacité du traitement à base de testostérone. Les résultats avant et après traitement sont présentés dans le doc. C.

7 **Analyser** les résultats obtenus avant traitement en utilisant le vocabulaire approprié.

8 **Comparer** les résultats obtenus sous traitement et **conclure** sur l'efficacité du traitement.

De son côté, Léa a porté un dispositif intra-utérin (DIU) à base de progestérone pendant plusieurs années. Elle se demande si le port de ce dispositif pourrait être à l'origine d'une hypofertilité.

9 **Préciser** quel organe est naturellement à l'origine de la sécrétion de progestérone.

Pour comprendre le mode d'action de ce DIU, des expériences présentées dans le doc. D sont réalisées.

10 **Interpréter** chaque expérience pour en **déduire** le rôle de chaque hormone.

11 **Justifier** l'utilisation de la progestérone comme contraceptif en expliquant le mode d'action du DIU utilisé chez Léa.

Le médecin rassure Léa en lui disant que le DIU est un moyen de contraception mais que lorsqu'il est retiré, les sécrétions hormonales reprennent un cycle normal. Il prescrit à Léa des dosages hormonaux qui se révèlent parfaitement normaux et une **hystérosalpingographie**.

12 **Proposer** une définition du terme hystérosalpingographie et **expliquer** son principe.

13 À l'aide du doc. E, **comparer** le résultat de l'examen de Léa et celui d'une femme fertile. En **déduire** les raisons expliquant le fait que Léa ne soit pas encore enceinte.

Au vu des résultats, une fécondation *in vitro* avec transfert d'embryon est proposée au couple.

14 **Expliquer** la technique choisie.

15 **Argumenter** l'intérêt de la prise d'hormones FSH et de l'analogue de la LH.

16 **Expliquer** l'effet indirect de ces injections sur la muqueuse utérine.

17 **Argumenter** le choix de cette technique pour ce couple.

Trois mois plus tard, Léa est enceinte. Lors de la première visite de contrôle, son gynécologue réalise une échographie et prescrit un sérodiagnostic de la rubéole selon un test ELISA. La rubéole est une infection virale contagieuse. Cette maladie est bénigne sauf lorsqu'elle survient pendant la grossesse chez une femme non immunisée ; la rubéole pouvant être responsable de graves malformations chez le fœtus.

18 **Rappeler** le principe de l'échographie et ses avantages par rapport à d'autres techniques dans le suivi de grossesse.

19 À partir du doc. F, **analyser** les résultats de Léa obtenus lors du premier prélèvement et présentés dans le doc. G.

20 **Analyser** les résultats obtenus lors du deuxième prélèvement et **conclure** quant à l'immunisation de Léa.

21 **Rappeler** l'intérêt du dosage des IgG et IgM chez Léa.

22 **Préciser** l'intérêt du deuxième dosage.

DOC. A — Coupe de testicule

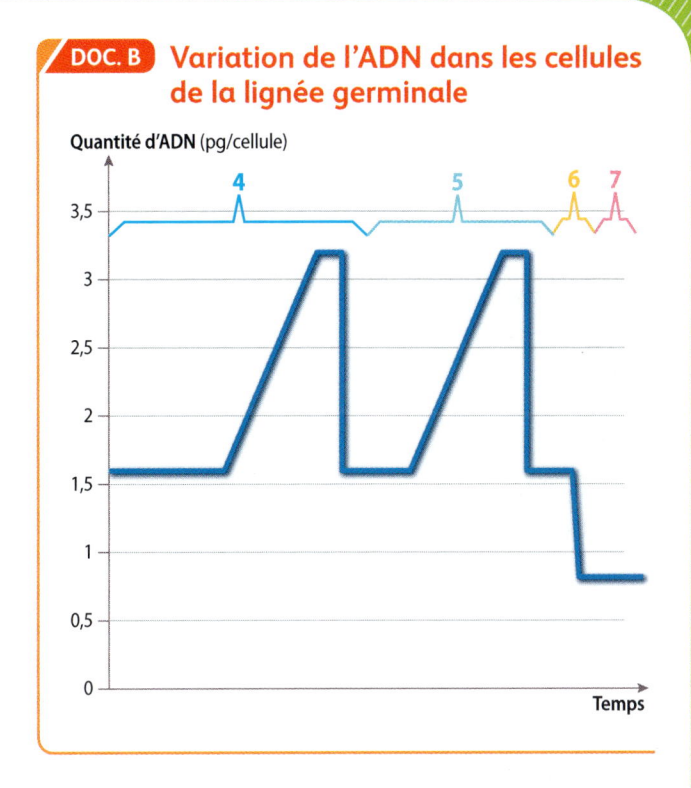

DOC. B — Variation de l'ADN dans les cellules de la lignée germinale

Quantité d'ADN (pg/cellule)

Temps

DOC. C — Spermogramme réalisé chez Noah

	Avant traitement	Après traitement	Valeur de référence
Nombre de spermatozoïdes	1 000 /mL	35 000 000 /mL	30 à 100 millions /mL
% de forme anormale	25 %	8 %	< 20 %
% de forme mobile après 1 heure	45 %	80 %	> 60 %
Vitalité (% de forme vivante)	68 %	87 %	> 80 %

DOC. D — Effet des hormones ovariennes

Lot	Expériences	Observation
1	Aucun traitement	Développement normal de la muqueuse utérine
2	Injection d'œstrogènes	Épaississement de la muqueuse utérine mais absence de dentellisation
3	Injection de progestérone	Pas de développement de la muqueuse
4	Injection d'œstrogènes puis de progestérone	Épaississement de la muqueuse utérine avec dentellisation
5	Injection de progestérone puis d'œstrogènes	Pas de développement de la muqueuse

> Remarque : la dentellisation correspond au développement de glandes utérines et de vaisseaux sanguins favorisant l'implantation de l'embryon.

Réinvestir les fondamentaux

DOC. E — Résultats de l'hystérosalpingographie

E1 Chez une patiente fertile

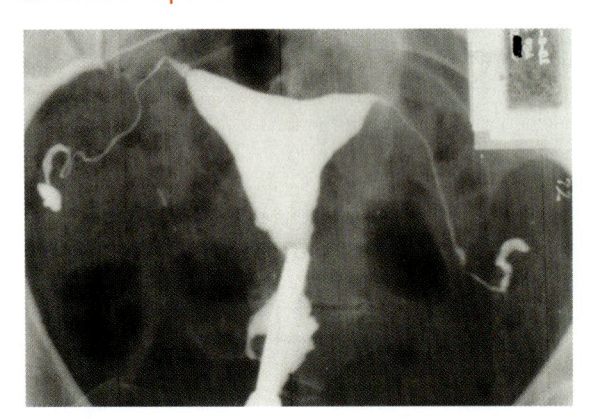

E2 Chez Léa

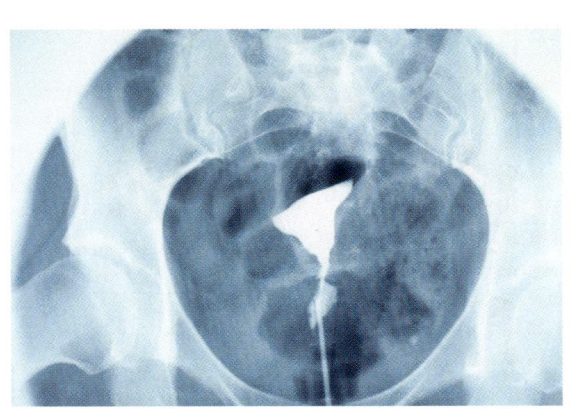

DOC. F — Évolution des marqueurs sérologiques de la rubéole

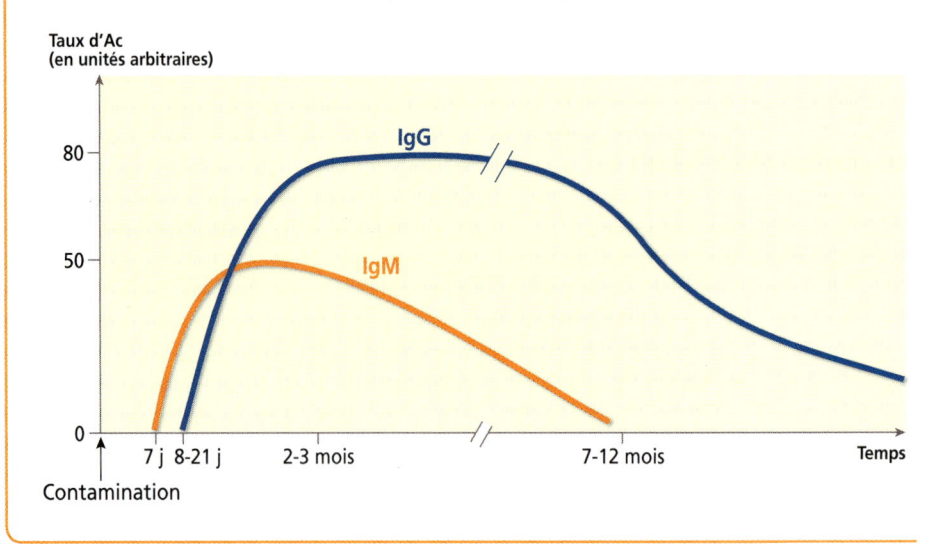

Taux d'Ac (en unités arbitraires)

Courbes : IgG, IgM

Axe des temps : Contamination, 7 j, 8-21 j, 2-3 mois, 7-12 mois, Temps

DOC. G — Résultats du sérodiagnostic de Léa

	1er prélèvement	2e prélèvement (4 semaines plus tard)
IgM	Positif	Positif
IgG	Négatif	Positif

PARTIE 9

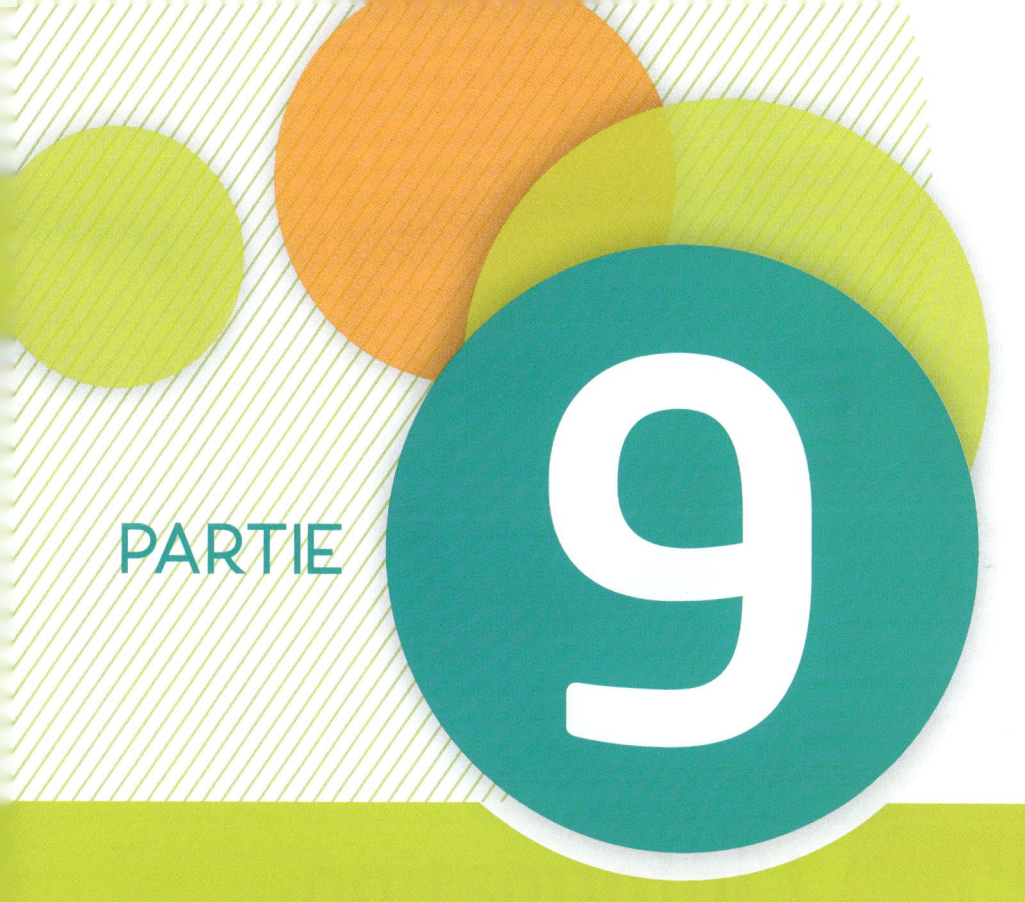

Gènes et transmission de l'information génétique

> Comment s'explique la transmission des caractères génétiques de parents à enfant ?
> Comment s'expriment les caractères génétiques ?
> Comment leurs modifications entraînent-elles des pathologies ?

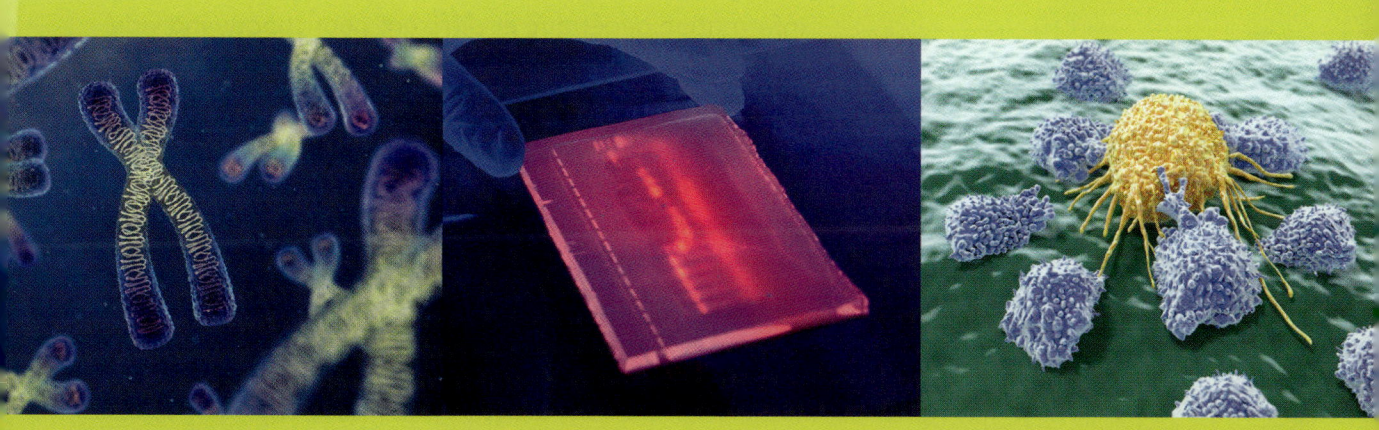

CHAPITRE 9.1 L'information génétique et son expression 196

CHAPITRE 9.2 L'hérédité humaine 215

CHAPITRE 9.3 Processus tumoral et cancer 231

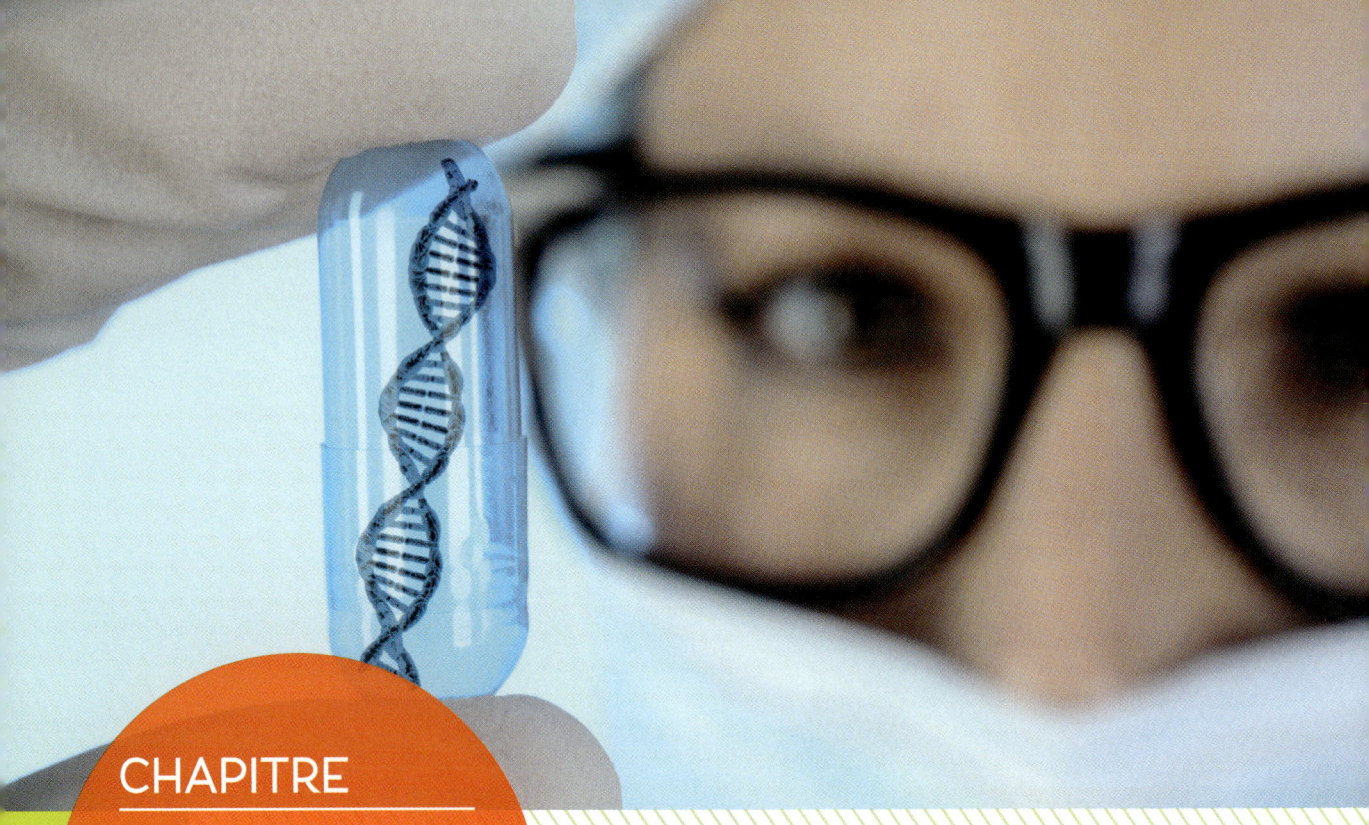

CHAPITRE 9.1

L'information génétique et son expression

Comment un caractère est-il déterminé par un gène ? Qu'est-ce qu'une mutation génétique et quelles sont ses conséquences ?

Le noyau de la cellule renferme l'ADN, support de notre information génétique et différent pour chaque individu. Ce matériel génétique évolue et se transforme selon les besoins et le devenir de la cellule au cours de sa vie. La plupart des gènes portés sur l'ADN codent une protéine. La génétique moléculaire correspond à l'étude des mécanismes permettant la synthèse d'une protéine à partir de l'ADN.

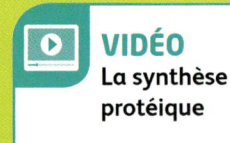

VIDÉO
La synthèse protéique
→ lienmini.fr/10448-44

Capacités exigibles*

- Distinguer base azotée, nucléotide, ADN, chromatine, chromatides et chromosomes. — p. 199-200
- Différencier et localiser transcription et traduction. — p. 199-200
- Identifier les acteurs de la transcription et de la traduction. — p. 201-205
- Transcrire une séquence d'ADN et traduire la séquence d'ARNm obtenue. — p. 202 et 205
- Repérer une mutation et déterminer sa conséquence sur la séquence polypeptidique. — p. 206-207

*Bulletin officiel spécial n° 8 du 25 juillet 2019.

Activité 1 — Découvrir les notions

Structure et ultrastructure du chromosome

Contexte : Gaël est atteint d'une maladie génétique et est scolarisé en classe de Terminale ST2S. Suscitant l'interrogation de ses camarades pour connaître sa maladie, le professeur décide de faire travailler les élèves sur ce qu'est le matériel génétique.

DOC. A — Représentation du matériel génétique dans la cellule

Le support de l'information génétique, identique dans toutes les cellules d'un organisme donné, est sous la forme d'une molécule d'**ADN** enroulée autour de protéines, les **histones**. Cette structure, appelée **nucléofilament**, présente deux niveaux d'organisation, selon le moment de la vie d'une cellule :
– soit le nucléofilament est relâché : le matériel génétique est sous la forme de **chromatine** ;
– soit cette chromatine se condense pour former le **chromosome** tel qu'on l'observe sur le caryotype. Cette forme condensée n'est visible que lors de la division cellulaire.

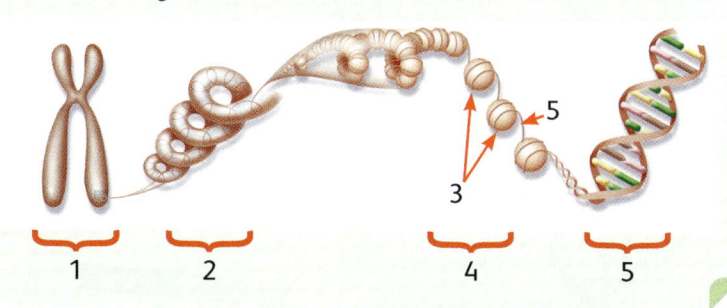

1 **Rappeler** la localisation du matériel génétique dans une cellule.

2 **Relever** les propositions correctes :
a. Les chromosomes peuvent être observés à n'importe quel moment de la vie d'une cellule.
b. Les chromosomes sont constitués de chromatine condensée.
c. Toutes les cellules humaines d'un même individu contiennent la même information génétique.
d. Le chromosome est constitué uniquement d'ADN.

3 **Annoter** le schéma du doc. A à l'aide des termes en gras dans le texte.

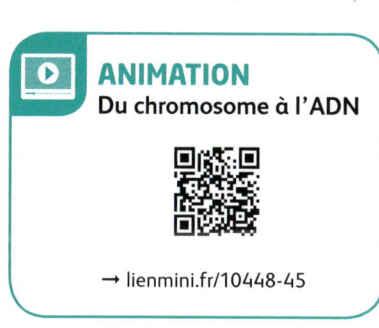

ANIMATION
Du chromosome à l'ADN
→ lienmini.fr/10448-45

DOC. B — Structure d'un chromosome à 2 chromatides

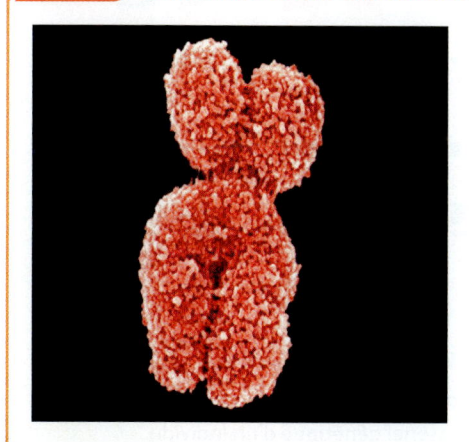

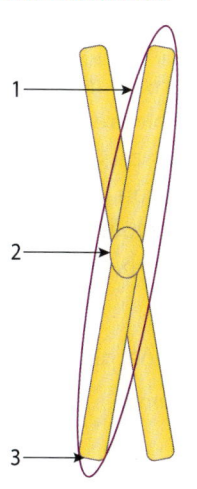

> Un chromosome est constitué de deux **chromatides** identiques réunies au niveau du **centromère**. L'extrémité de chaque chromatide est un **télomère**.

4 **Annoter** le schéma du doc. B.

CHAPITRE 9.1 • L'information génétique et son expression

DOC. C — Structure biochimique de l'ADN

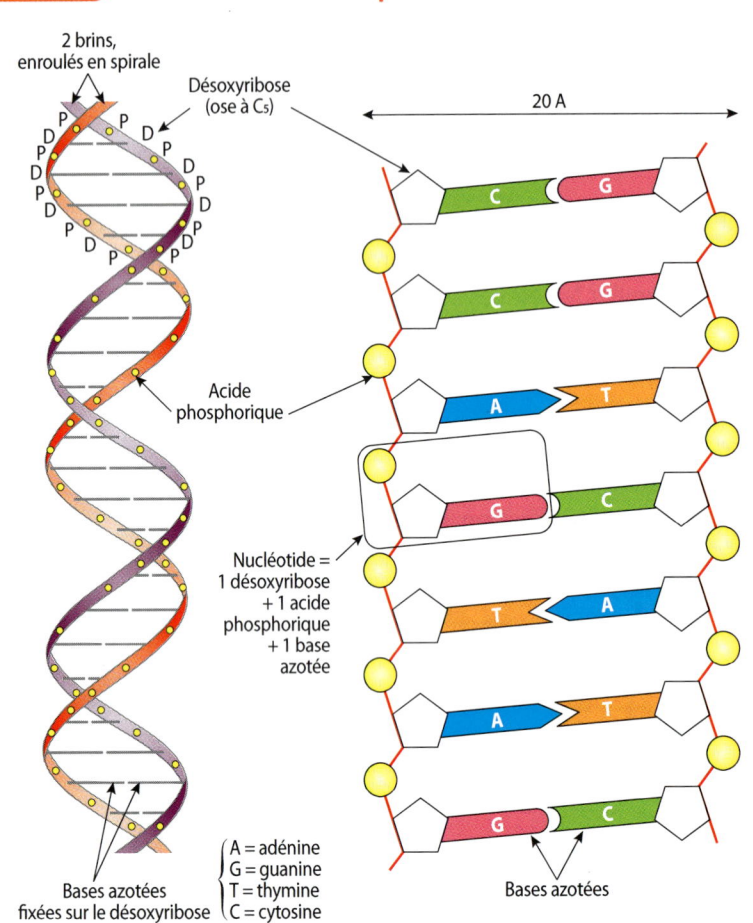

- 2 brins, enroulés en spirale
- Désoxyribose (ose à C5)
- 20 A
- Acide phosphorique
- Nucléotide = 1 désoxyribose + 1 acide phosphorique + 1 base azotée
- Bases azotées fixées sur le désoxyribose
- A = adénine
- G = guanine
- T = thymine
- C = cytosine
- Bases azotées

Le saviez-vous ?

L'**ADN**, ou **acide désoxyribonucléique**, est une molécule enroulée en double hélice. Cette structure, découverte en 1953 par Watson et Crick, permet d'expliquer la réplication de l'ADN ainsi que l'apparition de mutations qui peuvent être responsables de maladies d'origine génétique.

5 Rappeler la définition d'un polymère et d'un monomère (→ **Chapitre 3.1** du manuel de Première).

6 À partir de l'observation du **doc. C**, **nommer** le monomère constitutif de l'ADN.

7 Retrouver dans le **doc. C** les trois constituants d'un monomère.

8 Identifier les quatre bases azotées.

9 On dit que les deux brins d'ADN sont complémentaires. À partir de l'observation du **doc. C**, **expliquer** cette complémentarité en déterminant les règles d'association des bases azotées entre les deux brins.

DOC. D — Génome, génotype, gène et allèles

Des allèles différents viennent de la modification d'un ou plusieurs nucléotides dans la séquence portée par l'ADN. Par exemple, sur le locus 15q11.2 du chromosome 15, le gène EYCL3 code un pigment, la mélanine, qui participe à la couleur des yeux et dont on distingue deux allèles. L'allèle B code une importante présence de la mélanine (pigment brun) dans l'iris, et donc des yeux bruns à noirs. L'allèle b code une faible présence de mélanine, et donc des yeux clairs (bleus, verts ou gris). Un individu aux yeux bleus aura dans son génotype 2 allèles b, tandis qu'un individu aux yeux marron aura soit 2 allèles B soit un allèle B et un allèle b.

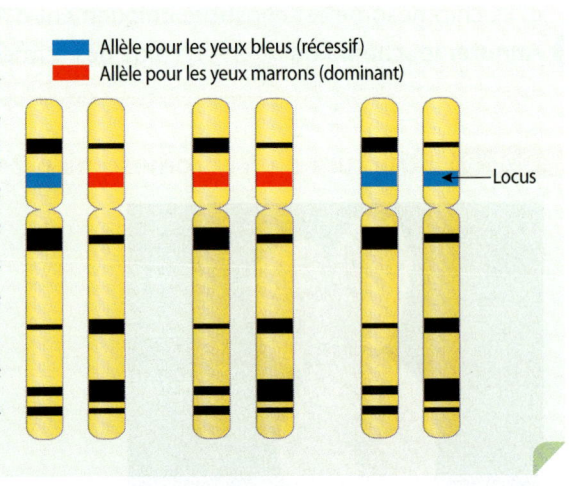

- Allèle pour les yeux bleus (récessif)
- Allèle pour les yeux marrons (dominant)
- Locus

10 Associer les termes génome, génotype, gène, allèle et locus à leur définition :

A. Emplacement précis du gène sur un chromosome.
B. Portion de l'ADN codant une protéine.
C. Une des versions possibles d'un même gène.
D. Ensemble des allèles d'un individu pour un gène donné.
E. Ensemble du matériel génétique d'un individu.

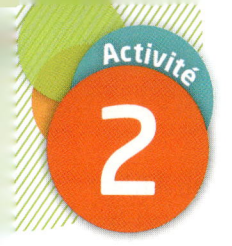

Activité 2 — Un intermédiaire entre ADN et protéine

Contexte : Louis est atteint de myopathie de Duchenne. Il sait que sa maladie est d'origine génétique et qu'elle a pour conséquence l'absence de production d'une protéine nécessaire au fonctionnement musculaire. Il s'interroge sur le lien entre les gènes situés sur l'ADN et la synthèse des protéines.

DOC. A — Localisation de la synthèse protéique

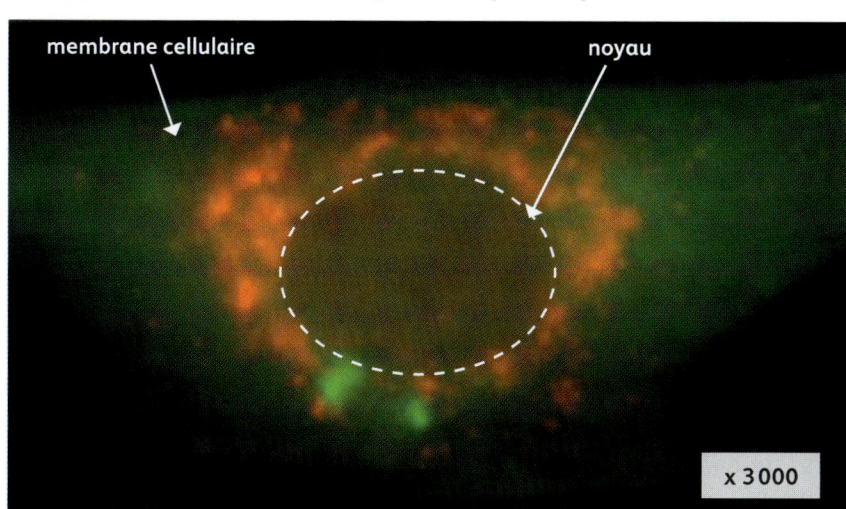

membrane cellulaire — noyau — x 3 000

> La photographie du **doc. A** montre une cellule réalisant la synthèse protéique. Lorsque l'expression du gène se produit, les acides aminés assemblés en protéines réagissent avec une substance qui émet de la fluorescence orange.

1 **Rappeler** la localisation de l'ADN dans la cellule.

2 À l'aide du **doc. A**, **localiser** la synthèse des protéines.

DOC. B — Noyau d'une cellule

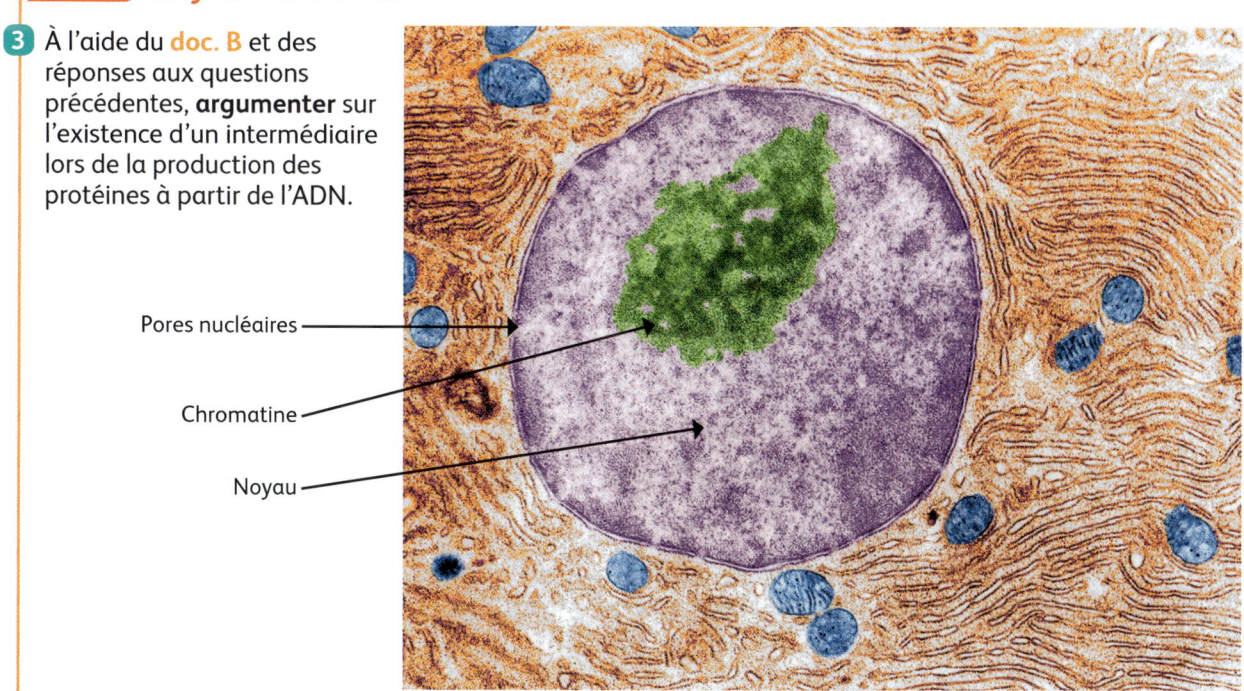

3 À l'aide du **doc. B** et des réponses aux questions précédentes, **argumenter** sur l'existence d'un intermédiaire lors de la production des protéines à partir de l'ADN.

Pores nucléaires — Chromatine — Noyau

CHAPITRE 9.1 • L'information génétique et son expression

DOC. C — Mise en évidence du rôle de l'ARNm

Il existe une relation entre l'activité de synthèse des protéines et la présence dans la cellule d'un ARN messager (ARNm), un acide nucléique proche de l'ADN.

Expérience : Afin de mettre en évidence l'implication de cet ARNm dans la synthèse protéique, on isole différents constituants de cellules fabriquant l'hémoglobine (les érythroblastes) que l'on introduit dans des cellules incapables de synthétiser de l'hémoglobine. Ceci permettra de tester leur capacité à transmettre l'information pour la synthèse de l'hémoglobine à ces cellules incapables, à l'origine, de produire la protéine.

Résultats :

Constituant injecté	Ribosomes	ARNm	Mitochondries	Réticulum endoplasmique
Synthèse d'hémoglobine	Non	Oui	Non	Non

4 **Analyser** l'expérience et **conclure** quant au rôle de l'ARNm dans la cellule.

DOC. D — Expérience de Brachet

En 1951, Jean Brachet étudie avec plus de précision le rôle de l'ARNm dans la synthèse des protéines. Les deux illustrations suivantes montrent une cellule A cultivée pendant 15 minutes sur un milieu contenant un précurseur radioactif de l'ARNm, et une cellule B cultivée elle aussi pendant 15 minutes sur un milieu contenant le même précurseur de l'ARNm puis placée 1 heure et demi sur un milieu non radioactif. Chacune des cultures est ensuite photographiée à l'aide d'une plaque sensible à la radioactivité qui noircit le film photographique.

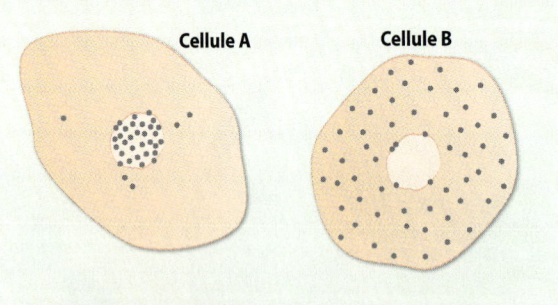

Cellule A — Cellule B

Bon à savoir

Un précurseur est un composé substrat d'une réaction ou d'une voie métabolique par laquelle il sera transformé.

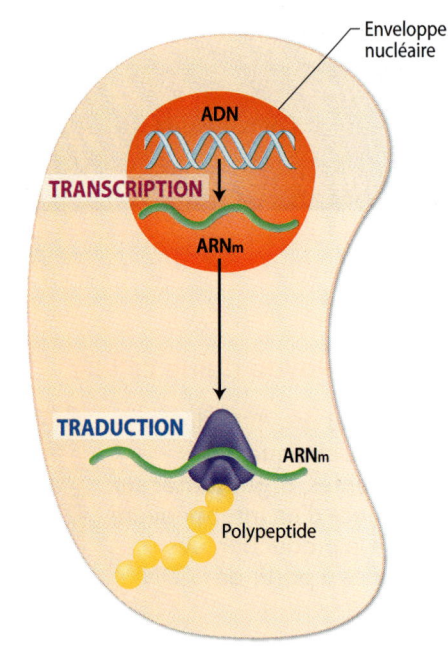

DOC. E — Du gène à la protéine

- Enveloppe nucléaire
- ADN
- TRANSCRIPTION
- ARNm
- TRADUCTION
- ARNm
- Polypeptide

7 À l'aide du **doc. E** et des réponses aux questions précédentes, **rédiger** une phrase pour expliquer à Louis les deux étapes permettant la synthèse d'une protéine à partir de l'ADN.

5 À partir de la cellule A, **repérer** le lieu de production de l'ARNm.

6 **Analyser** l'expérience pour mettre en évidence le devenir de l'ARNm au cours de la synthèse protéique.

Activité 3 — De l'ADN à l'ARN messager : la transcription

Au cours de la première étape de la synthèse protéique, l'information génétique est transférée de l'ADN à l'ARN messager. En comparant la structure de ces deux molécules, il est possible de comprendre le mécanisme de la transcription.

DOC. A — Structure de l'ARN messager

> L'ARN messager, ou ARNm, est un polymère de la famille des acides nucléiques.

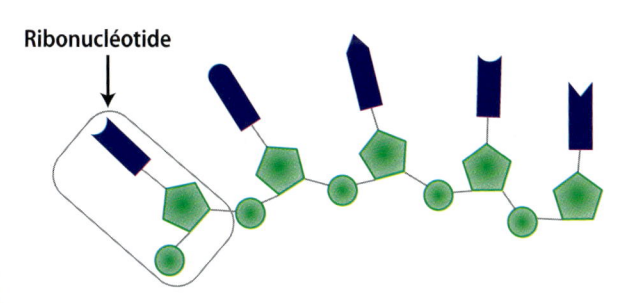

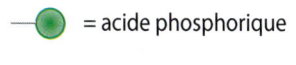

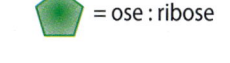

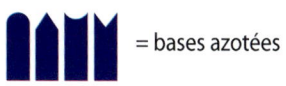

- ● — = acide phosphorique
- ⬠ = ose : ribose
- ▮▮▮▮ = bases azotées { cytosine, guanine, adénine, uracile }

Ribonucléotide

1. Par analogie avec le sigle ADN et à l'aide du **doc. A**, **proposer** une signification du sigle ARN.
2. **Construire** un tableau comparatif de la molécule d'ADN et de la molécule d'ARN (noms des bases azotées et de l'ose, nombre de brins) (→ activité 1).

DOC. B — Mécanisme de la transcription

- Nucléotides libres
- Brin de la molécule d'ADN transcrit
- ARN polymérase
- ARNm : copie monocaténaire complémentaire du brin transcrit de l'ADN

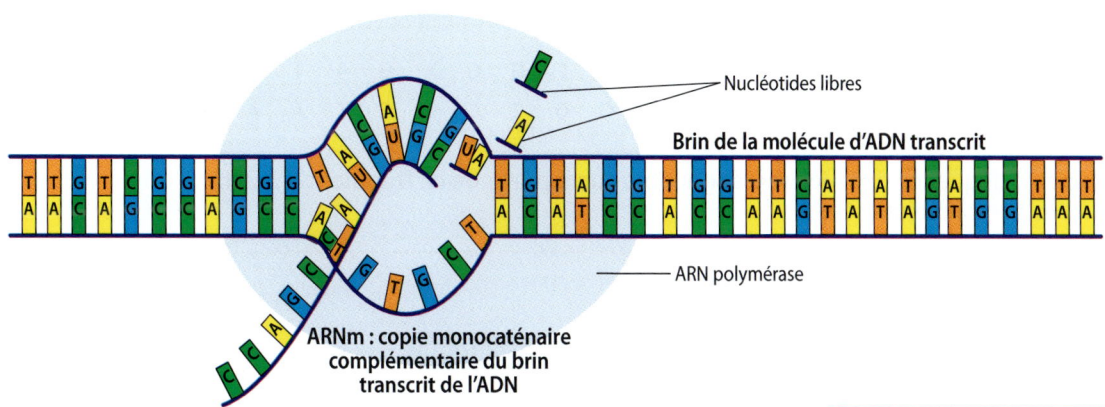

3. À partir du **doc. B**, **identifier** les trois éléments nécessaires à la transcription.
4. **Proposer** une définition de la transcription puis **rappeler** la localisation cellulaire de cette étape.

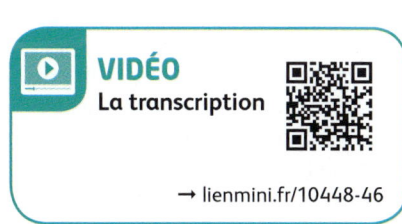

VIDÉO — La transcription
→ lienmini.fr/10448-46

CHAPITRE 9.1 • L'information génétique et son expression

DOC. C — L'ARN polymérase

L'ARN polymérase est l'enzyme qui synthétise l'ARN messager dans la cellule. Elle reconnaît le « brin matrice », souvent appelé « brin transcrit » de l'ADN, et utilise la complémentarité des bases azotées pour construire la molécule d'ARNm.

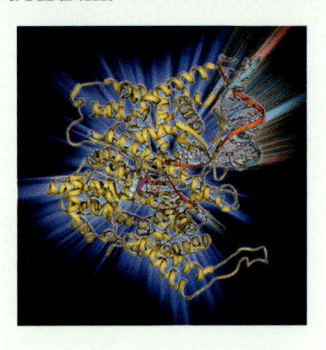

DOC. D — Séquence d'une portion d'un gène et de l'ARN messager correspondant

Séquence d'ADN

Brin 1   A T C G A T C G T A T G C G T A T A
Brin 2   T A G C T A G C A T A C G C A T A T

Séquence d'ARN messager

A U C G A U C G U A U G C G U A U A

5 **Indiquer** la complémentarité des bases existant entre l'ADN et l'ARN messager.

6 À l'aide des **doc. C** et **D**, **comparer** la séquence de l'ARN messager à la séquence de chacun des deux brins de l'ADN. En **déduire** quel est le brin matrice.

DOC. E — Synthèse du facteur de coagulation V

Le facteur V est une protéine intervenant dans le processus de coagulation sanguine qui aboutit à la formation d'un caillot sanguin.

La séquence d'un fragment de la séquence d'ADN codant le facteur V est représentée ci-dessous :

Brin non transcrit   C C A A A G T T C C G G A G A T T C
Brin transcrit   G G T T T C A A G G C C T C T A A G

7 **Déterminer** la séquence de l'ARN messager obtenue à partir de ce fragment d'ADN. **Expliquer** la démarche utilisée.

Le saviez-vous ?

Le mécanisme de la transcription a été mis en évidence par F. Jacob et J. Monod en 1961 au sein du laboratoire de A. Lwoff. Ces travaux sont effectués sur la bactérie *Escherichia coli* et vaudront à Jacob, Monod et Lwoff de recevoir le prix Nobel de physiologie ou médecine. On leur prêtait alors une portée universelle, Monod pensant que « ce qui est vrai pour la bactérie est vrai pour l'éléphant ».

Question de synthèse

Construire un schéma de la transcription en y faisant figurer les légendes suivantes : brin matrice, brin non transcrit, ARN polymérase, double-hélice d'ADN, ARNm.

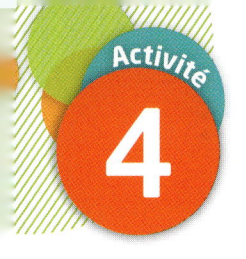

Activité 4 — Le code génétique

La molécule d'ARNm est constituée d'un enchaînement de nucléotides, tandis qu'une protéine est constituée d'un enchaînement d'acides aminés. Il existe donc un « dictionnaire » permettant de traduire une séquence de nucléotides en une séquence polypeptidique. Le code génétique a été mis en évidence dans les années 1960 par Holley, Khorana et Nirenberg, qui ont été récompensés par un prix Nobel en 1968. Le comité Nobel évoquera alors « la plus grande réussite scientifique de notre siècle ».

DOC. A Code génétique

> La lecture du code génétique se fait par triplets de nucléotides, appelés codon. Une fois cette correspondance établie, il a été mis en évidence une répétition dans le code génétique appelée « redondance » : plusieurs codons différents codent le même acide aminé.

Première lettre		Deuxième lettre								Troisième lettre
		U		C		A		G		
U		UUU	phényl-alanine	UCU	sérine	UAU	tyrosine	UGU	cystéine	U
		UUC		UCC		UAC		UGC		C
		UUA	leucine	UCA		UAA	codons stop	UGA	codon stop	A
		UUG		UCG		UAG		UGG	tryptophane	G
C		CUU	leucine	CCU	proline	CAU	histidine	CGU	arginine	U
		CUC		CCC		CAC		CGC		C
		CUA		CCA		CAA	glutamine	CGA		A
		CUG		CCG		CAG		CGG		G
A		AUU	isoleucine	ACU	thréonine	AAU	asparagine	AGU	sérine	U
		AUC		ACC		AAC		AGC		C
		AUA		ACA		AAA	lysine	AGA	arginine	A
		AUG	méthionine	ACG		AAG		AGG		G
G		GUU	valine	GCU	alanine	GAU	acide aspartique	GGU	glycine	U
		GUC		GCC		GAC		GGC		C
		GUA		GCA		GAA	acide glutaminique	GGA		A
		GUG		GCG		GAG		GGG		G

> En utilisant un seul nucléotide, il est possible de former 4^1 soit 4 combinaisons possibles (car il existe quatre bases azotées différentes), ce qui est insuffisant pour former les 20 acides aminés.

1. **Calculer** le nombre de combinaisons différentes de deux puis de trois nucléotides pouvant être formées en utilisant, dans n'importe quel ordre, les quatre nucléotides A, U, C, G.
2. **Commenter** la différence entre le nombre d'acides aminés existants et le nombre de codons potentiels pour **expliquer** la redondance du code génétique.
3. À l'aide du **doc. A**, **repérer** les codons correspondant à la lysine.

> Soit la séquence d'ARNm composée des quatre codons suivants : AUG GUU UAC CGU.

4. À l'aide du **doc. A**, **identifier** les quatre acides aminés correspondants pour écrire la séquence peptidique correspondante.
5. À l'aide du **doc. A**, **relever** la particularité des codons UAA, UAG et UGA.
6. **Proposer** un rôle à ces trois codons.

Bon à savoir
Les **nucléotides** sont lus trois par trois de façon continue, c'est-à-dire sans sauter de nucléotides et sans se chevaucher.

Le saviez-vous ?
Le **code génétique**, entièrement élucidé en 1965, s'est révélé universel, valable aussi bien pour la bactérie que pour l'éléphant.

CHAPITRE 9.1 • L'information génétique et son expression

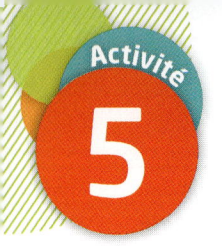

Activité 5 — De l'ARN messager à la protéine : la traduction

Au cours de la seconde étape de la synthèse protéique, l'ARN messager, produit dans le noyau et sorti dans le cytoplasme par les pores nucléaires, est traduit en une protéine. La traduction d'une séquence de nucléotides en une séquence d'acides aminés nécessite le code génétique.

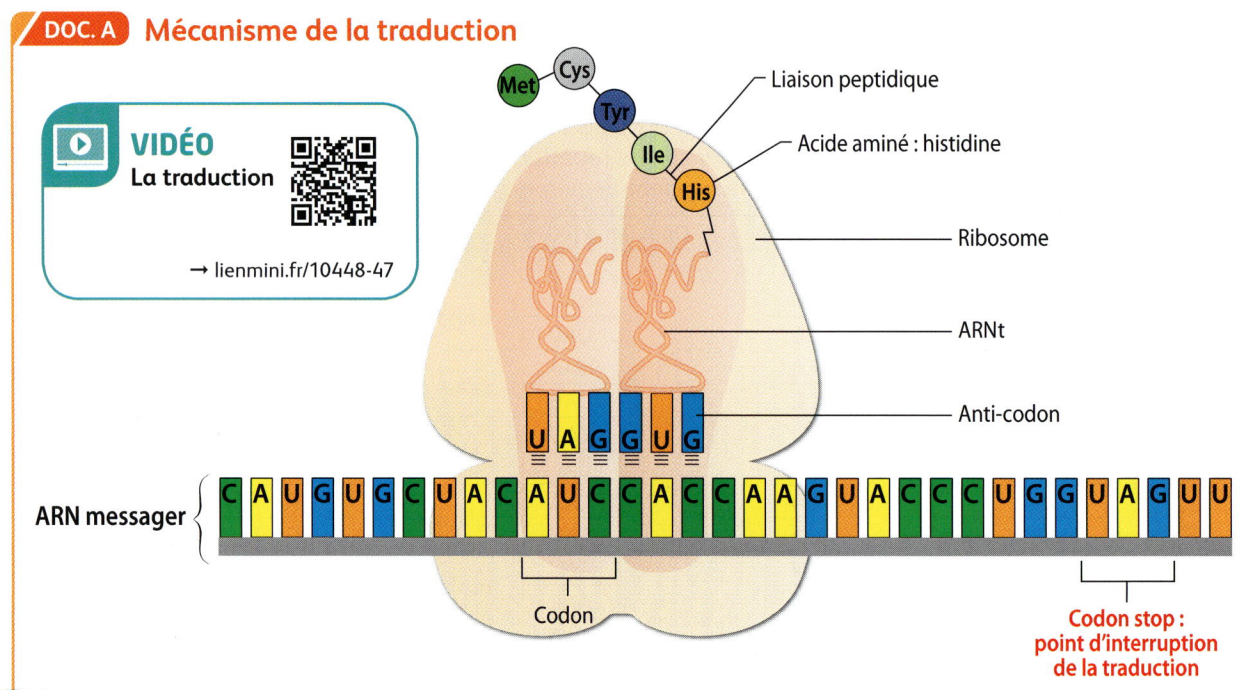

DOC. A — Mécanisme de la traduction

VIDÉO : La traduction → lienmini.fr/10448-47

Légendes : Liaison peptidique ; Acide aminé : histidine ; Ribosome ; ARNt ; Anti-codon ; Codon ; Codon stop : point d'interruption de la traduction.

1. À partir du doc. A et de la vidéo, **identifier** les trois éléments nécessaires à la synthèse d'un polypeptide.
2. **Proposer** une définition de la « traduction » et **rappeler** la localisation cellulaire de cette étape.
3. Assemblées, la petite sous-unité et la grande sous-unité ribosomales forment le ribosome. À partir du doc. A, **proposer** un rôle au ribosome.

DOC. B — Structure de l'ARN de transfert

> Un ARN de transfert, ou ARNt, possède deux sites spécifiques :
> – un site de fixation de l'acide aminé ;
> – un anti-codon.

À chaque anti-codon correspond un acide aminé donné excepté pour les anti-codons complémentaires des codons stop.

4. **Proposer** une définition d'un anti-codon.
5. À l'aide des doc. A et B, **proposer** un rôle à l'anti-codon.
6. À l'aide des doc. A et B, **proposer** un rôle à l'ARN de transfert.

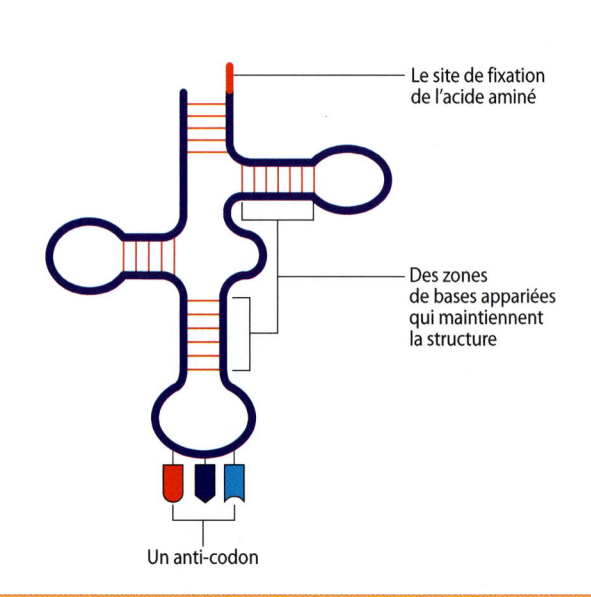

Légendes : Le site de fixation de l'acide aminé ; Des zones de bases appariées qui maintiennent la structure ; Un anti-codon.

DOC. C — Représentation schématisée d'un ARN de transfert

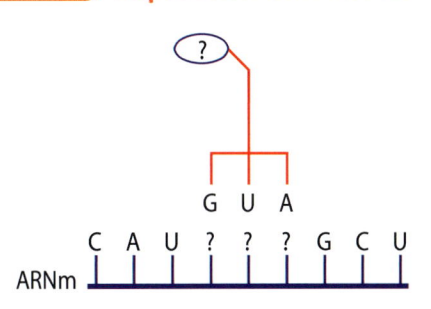

```
        ?
        |
      G U A
  C A U ? ? ? G C U
ARNm |_|_|_|_|_|_|_|_|
```

7 À partir des **doc. A et B** et du code génétique (→ **activité 4**), **trouver** le codon de l'ARN messager correspond à l'ARN de transfert représenté dans le **doc. C** ainsi que l'acide aminé correspondant.

DOC. D — Étapes de la traduction

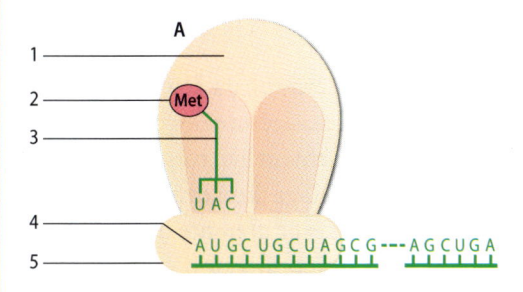

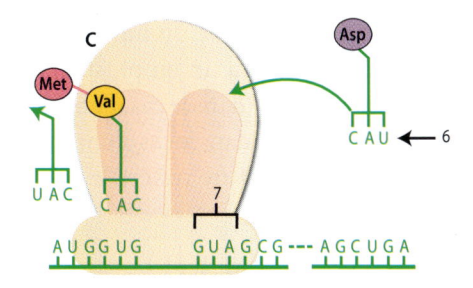

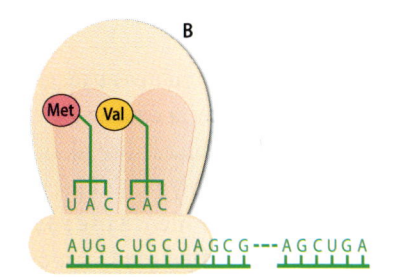

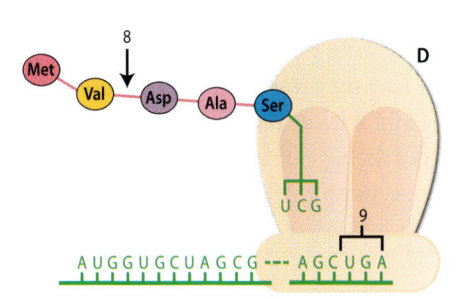

A
1 —
2 — Met
3 —
   U A C
4 — A U G C U G C U A G C G --- A G C U G A
5 —

B
Met   Val
U A C   C A C
A U G C U G C U A G C G --- A G C U G A

C
Met   Val   Asp
U A C   C A C   C A U ← 6
A U G G U G   7   G U A G C G --- A G C U G A

D
Met — Val — Asp — Ala — Ser   ↑ 8
                          U C G   9
A U G G U G C U A G C G --- A G C U G A

8 À l'aide des **doc. A et B**, **annoter** les légendes 1 à 9 du **doc. D**.
9 **Expliquer** ce qu'il s'est produit entre les étapes B et C.
10 **Expliquer** ce qu'il se passe lorsque le ribosome arrive sur le codon numéroté en 9.

DOC. E — Synthèse de la dystrophine

La dystrophine est une protéine présente dans la membrane des fibres musculaires. Elle est indispensable au maintien de l'architecture des cellules musculaires notamment lors de la contraction musculaire. Une partie du gène DMD codant la dystrophine est donnée ci-dessous :

Brin non transcrit   T A C G A A A C C A C C C T T C T T C A T
Brin transcrit   A T G C T T T G G T G G G A A G A A G T A

Bon à savoir

La liaison peptidique entre deux acides aminés est représentée par un trait horizontal.

11 **Identifier** dans le **doc. E** le brin matrice utilisé comme modèle par l'ARN polymérase pour synthétiser l'ARNm (→ **activité 3**).

12 **Écrire** la séquence de l'ARNm correspondant à cette portion de gène puis **expliquer** la démarche suivie.
13 À l'aide du code génétique (→ **activité 4**), **traduire** le message porté par l'ARNm afin d'obtenir la séquence polypeptidique de la dystrophine. **Expliquer** la démarche suivie.

Activité 6 — Les mutations ponctuelles

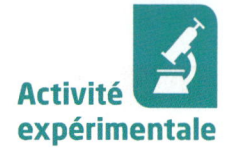

Activité expérimentale

Contexte : La drépanocytose est une maladie génétique due à une mutation ponctuelle d'un seul gène, et qui a pour conséquence l'altération de l'hémoglobine.

> **Bon à savoir**
>
> **Une mutation** est une modification d'un ou plusieurs nucléotides dans la séquence d'ADN. Il existe trois principaux types de mutations ponctuelles : des mutations par substitution, par délétion ou par insertion. Leurs conséquences sur la séquence de la protéine varient.

DOC. A — Les conséquences d'une mutation par substitution

Certaines mutations au niveau du gène n'ont pas de conséquence sur la chaîne polypeptidique produite : la mutation est dite silencieuse. Dans le cas où la chaîne polypeptidique est modifiée, la mutation est non silencieuse : on distingue :
– les **mutations faux sens** : un ou plusieurs acides aminés ont été modifiés par rapport à la chaîne polypeptidique normale ;
– les **mutations non sens** : la mutation entraîne l'apparition d'un codon stop (entraînant le décrochage du ribosome de l'ARNm), la chaîne polypeptidique est alors plus courte.

DOC. B — Les conséquences d'une mutation par insertion ou par délétion

Si la mutation concerne un ou deux nucléotides, le ribosome décale sa lecture des codons, alors qu'ils sont normalement lus trois par trois. On dit qu'il y a un **décalage du cadre de lecture**. La protéine produite est différente de la protéine normale, et si un codon stop apparaît, elle devient plus courte.

Si la mutation concerne un multiple de trois nucléotides, il y aura un ou plusieurs acides aminés manquants (dans le cas d'une délétion) ou supplémentaires (dans le cas d'une insertion), mais le cadre de lecture restera le même.

DOC. C — Prise en main du logiciel Génie Génétique dans l'étude de mutations ponctuelles

- Dans la rubrique « Fichier » puis « Charger la séquence », sélectionner « Hbb_H_S.edi ».
- Décocher la séquence Hbb_Homme et cliquer sur « Édition » puis « Supprimer les séquences cochées » (ne conserver que la séquence humaine).
- Cocher la séquence Hbb_Homme.
- **Pour obtenir les deux brins d'ADN :** cliquer sur « Action » puis « Chaîne complémentaire » puis « OK » afin d'obtenir les deux brins du gène. Le brin transcrit est indiqué en vert tandis que le brin non transcrit est en rouge.
- **Pour obtenir la séquence polypeptidique :**
– cliquer sur « Action » puis sur « Transcription » puis sur « OK ». La séquence de l'ARNm apparaît ;
– cliquer sur « Action » puis sur « Traduction » puis sur « OK ». La séquence de la protéine apparaît ;
– veiller à ce que le gène étudié soit toujours coché.

Il est possible d'effectuer la traduction directement sans réaliser la transcription au préalable.

- **Pour réaliser la simulation d'une mutation ponctuelle :**
– cliquer sur « Action » puis sur « Mutation » puis sur « Simulation » ;
– choisir alors le type de mutation à simuler (substitution, inversion ou délétion), puis la position de la mutation sur la séquence d'origine et enfin la mutation à effectuer.

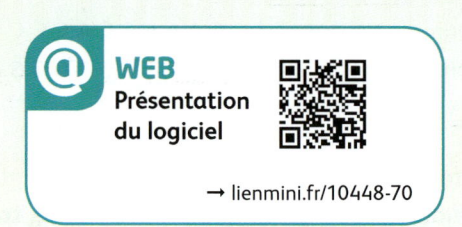

WEB — Présentation du logiciel
→ lienmini.fr/10448-70

▶ **Après avoir effectué** la traduction de la séquence normale à l'aide du **doc. C, simuler** une mutation par substitution au nucléotide n° 9 en remplaçant la cytosine par une thymine. **Effectuer** ensuite la traduction du gène muté.

1 À partir de l'observation des séquences d'ADN sauvage et muté (Hbb_Homme et gène muté), **proposer** une définition d'une mutation par substitution.

2 Comparer les séquences polypeptidiques normale et mutée pour **identifier** la nature de la mutation sur la chaîne protéique à l'aide du **doc. A**.

▶ **Simuler** une mutation par substitution au nucléotide n° 19 en remplaçant la guanine par une thymine. **Effectuer** ensuite la traduction du gène muté.

3 Comparer les séquences polypeptidiques normale et mutée pour **identifier** la nature de la mutation sur la chaîne protéique à l'aide du **doc. A**.

▶ **Simuler** une mutation par délétion du nucléotide n° 13 puis **effectuer** la traduction du gène muté.

4 À partir de l'observation des séquences d'ADN sauvage et muté, **proposer** une définition d'une mutation par délétion.

5 Comparer les séquences polypeptidiques normale et mutée pour **identifier** les conséquences de la mutation sur la chaîne protéique à l'aide du **doc. B**.

▶ **Simuler** une mutation par insertion du triplet CAC entre les nucléotides 7 et 8. **Effectuer** ensuite la traduction du gène muté.

6 À partir de l'observation des séquences d'ADN sauvage et muté, **proposer** une définition d'une mutation par insertion.

7 Comparer les séquences polypeptidiques normale et mutée pour **identifier** les conséquences de la mutation sur la chaîne protéique à l'aide du **doc. B**.

DOC. D Conséquence sur la fonctionnalité des protéines

Les sujets atteints de drépanocytose produisent une hémoglobine altérée, incapable de réaliser sa fonction de transporteur du dioxygène. Une partie du gène responsable de la synthèse de l'hémoglobine est représentée ici :

Brin matrice de l'allèle HbbA (allèle normal) : T G A G G A C T C C T C

Brin matrice de l'allèle HbbS (allèle muté) : T G A G G A C A C C T C

8 Comparer dans le **doc. D** les deux séquences des gènes, normal et muté. **Localiser** et **nommer** la mutation génétique.

9 Pour chaque allèle donné, et à l'aide du code génétique de l'activité 3, **trouver** la séquence de l'ARNm puis du polypeptide correspondant. **Expliquer** la démarche suivie.

10 Comparer les deux séquences polypeptidiques obtenues, puis **préciser** le type de mutation observée.

11 Montrer au niveau de la protéine, pourquoi les patients atteints de drépanocytose produisent une hémoglobine incapable de réaliser sa fonction.

Le saviez-vous ?

La plupart des **mutations ponctuelles** apparaissent lors de la réplication de l'ADN. Mais des systèmes de réparation efficaces existent dans la cellule et font que ces événements sont rares (1 nucléotide tous les 10^7 en moyenne). Des facteurs externes à l'organisme peuvent également être à l'origine de mutations pouvant entraîner la formation de cancers (→ chapitre 9.3). Lorsque les mutations touchent les cellules de la reproduction (spermatozoïdes ou ovocyte), celles-ci peuvent se transmettre à la génération suivante.

Retenir l'essentiel

RETENIR L'ESSENTIEL EN AUDIO

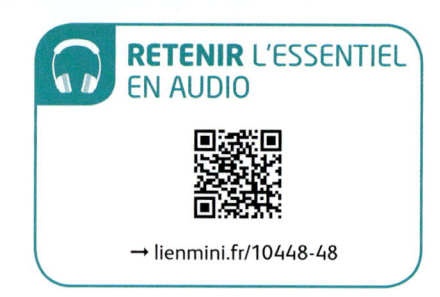

→ lienmini.fr/10448-48

La structure du chromosome

■ Le matériel génétique se présente sous la forme de **chromatine**. C'est un nucléofilament composé de la molécule d'ADN enroulée autour de protéines, les histones. Chaque cellule possède 46 nucléofilaments de chromatine.

■ Le chromosome est composé de deux **chromatides identiques** réunies au niveau du **centromère**. Chaque chromatide correspond à la matrice et à la copie de l'ADN obtenues après la réplication.

■ L'ADN, ou acide désoxyribonucléique, est composé de deux brins enroulés en double hélice. C'est un polymère de **désoxyribonucléotides**. Chaque monomère est constitué d'un désoxyribose, d'un groupement phosphate et d'une base azotée (adénine, cytosine, guanine ou thymine). Les deux brins sont **complémentaires** l'un de l'autre : l'adénine sera toujours associée de manière non covalente à la thymine et la cytosine à la guanine.

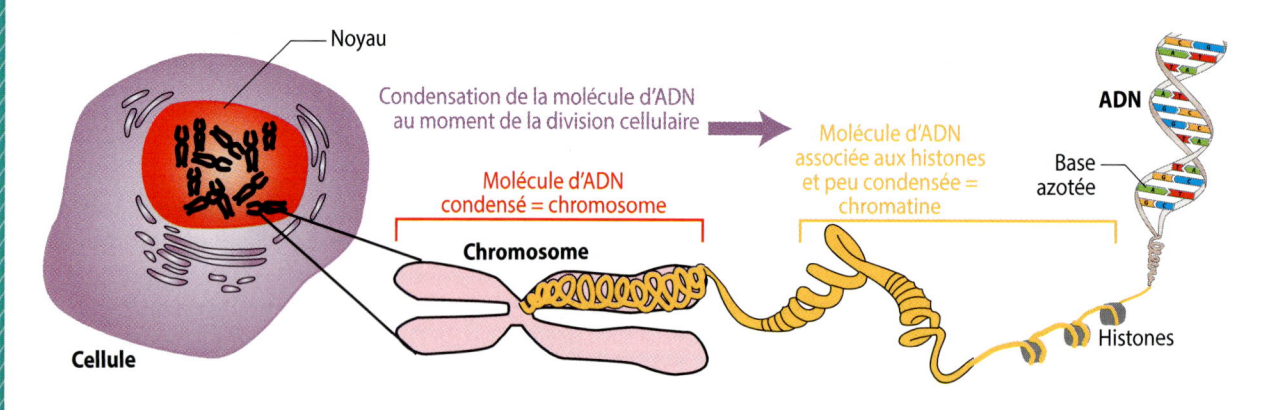

Cellule — Noyau — Condensation de la molécule d'ADN au moment de la division cellulaire → Molécule d'ADN condensé = chromosome — Molécule d'ADN associée aux histones et peu condensée = chromatine — ADN — Base azotée — Histones

Comparaison ADN/ARN

	ADN	ARN messager
Structure	Molécule bicaténaire	Molécule monocaténaire
Nucléotide	Désoxyribonucléotide : – désoxyribose – phosphate – bases azotées : adénine, cytosine, guanine et thymine	Ribonucléotide : – ribose – phosphate – bases azotées : adénine, cytosine, guanine et uracile
Localisation	Noyau	Noyau puis cytoplasme

Les étapes de la synthèse protéique : transcription et traduction

■ La synthèse de protéines à partir de l'ADN se déroule en deux étapes :
– la **transcription** permet la synthèse de l'ARN messager à partir de l'ADN. Elle a lieu dans le noyau de la cellule. L'**ARN polymérase** utilise le **brin matrice de l'ADN** qui va être transcrit et relie les **désoxyribonucléotides libres** complémentaires au brin matrice. L'ARNm sort ensuite du noyau par les pores nucléaires ;
– la **traduction** correspond à la synthèse d'une chaîne protéique à partir de l'information contenue dans l'ARN messager. Cette étape a lieu dans le cytoplasme.

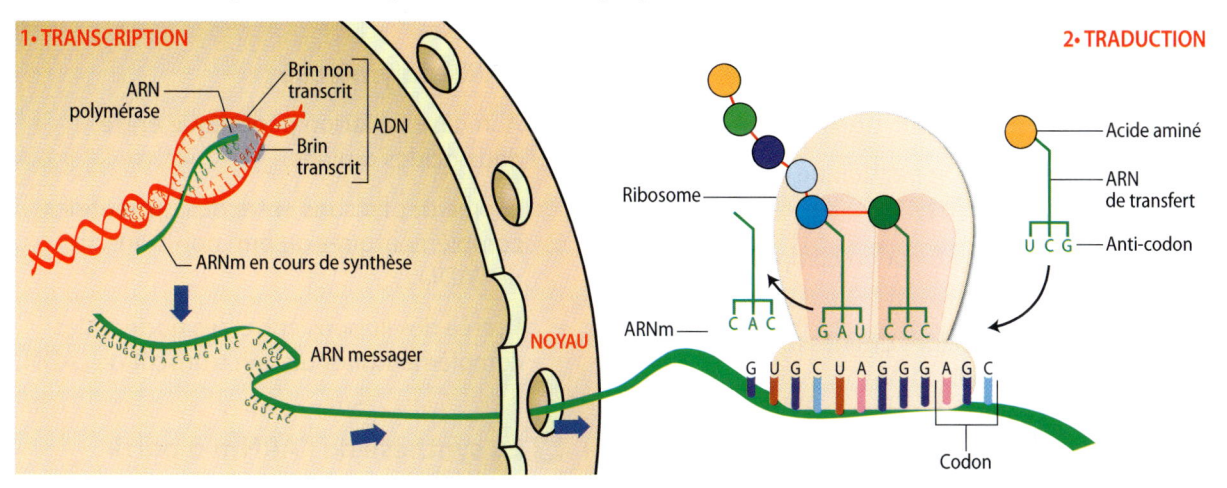

1• TRANSCRIPTION
- ARN polymérase
- Brin non transcrit
- ADN
- Brin transcrit
- ARNm en cours de synthèse
- ARN messager
- NOYAU

2• TRADUCTION
- Acide aminé
- ARN de transfert
- Anti-codon
- Ribosome
- ARNm
- Codon

Les mutations ponctuelles

■ Une **mutation ponctuelle** est une modification de la séquence nucléotidique d'un gène. Il existe trois principaux types de mutations ponctuelles :
– **mutation par substitution** : remplacement d'un nucléotide par un autre dans la séquence d'ADN ;
– **mutation par délétion** : perte d'un ou plusieurs nucléotide(s) dans la séquence d'ADN ;
– **mutation par insertion** : ajout d'un ou plusieurs nucléotide(s) dans la séquence d'ADN ;

■ Les conséquences sur la séquence protéique, et donc sur la fonction de la protéine, peuvent varier.
– Dans le cas d'une substitution, la mutation peut être **silencieuse** : la séquence en acides aminés reste inchangée et la protéine **conserve sa fonctionnalité**. Lorsque la séquence en acides aminés est modifiée, la fonction de la protéine synthétisée sera plus ou moins altérée selon l'acide aminé concerné. En cas de codon stop, la protéine devient plus courte et est alors **non fonctionnelle**.
– Dans le cas d'une insertion ou d'une délétion (différente d'un multiple de trois), le ribosome décale la lecture des codons. La séquence en acides aminés est différente car les acides aminés situés en aval de la mutation sont modifiés, voire de taille différente et aboutit la plupart du temps à une protéine non fonctionnelle.

> **Racine à retenir**
> cary(o)
>
> **Notions à retenir**
> ADN • ARN • code génétique • chromatide • chromatine • chromosome • gène • mutation • protéine • traduction • transcription

▶ Voir lexique p. 269

CHAPITRE 9.1 • L'information génétique et son expression

CHAPITRE 9.1 — Tester ses connaissances

1. QCM

Choisir la (ou les) proposition(s) correcte(s).

1 **Le ribosome :**
A. intervient lors de la transcription.
B. réalise la liaison peptidique entre deux acides aminés.
C. possède un anti-codon complémentaire de l'ARNm.
D. apporte les acides aminés lors de la traduction.

2 **La synthèse de la chaîne peptidique à partir de l'ARNm :**
A. s'appelle la traduction.
B. s'appelle la transcription.
C. a lieu dans le cytoplasme.
D. a lieu dans le noyau.

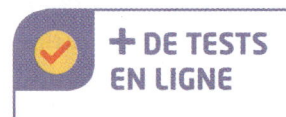

3 **L'ARN polymérase :**
A. réalise la liaison peptidique entre deux acides aminés.
B. crée des liaisons entre des nucléotides complémentaires au brin non transcrit de l'ADN.
C. crée des liaisons entre des nucléotides complémentaires au brin transcrit de l'ADN.

4 **La synthèse de l'ARNm à partir de l'ADN :**
A. s'appelle la traduction.
B. s'appelle la transcription.
C. a lieu dans le cytoplasme.
D. a lieu dans le noyau.

2. Vrai ou faux

A. Une mutation par substitution est le remplacement d'un acide aminé par un autre.
B. Une délétion est la perte d'un nucléotide dans la séquence d'un gène.
C. La substitution conduisant à une protéine plus courte est une mutation faux sens.
D. Une mutation silencieuse est une modification dans la chaîne peptidique sans conséquence fonctionnelle.

3. Association

Associer chaque exemple de modifications de l'ADN au type de mutation, puis à la conséquence de la mutation sur la protéine. Utiliser le code génétique.

- **Modification de la séquence d'ADN (brin transcrit) :** 1. CTA → CTT ; 2. AACGATTGC → AACGGATTGC ; 3. GGCTATTCG → GGCTCG ; 4. TCT → GCT ; 5. TTC → ATC
- **Type de mutation :** A. Délétion ; B. Substitution ; C. Insertion
- **Conséquences sur la séquence protéique :** I. Mutation silencieuse ; II. Mutation non silencieuse non sens ; III. Mutation non silencieuse faux sens ; IV. Décalage du cadre de lecture ; V. Pas de décalage du cadre de lecture

4. Le matériel génétique

1. **Donner** la signification du sigle ADN.
2. **Légender** le *doc. A*.
3. **Nommer** l'élément encadré en rouge.
4. « Les deux brins de l'ADN sont complémentaires ». **Expliquer** cette notion.
5. **Schématiser** et **légender** un chromosome à deux chromatides (légendes attendues : chromatide, centromère, télomère).

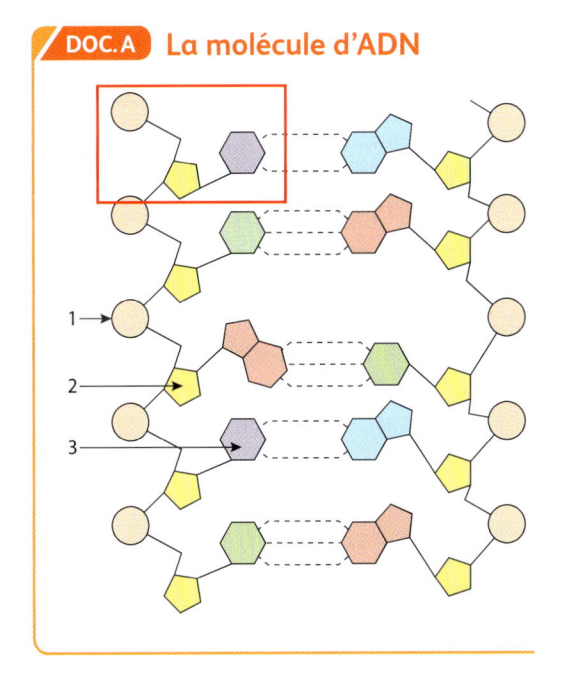

DOC. A La molécule d'ADN

5. Redondance du code génétique

> Théo, élève de ST2S, ne comprend pas bien la conséquence de la redondance du code génétique. Son professeur lui demande alors d'étudier deux séquences, une sauvage et une résultant de la mutation de l'ADN lors de la réplication.

1. À partir du *doc. A*, **comparer** la séquence de l'allèle sauvage et de l'allèle muté. **Localiser** et **identifier** le type de mutation observée.
2. **Construire** les séquences de l'ARNm correspondant aux deux allèles.
3. À l'aide du code génétique sur les rabats du manuel, **établir** les séquences peptidiques correspondant aux deux allèles du *doc. A*.
4. **Comparer** les deux séquences peptidiques obtenues.
5. À l'aide de l'analyse du code génétique et de la réponse à la question 4, **montrer** qu'une mutation lors de la réplication n'a pas toujours de conséquence sur la protéine.
6. **Expliquer** la conséquence de la redondance.

Bon à savoir

Un allèle sauvage correspond à un allèle normal

DOC. A Séquences d'ADN (brin transcrit)

| Allèle sauvage : | A T G G T A T C C A G T C G A |
| Allèle muté : | A T G G T G T C T A G T C G A |

CHAPITRE 9.1

Mobiliser ses connaissances

★ ACTIVITÉ 1 — La maladie de Rendu-Osler

La maladie de Rendu-Osler, appelée aussi Télangiectasie Hémorragique Héréditaire (THH), est une maladie héréditaire dont la prévalence en France est de l'ordre d'une naissance sur 7 000. Il s'agit d'un trouble de l'angiogenèse qui aboutit le plus souvent à l'absence de réseau capillaire entre les veines et les artères.

La maladie peut être liée à la mutation du gène *eng*, responsable de la synthèse d'une protéine, l'endogline. Cette glycoprotéine de la paroi des vaisseaux est directement impliquée dans la régulation de l'angiogenèse.

La mutation correspond à la perte de 9 nucléotides (soulignés ci-dessous) au niveau de l'allèle normal conduisant à l'apparition de l'allèle muté. Le tableau ci-dessous présente la séquence d'un fragment de l'ADN de l'allèle normal *eng-001* et de l'allèle muté *eng-004*.

Allèles	Séquence de nucléotides du brin transcrit d'ADN
Allèle normal : *eng-001*	...GTC*TCTTTCCAG*CTGGGCCTCTAC...
Allèle muté : *eng-004*	...GTCCTGGGCCTCTAC...

1 **Proposer** une définition des deux termes soulignés.
> La synthèse protéique se fait en deux étapes. L'une d'entre elle est représentée sur le **doc. A**.

2 **Nommer** cette étape et **préciser** sa localisation cellulaire.

3 **Annoter** le **doc. A**.

4 **Déterminer** la séquence de l'ARN messager correspondant à chacun des deux allèles *eng*. **Expliquer** la démarche.

5 À l'aide du code génétique (→ **rabats**), **déterminer** la séquence polypeptidique obtenue à partir de chacun des ARN messager. **Expliquer** la démarche.

6 **Expliquer** pourquoi l'allèle *eng-004* ne permet pas la production d'une protéine fonctionnelle.

DOC. A Schéma d'une des étapes de la synthèse protéique

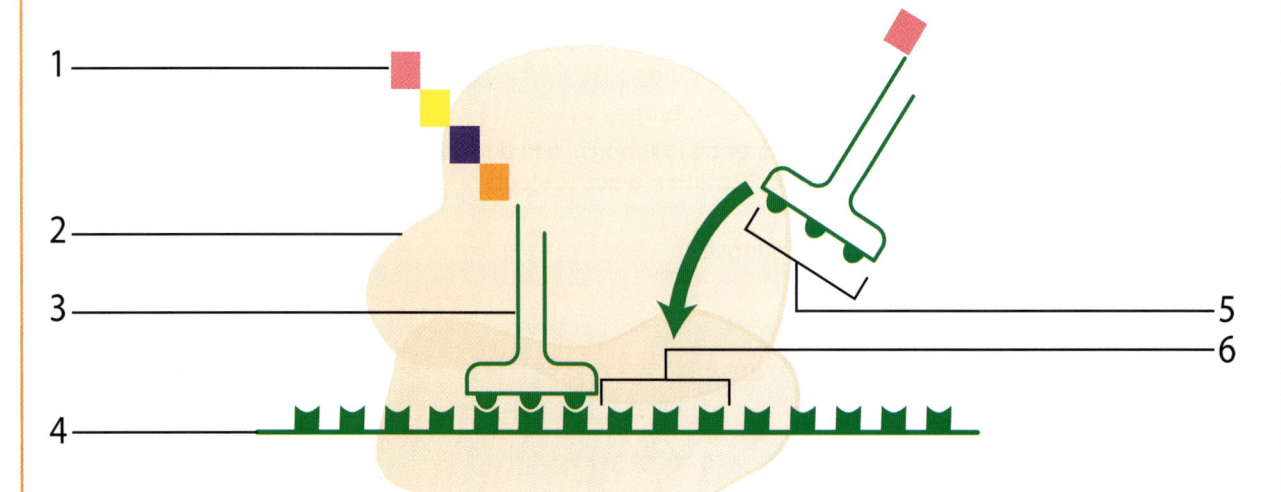

CHAPITRE 9.1

Mobiliser ses connaissances

★★ ACTIVITÉ 2 — La synthèse de l'insuline

L'insuline est une protéine produite par le pancréas et intervenant dans la régulation de la glycémie. Elle est composée de deux chaines polypeptidiques A et B, comme le montre le **doc. A**. La séquence d'ADN donnée dans le **doc. B** est une portion de l'allèle muté codant les acides aminés 21 à 26 de la chaine B de l'insuline chez des patients diabétiques.

1. **Déterminer** la séquence de l'ARN messager obtenue à partir du fragment d'ADN donné dans le **doc. B**. **Expliquer** la démarche utilisée.
2. À l'aide du code génétique (→ **rabats**), **établir** la séquence en acides aminés correspondant à ce fragment d'ADN. **Expliquer** le raisonnement.
3. **Comparer** la séquence d'acides aminés obtenue à la question 2 à celle présentée sur le **doc. A**. **Expliquer** pourquoi la mutation conduit à l'apparition du diabète (→ **Chapitres 6.2** et **6.3**).

DOC. A — Schéma de la structure de l'insuline normale

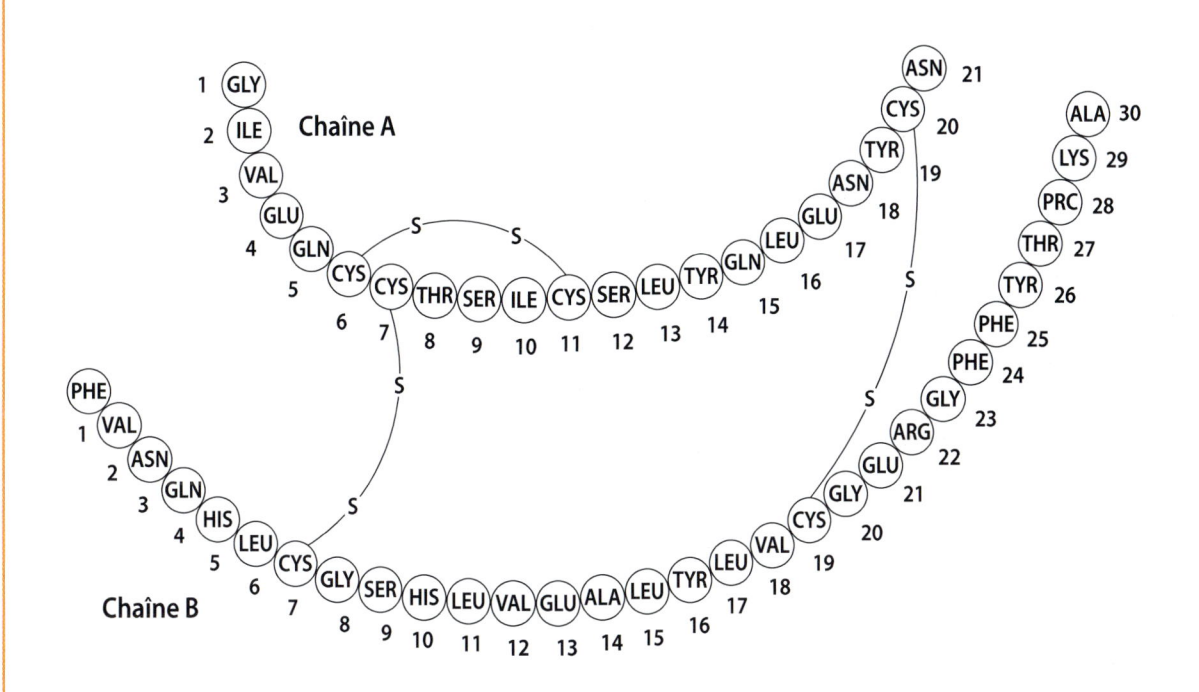

Chaîne A : GLY(1) - ILE(2) - VAL(3) - GLU(4) - GLN(5) - CYS(6) - CYS(7) - THR(8) - SER(9) - ILE(10) - CYS(11) - SER(12) - LEU(13) - TYR(14) - GLN(15) - LEU(16) - GLU(17) - ASN(18) - TYR(19) - CYS(20) - ASN(21)

Chaîne B : PHE(1) - VAL(2) - ASN(3) - GLN(4) - HIS(5) - LEU(6) - CYS(7) - GLY(8) - SER(9) - HIS(10) - LEU(11) - VAL(12) - GLU(13) - ALA(14) - LEU(15) - TYR(16) - LEU(17) - VAL(18) - CYS(19) - GLY(20) - GLU(21) - ARG(22) - GLY(23) - PHE(24) - PHE(25) - TYR(26) - THR(27) - PRC(28) - LYS(29) - ALA(30)

DOC. B — Portion de l'allèle muté codant les acides aminés 21 à 26 de la chaine B de l'insuline

Brin non transcrit muté :	GAA	CGT	GGC	CTT	TTC	TAC
Numéro des triplets :	21	22	23	24	25	26

CHAPITRE 9.1

Mobiliser ses connaissances

★★★ ACTIVITÉ 3 — La β–thalassémie

La béta-thalassémie est une maladie génétique qui se caractérise par l'absence de la chaîne béta de l'hémoglobine, ce qui provoque une production d'hémoglobine insuffisante entraînant une anémie (→ **Manuel de Première**). Elle touche chaque année 200 000 enfants à la naissance.

La fabrication des chaînes béta est codée par le gène « β-globine » situé sur le chromosome 11. Environ 200 mutations ont été répertoriées à l'origine de β-thalassémie. Le **doc. A** donne un extrait de la séquence de l'ARN messager correspondant au gène sauvage.

1. **Proposer** une définition des termes soulignés.
2. Le **doc. B** représente la transcription. **Annoter** le schéma.
3. À partir du **doc. A**, **écrire** la séquence d'ADN (brin transcrit et non transcrit) correspondant au gène de la β-globine normal. **Expliquer** la démarche suivie.
4. À l'aide du code génétique donné sur les rabats du manuel, **établir** la séquence de la chaîne peptidique normale. **Expliquer** la démarche suivie.

> L'une des mutations provoquant la maladie est une délétion de la base azotée guanine en position n° 12 du brin matrice d'ADN.

5. **Écrire** la séquence du brin matrice d'ADN muté.
6. **Établir** la séquence peptidique mutée à l'aide du code génétique donné en rabat.
7. **Comparer** les deux séquences peptidiques normale et mutée. **En déduire** les conséquences de la mutation observée au niveau de la protéine.
8. Après avoir **rappelé** le rôle de l'hémoglobine (→ **Manuel de Première**), **expliquer** l'anémie des patients atteints de β-thalassémie.

DOC. A — Extrait de l'ARNm sauvage

G C C U G U G G G G C A A G G U G A A C G U G

DOC. B — Mécanisme de la transcription

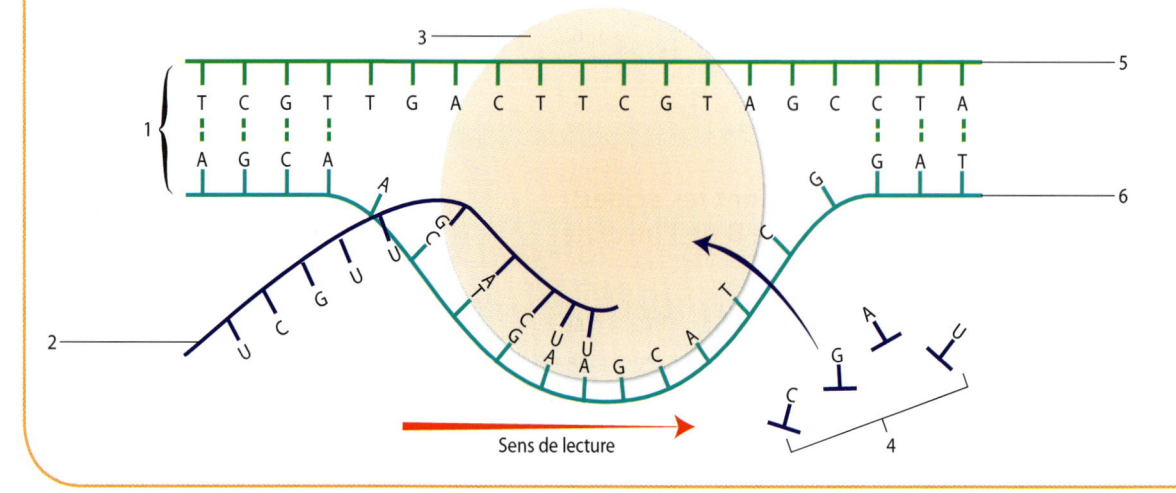

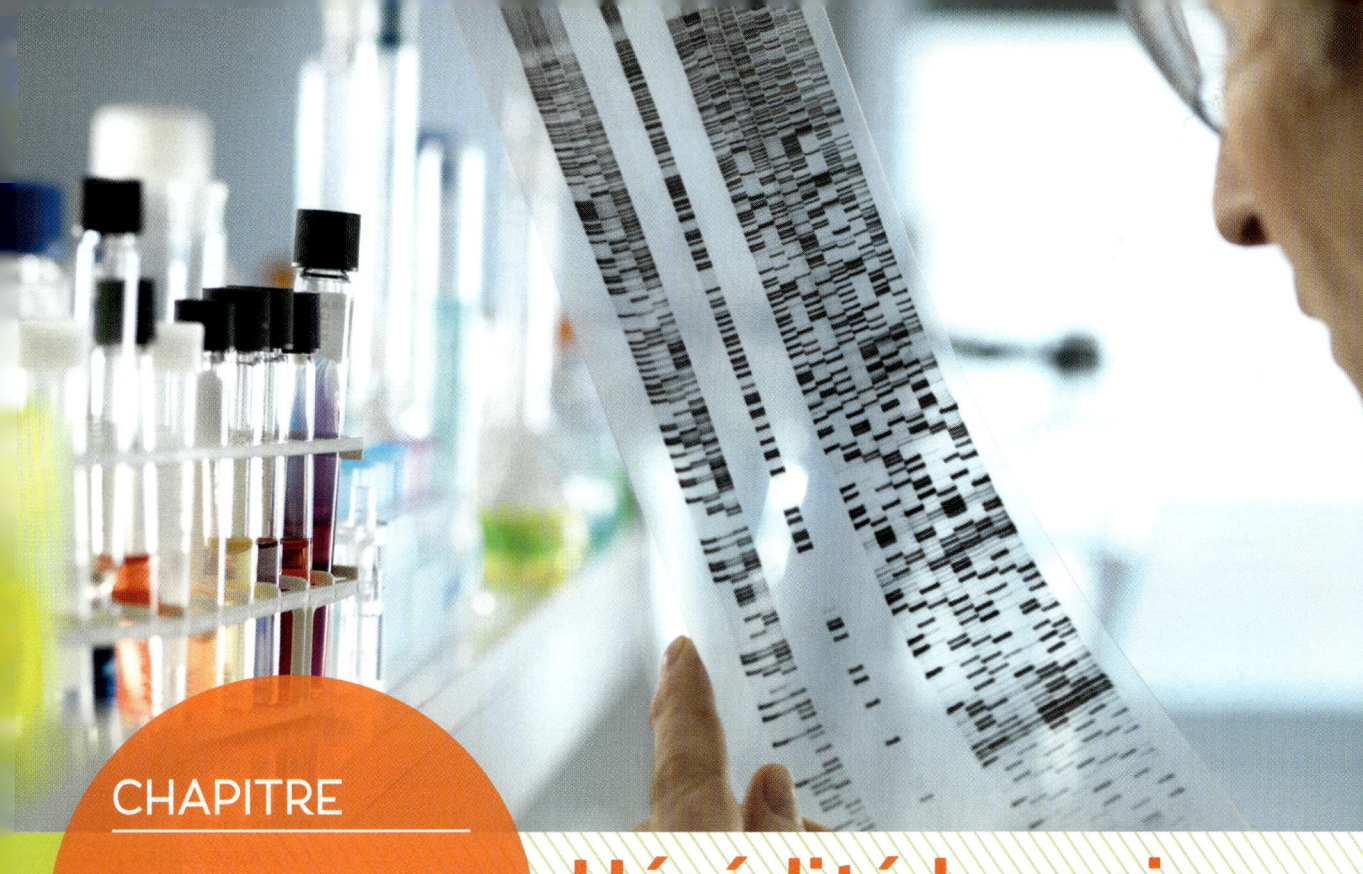

CHAPITRE 9.2

Hérédité humaine

Comment s'explique la transmission des caractères génétiques de parents à enfant ?

L'hérédité, transmission des caractères d'une génération à la suivante, obéit aux lois mises en évidence au XIXe siècle par Gregor Mendel : un enfant reçoit la moitié de ses chromosomes de son père et l'autre de sa mère. Chacun de ses gènes est donc présent en deux exemplaires : un issu de sa mère et l'autre de son père. De nombreuses maladies dites génétiques sont dues à la transmission d'un gène muté. L'analyse d'arbres généalogiques permet d'identifier le mode de transmission d'une maladie au sein d'une famille et ainsi de prévoir la probabilité qu'un couple puisse donner naissance à un enfant porteur de cette maladie.

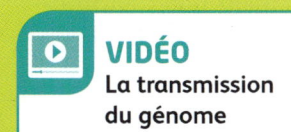

VIDÉO
La transmission du génome
→ lienmini.fr/10448-25

Capacités exigibles*

- Distinguer gènes et allèles, phénotype et génotype, homozygotie et hétérozygotie, dominance, codominance et récessivité, gonosomes et autosomes. **p. 216**
- Analyser des arbres généalogiques pour en déduire le mode de transmission des caractères héréditaires et déterminer des génotypes. **p. 218-221**
- Réaliser un échiquier de croisement pour déterminer la probabilité de transmission d'un caractère à la descendance. **p. 218**

* Bulletin officiel spécial n° 8 du 25 juillet 2019.

Activité 1 — Découvrir les notions

Le vocabulaire de l'hérédité, exemple du système ABO des groupes sanguins

Même si la composition du sang est la même pour tous, les cellules sanguines portent à leur surface des marqueurs, les antigènes, qui varient d'une personne à l'autre et sont à l'origine des règles de transfusion. Il existe plusieurs systèmes antigéniques dont le plus important pour les transfusions est le système ABO des globules rouges.

DOC. A — Le système ABO des groupes sanguins

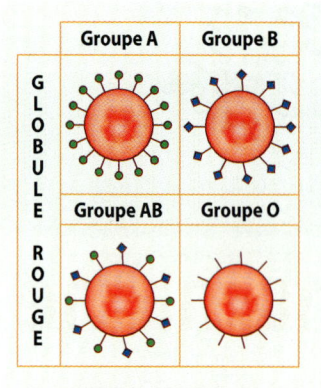

Ce système comporte 4 groupes sanguins :
– le groupe [A] caractérisé par la présence de l'antigène A sur les globules rouges ;
– le groupe [B] caractérisé par la présence de l'antigène B sur les globules rouges ;
– le groupe [AB] caractérisé par la présence des antigènes A et B sur les globules rouges ;
– le groupe [O] caractérisé par l'absence des antigènes A et B.

1 À l'aide du **doc. B**, **relever** dans le **doc. A** les différents phénotypes possibles dans le système ABO.

DOC. B — Définitions et conventions d'écriture

Gène : portion d'ADN qui détermine un caractère donné au sein d'une espèce.
Locus : position d'un gène donné sur un chromosome. Il est identique chez tous les individus.
Allèles : les différentes versions d'un gène présentes dans une cellule : un sur chaque membre d'une paire de chromosomes homologues (→ **Chapitre 9.1**). Quand les deux allèles sont identiques, l'individu est dit **homozygote** pour le gène concerné. Quand les deux allèles sont différents, l'individu est dit **hétérozygote** pour le gène concerné.
Pour un gène donné on distingue le **phénotype**, qui correspond à un caractère apparent ou mesurable, et le **génotype**, qui représente l'information génétique présente chez un individu donné. Pour un gène donné, le génotype correspond aux 2 allèles présents chez un individu.
Les phénotypes sont généralement notés entre crochets. Exemple : le phénotype d'un individu atteint d'une maladie génétique sera noté [malade]. Les génotypes sont notés en séparant les deux lettres désignant les deux allèles par un double trait symbolisant les deux chromosomes d'une paire. Exemple : si a et b sont deux allèles d'un même gène présents chez un individu, son génotype sera noté a//b.

▶ Dans le système ABO des groupes sanguins, l'expression des antigènes A et B est contrôlée par un gène unique. Il existe trois allèles pour ce gène : l'allèle *A* permet la synthèse de l'antigène A, l'allèle *B* permet la synthèse de l'antigène B, et l'allèle *o* ne permet la synthèse d'aucun des deux antigènes.

2 **En déduire** les six différents génotypes possibles.
3 Parmi les différents génotypes proposés dans la question 2, **identifier** ceux qui correspondent à des individus homozygotes et ceux qui correspondent à des individus hétérozygotes.

DOC. C — Analyse des groupes sanguins au sein de la famille X

> Mme. X. est du groupe [A] et M. X. du groupe [B]. M. et Mme X. ont trois enfants : Paul est du groupe [A], Adam du groupe [AB] et Julie du groupe [O].

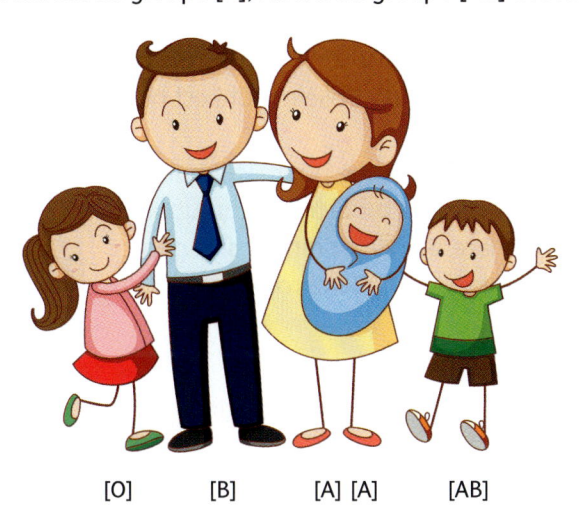

[O] [B] [A] [A] [AB]

Bon à savoir

Par convention, les **allèles récessifs** sont notés en minuscule, les **allèles dominants** en majuscule. Dans un génotype, l'allèle dominant est écrit en premier.

4 Le génotype de Julie est o//o. Sachant que pour un gène donné un individu possède un allèle transmis par son père et un allèle transmis par sa mère, **démontrer** que le génotype de Mme X. est forcément A//o.

> L'allèle o est dit récessif et l'allèle A dominant.

5 **Proposer une définition** possible de ces deux termes à l'aide du phénotype de Mme X. et de la question précédente.

6 À l'aide de la question 4, **retrouver** le génotype de M. X. **En déduire** si l'allèle B est dominant ou récessif par rapport à l'allèle o.

7 **Retrouver** le génotype d'Adam.

8 Les allèles A et B sont dits codominants, **proposer une définition** possible pour ce terme.

9 À l'aide des questions précédentes, **montrer** que le génotype de Paul est A//o.

10 À l'aide des questions précédentes, **identifier** à quel phénotype correspond chacun des génotypes listés dans la question 2.

11 M. et Mme X. attendent un 4ᵉ enfant. **Montrer** que cet enfant pourrait être du groupe [B] et **préciser** quel serait alors son génotype.

DOC. D — Arbres généalogiques

La transmission d'un caractère au sein d'une famille peut être étudiée par l'analyse d'un arbre généalogique.

Par convention, dans un arbre généalogique, les femmes sont représentées par des ronds et les hommes par des carrés. Les deux membres d'un couple sont unis par un trait central ou un trait sous leurs symboles et les membres d'une fratrie par un trait au-dessus de leurs symboles.

Lorsque le caractère étudié est une pathologie, les individus atteints par cette maladie sont repérés par un symbole colorié (rond ou carré selon le sexe).

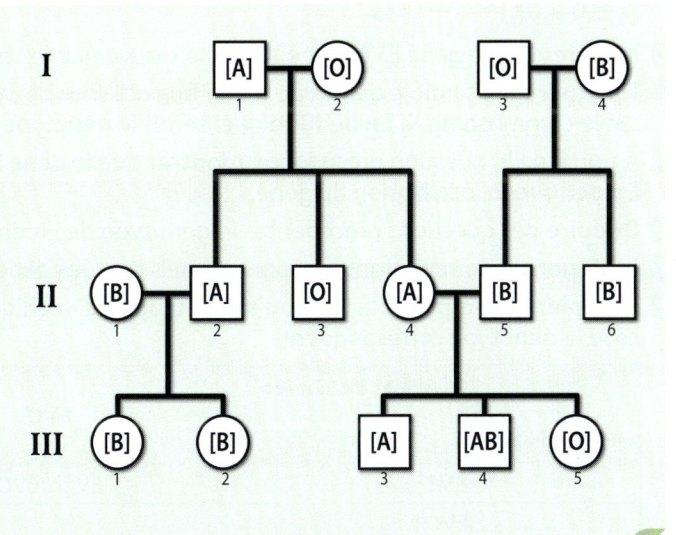

I : 1 [A] — 2 [O]   3 [O] — 4 [B]

II : 1 [B], 2 [A], 3 [O], 4 [A], 5 [B], 6 [B]

III : 1 [B], 2 [B], 3 [A], 4 [AB], 5 [O]

12 **Repérer** à quels individus de l'arbre généalogique correspondent M. X., Mme X. et leurs enfants.

13 **Repérer** le lien de famille existant entre les individus I-1 et II-2, entre les individus II-3 et II-4 et entre les individus III-1 et III-3.

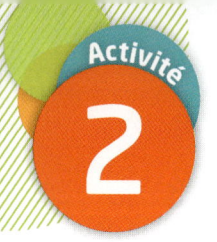

Activité 2 : Syndrome d'Ellis-Van Creveld

Le syndrome d'Ellis-Van Creveld associe un nanisme dysharmonieux, la présence de plus de cinq doigts, des anomalies des dents et une malformation cardiaque. L'incidence est d'environ 1 sur 60 000 naissances. La maladie est causée par une mutation du gène EVC. L'allèle muté est noté EVC^m, l'allèle non muté est noté EVC^s.

L'analyse de l'arbre généalogique d'une famille touchée par cette maladie permet de déterminer si l'allèle muté est dominant ou récessif par rapport à l'allèle sauvage (c'est-à-dire l'allèle non muté ou allèle sain) et si le gène EVC est sur un autosome, sur le chromosome X ou sur le chromosome Y.

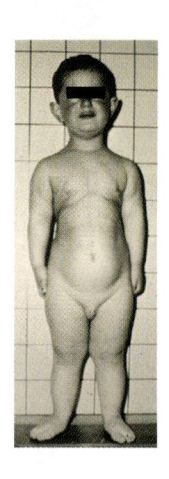

DOC. A — Arbre généalogique d'une famille touchée

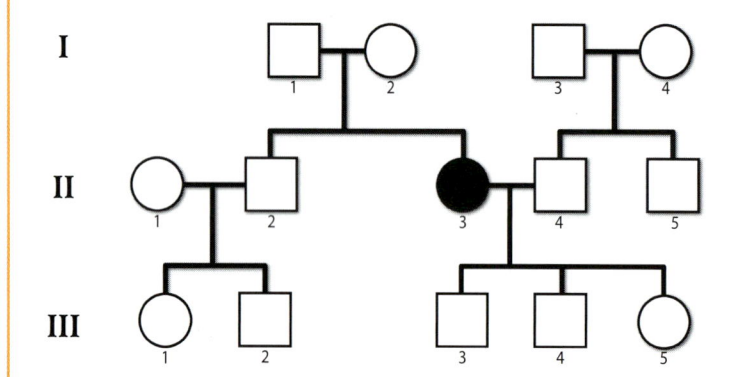

Bon à savoir

Lorsqu'un gène est présent sur un **chromosome sexuel**, on fait apparaître les chromosomes sexuels dans le génotype. Exemple : une femme homozygote pour l'allèle porté par le chromosome X aura un **génotype noté** $X^a//X^a$, un homme $X^a//Y$.

1 **Repérer** dans le doc. A l'individu atteint par le syndrome d'Ellis-Van Creveld et **préciser** son sexe.

2 D'après l'introduction, **indiquer** quel allèle du gène EVC doit être présent chez un individu atteint.

3 **Comparer** le phénotype de l'individu atteint à celui de ses parents et **montrer** que l'allèle EVC^m est récessif.

4 **Montrer** que le gène EVC ne peut pas se trouver sur le chromosome Y.

5 **Indiquer** quel serait le génotype d'une fille atteinte du syndrome d'Ellis-Van Creveld si le gène était sur le chromosome X. **En déduire** quel serait le génotype et le phénotype du père d'une fille atteinte.

6 À partir de la question précédente, **montrer** que le gène EVC ne peut pas être sur le chromosome X. **En déduire** la localisation du gène.

7 **Déduire** des questions précédentes le génotype de l'individu atteint et celui de chacun de ses parents.

8 **Indiquer**, en argumentant la réponse, quels sont les génotypes possibles pour les individus III-4 et II-2.

9 **Recopier** et **compléter** le tableau suivant, appelé « échiquier de croisement », en indiquant dans chaque case le génotype correspondant :

Allèles du père \ Allèles de la mère	EVC^s	EVC^m
EVC^s	$EVC^s//EVC^s$	
EVC^m		

10 Par chaque génotype obtenu, **indiquer** quel est le phénotype correspondant. **En déduire** la probabilité pour le couple I-1, I-2 d'avoir un enfant malade.

11 **Construire** l'échiquier de croisement du couple II-3 II-4 sachant que l'individu II-4 a pour génotype $EVC^s//EVC^s$.

12 **Déduire** de la question précédente la probabilité d'avoir un enfant malade pour le couple II-3 II-4.

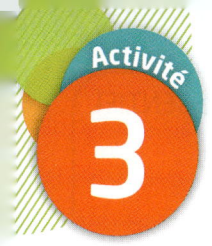

Activité 3 — Maladie de Hunter

Contexte : M. et Mme X. ont un premier enfant atteint de la maladie de Hunter, une maladie génétique affectant 1 naissance sur 162 000. C'est un syndrome associant des traits caractéristiques du visage, une sensibilité accrue aux infections respiratoires et aux otites, une raideur articulaire, une hypertrophie du foie et de la rate, des diarrhées récurrentes et un souffle cardiaque. Le gène impliqué dans cette maladie permet la synthèse d'une enzyme intervenant dans la dégradation de substances appelées glucosaminoglycanes. Chez les patients atteints de la maladie, le gène muté entraîne la formation d'une enzyme non fonctionnelle. L'accumulation de glucosaminoglycanes non dégradés dans les tissus est responsable des symptômes. Afin d'évaluer le risque que leurs autres enfants soient atteints, le couple consulte un médecin qui étudie leur arbre généalogique.

DOC. A — Arbre généalogique d'une famille touchée par la maladie de Hunter

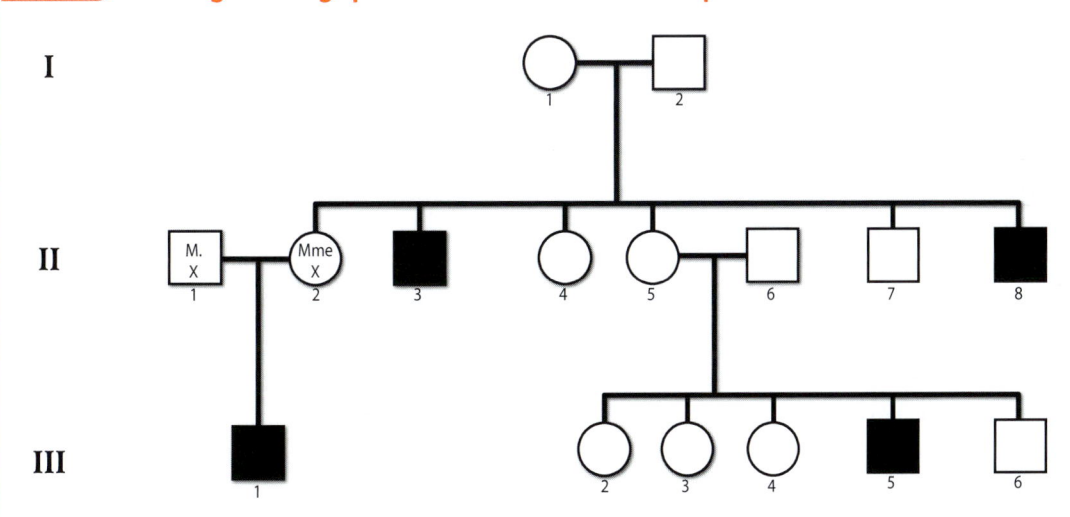

1. **Montrer** que l'allèle responsable de la maladie est récessif.
2. **Relever** dans l'arbre une particularité de cette maladie.
3. M. X. n'a aucun cas de maladie de Hunter dans sa famille et des analyses génétiques ont confirmé qu'il n'était pas porteur de l'allèle muté. **Montrer** que, dans ce cas, le gène responsable de la maladie ne peut pas être porté par un autosome.
4. À l'aide des phénotypes des individus I-2 et II-3, **montrer** que le gène ne peut pas être sur le chromosome Y.
5. **Conclure** sur la localisation du gène responsable de la maladie de Hunter.
6. **Retrouver** le génotype des individus II-3, I-1 et I-2, et **argumenter** la réponse. L'allèle sain sera noté S et l'allèle muté m.
7. **Retrouver** les différents génotypes possibles de l'individu II-4. **Argumenter** la réponse.
8. **Proposer** une hypothèse expliquant pourquoi les filles sont très rarement atteintes de ce syndrome.
9. À l'aide d'un échiquier de croisement, **déterminer** la proportion théorique d'enfants atteints de la maladie de Hunter dans la descendance de M. et Mme X. **Conclure** sur le risque pour ce couple d'avoir un autre enfant atteint.

Retenir l'essentiel

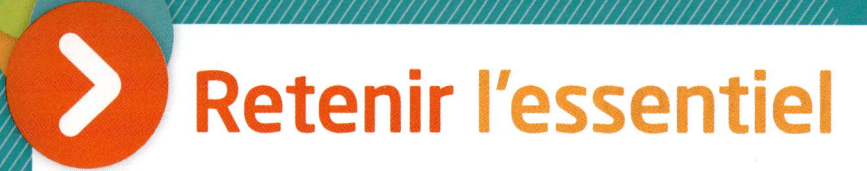

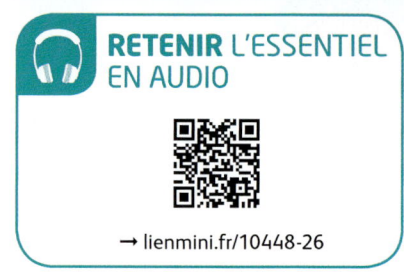

RETENIR L'ESSENTIEL EN AUDIO
→ lienmini.fr/10448-26

Définitions et conventions d'écritures

■ L'**hérédité** est la transmission de caractères d'une génération à l'autre. Un enfant reçoit la moitié de ses chromosomes de son père et l'autre moitié de sa mère.

■ Un **gène** est une portion d'ADN portant en général l'information codant une protéine correspondant à un caractère donné. Le **locus** est la position d'un gène sur un chromosome.

■ Un **allèle** est une version d'un gène. Pour chaque gène il existe plusieurs allèles.
Un individu est dit **homozygote** pour un gène donné lorsque ses deux chromosomes homologues portent le même allèle de ce gène.
Un individu est dit **hétérozygote** pour un gène donné lorsque ses deux chromosomes homologues portent deux allèles différents de ce gène.
Pour un gène donné, on distingue le **phénotype** d'un individu, qui correspond au caractère exprimé, et le **génotype**, qui correspond aux deux allèles présents chez cet individu. Le phénotype est noté entre crochets et le génotype est noté en séparant les deux allèles par une double barre symbolisant une paire de chromosomes.
Exemple : si on s'intéresse à une maladie génétique, il y a généralement deux phénotypes possibles : [sain] ou [malade] et 3 génotypes possibles s//s ; m//m et s//m.
Un allèle est dit **dominant** lorsqu'il s'exprime à l'état hétérozygote. Il est noté en majuscule.
Un allèle est dit **récessif** lorsqu'il s'exprime uniquement en absence de l'allèle dominant. L'allèle récessif est noté en minuscule.
Deux allèles sont dits **codominants** lorsque le phénotype correspond à l'expression des deux allèles.
Un allèle causant une maladie est appelé allèle **morbide**.

Arbres généalogiques

■ Leur analyse permet de comprendre le mode de transmission d'un caractère donné :
– première étape : déterminer si l'allèle responsable du caractère étudié est dominant ou récessif ;
– deuxième étape : déterminer si le gène étudié est porté par un autosome, le chromosome X ou le chromosome Y (→ **Méthode p. 258**).

■ Le génotype d'un individu peut être déterminé grâce à son phénotype et à ceux de ses parents.

Échiquiers de croisement

■ Ils permettent de connaître la probabilité qu'un couple transmette un caractère à ses enfants en associant les allèles que le père et la mère peuvent transmettre.
Exemple : cas d'une maladie autosomale récessive :

Allèles du père \ Allèles de la mère	S	m
S	S//S [sain]	S//m [sain]
m	S//m [sain]	m//m [malade] ← 25 % de risque

Propriétés d'un caractère autosomique récessif

■ Le gène est porté par un autosome et l'allèle d'intérêt est récessif. Dans ce cas, deux individus n'exprimant pas le caractère peuvent avoir un enfant qui l'exprime.

■ Il n'y a pas de différence entre hommes et femmes pour l'expression du caractère.

■ Le génotype ne fait pas apparaître les gonosomes.
Exemples : S//m ; S//S ou m//m.

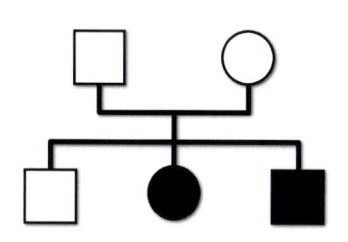

Propriétés d'un caractère autosomique dominant

■ Le gène est porté par un autosome. L'allèle d'intérêt est dominant.

■ Deux individus exprimant le caractère peuvent avoir un enfant qui ne l'exprime pas mais un individu atteint doit avoir un parent atteint.

■ Il n'y a pas de différence entre hommes et femmes.

■ Le génotype ne fait pas apparaître les gonosomes.
Exemples : M//s ; s//s ou M//M.

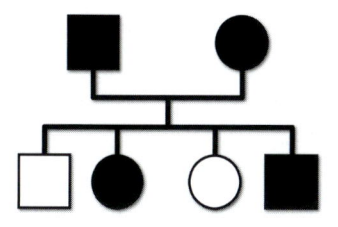

Propriétés d'un caractère récessif porté par le chromosome X

■ Le gène est porté par le chromosome X.

■ L'allèle d'intérêt est récessif.

■ Il y a une majorité d'hommes touchés car les hommes porteurs expriment tous l'allèle, alors que seules les femmes homozygotes l'expriment.

■ En général, l'allèle d'intérêt est transmis de la mère à ses fils. Une fille exprimant l'allèle d'intérêt doit avoir un père porteur donc exprimant le caractère mais un couple dans lequel le père n'est pas porteur peut avoir un fils exprimant l'allèle.

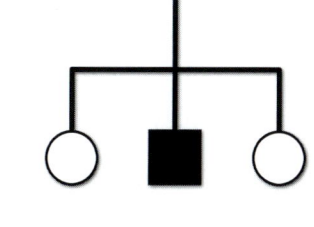

■ Le génotype doit faire apparaître les gonosomes.
Exemples : $X^S//Y$ ou $X^m//Y$ pour les hommes et $X^S//X^S$, $X^S//X^m$ ou $X^m//X^m$ pour les femmes.

Propriétés d'un caractère porté par le chromosome Y

■ Aucune femme n'exprime le caractère qui est transmis systématiquement de père en fils. Le chromosome Y étant présent en un seul exemplaire, il n'y a pas de notion de dominance ou de récessivité dans ce cas.

■ Le génotype doit faire apparaître les gonosomes.
Exemples : $X//Y^s$ ou $X//Y^m$.

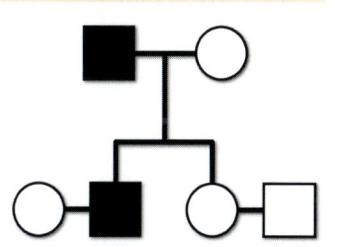

Notions à retenir

allèle • autosomal • dominant • gène • gonosomal • hétérozygote • homozygote • récessif

> Voir lexique p. 269

CHAPITRE 9.2 — Tester ses connaissances

+ DE TESTS EN LIGNE → lienmini.fr/10448-27

1. QCM

Choisir la (ou les) proposition(s) correcte(s).

1 Le phénotype :

A. est déterminé par le génotype.

B. correspond aux deux allèles présents sur une paire de chromosomes homologues.

C. correspond à un caractère exprimé.

2 Un allèle récessif :

A. s'exprime uniquement chez les individus hétérozygotes.

B. s'exprime uniquement en absence de l'allèle dominant.

C. s'exprime chez les individus homozygotes et les individus hétérozygotes.

3 Un allèle dominant :

A. s'exprime uniquement chez les individus hétérozygotes.

B. s'exprime uniquement chez les individus homozygotes.

C. s'exprime chez les individus homozygotes et les individus hétérozygotes.

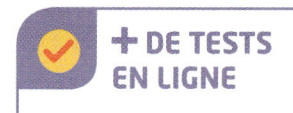

4 Lorsqu'un caractère s'exprime chez un enfant alors qu'il ne s'exprime chez aucun de ses parents, l'allèle correspondant à ce caractère :

A. est obligatoirement récessif.

B. est obligatoirement dominant.

C. peut être dominant ou récessif.

5 Une maladie génétique qui touche essentiellement les hommes est le plus souvent due :

A. à un gène porté par un autosome.

B. à un gène porté par le chromosome Y.

C. à un gène porté par le chromosome X.

6 L'échiquier de croisement permet :

A. de déterminer la probabilité d'apparition d'un phénotype donné dans la descendance de deux individus.

B. de déterminer si un allèle est dominant ou récessif.

C. de déterminer si un gène est porté par un autosome ou un chromosome sexuel.

2. Vrai ou faux

A. Un gène porté par le chromosome Y s'exprime uniquement chez les hommes.

B. Un gène porté par le chromosome X s'exprime uniquement chez les femmes.

C. Un individu porteur d'un allèle morbide est forcément malade.

D. Un individu porteur d'un allèle morbide transmet forcément cet allèle à ses enfants.

E. Un individu touché par une maladie génétique a toujours au moins un de ses parents également malade.

F. Un individu touché par une maladie génétique a toujours au moins un de ses parents porteur de l'allèle morbide.

3. L'alactasie congénitale

> L'alactasie est une maladie génétique caractérisée par l'absence d'une enzyme digestive : la lactase qui permet de digérer le lactose.

1 À partir de l'arbre suivant, **montrer** que :
– l'allèle muté responsable de la maladie est récessif ;
– le gène codant la lactase est porté par un autosome.

2 Préciser le génotype des individus II-2, II-3 et III-1

3 À l'aide d'un échiquier de croisement, **déterminer** la probabilité d'avoir un enfant atteint pour le couple II-2 et II-3

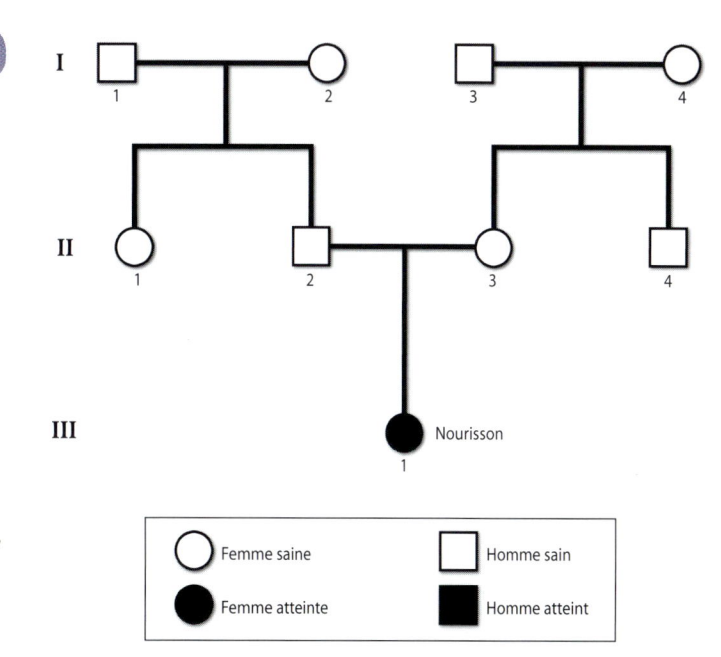

4. Le syndrome de Lesh-Nyhan

> Le syndrome de Lesh Nyhan est une maladie caractérisée par des troubles mentaux et comportementaux. Elle est due à des mutations dans le gène d'une enzyme appelée HGPRT, entraînant l'absence d'enzyme fonctionnelle.

1 À partir de l'arbre suivant, **montrer** que :
– l'allèle muté responsable de la maladie est récessif ;
– le gène ne peut pas être porté par le chromosome Y.

2 Sachant que l'individu I-1 n'est pas porteur de l'allèle muté, **montrer** que le gène ne peut pas être porté par un autosome, et **conclure** sur sa localisation.

3 Préciser le génotype des individus I-1, I-2, II-4, II-3 et II-5.

4 À l'aide d'échiquiers de croisement, **déterminer** la probabilité d'avoir un enfant malade pour le couple I-1 et I-2 et le couple II-5 et II-6.

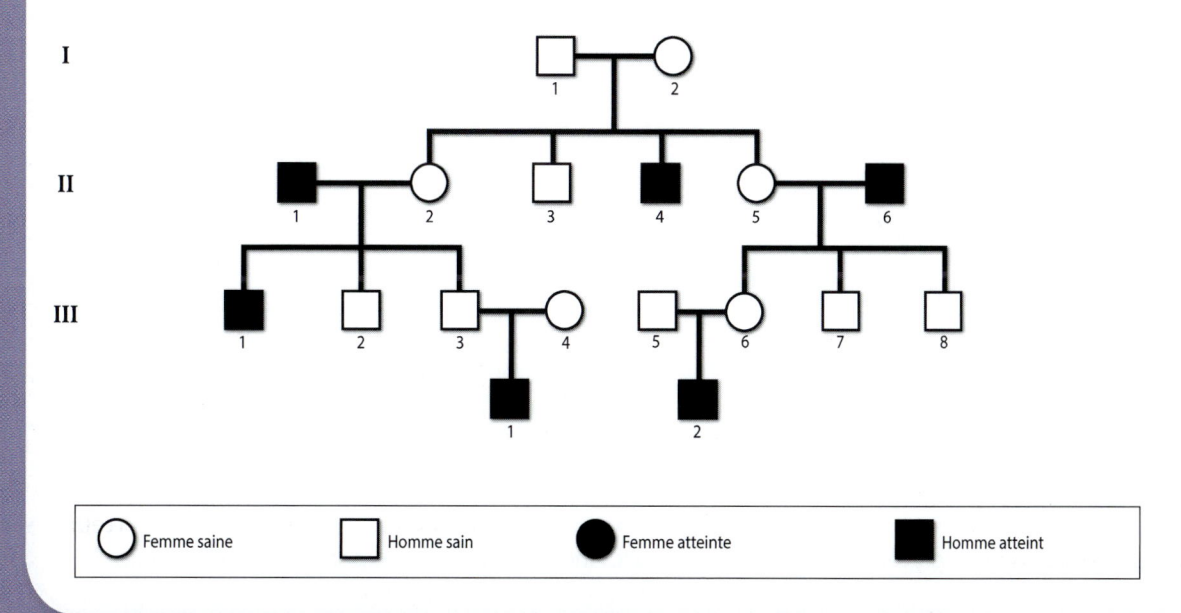

CHAPITRE 9.2 • Hérédité humaine 223

Mobiliser ses connaissances

ACTIVITÉ 1 — Comparaison de maladies génétiques

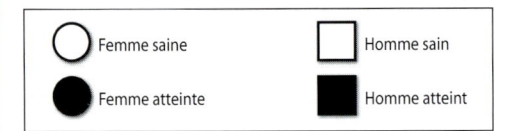

Les **doc. A** à **C** présentent trois cas de maladies génétiques. Les conventions de notations sont identiques pour les trois arbres généalogiques.

- ○ Femme saine
- □ Homme sain
- ● Femme atteinte
- ■ Homme atteint

1 À partir d'une analyse des arbres ci-dessous, **argumenter** :
- laquelle des trois maladies est causée par un allèle morbide dominant ;
- laquelle des trois maladies est causée par un allèle morbide récessif porté par le chromosome X ;
- laquelle des trois maladies est causée par un allèle morbide récessif porté par un autosome.

2 Pour chaque pathologie, **préciser** le génotype d'un individu malade et celui de chacun de ses parents.

DOC. A Famille touchée par la DMED

La dystrophie musculaire d'Emery-Dreifuss (DMED) est une pathologie liée à la mutation d'un gène codant des protéines de l'enveloppe nucléaire des cellules. Elle se manifeste par une faiblesse musculaire, principalement dans les membres, et une atteinte cardiaque grave. Ici, l'individu I-1 n'est pas porteur de l'allèle morbide.

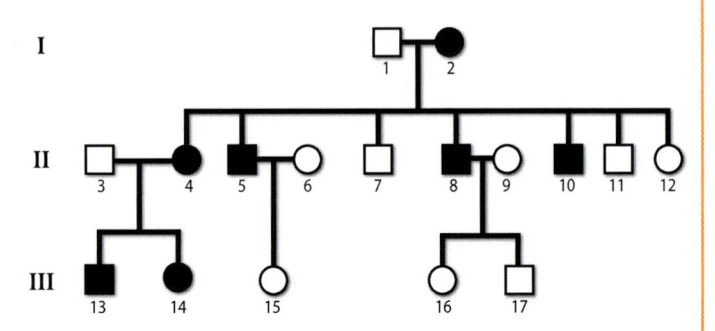

DOC. B Famille touchée par un diabète héréditaire

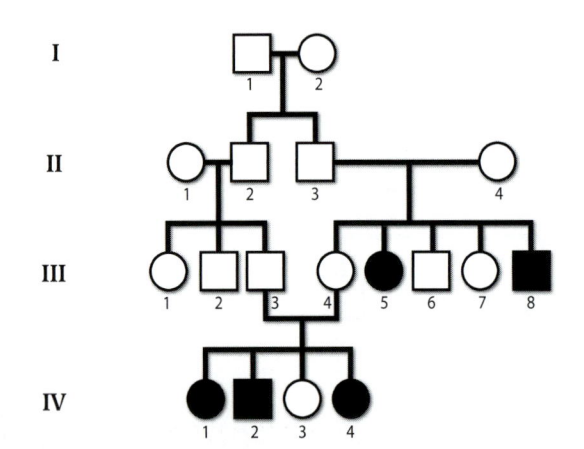

Le diabète héréditaire est une maladie causée par une mutation du gène de l'insuline entraînant un défaut de régulation de la glycémie.

DOC. C Famille touchée par le favisme

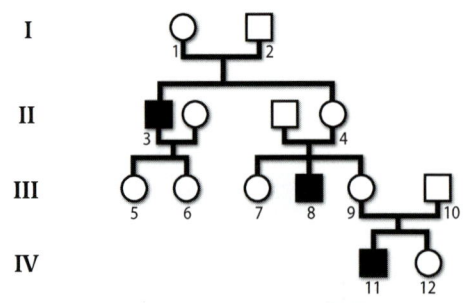

Le favisme est une anomalie héréditaire qui affecte le sang. La personne affectée par le favisme ne possède pas une enzyme appelée glucose-6-phosphate déshydrogénase (G6PD), qui a pour fonction de protéger les globules rouges contre les dommages que peuvent causer certaines substances ou conditions, comme certains médicaments, de fortes fièvres et, surtout, les fèves d'où le nom de la maladie. Ici, l'individu I-2 n'est pas porteur de l'allèle morbide.

CHAPITRE 9.2

Mobiliser ses connaissances

★★ ACTIVITÉ 2 — Transmissions de différentes maladies génétiques

Contexte : Dans le cadre du Téléthon, des élèves de ST2S préparent une présentation sur les maladies génétiques et leur transmission. Pour cela, ils disposent d'arbres généalogiques de familles atteintes de différentes maladies génétiques. Dans chaque arbre, le phénotype [atteint par la maladie] est représenté par un symbole noir, le phénotype [sain] par un symbole blanc.

1. **Analyser** chacun des arbres généalogiques des **doc. A** à **F** et **déterminer** pour chaque arbre si l'allèle responsable de la maladie est dominant ou récessif (**préciser** s'il s'agit de l'hypothèse la plus probable ou si ça peut être démontré).
2. Pour chaque pathologie, **analyser** l'arbre pour **déterminer** si le gène impliqué est porté par un autosome, le chromosome X ou le chromosome Y.
3. Pour chaque arbre, **préciser** le génotype d'un individu malade et celui de chacun de ses parents.
4. **Classer** les maladies présentées selon leur mode de transmission.
5. **Représenter** la transmission de l'albinisme sous forme de schémas montrant les chromosomes des parents, les différentes combinaisons de chromosomes possibles pour les enfants et les phénotypes associés. **Considérer** uniquement le cas de deux parents porteurs sains.
6. De la même manière, **représenter** la transmission de l'hémophilie en considérant que la mère est porteuse saine et le père sain.

DOC. A — Famille touchée par l'hémophilie : exemple de la descendance de la reine Victoria

> L'hémophilie est caractérisée par un défaut de coagulation du sang entraînant des risques élevés d'hémorragie.

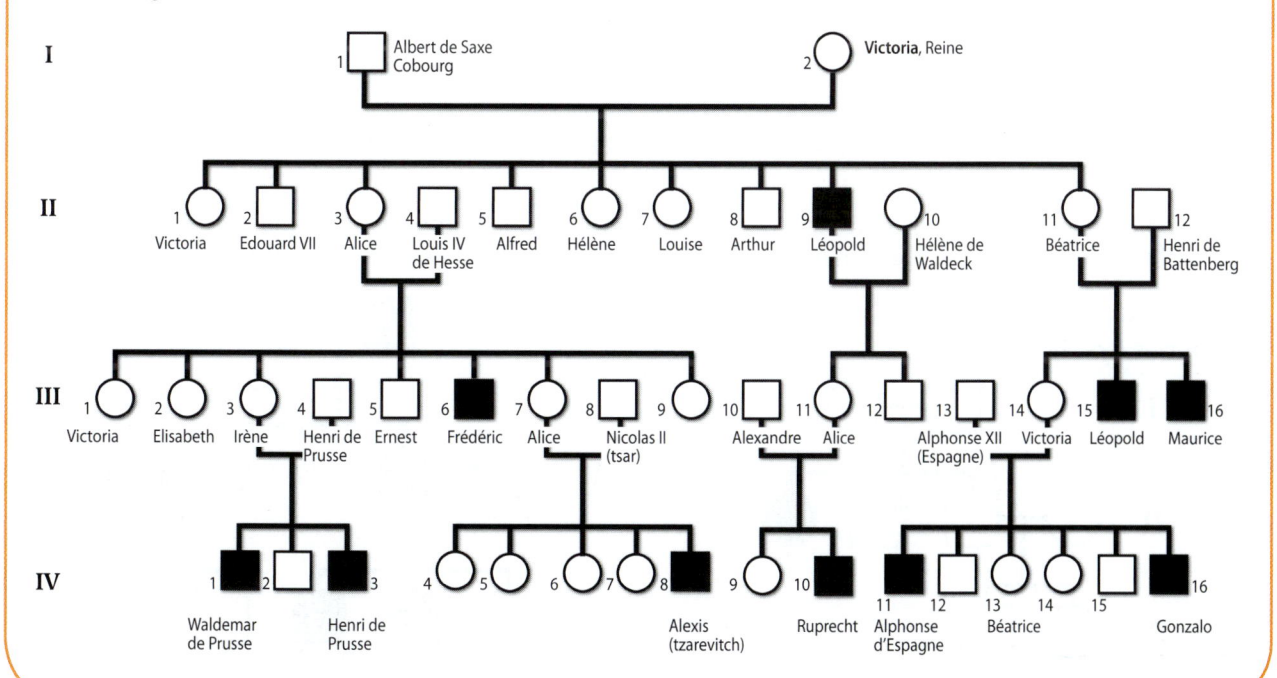

CHAPITRE 9.2

Mobiliser ses connaissances

DOC. B — Famille touchée par l'albinisme

> L'albinisme oculo-cutané est un défaut de la production de mélanine entraînant une absence de pigmentation de la peau, des yeux et des cheveux associée à une malvoyance.

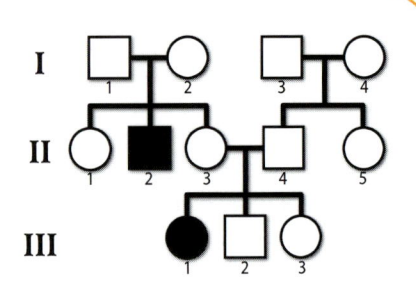

DOC. C — Famille touchée par la chorée de Huntington

> La chorée de Huntington est caractérisée par une dégénérescence des neurones entraînant des troubles moteurs et cognitifs. Les symptômes apparaissent généralement après 40 ans.

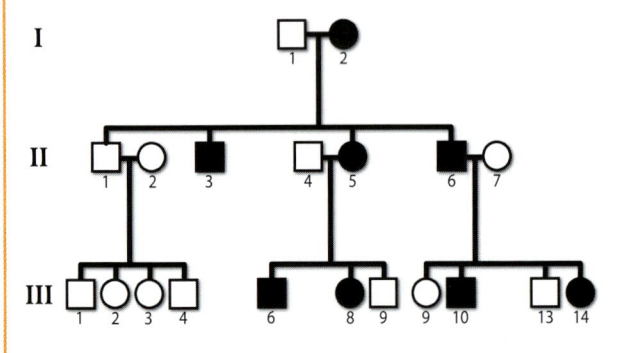

DOC. D — Famille touchée par la myopathie de Duchenne

> La myopathie de Duchenne est une anomalie d'une protéine musculaire, la dystrophine, provoquant une atrophie progressive des muscles de l'organisme (→ chapitre 2.4 du manuel de Première).

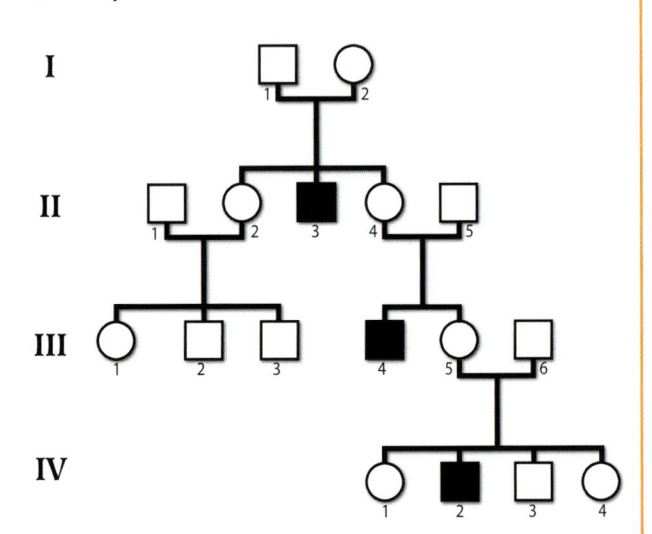

DOC. E — Famille atteinte du syndrome de Smith-Lemli-Opitz

> Le syndrome de Smith-Lemli-Opitz est une maladie génétique rare due à un déficit dans une enzyme nécessaire à la synthèse du cholestérol. Ce déficit provoque différentes anomalies morphologiques.

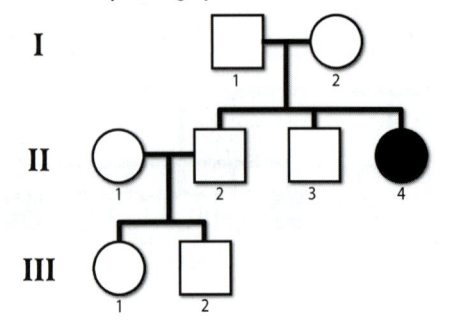

DOC. F — Famille touchée par l'hypertrichose des oreilles

> C'est une anomalie qui se manifeste à la puberté par une pilosité excessive au niveau des oreilles.

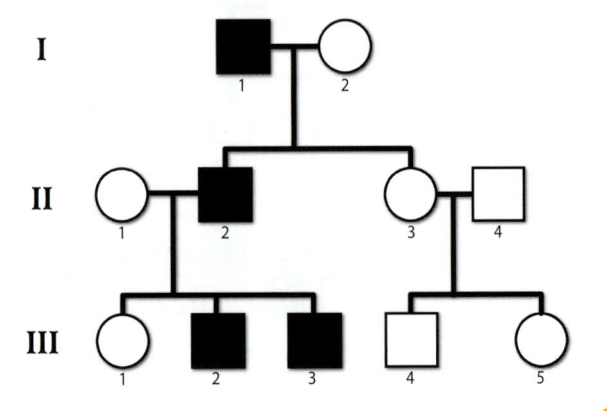

PARTIE 9 • Gènes et transmission de l'information génétique

CHAPITRE 9.2

Mobiliser ses connaissances

★★ ACTIVITÉ 3 — Le syndrome de Waardenburg

Contexte : Le syndrome de Waardenburg est une maladie génétique associant une surdité à un défaut de pigmentation de la peau, des cheveux ou de l'iris. Le gène impliqué dans la maladie se trouve sur un autosome. M. Durand est atteint de ce syndrome. Sa femme est enceinte de leur premier enfant et le couple aimerait connaître la probabilité pour que leur enfant soit lui aussi atteint.

1 L'allèle responsable de cette maladie est un allèle dominant. **Relever** dans le **doc. A1** une caractéristique des arbres généalogiques des maladies dont l'allèle morbide est dominant.

2 Montrer que l'arbre du **doc. A1** ne permet pas de démontrer de façon certaine que l'allèle est dominant, en montrant que l'hypothèse « l'allèle morbide est récessif » n'est pas incompatible avec cet arbre.

3 À partir de l'arbre du **doc. A2**, **démontrer** que l'allèle morbide est bien dominant.

4 Proposer une notation pour l'allèle morbide et pour l'allèle sain en respectant les conventions d'écriture.

5 Retrouver le ou les génotypes possibles de M. et Mme Durand.

6 Calculer la probabilité que l'enfant de ce couple soit atteint.

DOC. A — Arbres généalogiques de familles touchées par le syndrome de Waardenburg

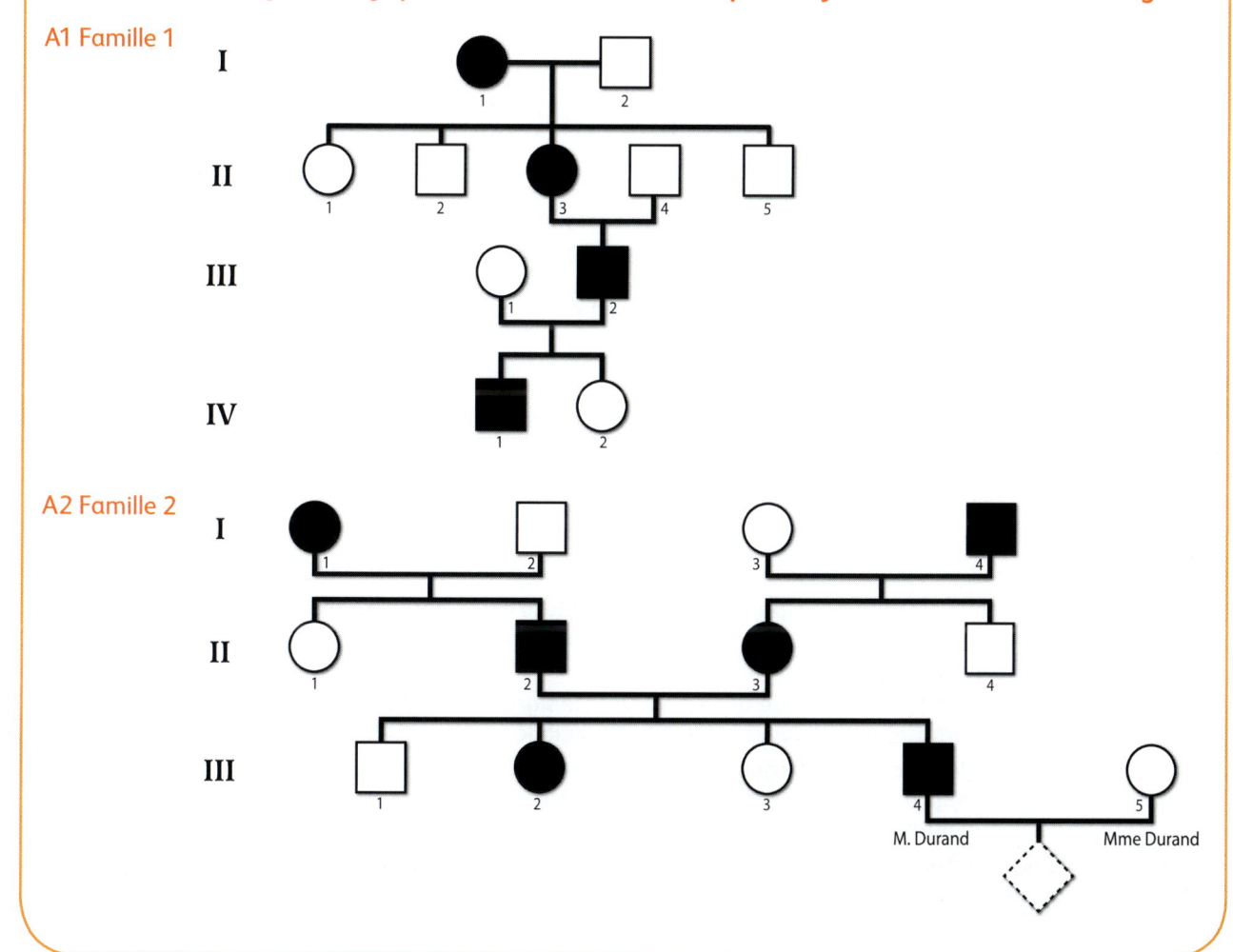

A1 Famille 1

A2 Famille 2

CHAPITRE 9.2 • Hérédité humaine 227

CHAPITRE 9.2

Mobiliser ses connaissances

★★ ACTIVITÉ 4 — Le daltonisme

> Le daltonisme (ou dyschromatopsie) est une anomalie de la vision affectant la perception des couleurs.

1. À partir de l'arbre, **déterminer** le caractère dominant ou récessif de l'allèle responsable du daltonisme.
2. **Déterminer** la localisation du gène sachant qu'il n'y a aucun cas de daltonisme dans la famille de l'individu II-7.
3. À partir des réponses précédentes, **expliquer** pourquoi le daltonisme est plus fréquent chez les hommes que chez les femmes.

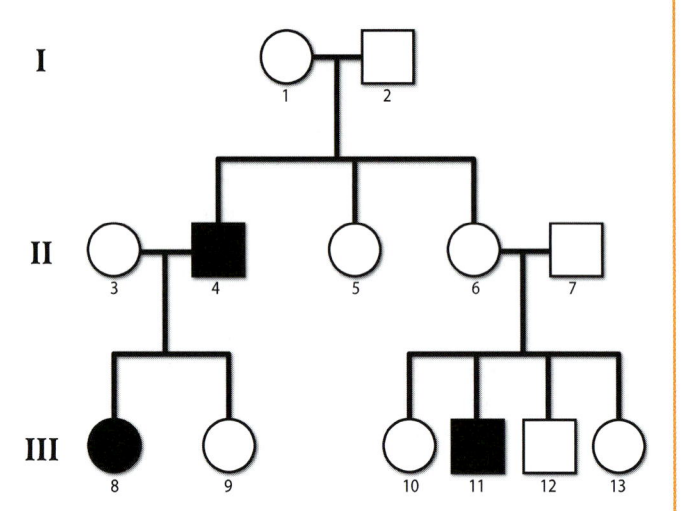

★★★ ACTIVITÉ 5 — La mucoviscidose

Contexte : Madame M. est enceinte de son premier enfant. Ayant un frère atteint de mucoviscidose, elle s'inquiète pour son enfant et en parle à son gynécologue. Le médecin l'interroge sur ses antécédents et ceux de son mari. Mme M. indique qu'elle a un frère atteint de mucoviscidose et une sœur non atteinte. Ses parents sont sains ainsi que ses grands-parents mais son oncle paternel est lui aussi atteint de mucoviscidose. Le mari de Mme M. est fils unique, ses parents sont sains mais il a un oncle maternel qui est mort jeune de mucoviscidose. À partir de ces informations, le médecin conclut que les craintes de Mme M. sont justifiées et prescrit une amniocentèse et une analyse génétique afin de déterminer le génotype de son bébé. Il demande également à M. et Mme M. de faire des analyses génétiques afin de déterminer le risque de mucoviscidose pour une grossesse ultérieure.

1. D'après le contexte, **construire** l'arbre généalogique de M. et Mme M.
2. **Analyser** l'arbre et **en déduire** si l'allèle responsable de la maladie est dominant ou récessif.
3. Les analyses génétiques réalisées à partir de l'amniocentèse montrent que l'enfant de M. et Mme M. possède un allèle sain et un allèle muté du gène impliqué dans la mucoviscidose. **Conclure** sur le phénotype sain ou malade de cet enfant.
4. Cet arbre présente une caractéristique qui est souvent le signe que le gène responsable de la maladie est porté par le chromosome X. **Relever** cette caractéristique.
5. Les analyses génétiques ont montré que Mme M. possède un allèle sain et un allèle muté alors que M. M. possède lui deux allèles sains. À partir de ces résultats, **démontrer** que le gène impliqué est en réalité porté par un autosome.
6. **Déterminer** la probabilité que M. et Mme M. aient un enfant atteint de mucoviscidose lors d'une prochaine grossesse.

228 PARTIE 9 • Gènes et transmission de l'information génétique

CHAPITRE 9.2

Mobiliser ses connaissances

★★★ ACTIVITÉ 6 — Sensibilité au PTC

Contexte : Le PTC, ou phénylthiocarbamide, est un composé amer présent dans certains aliments comme le brocoli. Lors d'une séance de travaux dirigés, une classe de ST2S goûte des bandelettes imprégnées de PTC. Seule une partie des élèves détecte l'amertume du produit, les autres ne lui trouvent aucun goût. Le gène TAS2R38 code le récepteur au PTC. Le séquençage de ce gène a permis de mettre en évidence la présence d'une variation génique entre les individus sensibles et non sensibles. Cette variation se caractérise par une mutation touchant 3 nucléotides dans le gène TAS2R38. Le gène muté peut être détecté à partir d'un prélèvement de cellules épithéliales dans la bouche par une technique appelée PCR. Les résultats d'un tel test sur 8 élèves de la classe sont présentés dans le **doc. A**.

1 À l'aide du **doc. A**, **donner** le génotype de chacun des 8 élèves ayant réalisé le test PCR.

2 À partir des **doc. A et B**, **comparer** le génotype et le phénotype de chaque individu testé et **conclure** sur la nature dominante ou récessive de l'allèle muté.

> Léa, une élève de la classe, teste différents membres de sa famille pour la sensibilité au PTC. Ses résultats sont réunis dans le **doc. C**.

3 À partir du **doc. C**, **construire** l'arbre généalogique de Léa concernant la sensibilité au PTC.

4 **Analyser** cet arbre pour **confirmer** la réponse à la question 2.

5 À partir d'une analyse de l'arbre, **déterminer** sur quel type de chromosome se trouve le gène TAS2R38.

DOC. A — Analyse du gène TASR2R38 chez 8 élèves de la classe

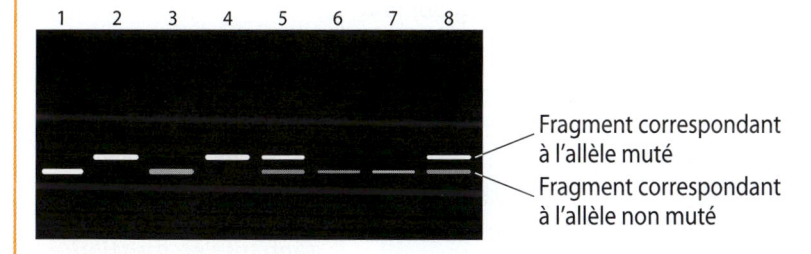

Fragment correspondant à l'allèle muté
Fragment correspondant à l'allèle non muté

DOC. B — Sensibilité au PTC des 8 élèves ayant réalisé le test PCR

Élèves	1	2	3	4	5	6	7	8
Sensibilité au goût amer du PTC	oui	non	oui	non	oui	oui	oui	oui

DOC. C — Sensibilité au goût amer du PTC dans la famille de Léa

Personnes sensible au PTC	Personnes insensibles au PTC
Père, mère, sœur, grands-parents paternels et tante maternelle de Léa.	Léa, oncle maternel, grand-mère maternelle et frère de Léa.

CHAPITRE 9.2 • Hérédité humaine

CHAPITRE 9.2

Mobiliser ses connaissances

★★★ ACTIVITÉ 7 — La drépanocytose

La drépanocytose est causée par une mutation dans la chaîne β de l'hémoglobine. Cette mutation entraîne la synthèse d'une hémoglobine S (HbS), la forme normale étant appelée hémoglobine A (HbA). En cas d'hypoxémie, les molécules d'hémoglobines S s'associent entre elles et forment des fibres qui déforment les hématies. Il existe deux formes de la maladie : une forme majeure et une forme mineure. La forme majeure se caractérise par une **anémie**, des crises douloureuses dues à l'obstruction de vaisseaux provoquant une **hypoxie**. La forme mineure présente peu de symptômes. La drépanocytose peut être diagnostiquée par observation d'un frottis sanguin ou par étude de l'hémoglobine issue des globules rouges par électrophorèse.

1. **Définir** les termes en gras.
2. **Analyser** le doc. A pour **déterminer** la ou les formes d'hémoglobine présentes chez chaque individu.
3. **En déduire** si l'allèle muté entraînant la synthèse de l'hémoglobine S est dominant, récessif ou codominant par rapport à l'allèle codant la forme A de l'hémoglobine.
4. **Proposer** un génotype probable pour les individus présentant la forme mineure de la maladie.
5. **Calculer** la probabilité pour les parents de la famille du doc. A d'avoir un enfant atteint de la forme majeure de la drépanocytose et la probabilité d'avoir un enfant atteint de la forme mineure.

DOC. A — Analyse par électrophorèse de l'hémoglobine issue de globules rouges de différents membres d'une famille

› Les dépôts 8 et 9 sont des contrôles : le dépôt 8 correspond à l'hémoglobine S, le dépôt 9 à l'hémoglobine A.

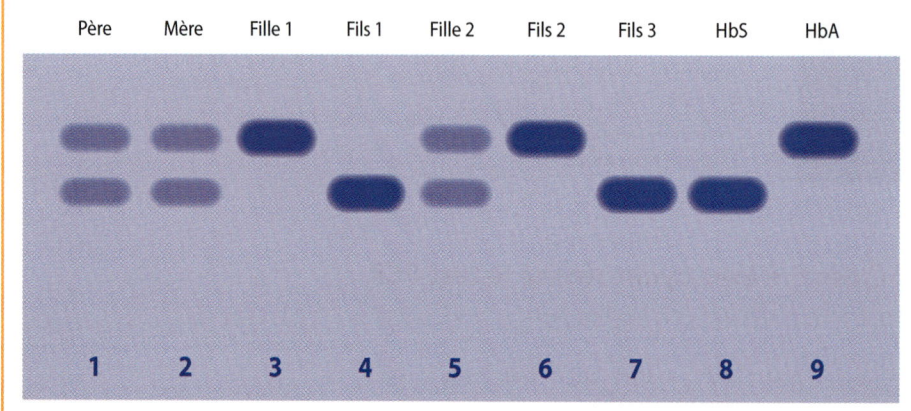

Père	Mère	Fille 1	Fils 1	Fille 2	Fils 2	Fils 3	HbS	HbA
1	2	3	4	5	6	7	8	9

Bon à savoir

L'électrophorèse est une technique de séparation des protéines en fonction de leur masse moléculaire et de leur charge. Elle permet l'identification et la quantification des protéines contenues dans un échantillon biologique.

WEB — Comprendre la drépanocytose
→ lienmini.fr/10448-28

CHAPITRE 9.3

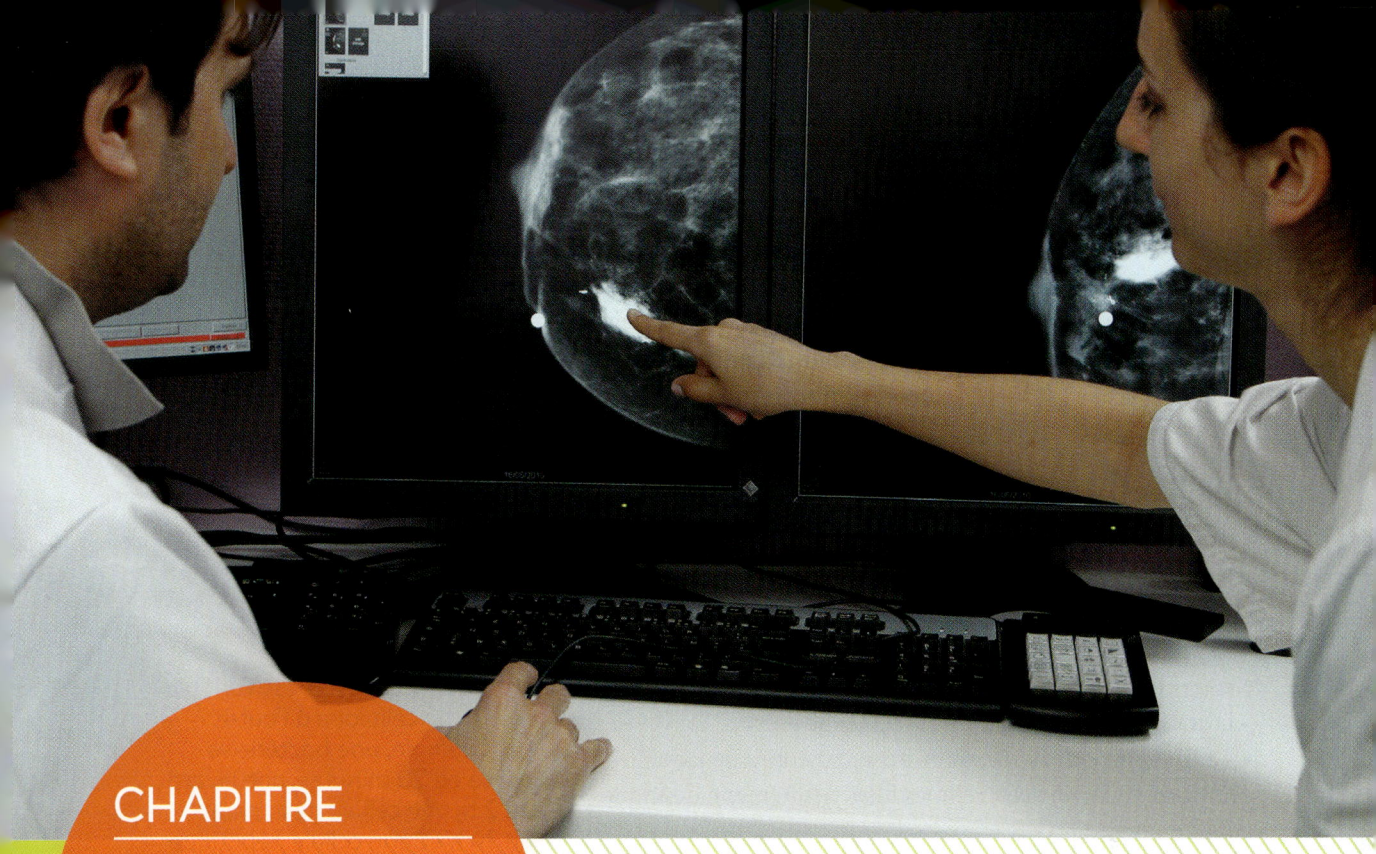

Le cancer, une conséquence de mutations génétiques

VIDÉO
La journée mondiale de lutte contre le cancer

→ lienmini.fr/10448-53

Quelles sont les origines d'une tumeur ?
Quelles sont les différentes étapes de formation d'un cancer ? Comment réduire sa prévalence ?

Le cancer est la première cause de mortalité en France devant les maladies cardiovasculaires. La prévention et les traitements sont un enjeu de santé majeur pour la société.

Capacités exigibles*

- Dégager l'importance de la division cellulaire pour le fonctionnement de l'organisme. — p. 232-233
- Représenter les différents états du chromosome au cours du cycle cellulaire. — p. 232-233
- Identifier, nommer et décrire les étapes du processus tumoral. — p. 234-235
- Repérer les principaux agents mutagènes et facteurs de risques. — p. 236-241
- Relier les origines d'un cancer avec des actions de prévention. — p. 236-241
- Argumenter de l'intérêt des méthodes d'investigation. — p. 236-241
- Décrire les effets des traitements anticancéreux. — p. 236-241

*Bulletin officiel spécial n° 8 du 25 juillet 2019.

Activité 1 — Découvrir les notions

Présentation du cycle cellulaire

Contexte : À la suite d'une griffure, Lola s'étonne de voir la plaie cicatriser. La peau arrachée s'est reformée. Elle s'interroge sur les mécanismes permettant à l'épiderme de se régénérer. Sachant qu'il est formé de cellules épithéliales, elle s'intéresse alors au fonctionnement du cycle cellulaire.

DOC. A Description du cycle cellulaire

Le cycle cellulaire se divise en deux temps :
- L'**interphase**, elle-même divisée en trois phases :
– la phase G1 ;
– la phase S correspond à la phase de synthèse d'une copie conforme du matériel génétique. C'est la phase de réplication ;
– la phase G2 pendant laquelle la cellule se prépare à se diviser.
- La **division cellulaire**, ou **mitose**, au cours de laquelle la cellule se divise en deux cellules filles strictement identiques génétiquement.

Le graphique suivant présente la quantité d'ADN d'une cellule en fonction du temps au cours d'un cycle cellulaire.

> **Le saviez-vous ?**
> **La durée d'un cycle** est variable d'un type cellulaire à l'autre. Par exemple, une bactérie se divise en 20 minutes, une levure en 2 h, une cellule de la peau en 10 h et une cellule hépatique se renouvelle tous les ans !

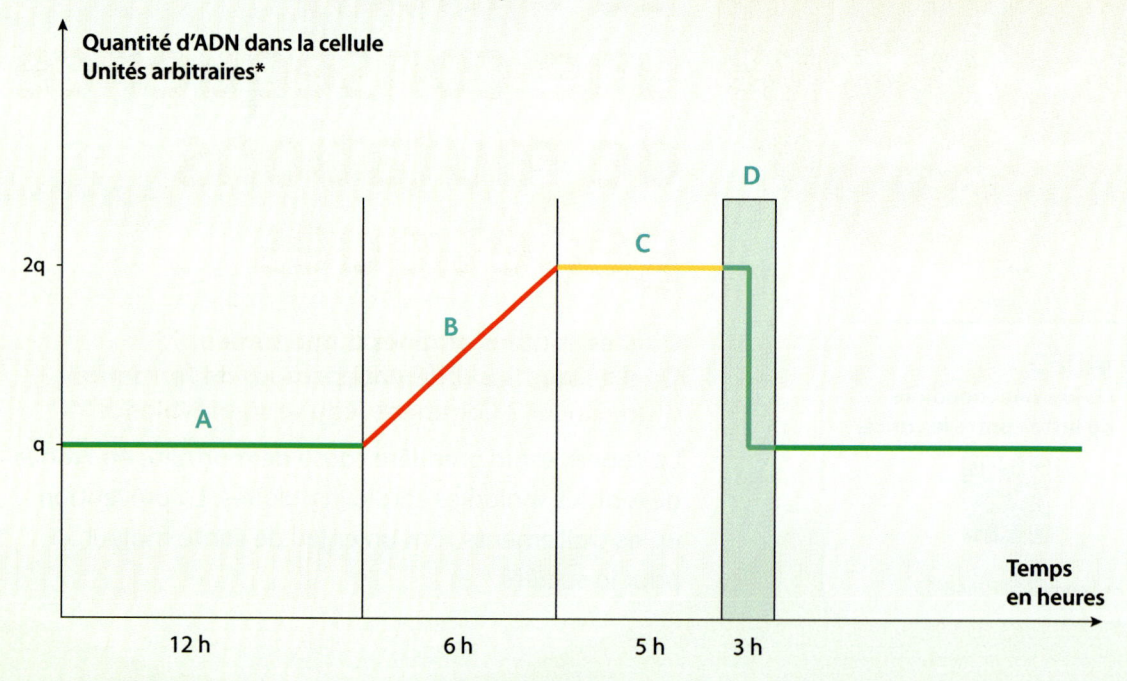

Quantité d'ADN dans la cellule
Unités arbitraires*

Phases : A (12 h) — B (6 h) — C (5 h) — D (3 h)

Quantités : q puis 2q

* L'unité n'est pas indiquée mais les proportions sont respectées.

1. À partir du **doc. A**, **déterminer** la durée du cycle cellulaire de la cellule étudiée.
2. **Analyser** le graphique pour **en déduire** le moment de la réplication et le moment de la mitose.
3. **Expliquer** la nécessité de la phase de réplication avant la division cellulaire.
4. **Identifier** les différentes phases du cycle cellulaire.
5. À l'aide du contexte, **rédiger** une phrase pour répondre à l'interrogation de Lola.

232 PARTIE 9 • Gènes et transmission de l'information génétique

DOC. B — Structure du matériel génétique au cours du cycle cellulaire

Selon le moment du cycle cellulaire, le matériel génétique présente différents niveaux d'organisation :
– lors de l'interphase, la **chromatine** se présente sous forme relâchée ;
– au moment de la mitose, la chromatine se replie et se condense pour former les **chromosomes à deux chromatides**.

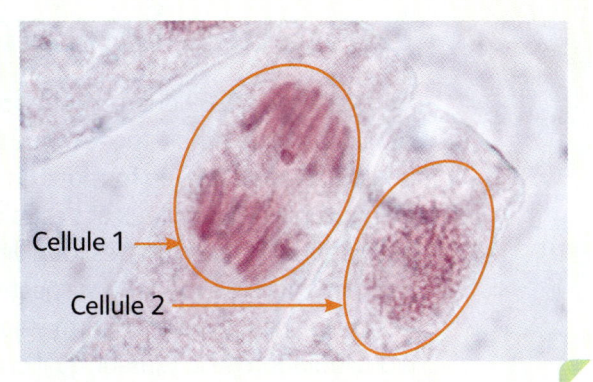

Cellule 1
Cellule 2

› Les photos du doc. B représentent des cellules humaines prises à différents moments du cycle cellulaire.

6 **Montrer** sous quelle forme se présente le matériel génétique. **Argumenter** la réponse.

7 **En déduire** à quelle phase du cycle cellulaire correspond chacune de ces cellules.

DOC. C — État du matériel génétique au cours du cycle cellulaire

A   B
C   D

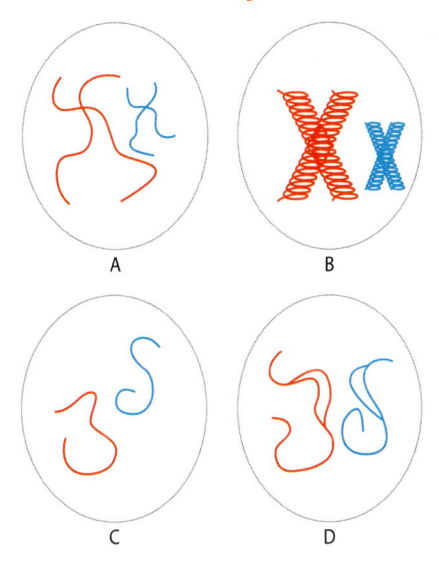

› Les vignettes ci-dessus représentent, dans le désordre, le matériel génétique au cours des quatre phases du cycle cellulaire (cellule représentée à 2 chromosomes pour plus de clarté, les proportions ne sont pas respectées).

8 **Décrire** le matériel génétique observé à chaque figure (niveau d'organisation du matériel génétique, nombre de chromatides par chromosome ou nombre de nucléofilaments) et le **présenter** sous forme d'un tableau.

9 **Classer** les vignettes dans l'ordre chronologique et les **associer** à chacune des phases du cycle cellulaire présentées dans le doc. A.

› Lola se demande alors pourquoi dans certains cas les cellules de l'épiderme se multiplient de façon anarchique formant alors les « grains de beauté » (naevus).

DOC. D — Système de contrôle du cycle cellulaire

Au cours du cycle cellulaire, il existe des points de contrôle qui permettent de vérifier l'intégrité de la cellule, mais surtout de son patrimoine génétique. Ces mécanismes s'assurent également de la succession des phases du cycle dans le bon ordre. Ces points de contrôle peuvent empêcher l'avancement du cycle si les conditions ne sont pas réunies et dirigent la cellule vers un processus de mort programmée. En cas de défaillance de ce système de régulation, la prolifération des cellules n'est plus contrôlée et peut alors être à l'origine de l'apparition de tumeurs.

10 À l'aide du doc. D, **proposer** une explication à l'aspect des grains de beauté.

› **Question de synthèse**

À partir des doc. A à C, **construire** un tableau présentant les différentes phases du cycle cellulaire et l'état du matériel génétique pour chacune des phases.

Activité 2 — Processus tumoral, tumeurs bénigne et maligne

Contexte : M. X., 69 ans, consulte son dermatologue. Interrogé, il explique que ce qui était une simple tache rouge sur sa calvitie, s'est brutalement modifié et pousse en épaisseur, en formant un bouton granuleux, plutôt dur et blanchâtre. Ce bouton est douloureux et s'est plusieurs fois arraché en saignant et en se développant à nouveau très rapidement. L'examen clinique ne montre aucune adénomégalie. Le médecin suspecte une tumeur cancéreuse (ou maligne) *in situ* des kératinocytes. Pour confirmer son diagnostic, le dermatologue procède à une ablation de la tumeur, qu'il envoie alors dans un laboratoire pour un examen anatomopathologique. Le résultat confirme un carcinome de stade I.

DOC. A — L'examen anatomopathologique

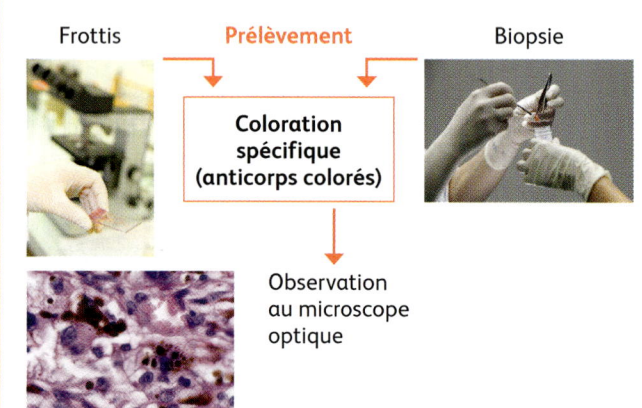

Frottis → Prélèvement ← Biopsie
→ Coloration spécifique (anticorps colorés)
→ Observation au microscope optique

1. **Construire**, à l'aide des rabats, le terme médical désignant une ablation de tumeur.
2. **Décrire**, à l'aide du doc. A, les étapes de réalisation de l'examen anatomopathologique.
3. **En déduire** à quel niveau d'organisation du corps humain le diagnostic différentiel entre tumeur bénigne et tumeur maligne est établi.
4. **Proposer** une définition d'« examen anatomopathologique ». **Préciser** son intérêt dans le diagnostic du cancer.

DOC. B — Processus tumoral

Une tumeur est le développement incontrôlé de cellules au sein d'un tissu. Il peut suivre quatre étapes :
– **Mutation(s) :** des modifications dans l'ADN, causées par des facteurs endogènes et/ou exogènes, entraînent des perturbations dans la régulation du cycle cellulaire.
– **Tumeur bénigne :** les cellules mutées se multiplient et forment une tumeur qui reste localisée, délimitée et qui n'altère pas le tissu initial. Les cellules gardent l'aspect des cellules dont elles sont issues (= **hyperplasie**).
– **Tumeur maligne *in situ* :** la tumeur envahit le tissu initial en le détruisant. Les cellules deviennent différentes des cellules d'origine (= **dysplasie**). En grossissant, la tumeur se vascularise pour pouvoir fournir les nutriments nécessaires à son développement (= **angiogenèse**). On parle alors de cancer *in situ*.
– **Tumeur maligne invasive :** les cellules cancéreuses passent dans la circulation sanguine et vont coloniser d'autres tissus, en particulier les ganglions lymphatiques (= **métastase**).
Le passage d'une étape à l'autre n'est pas toujours systématique. Certaines tumeurs ne deviennent pas cancéreuses, d'autres métastasent rarement.

5. **Relever**, dans le doc. B, les différentes étapes de formation d'une tumeur. **Préciser** ce qui permet de conclure qu'une tumeur devient cancéreuse.
6. **Retrouver** le sens d'adénomégalie à partir des rabats. **Argumenter** la raison pour laquelle l'absence d'adénomégalie chez M. X. oriente vers un cancer *in situ*.

DOC. C Stades d'évolution d'une tumeur des kératinocytes

Stade	Examen clinique	Schéma d'interprétation microscopique
1. Épiderme normal		
2. Kératose actinique		
3. Carcinome épidermoïde stade I		
4. Carcinome épidermoïde stade II		Vaisseau sanguin

7 À l'aide du **doc. B**, **décrire** chaque étape (1 à 4) du **doc. C**, montrant l'évolution du cancer dont souffre M. X. **En déduire** le nom de chaque étape.

8 À l'aide des **doc. B** et **C**, **comparer** une tumeur bénigne et une tumeur maligne (aspect de la tumeur, caractéristiques et localisation des cellules tumorales).

9 **Retrouver**, à l'aide du lexique, le sens du terme « carcinome ».
En déduire le type de tissu d'origine de la tumeur de M. X.

› M. X. s'inquiète également de la présence d'un lipome graisseux sur sa main. Le dermatologue précise que ce type de tumeur reste toujours bénigne et n'évolue pas en liposarcome.
Son ablation n'est réalisée que si la grosseur devient douloureuse ou inesthétique.

10 À l'aide du lexique, **définir** puis **comparer** les termes de lipome et liposarcome.
11 **Nommer** la famille de tissu dont est originaire un sarcome.
12 **Construire**, à l'aide des rabats, le terme médical correspondant à l'ablation d'un lipome.

Bon à savoir

Le terme de tumeur vient de « tumor », qui en latin signifie gonflement.

› Question de synthèse

À partir de cette activité, **construire** sous forme d'un tableau une comparaison entre tumeur bénigne et tumeur maligne en faisant apparaître les caractéristiques structurales et fonctionnelles et les conséquences possibles.

CHAPITRE 9.3 • Le cancer, une conséquence de mutations génétiques

Activité 3 — Cancérogénèse et prévention

Contexte : Mme X., 30 ans, réalise une mammographie de contrôle à la demande de son généraliste. Cet examen est habituellement proposé à partir de 50 ans. Interrogée par le radiologue, Mme X. explique que de nombreuses femmes dans sa famille ont eu un cancer du sein précoce. D'autre part, le médecin relève que Mme X. fume depuis 17 ans et est en surpoids. Elle ne prend aucun traitement à part une contraception hormonale orale.

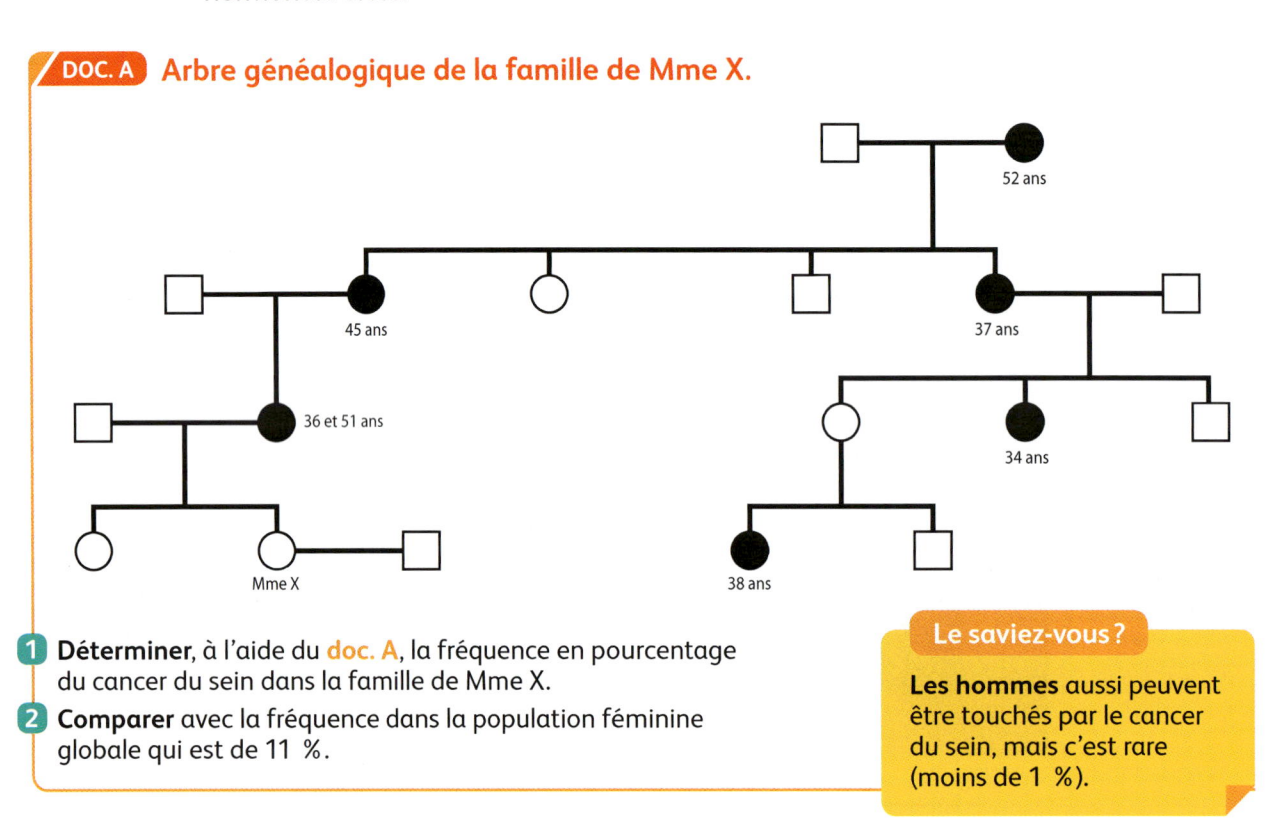

DOC. A — Arbre généalogique de la famille de Mme X.

(52 ans ; 45 ans ; 37 ans ; 36 et 51 ans ; 34 ans ; Mme X ; 38 ans)

1 Déterminer, à l'aide du **doc. A**, la fréquence en pourcentage du cancer du sein dans la famille de Mme X.

2 Comparer avec la fréquence dans la population féminine globale qui est de 11 %.

> **Le saviez-vous ?**
> **Les hommes** aussi peuvent être touchés par le cancer du sein, mais c'est rare (moins de 1 %).

DOC. B — Mammographie montrant un adénocarcinome

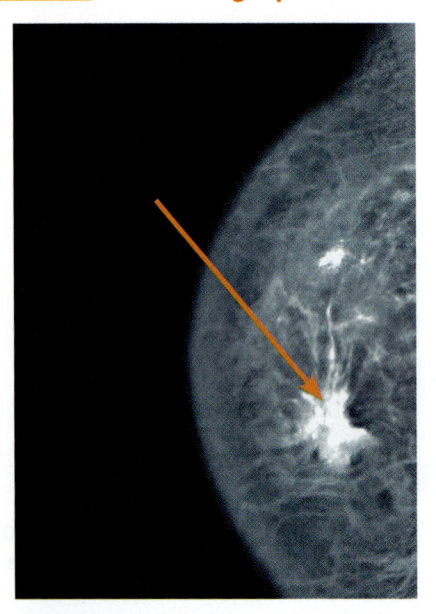

3 Définir le terme « mammographie » et **rappeler** le principe de cet examen.

4 Retrouver le sens du terme « adénocarcinome » à l'aide des rabats.

5 Décrire l'aspect de la tumeur fléchée sur le **doc. B** en utilisant le vocabulaire spécifique de la radiographie. **En déduire** si la tumeur est plus dense ou moins dense que le tissu mammaire sain.

> Le cancer du sein est le cancer le plus fréquent chez les femmes en France. L'âge moyen de survenue était de 61 ans en 2015, selon l'Institut national du cancer.

6 Argumenter pourquoi prescrire des mammographies à partir de 50 ans est un enjeu de santé publique.

7 Rappeler les effets secondaires d'une exposition aux rayons X, **en déduire** une des raisons pour ne pas prescrire cet examen avant 50 ans, si la femme n'a pas de facteur de risque.

8 Expliquer à l'aide de la réponse 2, l'intérêt de ce diagnostic avant 50 ans pour Mme X.

DOC. C — La cancérogénèse

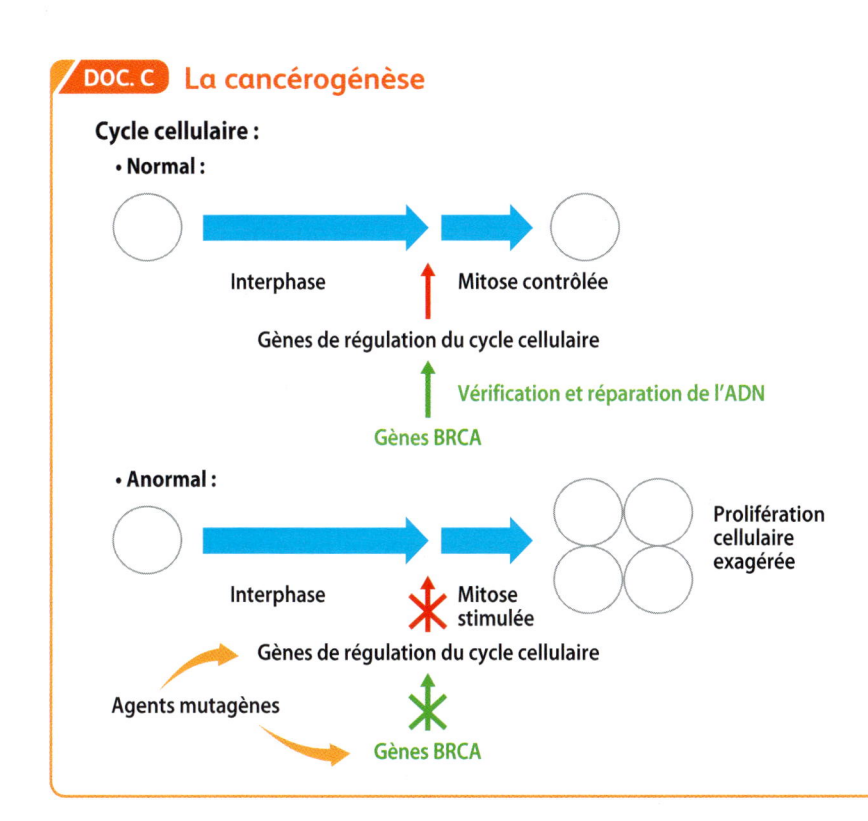

Cycle cellulaire :

- **Normal :**
  Interphase → Mitose contrôlée
  ↑ Gènes de régulation du cycle cellulaire
  ↑ Vérification et réparation de l'ADN
  Gènes BRCA

- **Anormal :**
  Interphase → Mitose stimulée → Prolifération cellulaire exagérée
  Agents mutagènes → Gènes de régulation du cycle cellulaire
  ✗ Gènes BRCA

> Pour affiner les connaissances des facteurs de risque de Mme X., le médecin lui conseille de faire une analyse génétique. En effet, la plupart des cancers du sein d'origine génétique proviennent d'une mutation des gènes BRCA1 et BRCA2 (BReast « sein » CAncer) situés sur le chromosome 17. Ces gènes ont un rôle dans la réparation de l'ADN.

9 **Relever** dans le **doc. C**, l'origine (induction) de cellules cancéreuses. En **déduire** pourquoi une anomalie dans les gènes BRCA de réparation de l'ADN favorise la transformation et la prolifération des cellules cancéreuses.

DOC. D — Principaux facteurs de risque des cancers du sein

- Exposition à des agents cancérigènes physiques (rayons X, UV) ou chimiques (tabac, alcool).
- Gènes de prédisposition (anomalie dans les gènes du contrôle cellulaire ou de réparation de l'ADN).
- Surpoids/obésité.
- Vieillissement cellulaire.
- Modifications hormonales.

> Le médecin rassure Mme X. en précisant que l'apparition d'un cancer est toujours plurifactorielle, c'est-à-dire qu'un seul des risques ne suffit pas pour le déclencher.

10 **Classer** les facteurs de risques en risques endogènes et exogènes. En **déduire** pourquoi le développement d'un cancer est qualifié de « plurifactoriel ».

11 **Relever** dans le contexte les facteurs de risque que cumulent Mme X. et, pour chacun d'eux, **proposer** si possible une méthode de prévention.

> La mammographie de Mme X. révèle une petite tumeur de 2 cm localisée dans le sein gauche. Le médecin opte pour une mastectomie partielle du sein gauche suivie d'une radiothérapie. L'analyse anatomopathologique révèle une tumeur cancéreuse non invasive.

DOC. E — Les principales méthodes de traitement du cancer du sein

Méthodes	Principes	Principales indications
Chirurgie • Mastectomie totale • Mastectomie partielle	Intervention qui consiste à enlever une tumeur et souvent la chaîne ganglionnaire axillaire pour mettre en évidence des métastases.	Traitement quasi-systématique des tumeurs bénigne et maligne. L'ampleur dépend de la taille de la tumeur.
Radiothérapie	Destruction des cellules cancéreuses par irradiation à l'aide de rayons souvent X	Traitement local pour éliminer les cellules cancéreuses.
Chimiothérapie	Destruction des cellules cancéreuses par des substances chimiques.	Traitement général pour éliminer les cellules cancéreuses disséminées dans l'organisme.

12 **Retrouver**, à l'aide des rabats, le sens du terme « mastectomie ».

13 **Argumenter**, à l'aide du contexte le choix du traitement pour Mme X.

Activité 4 — Étude d'un lymphome

Contexte : Nolwenn, 16 ans, constate l'apparition brutale de grosseurs au niveau de son cou et de ses aisselles. Inquiets, ses parents consultent leur médecin. Celui-ci décide une hospitalisation d'urgence. Elle subit alors un PET-scan ainsi qu'une ponction des ganglions axillaires. L'examen d'imagerie médicale met en évidence de nombreuses petites tumeurs dans les ganglions lymphatiques. L'observation microscopique de la ponction prouve la nature cancéreuse de ces tumeurs.

DOC. A — Le principe du PET-scan ou TEP (tomographie par émission de positons)

C'est une scintigraphie particulière. Un traceur radioactif, qui sera métabolisé par les cellules (ici du glucose), est injecté dans le sang du patient. Puis des images en coupe sont réalisées grâce à des capteurs à rayons γ émis par le traceur radioactif, positionnés dans un anneau autour du patient. Les images sont alors restituées sur un écran et mettent en évidence des zones d'hyperfonctionnement des cellules, pouvant correspondre à des tumeurs. Cette technique permet de mettre en évidence des tumeurs très petites (jusqu'à 5 mm).

1 Préciser si le TEP est un examen anatomique ou fonctionnel.
2 Argumenter pourquoi le traceur radioactif se fixe principalement sur les tumeurs.

> Les tumeurs bénignes sont des proliférations de cellules normales alors que les tumeurs malignes sont des proliférations de cellules anormales.

3 En déduire pourquoi le PET-scan ne fait pas la distinction entre les différents types de tumeurs.
4 Préciser quel type d'examen permet de faire la différence.

DOC. B — Chimiothérapie de Nolwenn

Molécule	Effet	Effets secondaires (iatrogènes)
Adriamycine	Inhibition de la synthèse des ARN (cytotoxique)	– Diminution des globules rouges, globules blancs et plaquettes
Bléomycine	Inhibition de la division cellulaire (cytostatique)	– Alopécie
Vinblastine	Blocage du métabolisme (cytostatique)	– Nausées, vomissement – Coloration de la peau et des ongles
Dacarbazine	Blocage de la réplication de l'ADN (cytostatique)	– Fièvre – Infertilité

> Le diagnostic est ensuite posé comme « lymphome (cancer des ganglions lymphatiques) non hodgkinien ».
> Les médecins envisagent pour Nolwenn une chimiothérapie, dite « agressive » parce qu'elle présente de forts effets secondaires, couplée à une immunothérapie.

5 Argumenter, à l'aide du **doc. B**, le sens du terme « chimiothérapie ».
6 Relever, dans le **doc. B**, comment agissent les médicaments utilisés. **En déduire** pourquoi ils sont efficaces sur les cellules cancéreuses.

Bon à savoir

Un effet iatrogène est un trouble engendré par un traitement médical.

Le saviez-vous ?

Dans certains cas, on peut réaliser une **chimiothérapie palliative**, qui a moins d'effets secondaires. Elle va soulager le patient en réduisant ou ralentissant la progression de la tumeur mais sans l'éliminer totalement.

▶ La chimiothérapie a de nombreux effets secondaires, en particulier l'aplasie, sur les cellules qui se multiplient rapidement (cheveux, poils, ongles, épiderme, muqueuses, cellules précurseurs des gamètes).

7 **Donner** le sens du terme « aplasie » à l'aide des rabats.

8 **Argumenter**, à l'aide du doc. B, pourquoi ces cellules sont particulièrement touchées.

9 Nolwenn craint particulièrement un des effets secondaires de la chimiothérapie : l'alopécie. **Retrouver** dans le lexique le sens de ce terme.

▶ De plus, les médecins proposent à Nolwenn une ponction de ses ovocytes et une congélation en prévision d'une éventuelle FIV lorsqu'elle sera adulte (→ Chapitre 8.4).

10 **Identifier**, à l'aide du doc. B, l'intérêt de cet acte avant de faire une chimiothérapie.

> **Le saviez-vous ?**
> **Chez les garçons**, un prélèvement de sperme ou de tissus testiculaires est proposé.

DOC. C Les différents types d'immunothérapie

Traitement	Interleukine/Interféron	Anticorps monoclonaux	Lymphocytes TC
Intérêt	Stimulation des défenses spécifiques contre les cellules anormales et protection des cellules saines	Blocage spécifique de la multiplication des cellules anormales	Lyse spécifique des cellules anormales

▶ En plus de la chimiothérapie, l'équipe médicale propose à Nolwenn d'y associer un autre traitement : l'immunothérapie. Ceci permet de diminuer les doses administrées en chimiothérapie et donc les effets secondaires.

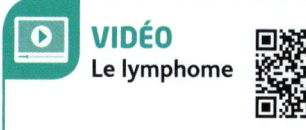

11 **Relever**, dans le doc. C, les types de réponse immunitaire qui sont mis en jeu dans l'immunothérapie (→ Chapitre 7.3).

> **VIDÉO**
> Le lymphome
> → lienmini.fr/10448-54

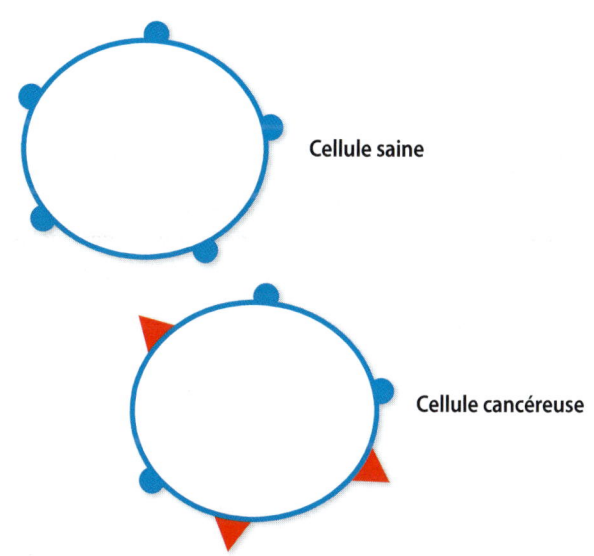

DOC. D Antigènes tumoraux

Cellule saine

Cellule cancéreuse

12 À partir du doc. D, **expliquer** pourquoi ces réponses immunitaires contre les cellules cancéreuses peuvent se mettre en place.

13 **En déduire** pourquoi l'immunothérapie est moins toxique que la chimiothérapie.

▶ Les médecins envisagent après le traitement une autogreffe de moelle osseuse. Pour cela, avant la chimiothérapie, ils prélèvent de la moelle osseuse à Nolwenn.

14 La moelle osseuse produit les cellules sanguines. **En déduire**, à l'aide du doc. B, l'intérêt de ce traitement après la chimiothérapie (→ Chapitre 7.2).

> **Pour aller plus loin**
> **L'autogreffe**, qui consiste à prélever sur le receveur le greffon, permet à l'organisme de l'accepter sans risque de rejet ou de traitement lourd.

> **WEB**
> Sida et immunodéficience
> → lienmini.fr/10448-55

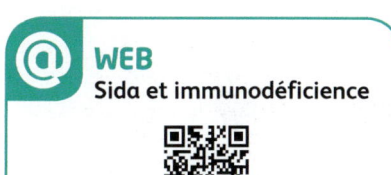

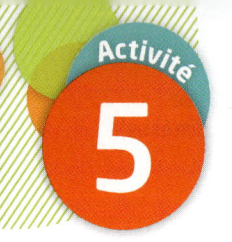

Activité 5 — Analyse d'un méningiome

Contexte : Mme X., 62 ans, subit une IRM cérébrale après injection de Gadolinium, car depuis quelques semaines elle présente des troubles de l'audition, de la vue et de la motricité côté gauche.

DOC. A — Résultat de l'IRM de Mme X.

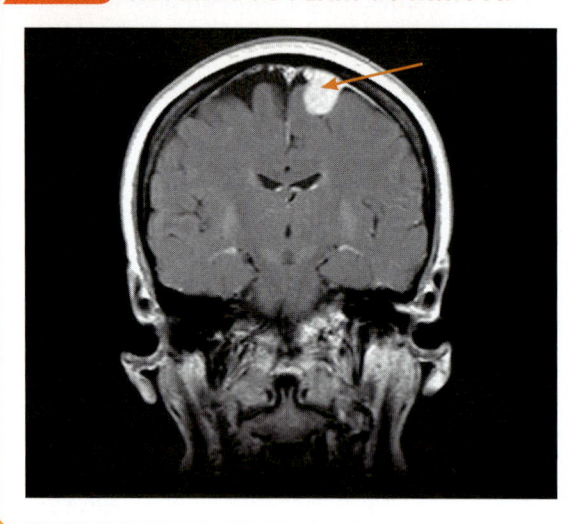

1 **Donner** l'intérêt de cet examen dans ce contexte.

> Le médecin diagnostique un méningiome délimité de 6 cm de diamètre, une tumeur bénigne qui évolue rarement en cancer, mais qui peut devenir très volumineuse.

2 **Relier** l'anomalie, observée dans le doc. A, avec les symptômes de Mme X.

3 **Retrouver** le sens de méningiome à l'aide des rabats. **En déduire** sa localisation.

4 **Expliquer** les risques du développement d'une telle tumeur dans cette zone. **En déduire** l'intérêt d'éliminer cette tumeur malgré l'aspect bénin.

DOC. B — Principe de la radiothérapie externe

La radiothérapie est une méthode de traitement qui consiste à irradier une zone délimitée et précise par des rayons cytotoxiques, les rayons X. Les doses sont adaptées à la localisation de la structure à éliminer. Les effets secondaires sont liés à la zone irradiée : brûlures de la peau, fatigue, stérilité, dysfonctionnement des organes irradiés…

5 Le traitement possible est une exérèse (ablation) suivie d'une radiothérapie externe. **Relever** les ondes utilisées dans la radiothérapie et **rappeler** l'effet de ces rayonnements à forte dose sur les cellules.

6 **Argumenter** l'intérêt d'utiliser cette technique après une chirurgie.

Le saviez-vous ?

Il existe aussi la technique de **radiothérapie métabolique**. Elle consiste à injecter une molécule radioactive qui va se fixer spécifiquement sur la tumeur pour la détruire.

DOC. C — Angiogenèse

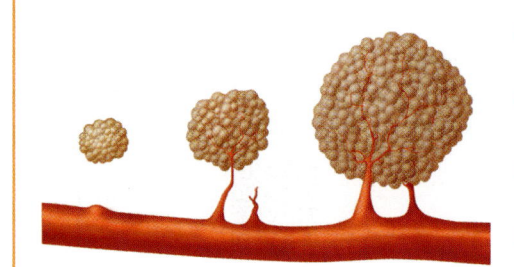

> Dans le cas de Mme X., l'équipe médicale décide d'utiliser un autre type de traitement moins invasif : l'anti-angiogenèse.

7 **Retrouver** le sens du terme « angiogenèse » à l'aide des rabats et du doc. C.

8 **Rappeler** le rôle de la circulation sanguine dans la nutrition des cellules.

9 **Expliquer** pourquoi les cellules tumorales ont besoin d'une forte vascularisation.

10 **En déduire** l'intérêt d'utiliser des médicaments anti-angiogenèse en thérapie antitumorale.

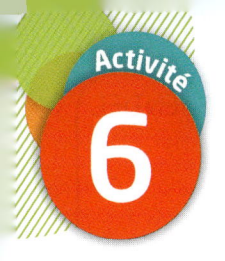

Activité 6 — Cancer de la prostate

Contexte : M. X., 70 ans, sur les conseils de son médecin, réalise un dosage plasmatique de PSA, « antigène spécifique de la prostate ». Cet examen permet de dépister un cancer de la prostate. Il est proposé aux hommes à partir de 50 ans, avant tout acte invasif. Le taux de M. X. est supérieur à la norme. La présence de ce marqueur cellulaire dans le sang est le signe d'une hypertrophie de la prostate, qui peut être causée par une inflammation, une tumeur bénigne ou un cancer prostatique.

1 **Retrouver** le sens du terme « hypertrophie ».
2 **Expliquer** pourquoi l'hypertrophie ne permet pas d'affirmer la présence de cellules cancéreuses.

> Pour affiner le diagnostic, le médecin prescrit alors une échographie et une biopsie prostatique de M. X. L'échographie montre la présence d'un petit adénome localisé, qui n'a pas traversé la capsule qui délimite cet organe. La biopsie montre un carcinome prostatique.

DOC. A — Échographie de la prostate

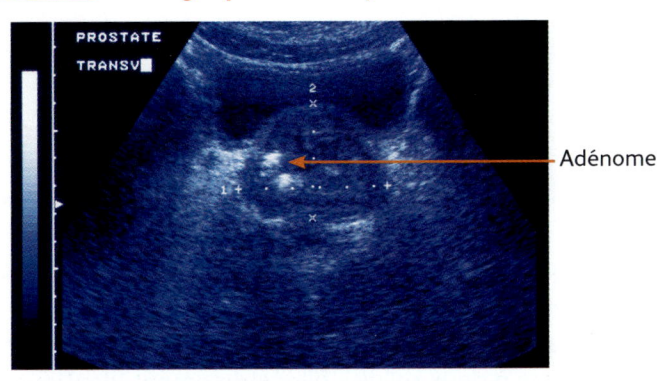

Adénome

3 **Retrouver** le sens des termes « adénome » et « carcinome ».
4 **Rappeler** l'intérêt de l'échographie et de la biopsie dans ce contexte.
5 **Argumenter** sur la complémentarité de ces deux examens.
6 À l'aide du **doc. B** p. 234, **nommer** les étapes de formation d'un cancer et **préciser**, d'après les résultats de M. X., à quel stade il se trouve.

DOC. B — La curiethérapie

> Une thérapie particulière, la curiethérapie, est alors proposée à M. X. en raison de l'aspect localisé de sa tumeur.

La curiethérapie de la prostate consiste à placer sous anesthésie par les voies naturelles des **grains d'iode 125 radioactif** entourés d'une capsule en titane dans la prostate. Ces grains émettent des rayonnements ionisants qui détruisent les cellules localement. La dose de rayonnement diminue très vite dans l'espace (quand on s'éloigne de la prostate) et dans le temps (six à douze mois). La qualité de l'implantation est vérifiée par une IRM ou une radiographie.

VIDÉO — Les traitements du cancer de la prostate
→ lienmini.fr/10448-72

7 **Expliquer**, à l'aide du doc. B et de la vidéo, l'effet de la curiethérapie sur la tumeur.
8 **Proposer** une explication sur l'intérêt de favoriser cette technique plutôt que la radiothérapie ou la chimiothérapie.
9 **Argumenter** pourquoi cette thérapie n'est pas efficace en présence de métastases.

> Un dosage des marqueurs PSA est réalisé chez M. X., en cours de traitement, montrant une diminution de leur valeur.

10 **Expliquer** l'intérêt de ce dosage.

Le saviez-vous ?

Le cancer de la prostate est parfois hormonodépendant. Les hormones favorisent la multiplication des cellules. Le traitement proposé peut être des hormones ou des antagonistes des hormones pour ralentir ou bloquer le développement du cancer.

Retenir l'essentiel

RETENIR L'ESSENTIEL EN AUDIO
→ lienmini.fr/10448-56

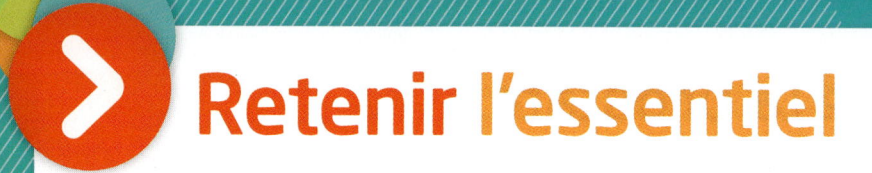

Notion de tumeur

■ Une tumeur est une prolifération anormale de cellules (néoplasie) au sein d'un tissu sain. Il faut distinguer les tumeurs bénignes des tumeurs malignes.

Comparaison	Tumeur bénigne	Tumeur maligne
Localisation	Bien délimitée	Mal délimitée
Aspect des cellules	Aspect normal du tissu d'origine	Aspect qui devient différent de celui d'origine et anormal
Évolution	Croissance lente Pas de métastase	Croissance rapide Risque de métastase
Conséquences sur l'organisme	Pas d'altération du tissu d'origine. Risque de devenir maligne.	Altération du tissu d'origine et envahissement possible des tissus voisins

L'origine du processus tumoral : un dérèglement du cycle cellulaire

■ Le cycle cellulaire permet la prolifération cellulaire nécessaire à la croissance ou au renouvellement cellulaire. Il se décompose en deux temps :
– l'**interphase**, au cours de laquelle le matériel génétique est sous forme de chromatine, subdivisée en trois étapes : **G1** (croissance), **S** (réplication) et **G2** (vérification) ;
– la **mitose**, au cours de laquelle le matériel génétique est sous forme de chromosome, qui correspond à la division cellulaire où la cellule mère donne naissance à deux cellules filles strictement identiques.

■ Ce cycle cellulaire est en permanence régulé par des gènes qui stimulent ou ralentissent la prolifération. Des **mutations** au niveau de ces gènes peuvent aboutir à une prolifération exagérée et donc à une tumeur.

■ Ces mutations (souvent **plurifactorielles**) peuvent être dues à l'exposition :
– à des **facteurs exogènes** venant d'agents mutagènes (tabac, alcool, UV, rayons X, virus oncogènes…) ;
– à des **facteurs endogènes** propres à l'organisme (facteurs génétiques, hormonaux, immunitaires).

Les étapes du processus tumoral : néoplasie

■ C'est un processus en général lent (plusieurs années) et sans symptôme, en cinq stades. Au cours du processus, les cellules acquièrent de nouvelles propriétés morphologiques (taille et forme différente) et fonctionnelles (capacité à se multiplier de manière exagérée et à migrer vers d'autres tissus).

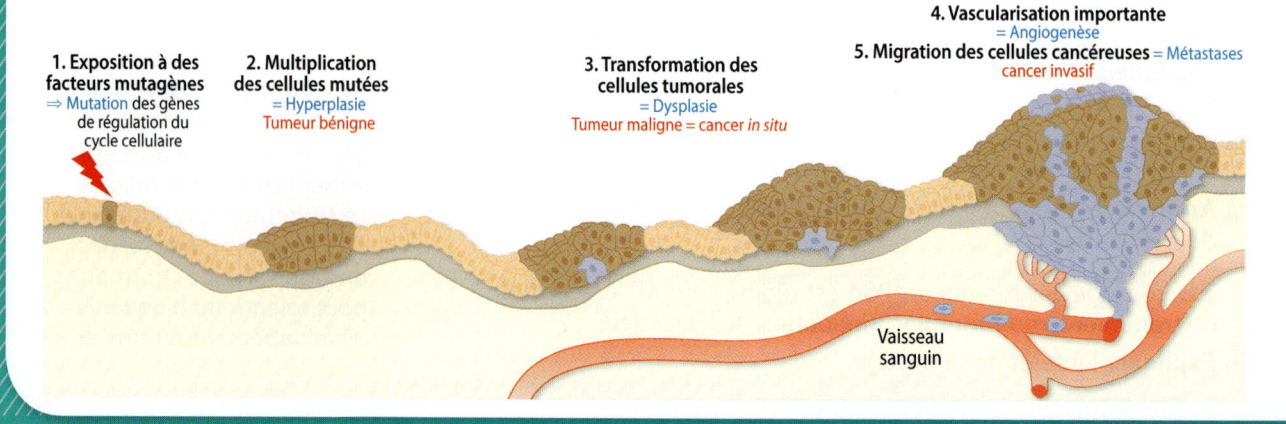

1. Exposition à des facteurs mutagènes
⇒ Mutation des gènes de régulation du cycle cellulaire

2. Multiplication des cellules mutées
= Hyperplasie
Tumeur bénigne

3. Transformation des cellules tumorales
= Dysplasie
Tumeur maligne = cancer in situ

4. Vascularisation importante
= Angiogenèse

5. Migration des cellules cancéreuses = Métastases
cancer invasif

Vaisseau sanguin

Préventions

■ Le cancer étant la première cause de mortalité en France, la prévention est un enjeu national. Les politiques de prévention visent à réduire l'exposition aux agents mutagènes, à favoriser la vaccination (prévention primaire) et à diagnostiquer le plus tôt possible (prévention secondaire).

Méthodes de dépistage et diagnostic

■ Les tumeurs se développent sur n'importe quel tissu et à tous les âges de la vie, même si avec l'âge elles deviennent plus fréquentes (moins de réparation des cellules).

Signes cliniques	Examen paracliniques
Souvent dépisté tardivement (longtemps **asymptomatique**) • Spécifiques : grosseur, dysfonctionnement d'un organe (hématémèse, hémoptysie, hématurie, douleur…) • Non spécifiques (fatigue, perte de poids…)	• Examens d'imagerie médicale : radiographie, scanner, IRM, scintigraphie, échographie • Fibroscopie • Examen anatomopathologique (biopsie + étude histologique) • Dosage immunologique des marqueurs tumoraux (recherche d'antigènes)

Le diagnostic de certitude du cancer s'appuie sur l'**examen anatomopathologique**.

Traitements

■ Les traitements doivent être adaptés au stade de la tumeur (*in situ* ou invasive), à son agressivité, mais aussi à l'état du patient. Ils peuvent être couplés pour plus d'efficacité.

Traitement	Principe	Intérêt	Limites
Chirurgie	Ablation de la tumeur (-ectomie)	Éliminer la tumeur	• N'élimine pas toujours toutes les cellules cancéreuses • Pas efficace sur les métastases
Radiothérapie	Utilisation de rayons X à fortes doses	Détruire les cellules cancéreuses localement	• Effets iatrogènes • Inutilisable pour certaines localisations • Pas efficace sur les métastases
Chimiothérapie	Utilisation de médicaments cytotoxiques	Détruire les cellules cancéreuses dans tout l'organisme	• Effets iatrogènes (alopécie, nausées, immunodéficience, anémie…)
Autres traitements	Utilisation : – d'hormones = hormonothérapie. – d'immunostimulants = immunothérapie – de la radioactivité = curiethérapie	Moins d'effets secondaires que d'autres traitements	• Usage réservé à certains types de cancers

Racines à retenir

cancer(o) • carcin(o) • chimi(o) • iatr(o) • onc(o) • radi(o) • sarc(o) • tumor(o)

Notions à retenir

angiogénèse • biopsie • cycle cellulaire • dysplasie • hyperplasie • iatrogène • interphase • métastase • mitose • réplication • tumeur

▶ Voir lexique p. 269

CHAPITRE 9.3 — Tester ses connaissances

1. QCM

Choisir la (ou les) proposition(s) correcte(s).

1 Un agent mutagène peut être :
- A. un virus.
- B. la chaleur.
- C. une onde.
- D. une molécule chimique.

2 Les traitements suivants peuvent être anticancéreux :
- A. chimiothérapie.
- B. radiothérapie.
- C. antibiothérapie.
- D. kinésithérapie.

3 Le diagnostic de certitude d'un cancer est établi par :
- A. l'IRM.
- B. la radiographie.
- C. l'examen anatomopathologique.
- D. le dosage plasmatique de marqueurs cellulaires.

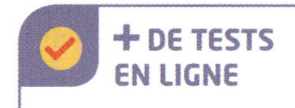

4 Une tumeur bénigne est caractérisée par :
- A. des cellules identiques au tissu d'origine.
- B. une perte du contrôle de la multiplication cellulaire.
- C. une altération des tissus d'origine.
- D. La capacité de migration des cellules dans d'autres tissus.

5 Les étapes de formation d'un cancer sont :
- A. hypoplasie-dysplasie-cancer *in situ*-métastase.
- B. hyperplasie-aplasie-cancer *in situ*-métastase.
- C. hyperplasie-dysplasie-cancer *in situ*-métastase.
- D. hyperplasie-dysplasie-angiogénèse-métastase.

2. Vrai ou faux

- A. L'origine d'un cancer est une mutation de l'ADN cellulaire.
- B. Un cancer est toujours dû à des facteurs environnementaux.
- C. Seuls les adultes peuvent avoir des cancers.
- D. Seuls certains tissus peuvent devenir cancéreux.
- E. Une tumeur bénigne devient toujours maligne.
- F. Les cellules cancéreuses portent des antigènes modifiés, ce qui permet au système immunitaire de les reconnaître.
- G. La radiothérapie utilise les mêmes ondes que la radiographie mais à des doses plus faibles.

3. Le cycle cellulaire

Associer le nom de la phase du cycle cellulaire avec sa description (1 à 4) et l'aspect du matériel génétique (A à D).

Phase	Description	Aspect matériel génétique
G1	1. division d'une cellule mère en deux cellules filles identiques	A. chromatine double
S	2. réplication de l'ADN	B. chromatine simple
G2	3. croissance de la cellule	C. chromatine condensée double = chromosome
Mitose	4. préparation à la division cellulaire	D. chromatine en cours de dédoublement

4. Les étapes du processus tumoral

DOC. A Schéma des étapes du processus tumoral

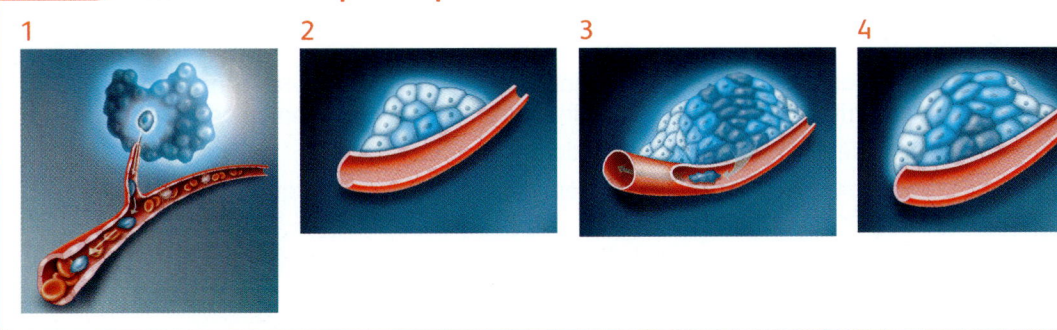

1 2 3 4

① **Remettre** dans l'ordre les images du processus tumoral.

② **Décrire** chaque étape en utilisant les termes suivants : *angiogénèse, hyperplasie, dysplasie, métastase* et *mutation*.

③ **Donner** les différences entre la radiothérapie et la chimiothérapie. **Argumenter** à quels stades privilégier chacune de ces techniques.

5. Facteurs de risque et prévention

N°	Risque	N°	Risque	N°	Risque
1	Tabac	5	Alimentation déséquilibrée	9	Exposition aux UV
2	Sédentarité	6	Exposition à des substances radioactives	10	Exposition aux rayons X
3	Antécédents	7	Pathologies **immunodéficientes**	11	Traitements **immunosuppresseurs**
4	Vieillissement cellulaire	8	Exposition à des micro-organismes **oncogènes**	12	Exposition à des produits chimiques et physiques **mutagènes**

① **Définir** à l'aide des rabats les termes en gras dans le tableau.

② **Classer** les facteurs de risque listés en facteurs endogènes, en facteurs exogènes liés au mode de vie et en facteurs exogènes liés à l'environnement.

③ Pour chaque facteur, **proposer** un acte de prévention en précisant si c'est une prévention primaire (avant la maladie) ou secondaire (pendant la maladie).

CHAPITRE 9.3

Mobiliser ses connaissances

★★ ACTIVITÉ 1 — Cancer du col de l'utérus

Contexte : Mme R., 52 ans, consulte son gynécologue pour des douleurs pelviennes fréquentes, notamment lors de rapports sexuels. Elle décrit aussi des épisodes de fortes **leucorrhées** accompagnées de **métrorragie**. Elle se plaint d'**asthénie**. Le médecin suspecte un cancer du col de l'utérus et pratique une **colposcopie**, à l'aide d'une loupe, et un **frottis cervico-vaginal**.

1. **Retrouver** le sens des cinq termes médicaux en gras.
2. **Décrire** l'anomalie observée dans le doc. A par la colposcopie.
3. **Établir** le lien avec les symptômes ressentis par Mme R.
4. Le frottis cervico-vaginal est un examen anatomopathologique.
   Expliquer à l'aide du doc. B son intérêt dans ce contexte en complément de la colposcopie.

> Le résultat du laboratoire d'anatomopathologie montre la présence de cellules cancéreuses.

5. **Rappeler** trois caractéristiques spécifiques aux cellules cancéreuses.

> Mme R. est orientée vers un oncologue. Celui-ci, craignant des foyers secondaires cancéreux en particulier vers les os, prescrit un examen de médecine nucléaire : la scintigraphie osseuse.

6. **Donner** le terme médical désignant un foyer secondaire cancéreux.
7. **Expliquer**, à l'aide des propriétés d'une cellule cancéreuse et du doc. C, pourquoi il est possible de dépister une tumeur grâce à cette technique.
8. **Décrire**, à l'aide du doc. D, les conséquences de l'apparition d'un foyer secondaire.

> Le résultat de cet examen est défavorable. Au vu de tous les résultats, l'équipe médicale envisage une hystérectomie associée à l'utilisation de rayons X ou la prise de médicaments luttant contre la multiplication des cellules ou le développement des vaisseaux.

9. **Retrouver** par construction le sens du terme hystérectomie.
10. **Argumenter** le choix de ces techniques dans le cas de Mme R.

> Mme R. est alors inquiète pour sa fille de 15 ans car elle a entendu parler du lien entre hérédité et cancer.

11. **Citer** trois autres facteurs pouvant être à l'origine d'un cancer.

> Dans le cas du cancer du col de l'utérus, l'origine principale (environ 70 %) est un virus oncogène, le papillomavirus humain (VPH). Le gynécologue précise que la jeune fille peut se faire vacciner contre ce virus, mais que néanmoins elle devra avoir un suivi régulier en raison de ses antécédents.

12. **Expliquer** l'intérêt de la vaccination dans ce cas. (→ chapitre 7.3).

> Le vaccin est efficace contre le VPH seulement.

13. **En déduire** pourquoi un contrôle gynécologique reste nécessaire après vaccination.

CHAPITRE 9.3

Mobiliser ses connaissances

DOC. A Résultat de la colposcopie

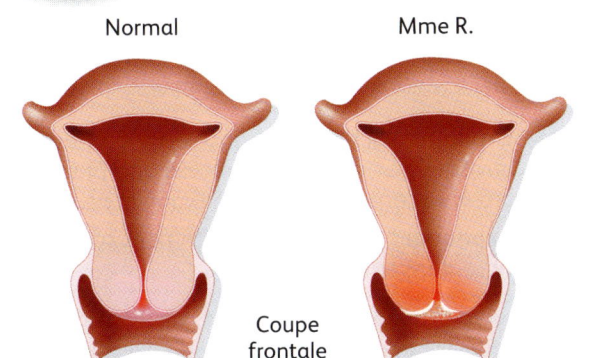

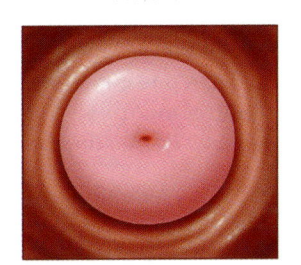

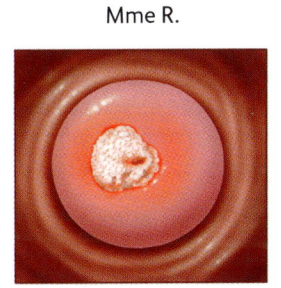

Normal — Mme R.

Coupe frontale

Normal — Mme R.

Vue du fond du col par le bas

DOC. B Principe du frottis cervico-vaginal

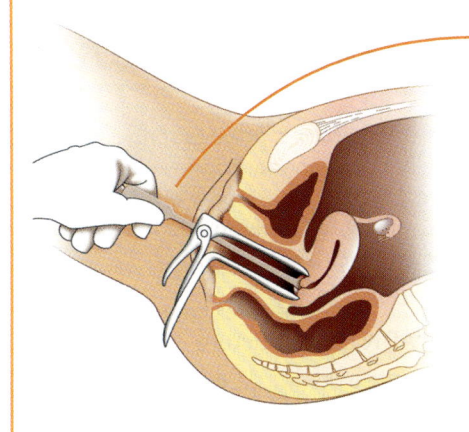

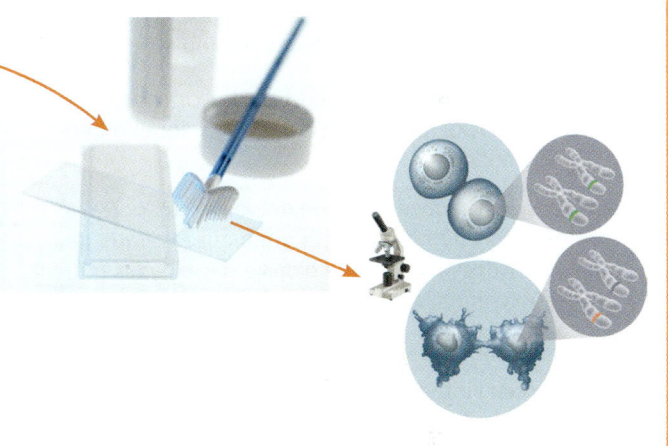

DOC. C Principe de la scintigraphie

Un traceur radioactif (ici le méthylène diphosphonate qui se fixe sur les cellules osseuses) est injecté dans le sang du patient. Le patient est ensuite allongé sur une table et une caméra capte les rayons γ émis par le traceur. Les images sont alors restituées sur un écran et mettent en évidence des zones où le marqueur est fixé en grande quantité, ce qui suggère un hyperfonctionnement des cellules.

DOC. D Scintigraphie osseuse

Normale — Foyers secondaires

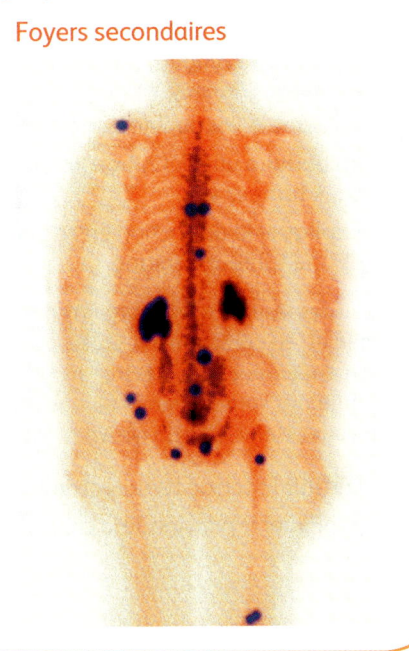

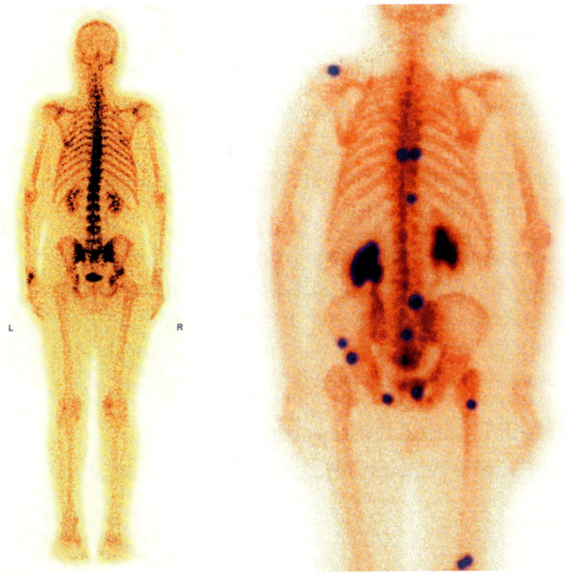

CHAPITRE 9.3 • Le cancer, une conséquence de mutations génétiques   **247**

PARTIE 9
Réinvestir les fondamentaux

Monsieur Z., marié, 42 ans, a une bonne hygiène de vie. Il ne consomme pas d'alcool, ne fume pas et pratique la natation deux fois par semaine. Depuis plusieurs mois, M. Z. se plaint de troubles du transit et d'importantes douleurs abdominales. Ayant des antécédents familiaux de cancer colorectal, il décide de consulter son médecin. Lors de l'examen clinique, M. Z. décrit une importante perte d'appétit, une asthénie accompagnée d'un amaigrissement de plus de 4 kg et subit des rectorragies.

1 **Définir** les termes « asthénie » et « rectorragie ».

2 **Retrouver** le terme médical correspondant à la perte d'appétit.

3 **Repérer** dans le texte les signes cliniques dont souffre M. Z.

Au vu des antécédents familiaux de M. Z. et de ses signes cliniques, le médecin suspecte son patient de développer un cancer. Afin de le prendre en charge le plus tôt possible, il lui prescrit une coloscopie.

4 **Expliquer**, dans le cas de M. Z., l'avantage de la coloscopie par rapport à d'autres techniques d'imagerie médicales.

Au cours de l'examen médical, de nombreux polypes sont observés au niveau de la muqueuse colique de M. Z. Le médecin réalise une biopsie des polypes afin de les analyser en laboratoire d'anatomopathologie.

5 **Proposer** une définition du terme « biopsie ».

6 **Expliquer** l'intérêt de cet examen dans le diagnostic du cancer du côlon.

Le doc. A représente les étapes de la cancérogénèse aboutissant à l'apparition d'une tumeur maligne.

7 À partir de l'analyse du doc. A, **expliquer** les événements survenant lors de la cancérogénèse en utilisant le vocabulaire adapté.

8 **En déduire** une définition possible du terme médical « tumeur ».

9 **Expliquer** la distinction entre une tumeur maligne et une tumeur bénigne.

Au vu des résultats, le chirurgien envisage une tumorectomie et, en complément, prescrit une chimiothérapie anticancéreuse. Pour éviter les effets secondaires comme des vomissements ou une alopécie (perte des cheveux), il envisage un nouveau traitement.

10 **Définir** le terme tumorectomie.

11 **Expliquer** le principe de la chimiothérapie classique.

La cellule tumorale sécrète des facteurs stimulant la vascularisation de la tumeur et favorisant ainsi sa croissance. Le facteur principal est dénommé VEGF (*vascular epithelial growth factor*). Le médicament prescrit par le médecin peut bloquer ce facteur et ainsi inhiber la vascularisation de la tumeur.

12 **Expliquer** l'action anti-cancéreuse du traitement envisagé par le médecin. **Préciser** quel phénomène présenté dans le doc. A ce médicament peut bloquer.

13 **Expliquer** l'intérêt de ce traitement complémentaire dans le cas de M. Z.

En cours de traitement, le médecin prescrit un dosage de marqueurs tumoraux. Le principal marqueur tumoral du cancer colorectal est l'antigène carcino-embryonnaire (ACE). Les résultats du dosage chez M. Z sont présentés dans le doc. B.

14 **Analyser** les résultats du doc. B pour en **déduire** l'intérêt de ce dosage dans le cadre du suivi de M. Z.

Certains cancers colorectaux à polypes sont dus à la mutation du gène APC. Ce gène participe à la régulation du cycle cellulaire. Le doc. C représente une molécule d'ADN. Le doc. D présente l'évolution de la quantité d'ADN par cellule en fonction du temps.

15 À l'aide du doc. C, **présenter** les constituants de la molécule d'ADN et sa structure.

16 À partir de l'analyse du doc. D, **expliquer** l'évolution de la quantité d'ADN, en particulier lors des phases 2 et 4. **Retrouver** le mécanisme ayant lieu lors de la phase 2.

17 **Expliquer** comment la mutation de ce gène peut aboutir à la formation de tumeurs.

Le doc. E présente les étapes de la synthèse d'une protéine.

18 **Identifier** les deux étapes de la synthèse protéique. **Annoter** le doc. E.

19 **Compléter** ce texte à l'aide des termes suivants : *noyau, cytoplasme, ARN polymérase, transcrit, ARN messager, transcription*. La synthèse de l'(1) à partir de l'ADN s'appelle la (2). Cette étape a lieu dans le (3). L'(4) ajoute des nucléotides libres complémentaires au brin (5) d'ADN. Une fois synthétisé, l'ARNm sort du noyau pour aller dans le (6).

Le **doc. F** présente une partie des brins matrices des gènes APC normaux et mutés.

20 À l'aide du **doc. F** et du code génétique en rabat, **déterminer** la séquence peptidique correspondant au gène APC normal. **Expliquer** la démarche suivie.

21 En comparant la séquence du gène normal et du gène muté, **localiser** et **identifier** la mutation.

22 Déterminer la séquence peptidique correspondant au gène muté APC. **En déduire** les conséquences de cette mutation sur la chaîne peptidique.

Le **doc. G** représente l'arbre généalogique de la famille de M. Z.

23 À partir de l'analyse du **doc. G**, **démontrer** que l'allèle muté APC se transmet selon un mode dominant.

24 Démontrer que le gène est situé sur un autosome.

25 Déterminer les génotypes des individus II1 et II3. **Argumenter** la réponse.

26 M. Z. et sa femme attendent leur deuxième enfant. **Déterminer** la probabilité que l'enfant à naître soit porteur de l'allèle muté. **Argumenter** la réponse avec un échiquier de croisement.

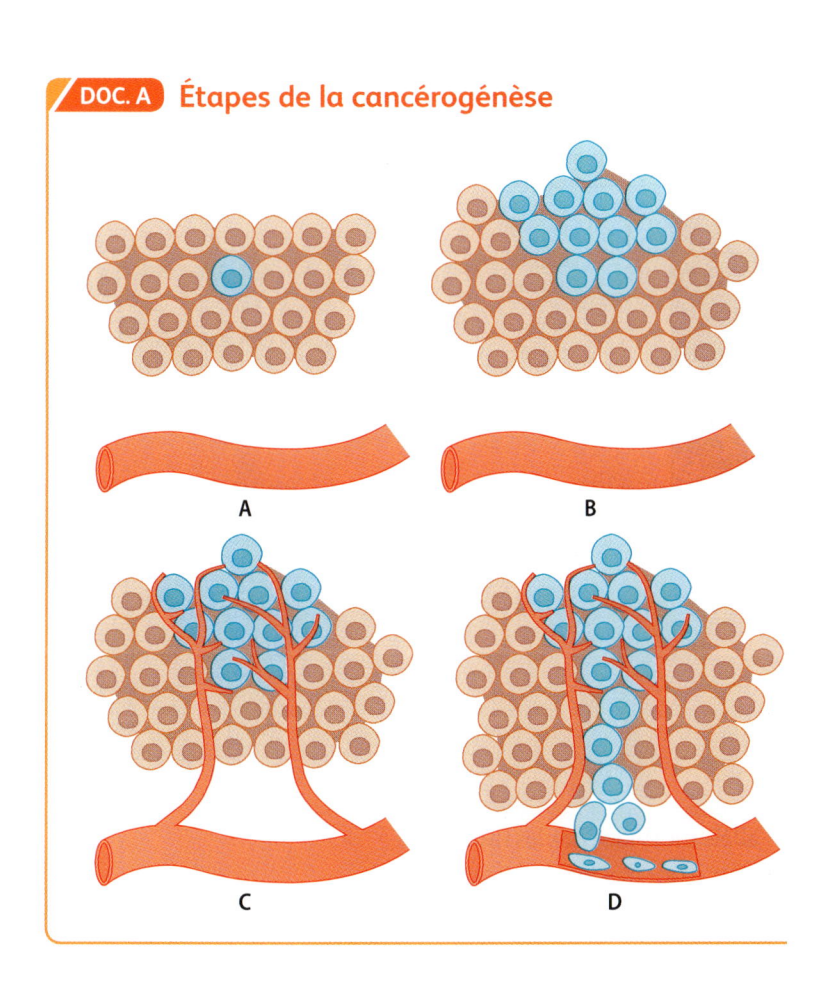

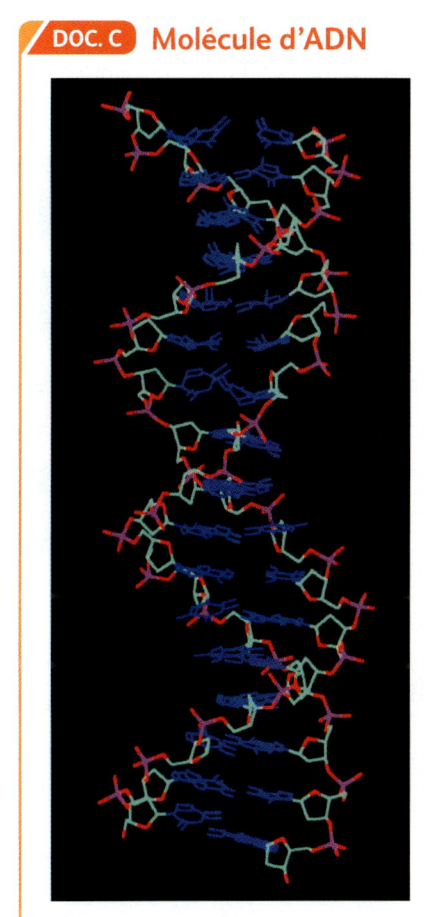

DOC. A — Étapes de la cancérogénèse

DOC. C — Molécule d'ADN

DOC. B — Dosage du marqueur ACE chez M. Z.

Valeur chez un adulte sain (en ng/mL)	Valeur chez M. Z. (en ng/mL)	
	Au moment du diagnostic	1 mois après
3 à 5	47	32

S'entraîner pour le Bac

Réinvestir les fondamentaux

DOC. D Quantité d'ADN par cellule au cours du temps sur un cycle cellulaire

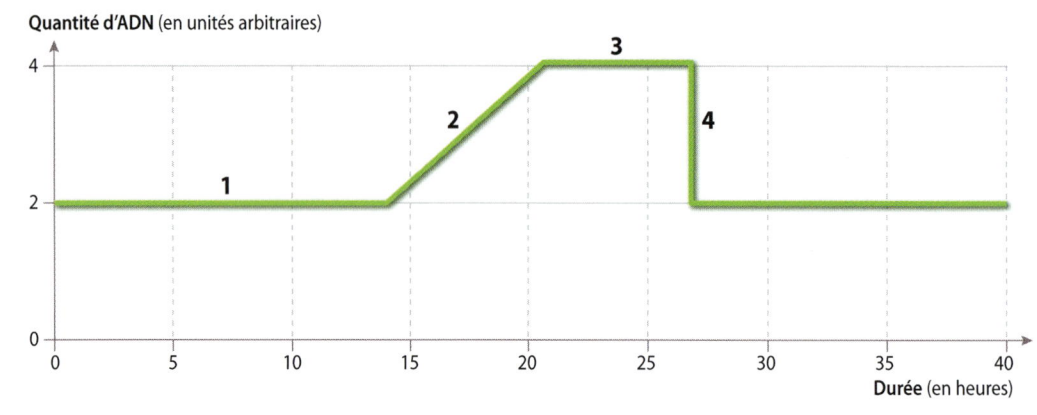

DOC. E Synthèse protéique

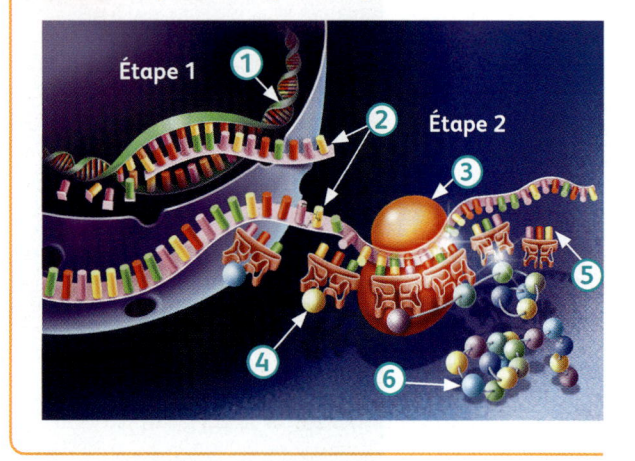

DOC. F Extrait du gène APC

Allèle normal : G C A G A A A T A A A A G A A A A G A T T

Allèle muté : G C A G A A A T A A G A A A A G A T T

DOC. G Arbre généalogique de la famille de M. Z.

Pour construire cet arbre, la présence de l'allèle morbide chez les individus a été recherchée. Toutes les personnes en noir n'ont pas forcément encore développé un cancer mais présentent un risque élevé.

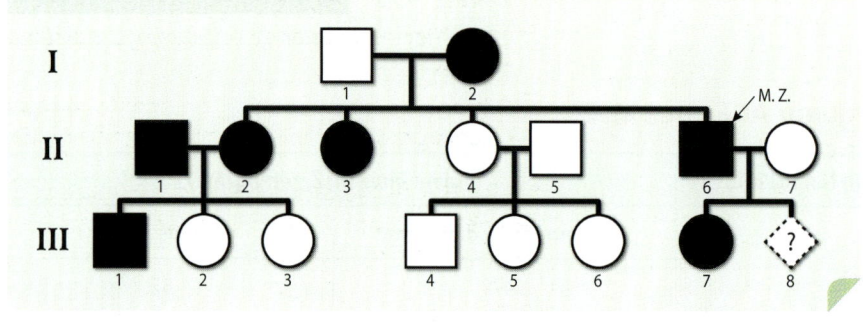

SYNTHÈSE
S'entraîner pour le BAC

Le bisphénol A

Le 14 juin 2017, le comité des États membres de l'Agence européenne des produits chimiques (ECHA) a identifié officiellement le bisphénol A (BPA) comme potentiellement dangereux pour la santé humaine. Il s'agit d'une substance chimique de synthèse utilisée couramment pour la fabrication industrielle de plastique. Il fait partie des perturbateurs endocriniens, il interagit avec certains récepteurs hormonaux et perturbe ainsi différentes fonctions. Le bisphénol A est aujourd'hui interdit en France dans les récipients en contact avec des aliments et dans les tickets de caisse. Bien que la toxicité du bisphénol A fasse encore l'objet de nombreuses discussions, cette interdiction fait suite à différentes études montrant une forte probabilité d'effets du bisphénol A sur l'appareil reproducteur, le développement du fœtus ainsi que sur le métabolisme et le stockage des lipides et du glucose.

Partie 1 Entrée et élimination du bisphénol A dans l'organisme

En 2005 une étude réalisée aux États-Unis a montré que 95 % des personnes testées présentaient du bisphénol A dans leur urine. La contamination des humains par le bisphénol A, se fait essentiellement par ingestion après migration du bisphénol A d'un récipient vers les aliments. Le bisphénol peut ensuite être stocké ou éliminé dans les urines.

1 L'urine se forme au niveau des reins puis est stockée dans la vessie. **Identifier** le plan de coupe du **doc. A** puis **identifier** les légendes correspondant aux reins et à la vessie.

2 À l'aide du **doc. A**, **localiser** les reins dans l'organisme (**nommer** la cavité qui les contient et **préciser** leur position dans cette cavité en utilisant les termes dorsal ou ventral).

3 **Identifier** les éléments fléchés sur le **doc. B** puis **décrire** à l'aide de ce document le trajet possible du bisphénol A depuis l'appareil digestif jusqu'aux reins.

4 Le **doc. C** présente le corpuscule de Malpighi qui est la zone de filtration du sang dans les reins. **Relever** dans ce **doc. C** les éléments caractéristiques qui favorisent les échanges entre le sang et l'urine.

5 En cas de grossesse, le bisphénol A consommé par la mère rejoint la circulation sanguine de l'enfant. Le **doc. D** est un schéma de la structure permettant les échanges de la mère à l'enfant. **Nommer** cette structure et **indiquer** à quels numéros correspondent les légendes suivantes : cordon ombilical, vaisseau fœtal, artère maternelle, veine maternelle.

Partie 2 Bisphénol et maladies métaboliques

Différentes études ont montré que le bisphénol A favorisait des maladies métaboliques comme le diabète. Chez l'Homme, on observe que ces pathologies sont plus fréquentes chez les personnes présentant des taux élevés de bisphénol A dans les urines. Des études ont également été réalisées sur des animaux pour confirmer ces résultats statistiques.
Le **doc. E** présente les résultats d'une expérience effectuée sur des rats pour étudier le lien entre bisphénol A et diabète. Les chercheurs ayant réalisé cette étude avaient d'abord montré que dans leur modèle, l'exposition au bisphénol A ne modifiait pas la production d'insuline. Ils ont ensuite analysé la réponse de cellules musculaires à l'insuline en présence et en absence de BPA.

6 **Analyser** le **doc. E** et **conclure** sur l'effet du bisphénol A.

7 Il existe deux grands types de diabètes sucrés : le diabète de type I et le diabète de type II. **Rappeler** ce qui distingue ces deux types de diabète et **déduire**, de la question précédente et de l'introduction, quel type de diabète est associé à l'exposition au bisphénol A.

8 Les personnes atteintes de diabète présentent une hyperglycémie, une glycosurie et une polyurie. **Proposer** une définition de ces termes

9 **Expliquer** les liens entre ces trois symptômes.

Partie 3 Effets du bisphénol A sur l'appareil reproducteur

Chez l'homme, l'exposition au bisphénol A est associée à une oligospermie et une asthénospermie. Chez la femme, elle est associée à des dysfonctionnements des ovaires, un épaississement anormal de l'endomètre utérin et une puberté précoce en cas d'exposition *in utero*. Le bisphénol A provoquerait également des anomalies de la méiose.

10 **Définir** les termes soulignés.

11 **Identifier** les organes de l'appareil génital féminin fléchés sur le **doc. F**.

12 **Rappeler** le rôle du l'utérus et **proposer** une conséquence possible d'une anomalie de l'endomètre.

Le **doc. G** est une échographie d'ovaires chez une femme présentant une anomalie souvent associée à une exposition au bisphénol A.

13 **Rappeler** le principe de l'échographie.

14 **Citer** une raison pour laquelle cette technique est préférée à la radiographie pour étudier les ovaires.

15 **Décrire** l'anomalie des ovaires observable sur cette échographie, **rappeler** les rôles des ovaires et **en déduire** une conséquence possible de cette anomalie sur la fertilité.

16 Le **doc. H** montre un caryotype montrant une conséquence possible d'une anomalie de la méiose. **Analyser** ce caryotype pour identifier cette conséquence.

Le bisphénol A peut interférer avec la régulation hormonale de l'appareil reproducteur. Des cellules d'ovaire ont été cultivées en présence de FSH et de BPA. Dans chaque condition de culture, l'abondance de l'ARNm du gène *CYP19*, qui code une protéine impliquée dans la réponse des cellules ovariennes à FSH, a été mesurée. Les résultats sont présentés ci-dessous.

Composition du milieu de culture	FSH (ng.L^{-1})	100				
	BPA (µmol.L^{-1})	0	40	60	80	100
Abondance de l'ARNm (en % de l'abondance en absence de BPA)		100 %	67 %	48 %	29 %	21 %

Effet de la concentration en BPA sur l'expression du gène *CYP19*.

17 **Nommer et localiser** le mécanisme permettant la synthèse de l'ARNm et celui permettant la synthèse d'une protéine à partir d'un ARNm.

18 **Analyser** les résultats pour en **déduire** les effets du BPA sur la réponse des cellules ovariennes à FSH.

19 **Justifier** l'appellation « perturbateur endocrinien » utilisée pour le BPA.

Question de synthèse
Rédiger un cours paragraphe résumant les effets du bisphénol A présentés dans cette activité.

DOC. A Anatomie du tronc chez la femme

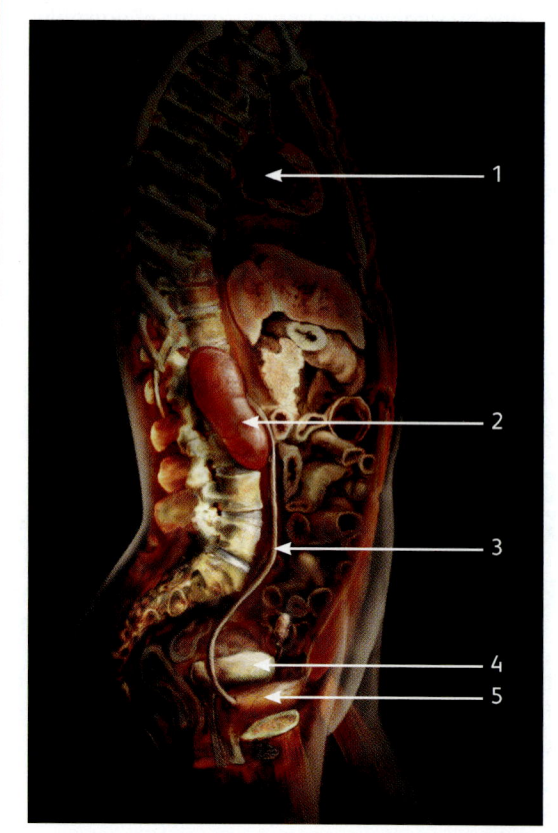

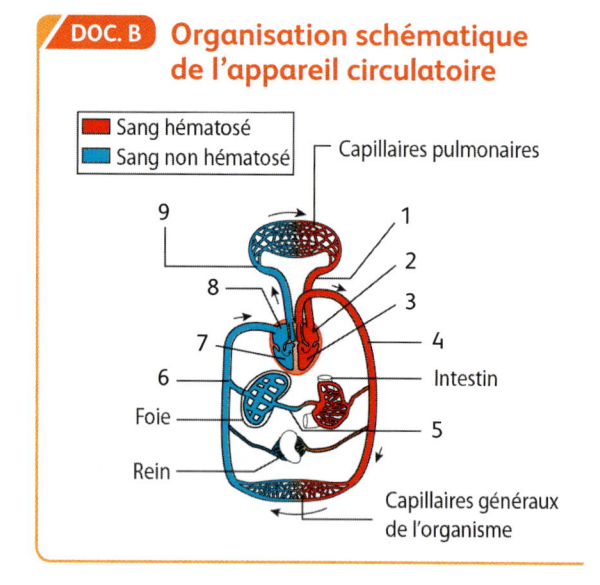

DOC. B Organisation schématique de l'appareil circulatoire

DOC. C — Organisation schématique d'un glomérule

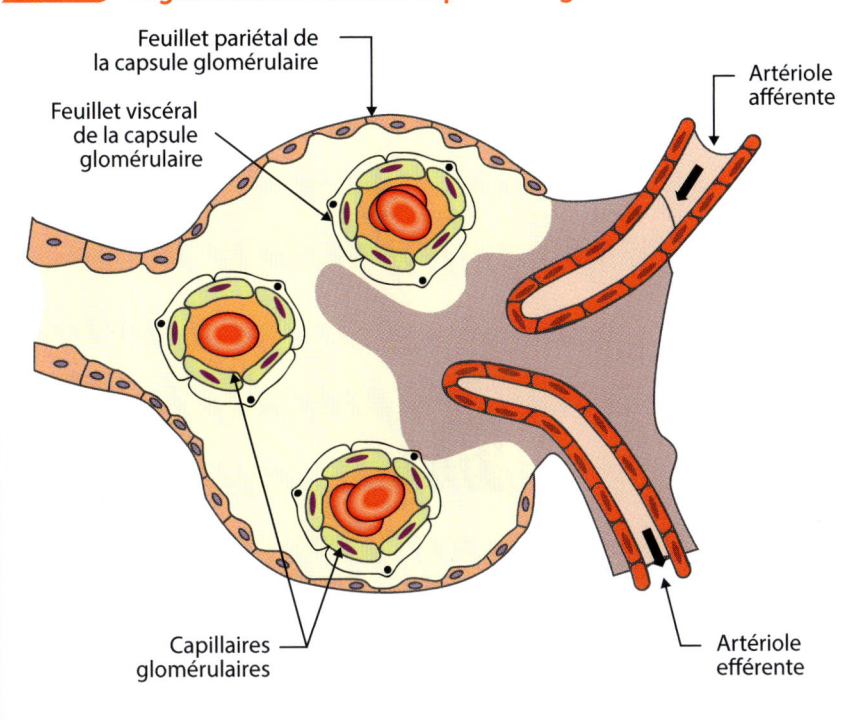

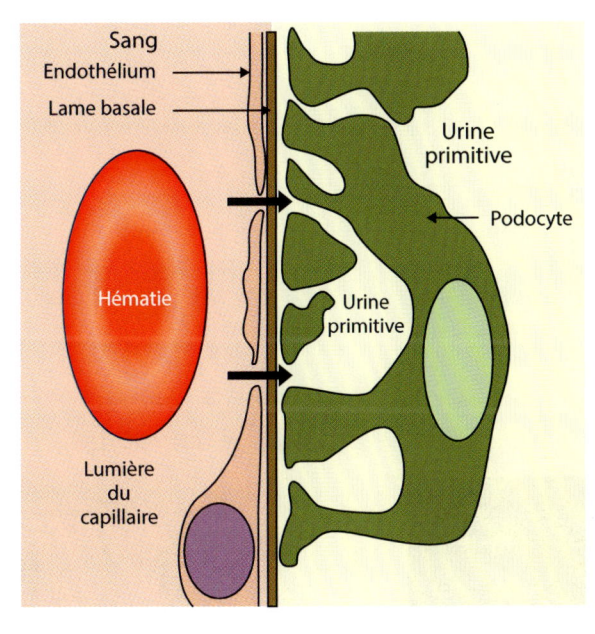

- Feuillet pariétal de la capsule glomérulaire
- Feuillet viscéral de la capsule glomérulaire
- Artériole afférente
- Capillaires glomérulaires
- Artériole efférente

- Sang
- Endothélium
- Lame basale
- Hématie
- Lumière du capillaire
- Urine primitive
- Podocyte

DOC. D — Structure d'échanges entre la mère et le fœtus

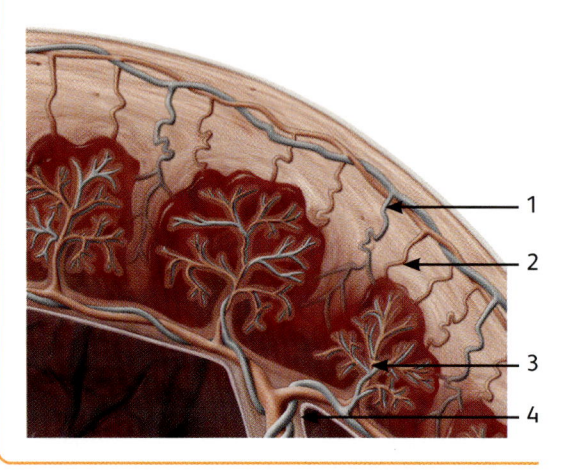

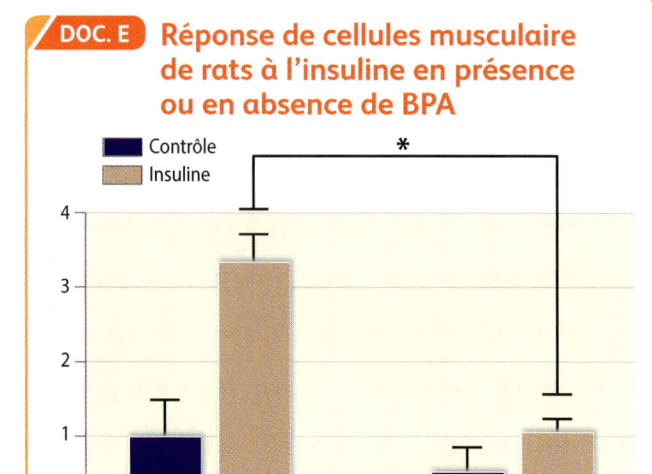

1
2
3
4

DOC. E — Réponse de cellules musculaire de rats à l'insuline en présence ou en absence de BPA

■ Contrôle
■ Insuline
*

Absence de BPA — Présence de BPA

DOC. F — Schéma de l'appareil reproducteur féminin

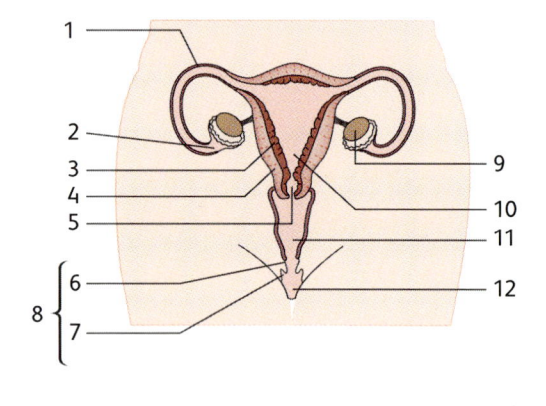

1
2
3
4
5
6
7
8
9
10
11
12

DOC. G — Échographie des ovaires

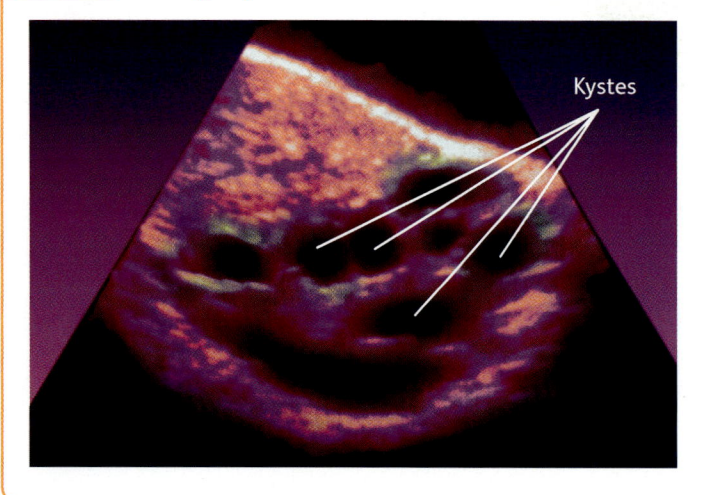

Kystes

DOC. H — Caryotype

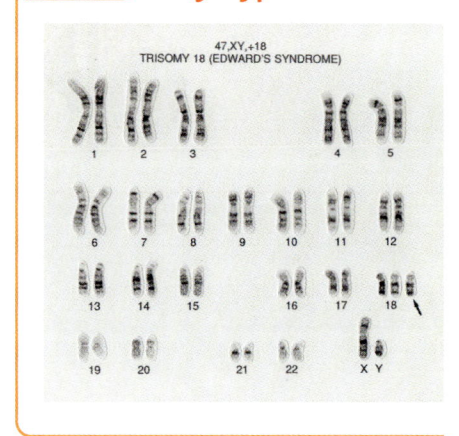

47,XY,+18
TRISOMY 18 (EDWARD'S SYNDROME)

Outils et fiches ressources

Fiche méthode	Analyser un graphique	256
Fiche méthode	Exploiter une expérience	256
Fiche technique	Analyser un cas clinique	257
Fiche technique	Analyser un arbre généalogique	258
Fiche technique	La radiographie et la scanographie	259
Fiche technique	L'imagerie par résonnance magnétique	260
Fiche technique	L'échogaphie	261
Fiche technique	La scintigraphie	262
Fiche technique	La fibroscopie	263

Corrigé des Tester ses connaissances ... 264

Lexique ... 269

Fiche méthode

Analyser un graphique

Étapes à respecter

1. Travail préparatoire :
- Bien lire les données afin de repérer quel est le but de l'analyse de ce graphique.
- Identifier le ou les paramètres testés et en fonction de quel autre paramètre.

2. Présentation : présenter avec précision le graphique en donnant le titre des axes : « le graphique représente les variations de Y en fonction de X. »

3. Description : décrire le graphique en utilisant le vocabulaire adapté. Bannir les verbes **monter**, **descendre**, **stagner** et utiliser à la place **augmenter**, **diminuer**, **rester constant**.
- **S'il y a une seule courbe** : se demander si la courbe comporte plusieurs parties et décrire chaque partie
- **S'il y a plusieurs courbes** : repérer le ou les témoins puis comparer les courbes en utilisant le vocabulaire approprié : plus élevée, plus faible, alors que, contrairement à, supérieure, inférieure, identiques…

4. Explication, interprétation : émettre des hypothèses sur les phénomènes observés ou utiliser ses connaissances pour expliquer les observations.

Exploiter une expérience

Étapes à respecter

1. Travail préparatoire :
- Bien lire les données afin de repérer l'objectif de l'expérience, c'est-à-dire la question ou l'hypothèse à laquelle on cherche une réponse. La conclusion de l'analyse devra y répondre.
- Repérer les témoins éventuels : ce sont des tests pour lesquels le résultat est connu avant l'expérience. Ils permettent de vérifier que l'expérience a été effectuée dans de bonnes conditions.

2. Observation : **décrire les conditions** de l'expérience et **les résultats obtenus**. Ne pas hésiter à reprendre les données chiffrées quand il y en a.

3. Interprétation : **déduire** des observations une **explication**. Cette étape peut faire appel à des connaissances. Il est préférable d'interpréter chaque expérience pour éviter des oublis.

4. Conclusion : faire le bilan, c'est-à-dire reprendre tous les résultats obtenus, établir des liens entre les résultats et avec les connaissances déjà acquises et **répondre à la question initiale**.

⚠ Une simple description des résultats obtenus, sans interprétation ou conclusion, ne peut en aucun cas suffire pour répondre à une question du type « analyser l'expérience ».

Fiche méthode

Analyser un cas clinique

Facteurs de risque — *À l'origine de la maladie*

Ils favorisent la survenue d'une maladie, sans être une obligation.

Ex. : Le tabac augmente les risques de développer un cancer, mais tous les fumeurs ne développent pas de cancer et un non-fumeur peut développer un cancer. Même chose pour l'obésité, l'âge, etc.

Causes — *À l'origine de la maladie*

Elles sont responsables de l'apparition d'une maladie. On les retrouve chez tous les patients atteints d'une même maladie.

Ex. : Tous les patients atteints de mucoviscidose ont une mutation génétique, la grippe est due à un virus, etc.

Prévention — *Empêcher l'apparition ou traiter la maladie*

Elle permet :

– de limiter l'apparition de la maladie : c'est la **prévention primaire** ;
Ex. : Ne pas fumer, ne pas s'exposer aux UV, avoir une alimentation équilibrée, se faire vacciner, etc.

– de diagnostiquer une maladie le plus tôt possible : c'est la **prévention secondaire** ;
Ex. : Faire un bilan sanguin régulier.

– de limiter les risques de récidive : c'est la **prévention tertiaire**.
Ex. : Consultation régulière au cours de la phase de rémission.

Examens — *Diagnostiquer la maladie*

Permettant de diagnostiquer une maladie, les examens mettent en évidence :

– directement la ou les causes de la maladie ;
Ex. : Recherche du VIH responsable du Sida, recherche d'une mutation génétique, etc.

– un ou des signes de la maladie.
Ex. : Dosage du glucose dans le cas du diabète, etc.

MALADIE

Symptômes — *Les conséquences*

Conséquences de la maladie, les symptômes sont répartis en deux groupes :

– les **signes cliniques** mis en évidence par le patient lui-même ou le médecin ;
Ex. : Toux, douleur, vomissements, etc.

– les **signes paracliniques** mis en évidence par des examens complémentaires ;
Ex. : Hyperglycémie révélée par un **dosage sanguin**, tumeur révélée par une **IRM**, etc.

Traitement — *Empêcher l'apparition ou traiter la maladie*

Il permet :

– d'éliminer les causes de la maladie : **traitement curatif** ;
Ex. : Antibiotiques pour éliminer une bactérie, etc.

– de limiter les signes associés à la maladie : **traitement symptomatique**.
Ex. : Antitussif, antipyrétique, etc.

– de soulager et d'améliorer les conditions du patient : **traitement palliatif**.
Ex. : Antalgiques, etc.

Fiche méthode

Analyser un arbre généalogique

Principes à respecter

En génétique, il ne faut pas chercher à démontrer qu'une hypothèse est vraie, mais il faut démontrer que les autres sont impossibles. Par exemple, pour montrer qu'un allèle est dominant, on démontre qu'il est impossible qu'il soit récessif.
L'analyse de l'aspect général de l'arbre est importante pour s'orienter vers une hypothèse.
La réalisation d'un échiquier de croisement peut permettre de démontrer une hypothèse.

Démarche à suivre

1. L'allèle est-il dominant ou récessif ?

Présence de sauts de génération
= deux individus sains ont un ou des enfants atteints
→ **allèle récessif**
Pour le démontrer :
Repérer un individu malade avec deux parents sains. Les parents sont porteurs de l'allèle morbide transmis, sans l'exprimer. Si l'allèle était dominant, l'un des deux parents au moins serait malade.

Pas de saut de génération
= un individu atteint a au moins un des parents atteints
→ **allèle dominant**
Pour le démontrer :
Repérer un enfant sain avec 2 parents atteints. Si l'allèle était récessif, ils auraient obligatoirement deux allèles morbides qu'ils transmettraient à tous leurs enfants. Or un des enfants n'a pas d'allèle morbide.

Remarque : si les allèles sain et morbide sont **co-dominants**, on observe souvent des phénotypes intermédiaires avec des formes majeures ou mineures de la maladie (ex : drépanocytose).

2. Quel chromosome porte le gène étudié : autosome ou X ?

Si l'allèle morbide est récessif…

Observation de l'arbre : la maladie touche majoritairement voire que des hommes.
→ Le gène est porté par le **chromosome X**
Démontrer que :
• **le gène n'est pas sur Y :**
– Repérer des femmes atteintes.
– Repérer si un père transmet à tous ses fils
• **le gène n'est pas sur un autosome :**
– En général, l'énoncé précise qu'un individu n'a aucun antécédent atteint, cela signifie qu'il n'est pas porteur de l'allèle morbide. Il ne transmet donc que des allèles sains à ses enfants, qui devraient être sains.

Observation de l'arbre : la maladie touche aussi bien les hommes que les femmes.
→ Le gène est porté par un **autosome**
Démontrer que :
• **le gène n'est pas sur Y :**
– Repérer des femmes atteintes.
– Repérer si un père transmet à tous ses fils
• **le gène n'est pas sur X :**
– Repérer dans l'arbre une fille malade dont le père est sain. Cette fille doit avoir deux allèles morbides sur ses 2 chromosomes X. Son père lui aurait donc transmis un X portant l'allèle morbide et serait malade.

Si l'allèle morbide est dominant…

Observation de l'arbre : la maladie touche aussi bien les hommes que les femmes.
Pour le démontrer : Analyser la transmission père/fille et mère/fils.
Si le gène étudié est porté par X : un homme malade transmet son unique chromosome X porteur à toutes ses filles qui sont toutes malades aussi, et un fils malade hérite du chromosome X porteur de sa mère qui doit aussi être malade.
Si l'une de ces situations n'est pas vérifiée → l'allèle est sur un autosome.

Situation rare : le gène est porté par le chromosome Y

Le chromosome Y se transmettant de père en fils, **tous les fils** d'un homme atteint sont atteints.
Les filles ne sont jamais atteintes car elles ne possèdent pas de chromosome Y.

Fiche méthode

La radiographie et la scanographie

Principes

- Techniques basées sur **l'absorption différentielle des rayons X** selon la densité des organes. Les rayons X sont envoyés sur la zone à étudier où ils vont être plus ou moins absorbés selon les tissus, et vont ensuite impressionner un film photosensible ou être analysés par un logiciel informatique.

- Les **zones claires** d'une radiographie sont appelées opacités et correspondent aux **tissus denses** qui ont fortement absorbé les rayons X, par exemple les os.

- Les **zones sombres** d'une radiographie sont appelées **clart**és et correspondent **aux tissus mous** qui ont peu absorbé les rayons X (ex. : les organes creux du tube digestif).

- L'étude des organes absorbant peu les rayons X nécessite l'utilisation de produit de contraste absorbant les rayons X.

- Dans le cas de la **scanographie**, l'**émetteur de rayons X tourne** autour du patient, ce qui permet d'obtenir des images selon plusieurs **plans de coupes**. Un traitement informatique permet de reconstruire les organes en trois dimensions. Les images sont ainsi plus précises qu'avec la radiographie.

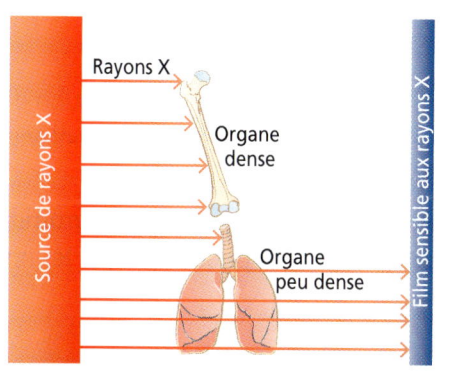

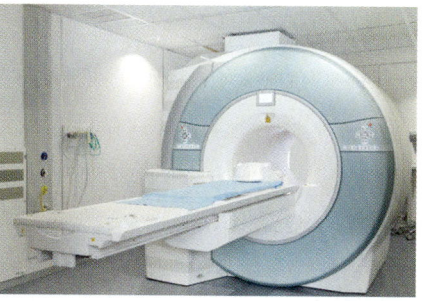

Pourquoi réaliser ces techniques ?

Pour **diagnostiquer des atteintes** : fractures, malformation, présences de tumeur…

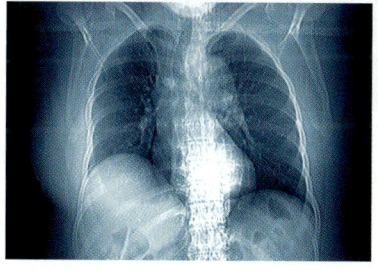

Radiographie thoracique

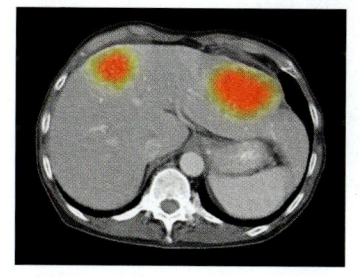

Scanographie thoracique montrant des tumeurs pulmonaires

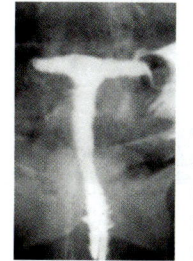

Hystérographie avec produit de contraste montrant une malformation utérine

Dangers et risques

Rayons X cancérogènes et tératogènes

- Technique à éviter chez la femme enceinte
- Protection obligatoire des manipulateurs en radiologie

? Qui peut pratiquer une radiographie ?
- Un technicien en imagerie médicale

Fiche méthode

L'imagerie par résonnance magnétique

Principe de l'IRM

- Technique basée sur l'utilisation d'un **champ magnétique** sur les atomes d'hydrogène (H) contenus dans les molécules d'eau du corps.
- Un produit de contraste paramagnétique (gadolinium) est souvent injecté pour améliorer les images.

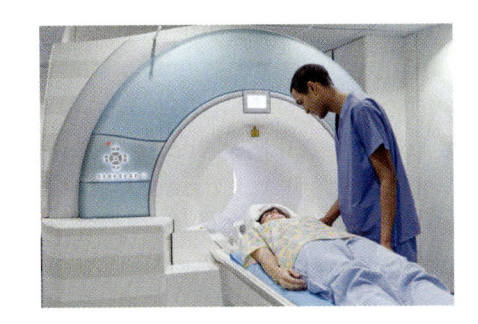

Pourquoi choisir l'IRM ?

Analyse morphologique

Images très précises et en coupes, particulièrement bien adaptée à l'étude du système nerveux central.

> Diagnostic de tumeurs, de kystes…
> Mise en évidence de malformations (hernie discale par exemple).

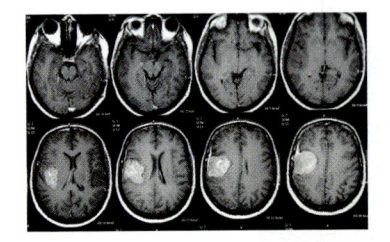

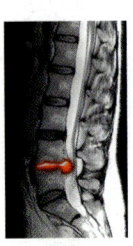

Analyse fonctionnelle

Basée sur l'étude de la circulation sanguine, l'IRM fonctionnelle permet :

> La mise en évidence de zones **mal oxygénées**.

> Le diagnostic de maladies neuro-dégénératives (Alkheimer, Parkinson).

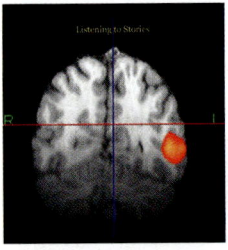

Dangers et risques

> Champ magnétique sans danger, mais technique interdite aux patients porteurs de pacemakers, de prothèses, d'éléments métalliques.
> Examen long et bruyant pouvant provoquer l'anxiété des personnes claustrophobes.
> Très rares cas d'allergies au produit de contraste.

? Qui peut pratiquer une IRM ?
- Un médecin radiologue assisté par un technicien en imagerie médicale.

Fiche technique

L'échographie

Principe de l'échographie

■ Technique d'imagerie médicale basée sur l'utilisation d'**ultrasons**.

■ Les ultrasons sont émis par une sonde à une certaine fréquence vers les régions à examiner. Ces ondes reviennent vers la sonde selon le **principe de l'écho**. Selon la densité des tissus traversés, leur éloignement par rapport à la sonde, la fréquence des ultrasons est plus ou moins modifiée. Un système informatique permet d'obtenir des images en direct.

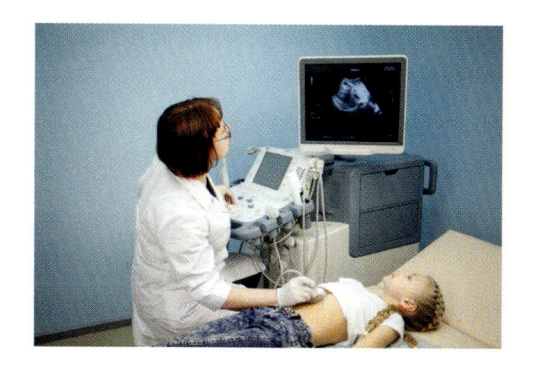

Pourquoi choisir l'échographie ?

Analyse morphologique

> Mise en évidence de malformations
> Recherche de tumeurs, de kystes, de nodules…
> Échographie obstétricale : suivi de la grossesse et du développement du fœtus.

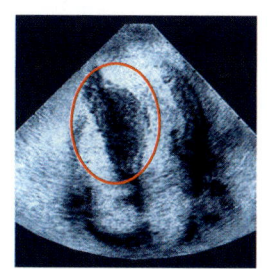

Hypertrophie du septum interventriculaire

Analyse fonctionnelle

L'échographie présente l'avantage de voir l'organe étudié en temps réel, en mouvement (ex. : fonctionnement des valvules cardiaques).

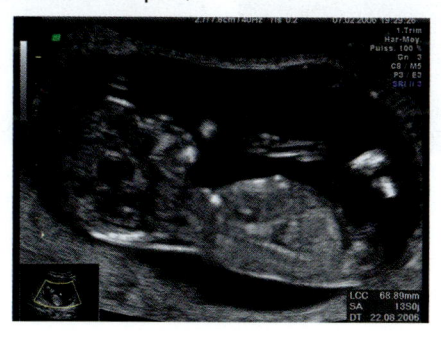

L'échographie doppler

Les globules rouges réfléchissent les ultrasons en modifiant leur fréquence. Plus les cellules vont vite, plus la fréquence est modifiée. Cette technique permet de mesurer la vitesse d'écoulement du sang et de dépister des sténoses ou des thromboses.

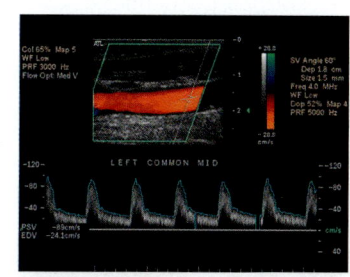

Circulation normale

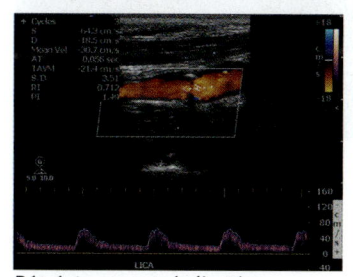

Rétrécissement de l'artère

Dangers et risques

L'échographie ne présente aucun danger ni contre-indication.

? Qui peut pratiquer une échographie ?
• Un médecin ou un manipulateur d'électroradiologie spécialement formé

Fiche technique

La scintigraphie

Principe de la scintigraphie

■ Technique d'imagerie médicale basée sur l'utilisation d'un **isotope radioactif**.

■ L'isotope est injecté par voie intraveineuse et se fixe sur les tissus ou organes à explorer. Il émet alors des rayonnements gamma détectés par une gamma-caméra.

■ Le niveau de fixation de l'isotope dans les cellules dépend de leur activité : plus la cellule est active (prolifération cellulaire, métabolisme important), plus la fixation est forte. Au contraire, si les cellules sont nécrosées, la fixation est faible voire nulle.

■ Un traitement informatique permet d'obtenir des images en couleur : du rouge si les cellules fixent fortement l'isotope, au jaune/vert quand la fixation est moyenne voire au bleu quand les cellules fixent peu ou pas l'isotope.

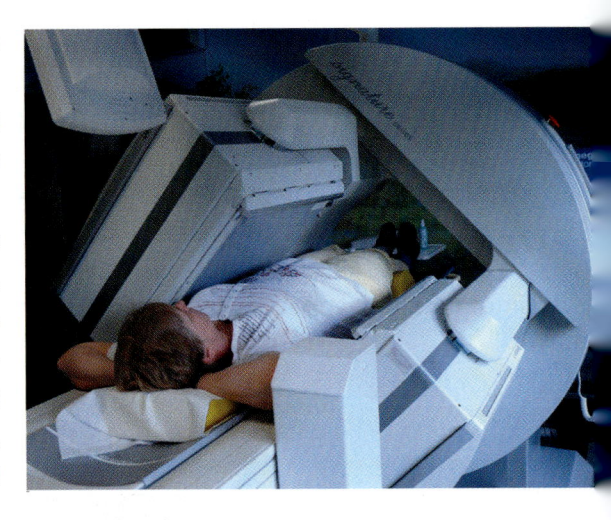

Pourquoi choisir la scintigraphie ?

Scintigraphie cardiaque
> Évaluer les conséquences d'un infarctus : mise en évidence de cellules nécrosées.
> Évaluer le volume d'éjection systolique cardiaque.

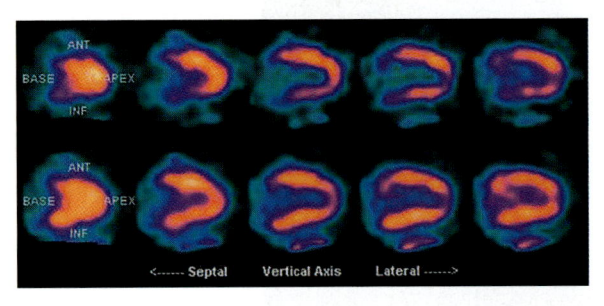

Cancérologie
> Dépistage de tumeurs ou de métastases = zones de forte fixation de l'isotope.

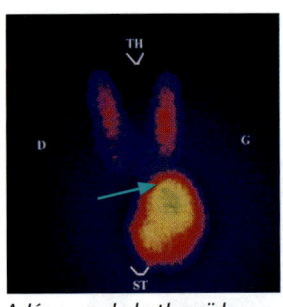

Adénome de la thyroïde

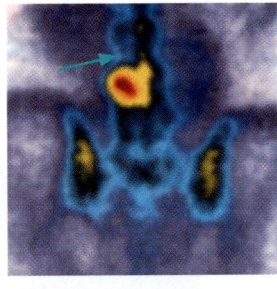

Métastase au niveau d'une vertèbre lombaire

Dangers et risques

Utilisation de la radioactivité
= Cancérigène

Nombre de scintigraphies à limiter

- Réalisée dans des centres de médecine nucléaire
- Traitement approprié des déchets
- Protection du personnel

? Qui peut pratiquer une scintigraphie ?
- Un manipulateur en électroradiologie

Fiche technique

La fibroscopie

Principe de la fibroscopie

Technique basée sur l'introduction dans une cavité ouverte (tube digestif, appareil respiratoire, voies uro-génitales) ou fermée (abdomen, cœur, vaisseaux) du corps d'un tube muni de fibres optiques et d'une source de lumière froide pour observer la paroi de cette cavité.

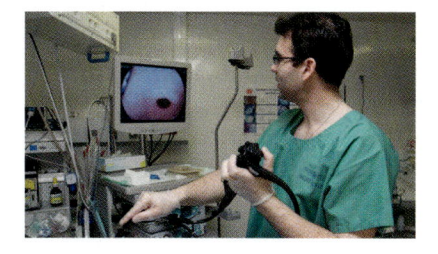

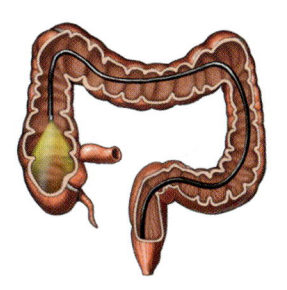

❗ Les termes de fibroscopie et d'endoscopie sont synonymes.

Pourquoi choisir la fibroscopie ?

Analyse morphologique :

> Observation des cavités.
> Obtention d'images de qualité, en trois dimensions et en couleur.
> Résultats en direct.
> Mise en évidence de malformation, polype, tumeur…

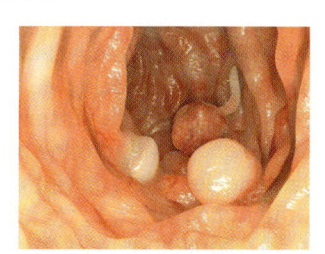

Polype dans le colon

Gestes de microchirurgie :

> Possibilité de coupler la fibroscopie à de petites interventions (suture, cautérisation, etc.).
> Permet d'effectuer des biopsies.

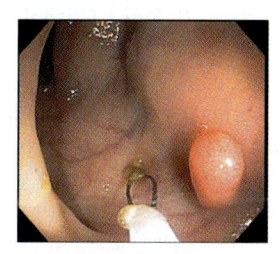

Électrocoagulation d'un polype

Dangers et risques

> Geste très technique
> Risques de perforation
> Risques d'infection nosocomiale
> Préparation longue
> Gênant voire douloureux
> Anesthésie locale ou générale

❓ Qui peut pratiquer une fibroscopie ?
Un médecin spécialiste selon l'organe étudié (gastro-entérologue, proctologue, pneumologue…)

❓ Terminologie médicale :
- Mettre la racine de l'organe suivi du suffixe -scopie
  Exemple : coloscopie, gastroscopie…
❗ Il y a de nombreux faux amis (microscopie).

Corrigés des Tester ses connaissances

Chapitre 6.1
1. QCM : 1-E (et A et B au sens large) ; 2-C ; 3-D ; 4-B, C, D ; 5-A, C, D ; 6-A, B, C, F.
2. Vrai ou faux : 1-vrai ; 2-vrai ; 3-faux ; 4-faux ; 5-vrai ; 6-faux ; 7-faux.
3. Les compartiments liquidiens du corps : 1. A. plasma/B. cytosol/C. liquide interstitiel/D. lymphe canalisée. 2. milieu intérieur = milieu de vie des cellules. Au sens strict il correspond au liquide interstitiel. Au sens large, il comprend aussi le plasma et la lymphe. 3. Les nutriments passent du sang au liquide interstitiel et du liquide interstitiel au cytosol. 4. Les déchets passent du cytosol au liquide interstitiel et du liquide interstitiel au plasma.
4. Comparaison des appareils urinaires féminin et masculin : 1. 1-rein 2-uretère 3-vessie 4-urètre ; 2. Chez l'homme, l'urètre appartient à la fois à l'appareil urinaire et à l'appareil génital ; 3. A-bassinet/B-glomérule/C-néphron ; 4. Le glomérule fabrique l'urine primitive, le bassinet collecte l'urine.

Chapitre 6.2
1. QCM : 1-B ; 2-A, D ; 3-B, C ; 4-A ; 5-B, C, D ; 6. A-C.
2. Association : A-1a ; B-4a ; C-3b ; D-2b.
3. Histologie du pancréas : 1. 1-îlots de Langerhans 2-acinus. 2. Les îlots de Langerhans participent à la régulation de la glycémie par l'intermédiaire de deux hormones : l'insuline et le glucagon.
4. Régulation de la glycémie au cours d'un exercice physique : 1. glycémie = concentration de glucose dans le sang, insulinémie = concentration d'insuline dans le sang, glucagonémie = concentration de glucagon dans le sang ; 2. La glycémie diminue au cours de l'exercice physique ce qui s'explique par la consommation accrue de glucose pour produire de l'énergie ; 3. Doc. A : L'insulinémie diminue au cours de l'exercice physique. Doc. B : la glucagonémie augmente au cours de l'exercice physique. On sait que la production d'insuline est stimulée par une hyperglycémie et la production de glucagon par une hypoglycémie. Au cours de l'exercice physique, la glycémie diminue donc la production de glucagon est stimulée et la production d'insuline inhibée. 4. L'insuline est hypoglycémiante et le glucagon hyperglycémiant et on a vu que l'insulinémie a diminué et la glucagonémie a augmenté. À la fin de l'exercice physique, la consommation de glucose par les muscles cessera, on peut prédire que la glucagonémie élevée et l'insulinémie basse provoqueront une augmentation de la glycémie.

Chapitre 6.3
1. QCM : 1-B ; 2-A ; 3-B, C ; 4-A.
2. Vrai ou faux : A-Vrai ; B-Faux ; C-Faux ; D-Faux.
3. Rédaction : Dans le diabète de type 1, les cellules β du pancréas sont détruites par le système immunitaire : on parle de maladie auto-immune. Il en résulte une production insuffisante d'**insuline** entraînant une **hyperglycémie.**
4. Comparaison DT1/DT2 : 1. L'insulinémie correspond à la concentration d'insuline dans le sang ; 2. Suite à l'ingestion de glucose, l'insulinémie du patient 1 augmente fortement contrairement à celle du patient 2 qui reste presque nulle. Le patient 2 est donc atteint du DT1 qui se caractérise par une absence de sécrétion d'insuline. Le patient 1 est donc atteint du DT2 puisque lors de l'hyperglycémie, sa sécrétion d'insuline augmente normalement ; 3. L'insuline est une hormone hypoglycémiante. En cas d'hypoinsulinémie, la glycémie restera donc élevée.
5. Obésité et DT2 : 1. très fatigué : asthénie / urine beaucoup : polyurie / souvent soif : polydipsie ; 2. IMC = masse / (taille en mètre)^2 = 110 /1,80^2 = 33,9. Le graphe montre que plus l'IMC est élevé, plus le pourcentage de risque de développer un DT2 est important. Avec un IMC de 33,9, Max présente 54 % de risque d'être atteint d'un DT2 ; 3. Le doc. B montre que la Metformine permet de diminuer la glycémie des sujets atteint de DT2. La Metformine permet donc de réguler la glycémie, c'est donc bien un médicament antidiabétique.

Chapitre 7.1
1. QCM : 1-A ; 2-C ; 3-C ; 4-A, B.
2. Vrai ou faux : A-faux ; B-vrai ; C-faux ; D-faux ; E-faux.
3. Association : A-4 ; B-5 ; C-1 ; D-1 ; E-2 ; F-3.
4. La structure des bactéries : 1. 1-Capsule, 2-Paroi, 3-Membrane plasmique, 4-ribosome, 5-cytoplasme, 6-Plasmide, 7-chromosome, 8-flagelle ; 2. Éléments constants : Paroi (protection et forme de la bactérie), Membrane plasmique (protection de la cellule), Cytoplasme, Ribosome (structure impliquée dans la synthèse des protéines), Chromosome (matériel génétique renfermant les gènes indispensables à la survie de la bactérie) ; 3. les plasmides permettent d'échanger des gènes en particulier des gènes de résistance aux antibiotiques. Une bactérie résistante peut donner le gène présent sur un plasmide à une

bactérie sensible. Celle-ci devient alors résistante aussi ; 4. Les antibiotiques peuvent agir sur la paroi ou la membrane plasmique.
5. Antibiotiques : 1. Antibiotique : substance permettant la destruction des bactéries ou ralentissant leur développement ; 2. Ils sont efficaces sur les bactéries ; 3. Un antibiogramme permet de tester la sensibilité d'une souche bactérienne à un ou plusieurs antibiotiques. Légende : 1-Tapis bactérien, 2-Disque d'antibiotiques, 3-Zone d'inhibition ; 4. Sensible : désigne une bactérie qui est tuée ou inhibée par un antibiotique – résistant : désigne une bactérie qui se développe malgré la présence d'un antibiotique ; 5. Antibiotique a : le diamètre mesuré est inférieur à d → résistant. Antibiotique b : le diamètre mesuré est supérieur à D → sensible. Antibiotique c : le diamètre mesuré est nul → résistant. Antibiotique d : le diamètre mesuré est inférieur à d → résistant. Antibiotique e : le diamètre mesuré est supérieur à D → sensible.

Chapitre 7.2
1. QCM : 1-D ; 2-A ; 3-B, C ; 4-D ; 5-A, C ; 6-C, D.
2. Cellules sanguines : Les cellules sanguines sont produites dans la moelle osseuse. Il y a 3 types de cellules sanguines : les globules rouges ou érythrocytes ; les plaquettes ; les globules blancs ou leucocytes. Ils sont répartis en 2 grands groupes : les polynucléaires (= les neutrophiles) et les mononucléaires (= les monocytes et les lymphocytes). Parmi les lymphocytes, on trouve les lymphocytes B et T qui diffèrent par la nature des marqueurs à leur surface. Les lymphocytes B sont responsables de la production d'anticorps alors que les lymphocytes T réalisent la cytolyse.
3. Frottis sanguin : 1. 1-Polynucléaire neutrophile, 2-Mononucléaire monocyte, 3-Globule rouge, 4-Plaquettes, 5-Mononucléaire lymphocyte ; 2. Globule rouge : transport du dioxygène – Lymphocyte : défense immunitaire – neutrophile et monocyte : défense immunitaire, phagocytose.
4. Les organes lymphoïdes : 1. 1-Amygdales, 2-Ganglions cervicaux, 3-Thymus, 4-Plaque de Peyer, 5-Moelle osseuse, 6-Ganglions axillaires, 7-Rate, 8-Ganglions inguinaux ; 2. Les organes lymphoïdes primaires = moelle osseuse et thymus et les organes lymphoïdes secondaires (tous les autres organes lymphoïdes) ; 3. Rôle du thymus : maturation des lymphocytes T – rôle de la moelle osseuse : production des cellules sanguines ; 4. Les organes lymphoïdes primaires sont impliqués dans la production des cellules immunitaires. Les organes lymphoïdes secondaires permettent le stockage et l'activation des cellules immunitaires.

5. Les anticorps : 1 et 2. Schéma d'une molécule d'anticorps : voir essentiel page 89 ; 3. Le paratope est la zone de l'anticorps qui reconnaît et fixe de manière spécifique l'épitope présent sur l'antigène ; 4. Partie variable désigne la partie qui diffère entre les anticorps : partie constante désigne la partie qui n'est pas modifiée au sein d'une classe d'anticorps ; 5. Épitope ; 6. Le complexe antigène/anticorps est le complexe immun ; 7. Il peut activer les cellules phagocytaires ou les protéines du complément

Chapitre 7.3
1. QCM : 1-D ; 2-C ; 3-A, C ; 4-B, D ; 5-A ; 6-A
2. Association : 1. C-D ; 2. A-B ; 3. A-B ; 4. C-E ; 5 C-D-E ; 6. C-D-E.
3. Les étapes de la réaction immunitaire vis-à-vis du virus de la grippe : 1. A = réponse non spécifique, B = réponse spécifique ; 2. 1-phagocyte ; 2-LTc ; 3-plasmocyte ; 3. L'entrée du virus dans les cellules est bloquée ; 4. Les cellules mémoire permettent une réponse plus rapide et plus efficace lors d'un deuxième contact avec un antigène.
4. Réaction inflammatoire : 1. A : vasodilatation, B : diapédèse, C : chimiotactisme ; D, phagocytose ; 2. Ordre 5-2-4-3-1, Description : 5-l'antigène est à l'extérieur du phagocyte, 2-développement de pseudopodes pour englober l'antigène, 4-endocytose de l'antigène, 3-formation du phagolysosome, 1-exocytose des débris.
3. La phagocytose permet de détruire une partie des agents infectieux et de déclencher la réponse spécifique par présentation d'antigènes à la surface des phagocytes.

Chapitre 8.1
1. QCM : 1-A, D ; 2-C ; 3-B, C, D, E ; 4-A, D ; 5-C ; 6-C, D.
2. Association : A-3 ; B-7 ; C-5 ; D-8 ; E-1 ; F-2 ; G-6 ; H-4.
3. Les organes génitaux masculin : 1. 1-Canal déférent, 2-Vésicule séminale, 3-Prostate, 4-Urètre, 5-Épididyme, 6-Testicule, 7-Pénis (ou corps érectiles) ; 2. Coupe sagittale ; 3. Organes 2 et 3 : élaboration du sperme – Organe 6 : production des spermatozoïdes et d'hormones ; 4. Les tubes séminifères ; 5. Les spermatozoïdes sont produits dans ces tubes.
4. La gamétogenèse chez la femme :
1. Gamétogenèse : processus de fabrication des gamètes qui s'appellent ovocytes (ou ovules) chez la femme ; 2. Follicule 1 : follicule de De Graaf car présence d'une seule cavité (= antrum), follicule 2 = follicule secondaire : présence de plusieurs couches de cellules folliculaires ; follicule 3 : follicule primaire : présence d'une couche de cellules

folliculaires. Ordre : 3 – 2 – 1 ; 3. Au moment de l'ovulation, le follicule de De Graaf se rompt pour expulser l'ovocyte hors de l'ovaire dans les trompes de Fallope, le follicule se transforme alors en corps jaune ; 4. Corps jaune 5. On observe aucun follicule en développement, la ménopause apparait lorsque le stock de follicules primaires est épuisé. 6. Dans des ovaires de femelle pré-pubères, on ne pourrait observer que des follicules primordiaux.

Chapitre 8.2
1. QCM : 1-B ; 2-A, C ; 3-A, B ; 4-C.
2. Vrai ou faux : A-Vrai ; B-Vrai ; C-Faux ; D-Faux ; E-Vrai.
3. Association : 1-D ; 2-C ; 3-A ; 4-B.
4. Fécondation et nidation : 1. et 2. La fécondation correspond à la rencontre entre les spermatozoïdes et l'ovocyte II au niveau des trompes utérines. La nidation correspond à l'implantation de l'embryon au niveau de la muqueuse utérine.
5. La circulation materno-fœtale : 1. 1-Artère utérine, 2-Veine utérine, 3-Veine fœtale (ombilicale), 4-Artère fœtale (ombilicale) ; 2. Les légendes 1 et 2 appartiennent à la circulation maternelle et les légendes 3 et 4 appartiennent à la circulation fœtale. 3. Le placenta permet les échanges de nutriments et de déchets entre la mère et le fœtus ; 4. Molécules traversant le placenta : dioxygène, dioxyde de carbone, glucose, anticorps maternels, alcool…
6. Le syndrôme de Klinefelter : 1. Prélèvement de liquide amniotique contenant des cellules fœtales ; 2. Le risque majeur est la fausse couche ; 3. On observe un chromosome sexuel X supplémentaire. C'est une trisomie.

Chapitre 8.3
1. QCM : 1-B ; 2-A ; 3-B ; 4-B ; 5-C ; 6-C.
2. Association : A-4-I ; B-4-I ; C-2-II ; D-1-V ; E-3-III ; F-3-IV.
3. Régulation de la fonction testiculaire : 1. Hormone 1 : GnRH, +/hormone 2 : LH, +/hormone 3 : FSH ; +/hormone 4 : testostérone ; -/hormone 5 = inhibine -/ ; 2. La testostérone stimule la spermatogénèse et l'apparition et le maintien des caractères sexuels secondaires.
4. Régulation des cycles ovariens : 1. L'expérience 1 montre que l'hypophyse contrôle le fonctionnement cyclique de l'ovaire. L'expérience 2 montre que l'hypophyse stimule le développement des follicules par l'intermédiaire d'une hormone : la FSH mais que cette hormone ne permet pas l'ovulation. L'expérience 3 montre que l'hypophyse contrôle l'ovulation grâce à la LH et le développement des follicules grâce à la FSH. L'expérience 4 montre que l'hypothalamus stimule la production de FSH et LH grâce à GnRH ; 2. Schéma montrant que l'hypothalamus stimule l'hypophyse via la GnRH. L'hypophyse sécrète 2 hormones : FSH qui stimule le développement des follicules et LH qui déclenche l'ovulation.

Chapitre 8.4
1. QCM : 1-B ; 2-A ; 3-B, D ; 4-A, C.
2. Vrai ou faux : A-Faux ; B-Vrai ; C-Vrai ; D-Vrai ; E-Faux.
3. Terminologie : 1-C ; 2-A ; 3-D ; 4-B.
4. Diagnostic d'une infertilité : 1. Salpingite : inflammation des trompes utérines, Hystérosalpingographie : radiographie de l'utérus et des trompes utérines (avec un produit de contraste) ; 2. 1-Trompe utérine, 2-Pavillon de la trompe, 3-Utérus, 4-Vagin ; 3. Le produit de contraste est nécessaire car les trompes et l'utérus sont des organes creux qui n'absorbent pas les rayons X. Le produit de contraste permet donc de rendre visibles ces organes 4. Tous les paramètres du spermogramme sont normaux sauf le nombre de spermatozoïdes de M. X. qui est inférieur aux valeurs de référence. M. X. souffre donc d'oligospermie.
5. Infertilité et technique de procréation médicalement assistée : 1. Stimulation hormonale : injection d'hormones pour stimuler la production d'ovocytes chez la femme – FIVETE : après une stimulation ovarienne, les ovocytes de la femme sont prélevés. Ils sont ensuite mis en contact *in vitro* avec les spermatozoïdes du conjoint ou d'un donneur afin de permettre la fécondation. Un ou plusieurs embryons sont ensuite implantés dans la cavité utérine de la femme – Insémination artificielle : injection des spermatozoïdes directement dans le fond de la cavité utérine de la femme pour faciliter la fécondation – ICSI : c'est une fécondation *in vitro* mais le spermatozoïde est directement injecté dans l'ovocyte de la femme ; 2. Couple R : FIVETE car les trompes de la femme étant obstruées, la fécondation est impossible chez le couple R. – Couple P : ICSI car les spermatozoïdes de M. P. étant peu mobiles ils ne peuvent pas aller jusqu'à la rencontre de l'ovocyte – Couple T : insémination artificielle car une partie des spermatozoïdes de M. T. présente des anomalies. Une insémination artificielle permettra de sélectionner les spermatozoïdes sans anomalie – Couple Z . Stimulation hormonale car la production d'hormones FSH et LH chez Mme Z est altérée.

Chapitre 9.1

1. QCM : 1-B ; 2-A, C ; 3-C ; 4-B, D.
2. Vrai ou faux : A-Faux ; B-Vrai ; C-Faux ; D-Vrai.
3. Association : 1-B-III-V ; 2-C-IV ; 3-A-IV ; 4-B-I-V, 5-B-II-V.
4. Le matériel génétique : 1. ADN : Acide désoxyribonucléique ; 2. 1- Acide phosphorique, 2. Désoxyribose 3. Base azotée; 3. Élément encadré : désoxyribonucléotide 4. Les deux brins sont complémentaires car une adénine d'un brin sera toujours associée à une thymine sur l'autre brin et une cytosine sera toujours associée à une guanine ; 4.

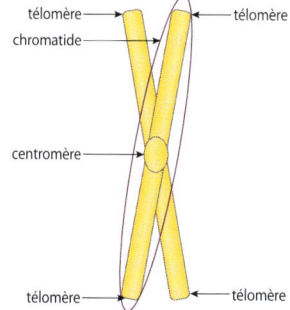

[schéma d'un chromosome avec annotations : télomère, chromatide, centromère, télomère]

5. Redondance du code génétique : 1. On observe 2 substitutions : au niveau du 6ème nucléotide : une adénine remplacée par une guanine et au niveau du 9e nucléotide : une cytosine et devenue une thymine. 2. et 3. <u>Allèle sauvage</u> :
ARNm UAC CAU AGG UCA GCU
Chaine peptidique Tyr-His-Arg-Ser-Ala
<u>Allèle muté</u> :
ARNm UAC CAC AGA UCA GCU
Chaîne peptidique Tyr-His-Arg-Ser-Ala
4. Malgré les mutations, les séquences peptidiques sont identiques ; 5. Le code génétique est redondant, c'est-à-dire que plusieurs codons codent le même acide aminé. Les codons CAU et CAC codent tous les deux l'histidine. Les codons AGG et AGA codent tous les deux la sérine ; 6. La conséquence de la redondance du code génétique est que certaines mutations seront silencieuses, c'est à dire sans conséquence sur la séquence protéique.

Chapitre 9.2

1. QCM : 1-A, C ; 2-B ; 3-C ; 4-A ; 5-C ; 6-A.
2. Vrai ou faux : A-Vrai ; B-Faux ; C-Faux ; D-Faux ; E-Faux ; F-Vrai.
3. L'alactasie congénitale : 1. L'individu III-1 est atteint d'alactasie donc un de ses parents au moins est porteur de l'allèle morbide. Les 2 parents sont sains donc possèdent l'allèle morbide sans l'exprimer ; l'allèle morbide est donc récessif. L'individu III-1 est une femme et elle est atteinte. Le gène ne peut donc pas être porté par le chromosome Y. Si le gène était sur le chromosome X, le père de l'individu III-1 serait porteur d'un allèle morbide qu'il lui aurait transmis, il n'aurait aucun allèle sain et serait donc atteint ; ce qui n'est pas le cas. Le gène est donc porté par un autosome ; 2. Notons S l'allèle sain et m l'allèle muté. L'individu III-1 est atteinte et l'allèle est récessif donc son génotype est m//m. Les individus II-2 et II-3 sont porteurs sains, donc leur génotype est S//m ; chacun devant transmettre un allèle morbide à III-1.
3. Échiquier :

	S	m
S	S//S [sain]	S//m [sain]
m	S//m [sain]	m//m [malade]

La probabilité d'avoir un enfant atteint est ¼.
4. Le syndrome de Lesh-Nyhan : 1. L'individu II-4 est atteint du syndrome de Lesh-Nyhan donc un de ses parents au moins est porteur de l'allèle morbide. Les 2 parents sont sains donc possèdent l'allèle morbide sans l'exprimer ; l'allèle morbide est donc récessif. L'individu II-4 est un homme atteint et son père est sain. Ils ont le même chromosome Y et donc le gène ne peut donc pas être porté par le chromosome Y ; 2. L'individu I-1 n'est pas porteur de l'allèle morbide. Si le gène est porté par un autosome, cet individu transmet alors un allèle sain dominant à chacun de ses enfants et ne pourrait donc pas avoir d'enfant atteint. Or l'individu II-4 est atteint. Le gène ne peut donc pas être porté par un autosome. Il est donc sur le chromosome X ;
3. Notation X^s allèle sain, X^m allèle morbide :
I-1 $X^s//Y$; I-2 $X^s//X^m$; II-4 $X^m//Y$; II-3 $X^s//Y$; II-5 $X^s//X^m$ ou $X^s//X^s$;
4. Couple I-1 et I-2 : probabilité ¼, ½ si c'est un garçon

	X^s	Y
X^s	$X^s // X^s$ [fille saine]	$X^s//Y$ [garçon sain]
X^m	$X^s// X^m$ [fille saine]	$X^m//Y$ [garçon malade]

Couple II-5 II-6 : 2 génotypes possibles pour l'individu II-5 : probabilité 2/8 donc ¼.

	X^m	Y
X^s	$X^s // X^m$ [fille saine]	$X^s//Y$ [garçon sain]
X^m	$X^m// X^m$ [fille malade]	$X^m//Y$ [garçon malade]

	X^m	Y
X^s	$X^s // X^m$ [sain]	$X^s//Y$ [sain]
X^s	$X^s// X^m$ [sain]	$X^s//Y$ [sain]

Chapitre 9.3

1. QCM : 1-A, C, D ; 2-A, B ; 3-C ; 4-A, B ; 5-C, D.
2 Vrai ou faux : A-Vrai ; B-Faux ; C-Faux ; D-Faux ; E-Faux ; F-Vrai ; G-Faux.
3. Le cycle cellulaire : G1-3-B ; S-2-D ; G2-4-A ; Mitose-1-C.
4. Les étapes du processus tumoral : 1. Ordre 2, 4, 3, 1 ; 2. Description : 2-Une mutation provoque une multiplication des cellules : hyperplasie. 4-À la suite de nouvelles mutations, certaines cellules deviennent différentes de celles du tissu d'origine : dysplasie. 3. De nouveaux vaisseaux viennent irriguer la tumeur : angiogenèse, (**étape** non schématisée ici) et des cellules cancéreuses passent alors dans la circulation 1-Certaines cellules vont coloniser de nouveaux tissus pour former des métastases ; 3. Radiographie : traitement utilisant les rayons X, privilégiée pour les cancers *in situ* car agit seulement sur la zone traitée – Chimiothérapie : traitement utilisant des médicaments bloquant la division cellulaire, privilégiée pour les cancers invasifs car agit sur l'ensemble du corps.
5. Facteurs de risque et prévention : 1. Immunodéficience : baisse des réponses immunitaires – Immunosuppresseur : molécule qui inhibe le système immunitaire – Oncogène : qui provoque une tumeur – Mutagène : qui provoque une mutation ; 2. Facteurs endogènes : 3, 4, 7. Prévention : dépistage et éviter exposition aux facteurs exogènes. Facteurs exogènes liés au mode de vie : 1, 2, 5. Prévention : arrêt tabac, activité physique et alimentation équilibrée. Facteurs exogènes liés à l'environnement : 6, 8, 9 10, 11, 12. Prévention : limiter l'exposition à ces facteurs (ex. : crème solaire pour UV). Toutes les actions de prévention proposées correspondent à de la prévention primaire.

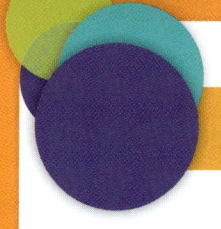

Lexique

Adénomégalie : augmentation importante du volume des ganglions lymphatiques.

Alcalose : augmentation du pH sanguin.

Allèle dominant : allèle s'exprimant à l'état homozygote et hétérozygote, masquant la présence d'un allèle récessif.

Allèle récessif : allèle s'exprimant uniquement en absence d'un allèle dominant.

Allogreffe : intervention chirurgicale qui permet le transfert d'un tissu ou d'un organe d'un organisme donneur vers un organisme receveur ; le donneur et le receveur sont de même espèce mais génétiquement différents.

Alopécie : chute totale ou partielle des cheveux et de tous les poils.

Aménorrhée : absence de règles (menstruations).

Anatomopathologie : discipline médicale qui étudie les anomalies macroscopiques et microscopiques des tissus et des cellules.

Androgène : qui provoque l'apparition des caractères masculins.

Anémie : diminution de la quantité d'hémoglobine dans le sang.

Antibiotique : substance qui détruit les bactéries (bactéricide) ou qui bloque leur développement (bactériostastique).

Anticorps : protéine utilisée par le système immunitaire pour détecter et neutraliser les agents pathogènes de manière spécifique.

Antigène : molécule reconnue par le système immunitaire et capable de déclencher une réponse immunitaire.

Aplasie : arrêt ou insuffisance de développement d'un tissu ou d'un organe.

Asthénie : affaiblissement de l'état général.

Asthénospermie : faible mobilité des spermatozoïdes.

Asymptomatique : qui ne présente aucun symptôme ou signe clinique de la maladie.

Autosome : chromosome non sexuel.

Azoospermie : absence totale de spermatozoïde dans le sperme.

Bactérie : organisme vivant constitué d'une seule cellule dépourvue de noyau (procaryote).

Biopsie : prélèvement d'un tissu ou d'un fragment d'un organe sur un sujet vivant en vue de son analyse en laboratoire d'anatomopathologie.

Cachexie : dénutrition importante entraînant un amaigrissement extrême et un affaiblissement général de l'organisme.

Carcinome : cancer formé à partir d'un tissu épithélial.

Caryotype : image photographique des chromosomes d'une cellule, classés par paire et par taille.

Cellule diploïde : cellule qui possède deux exemplaires homologues de chaque chromosome.

Cellule haploïde : cellule qui possède un seul exemplaire de chaque chromosome.

Céphalées : maux de tête.

Champignon : organisme eucaryote vivant à l'état unicellulaire (levure) ou pluricellulaire (moisissure).

Chimiothérapie : traitement, en général des cancers, par des substances chimiques.

Chromatide : chacune des deux parties identiques d'un chromosome, qui se séparent lors de la division cellulaire.

Chromatine : structure décondensée de l'information génétique constituée d'ADN et de protéines.

Chromosome : chromatine condensée lors de la division cellulaire.

Contraception : méthodes visant à éviter une grossesse de façon temporaire et réversible.

Cryptorchidie : absence d'un ou des testicules dans le scrotum à la suite de leur maintien dans l'abdomen.

Cycle cellulaire : ensemble des phases que connaît une cellule entre deux divisions cellulaires.

Diurèse : excrétion d'urine.

Dysménorrhée : menstruations difficiles et douloureuses.

Dysplasie : toute anomalie au cours du développement d'un tissu ou d'un organe.

Dyspnée : difficultés respiratoires.

Endémie : persistance d'une maladie dans une région donnée.

Endocrine : adjectif désignant une sécrétion dans le milieu intérieur de l'organisme.

Épidémie : développement et propagation rapide d'une maladie contagieuse au sein d'une population dans plusieurs régions.

Eucaryote : désigne une cellule possédant un noyau afin de protéger le matériel génétique.

Exocrine : adjectif désignant une sécrétion dans le milieu extérieur de l'organisme.

Expectorations : rejet, par la bouche, de sécrétions provenant des voies respiratoires.

Fécondation : fusion entre un spermatozoïde et un ovocyte pour aboutir à la formation d'une cellule-œuf.

Fibrome : tumeur bénigne au niveau d'un tissu conjonctif.

Fibrose : formation pathologique de tissu fibreux.

Folliculogénèse : ensemble des étapes aboutissant à la maturation des follicules.

Frottis cervico-vaginal : prélèvement de cellules au niveau du col de l'utérus et du vagin puis étalement de ces cellules sur lame microscopique.

Gamète : cellule reproductrice mature mâle (spermatozoïde) ou femelle (ovule).

Gamétogénèse : processus aboutissant à la formation des gamètes (spermatogenèse chez l'homme et ovogenèse chez la femme).

Gène : portion d'ADN codant généralement une protéine.

Glande : structure sécrétant une substance dans le milieu intérieur (= glande endocrine) ou extérieur (=glande exocrine).

Glucagon : hormone hyperglycémiante sécrétée par le pancréas.

Glycémie : concentration sanguine en glucose.

Gonades : organes impliqués dans la production des gamètes et des hormones sexuelles (testicules chez l'homme et ovaires chez la femme).

Gonosome : chromosome sexuel (X ou Y).

Gynécologie : spécialité médicale relative à la physiologie et la pathologie de l'appareil reproducteur féminin.

Hémoptysie : crachement de sang provenant des voies respiratoires.

Hétérozygote : individu possédant deux allèles différents pour un même gène.

Homéostasie : mécanisme de régulation des différentes constantes du milieu intérieur.

Homozygote : individu possédant deux allèles identiques pour un même gène.

Hormone : substance produite par une glande et libérée dans le sang, agissant sur un organe cible.

Hyperplasie : augmentation du nombre de cellules dans un tissu.

Hystérosalpingographie : examen radiographique de l'utérus et des trompes après injection d'un produit de contraste.

Iatrogène : adjectif qui désigne des troubles provoqués par un traitement médical.

Infertilité : diminution de l'aptitude à concevoir un enfant.

Insuline : hormone hypoglycémiante sécrétée par le pancréas.

Ischémie : arrêt ou insuffisance de l'apport de sang à un tissu ou à un organe.

Leucopénie : nombre de leucocytes dans le sang inférieur aux valeurs de référence.

Lipome : tumeur bénigne du tissu adipeux.

Liposarcome : tumeur maligne du tissu adipeux.

Lymphome : tumeur maligne au niveau des ganglions lymphatiques.

Lymphopénie : nombre de lymphocytes dans le sang inférieur aux valeurs de référence.

Maladie opportuniste : maladie qui se déclare principalement chez les personnes dont le système immunitaire est affaibli.

Méiose : deux divisions cellulaires successives aboutissant à la réduction de moitié du nombre de chromosomes ayant lieu lors de la formation des gamètes.

Mémoire immunitaire : capacité d'un organisme à conserver des lymphocytes spécifiques d'un antigène afin de pouvoir réagir plus efficacement lors d'un deuxième contact avec le même antigène.

Ménopause : arrêt définitif de la fonction ovarienne.

Métabolisme : ensemble des réactions se produisant dans une cellule.

Métastase : tumeur maligne secondaire, provenant de la propagation de cellules cancéreuses d'un foyer primaire, par voie sanguine ou lymphatique.

Milieu intérieur : ensemble des liquides extracellulaires du corps.

Mitose : division cellulaire conduisant à la formation de deux cellules filles parfaitement identiques.

Monosomie : perte d'un chromosome au sein d'une paire.

Mutation : modification de la séquence nucléotidique de l'ADN.

Mycose : toute affection provoquée par un champignon.

Nécrose : mort d'un tissu.

Néoplasie : croissance pathologique de tissu nouvellement formé.

Néphron : unité fonctionnelle du rein.

Nidation : implantation de l'embryon dans la muqueuse utérine.

Nosocomial : qui se développe en milieu hospitalier.

Oligospermie : insuffisance du nombre de spermatozoïdes dans le sperme.

Oncogène : proto-oncogène muté dont la mutation entraîne la surexpression aboutissant à une multiplication cellulaire exagérée.

Oncologie : étude des tumeurs cancéreuses.

Pandémie : épidémie mondiale.

Parasite : organisme vivant à l'état unicellulaire ou pluricellulaire qui vit aux dépens d'un hôte.

Parasitose : toute affection due à des parasites.

Phagocytose : processus immunitaire permettant à une cellule de digérer et de détruire une substance étrangère.

Plasma : liquide du sang.

Polydipsie : augmentation anormale de la soif.

Prion : agent pathogène constitué d'une protéine présentant une conformation ou un repliement anormal.

Procaryote : désigne une cellule dépourvue de noyau.

Radiothérapie : traitement local des cancers à base de rayons.

Réponse à médiation cellulaire : réponse immunitaire spécifique provoquant la cytolyse des cellules infectées par les LT cytotoxiques.

Réponse à médiation humorale : réponse immunitaire spécifique faisant intervenir la production d'anticorps par les plasmocytes.

Réponse innée (ou non spécifique) : réponse immunitaire mise en place quel que soit l'agent étranger.

Réponse spécifique (ou adaptative ou acquise) : réponse immunitaire faisant intervenir les lymphocytes, spécifiques d'un antigène en particulier.

Sarcome : cancer formé à partir d'un tissu conjonctif.

Stérilité : incapacité d'obtenir une grossesse dans un couple.

Syndrome : ensemble des signes cliniques qui apparaissent au cours d'une maladie.

Tératospermie : présence d'un nombre important de spermatozoïdes anormaux dans le sperme.

Traduction : synthèse d'une protéine à partir de l'ARN messager.

Transcription : synthèse de l'ARN à partir de l'ADN.

Translocation : déplacement d'un fragment de chromosome sur un autre chromosome.

Trisomie : présence d'un chromosome surnuméraire au sein d'une paire.

Tumeur : grosseur, augmentation de volume d'une partie d'un tissu ou d'un organe, due à la multiplication de cellules.

Tumorectomie : ablation chirurgicale d'une tumeur.

Urine définitive : liquide produit par l'appareil urinaire à l'extérieur du corps.

Urine primitive : liquide produit par le rein par filtration du sang.

Vaccination : système de prévention consistant à injecter un agent extérieur dans un organisme vivant afin de créer une réponse immunitaire.

Vasodilatateur : qui augmente le diamètre de la lumière du vaisseau sanguin.

Virémie : concentration de virus dans le sang.

Virose : affection due à un virus.

Virus : agent infectieux nécessitant une cellule hôte pour se reproduire.

Xénobiotique : molécule chimique étrangère qui pénètre dans l'organisme.

Crédits photographiques

p. 11 : SPL / BSIP ; Universal Images Group / BSIP – p. 12 : CHASSENET / BSIP – p. 15 : KERMOAL / BSIP ; BIODISC / BSIP – p. 21 : JACOPIN / BSIP – p. 23 : JACOPIN / BSIP – p. 27 : MihaPaher / Getty Images / Premium Access – p. 31 : Science Source / BSIP – p. 37 : Science Source / BSIP – p. 39 : BIOPHOTO ASSOCIATES / BSIP – p. 41 : Kwangmoo / Fotolia – p. 45 : Phototake/C.B.C. / BSIP ; Visuals unlimited / BSIP – p. 48 : Science Source / BSIP ; CAVALLINI JAMES / BSIP; BARNAUD / BSIP – p. 49 : MAY / BSIP ; Science Source / BSIP – p. 54 : Scott Camazine / Visual Unlimited / BSIP – p. 59 : Dr David M. Philiips / BSIP ; Dr David M Phillips / BSIP ; Science Source / BSIP – p. 60 : GODONG / BSIP – p. 61 : WIM VAN EGMOND / BSIP ; CAVALLINI JAMES / BSIP; DR JOHN D CUNNINGHAM / BSIP; SERCOMI / BSIP – p. 62 : MICHAEL ABBEY / BSIP ; BIOPHOTO ASSOCIATES / BSIP; CDC / BSIP; IMAGE SOURCE / BSIP; PR BOUREE / BSIP; DR GLADDEN WILLIS / BSIP – p. 70 : SERCOMI / BSIP ; CAVALLINI JAMES / BSIP; BIOPHOTO ASSOCIATES / BSIP; SPL / BSIP; SCIENCE SOURCE / BSIP; DR JOHN D CUNNINGHAM / BSIP; CDC / BSIP – p. 73 : SPL / BSIP – p. 79 : BERANGER / BSIP – p. 80 : SIMKO / BSIP ; Dr Stanley Fleger / BSIP ; Science Source / BSIP ; Science Source / BSIP ; Dr David M Phillips / BSIP ; Science Source / BSIP ; Biophoto Associates / BSIP ; SPL / BSIP – p. 81 : Chassenet / BSIP – p. 84 : SPL/S. Gschmeissner / BSIP – p. 85 : SPL / BSIP – p. 89 : Science Source / BSIP ; Michael Ross / BSIP ; Dr Gladden Willis / BSIP ; SPL / BSIP – p. 91 : BIOPHOTO ASSOCIATES / BSIP ; BIOPHOTO ASSOCIATES / BSIP – p. 93 : Alice S. BSIP – p. 123 : SPL / BSIP ; David / Phillips / BSIP ; jovannig / Adobe Stock – p. 124 : SCIENCE PICTURE COMPANY / BSIP – p. 126 : CAMAZINE & TRAINOR / BSIP ; WELLCOME PHOTO LIB. / BSIP ; WELLCOME WRGL / BSIP – p. 128 : DOCSTOCK/KAGE / BSIP ; DOCSTOCK/KAGE / BSIP; DR GLADDEN WILLIS / BSIP – p. 129 : DOCSTOCK/KAGE / BSIP – p. 131 : Dr David M Phillips / BSIP ; Visuals Unlimited / BSIP ; BIOPHOTOS ASSOCIATES / BSIP – p. 137 : VEM / BSIP ; DOCSTOCK/KAGE / BSIP; VISUALS UNLIMITED / BSIP; BIODISC / BSIP – p. 139 : DOCSTOCK/KAGE / BSIP ; BIOPHOTO ASSOCIATES / BSIP – p. 140 : WELLCOME PHOTO LIB. / BSIP ; LIVING ART ENTERPRI. / BSIP – p. 141 : Monkey Business/Adobe Stock – p. 142 : JACOPIN / BSIP ; GILLES / BSIP – p. 143 : RAMARE / BSIP ; Yves Rousseau / BSIP; CAVALLINI JAMES / BSIP ; MEDICAL BODY SCANS / BSIP – p. 144 : NUCLEUS MEDICAL ART / BSIP ; OMIKRON / BSIP – p. 146 : HANK MORGAN / BSIP – p. 151 : NUCLEUS MEDICAL ART / BSIP – p. 153 : VISUALS UNLIMITED / BSIP – p. 154 : WELLCOME PHOTO / BSIP – p. 155 : CHASSENET / BSIP ; LAST REFUGE/SPEARS / BSIP ; CORTIER / BSIP ; LAST REFUGE/SPEARS / BSIP ; LAST REFUGE/SPEARS / BSIP ; p. 156 : DOCSTOCK/MARC VOLK / BSIP – p. 159 : Pascal Bachelet / BSIP – p. 161 : SCIENCE SOURCE / BSIP – p. 172 : Dr GLADDEN WILLIS / BSIP – p. 174 : Mediscan Visuals U. / BSIP ; BIOPHOTO ASSOCIATES / BSIP ; BIOPHOTO ASSOCIATES / BSIP – p. 177 : CHASSENET / BSIP – p. 178 : WELLCOME PHOTO LIB. / BSIP ; CAVALLINI JAMES / BSIP – p. 179 : JACOPIN / BSIP – p. 180 : SPL/S. GSCHMEISSNER / BSIP ; SPL / BSIP – p. 181 : CHASSENET / BSIP ; CHASSENET / BSIP ; CHASSENET / BSIP ; CHASSENET / BSIP – p. 182 : RFBSIP / AdobsStock ; CHASSENET / BSIP ; B. BOISSONET / BSIP ; RAY ELLIS / BSIP ; B. BOISSONET / BSIP ; SPL / BSIP; CHASSENET / BSIP – p. 187 : JACOPIN / BSIP ; VEM / BSIP – p. 196 : noneatsofierce /Adbobe Stock ; SPL / BSIP – p. 197 : JACOPIN / BSIP ; Science Source / BSIP – p. 199 : 2006, The Rockefeller University Press ; Science Source / BSIP – p. 202 : SPL / BSIP – p. 206 : Adobe Stock / Dan Race – p. 215 : CULTURA/IMAGE SOURCE / BSIP – p. 218 : Wikimedia.org – p. 231 : ASTIER – CHRU – LILLE / BSIP – p. 234 : CHASSENET / BSIP ; AMELIE-BENOIST / BSIP; Science Source / BSIP – p. 235: JAMES A. PRINCE / BSIP ; Visuals Unlimited / BSIP ; Visuals Unlimited / BSIP ; GIRAND / BSIP – p. 236 : CAVALLINI JAMES / BSIP – p. 240 : NEIL BORDEN / BSIP ; Science Source : BSIP – p. 241 : CAVALLINI JAMES / BSIP – p. 245 : JACOPIN / BSIP ; JACOPIN/ BSIP; JACOPIN / BSIP ; JACOPIN / BSIP – p. 247 : JACOIN / BSIP ; KERMOAL / BSIP ; FRAUD / BSIP ; SPL/TEK IMAGE / BSIP ; Science Source / BSIP ; CAVALLINI JAMES / BSIP ; CAVALLINI JAMES / BSIP – p. 252 : ANATOMICAL TRAVELOG. / BSIP – p. 254 : Universal Images Group / BSIP ; VEM / BSIP; WELLCOME WRGL / BSIP – p. 259 : CULTURA/IMAGE SOURCE ; BSIP – p. 260 : JUICE IMAGES / BSIP ; LA LOUVIERE / ASTIER / BSIP ; LIVING ART ENTREPRI. / BSIP – p. 261 : Adobe Stock ; CAVALLINI JAMES / BSIP ; RAMARE / BSIP ; NEIL BORDEN / BSIP ; CMSP / BSIP – p. 262 : DOCSTOCK / BSIP ; CAVALLINI JAMES / BSIP ; Dirk Hünniger ; CAVALLINI JAMES / BSIP – p. 263 : DAVID MUSHER / BSIP ; SPL / BSIP ; SPL / BSIP

Création Maquette intérieure : Anne-Danielle Naname
Création Maquette couverture : Piaude, Design graphique
Mise en page : Cyrille de Swetschin
Édition : Nicolas Waszak
Illustrations : Philippe Godefroy, Valérie Goncalves, Sophie Ingé, Christel Parolini, Carl Voyer, Marie-Christine Liennard
Iconographie : Virginie Dauvet

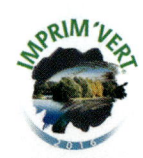

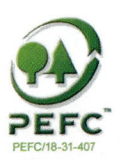

Dépôt légal: Avril 2020
N° éditeur: MAGSI20200435
Achevé d'imprimer en Août 2020 par Vincenzo Bona en Italie